现代口腔正畸学
规范诊疗手册

"十三五"国家重点出版物出版规划项目
北大医学口腔临床规范诊疗丛书

现代口腔正畸学规范诊疗手册

主　编　李巍然

主　审　曾祥龙

编　委　（按姓名汉语拼音排序）

陈　斯　高雪梅　弓　煦　谷　岩　韩　冰

胡　炜　黄一平　贾培增　贾绮林　江久汇

姜若萍　李巍然　李小彤　梁　炜　林久祥

刘　妍　刘　怡　柳大为　聂　琼　施　捷

孙燕楠　王　巍　王雪东　魏　松　寻春雷

曾祥龙　张晓芸　周彦秋

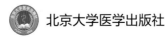

北京大学医学出版社

XIANDAI KOUQIANG ZHENGJIXUE GUIFAN
ZHENLIAO SHOUCE

图书在版编目（CIP）数据

现代口腔正畸学规范诊疗手册/李巍然主编.—北京：北京大学医学出版社，2022.10（2023.12重印）

ISBN 978-7-5659-2712-6

Ⅰ.①现… Ⅱ.①李… Ⅲ.①口腔正畸学—手册

Ⅳ.①R783.5-62

中国版本图书馆CIP数据核字（2022）第153996号

现代口腔正畸学规范诊疗手册

主　　编：李巍然
出版发行：北京大学医学出版社
地　　址：（100191）北京市海淀区学院路38号　北京大学医学部院内
电　　话：发行部 010-82802230；图书邮购 010-82802495
网　　址：http：//www.pumpress.com.cn
E - m a i l：booksale@bjmu.edu.cn
印　　刷：北京信彩瑞禾印刷厂
经　　销：新华书店
策划编辑：董采萱
责任编辑：董采萱　责任校对：靳新强　责任印制：李　啸
开　　本：889 mm × 1194 mm　1/32　印张：18.75　字数：535千字
版　　次：2022年10月第1版　2023年12月第2次印刷
书　　号：ISBN 978-7-5659-2712-6
定　　价：156.00元
版权所有，违者必究
（凡属质量问题请与本社发行部联系退换）

"北大医学口腔临床规范诊疗丛书"编委会

20 年前，北京医科大学口腔医学院（现北京大学口腔医学院）先后编写出版了《现代口腔科诊疗手册》和"口腔临床医师丛书"。这两套书籍因其便于携带、易于查阅、实用性强的手册形式，言简意赅、富有科学性和指导性的编写风格，受到了广大读者的欢迎和喜爱。其间，我收到了很多读者和一些作者的反馈，北京大学医学出版社的领导也多次向我提出，希望北京大学口腔医学院再次启动丛书的修订再版。

时隔 20 年，口腔医学发生了翻天覆地的变化，新理论、新知识、新技术、新材料不断涌现。随着显微根管治疗和现代口腔种植技术的广泛应用，现代牙体牙髓治疗和口腔修复与传统的"补牙"和"镶牙"已经不是一个概念；部分以手工操作为主的技工室已经被全自动化的无人车间所替代。数字化技术的广泛应用显著提高了口腔疾病诊疗的质量和效率。口腔医生需要及时更新自己的知识，不断"充电"，才能跟上口腔医学知识和技术的快速发展，才能满足口腔疾病诊治的需要。我们编写出版的诊疗手册也理所当然地要反映出这些年口腔医学领域的新进展。

基于此，北京大学口腔医学院组织专家修订了丛书，更名为"北大医学口腔临床规范诊疗丛书"，内容扩展为 10 个分册，涵盖口腔临床医学的各个专科，使其更为系统和完整。本着规范与创新相结合的原则，这套丛书既重点叙述经典的诊疗规范，也适当介绍前沿新概念、新知识和新技术的临床应用。在保持简便实用的手册风格的基础上，采用现代图书出版的数字化技术，大大增强了丛书的可读性。通过这一系列的更新和改进，新手册将以崭新的面貌呈现在广大读者面前，也将再次得到大家的欢迎和喜爱。可喜的是，这套丛书还顺利入选

"十三五"国家重点出版物出版规划项目，并得到了国家出版基金的资助。

北京大学口腔医学院（北京大学口腔医院）是国际上规模最大的口腔专科医院，是国家口腔医学中心，也是我国建院历史悠久、综合实力一流的口腔医学院校，长期以来发挥着口腔医学界领头羊的作用。参加本套丛书编写的作者都是活跃在临床一线的口腔医学专家，具有丰富的临床和教学经验。由他们编写而成的诊疗手册具有很强的权威性、指导性和实用性。

衷心祝贺"北大医学口腔临床规范诊疗丛书"出版面世，祝贺北京大学口腔医学院在打造口腔医学诊疗手册传世精品的道路上迈出了雄健的步伐！也诚挚地把这套手册推荐给我们的口腔医学同道。

俞光岩

　　北京大学口腔医学院编写的《现代口腔科诊疗手册》和"口腔临床医师丛书"小巧实用,便于随身携带查阅,出版以来,深受广大口腔医师欢迎,成为口腔医师的良师益友。为了适应口腔医学的不断发展,提升丛书质量,使丛书能够更好地服务于临床工作,满足不断增长的口腔医师临床工作的需求,我们对丛书进行了更新,并更名为"北大医学口腔临床规范诊疗丛书"。

　　"北大医学口腔临床规范诊疗丛书"共包含 10 个分册,即《现代口腔颌面外科学规范诊疗手册》《现代口腔修复学规范诊疗手册》《现代口腔正畸学规范诊疗手册》《现代牙体牙髓病学规范诊疗手册》《现代牙周病学规范诊疗手册》《现代儿童口腔医学规范诊疗手册》《现代口腔黏膜病学规范诊疗手册》《现代口腔全科医学规范诊疗手册》《现代口腔颌面医学影像学规范诊断手册》和《现代口腔颌面病理学规范诊断手册》。这套手册内容涵盖了口腔临床的各个专科,成为一套系统、完整的口腔医学诊疗手册。为适应住院医师规范化培训需求,此次修订增加了口腔颌面医学影像学、口腔颌面病理学和口腔全科医学方面内容的三个分册。

　　近年来,口腔临床医学得到了很大发展。数字化口腔医学技术在临床中普遍应用,口腔医学新知识、新技术和新疗法不断涌现并逐步成熟。这套手册在介绍经典诊疗规范的同时,注意适当介绍前沿新概念、新知识和新技术的临床应用,以保证整套手册内容的先进性。在编写方式上,本版手册尝试采用了现代图书出版的数字化技术,既丰富了内容,也使内容的呈现方式更加多元化,明显提高了本套丛书的可读性与临床实用性。这些新编写方式的采用既给编者们提供了更多展示手册内容的手段,也提出了新的挑战。感谢各位编委在繁忙的工作中适应新的要求，为这套手册的编写所付出的辛勤劳动和智慧。

这套手册是在北京大学口腔医学院前两套手册基础上的传承，感谢前辈们为这套手册的出版所做出的贡献。中华口腔医学会原会长俞光岩教授担任丛书顾问并作序，提出了宝贵的修改意见。这套手册的修订也得到了北京大学医学出版社的大力支持。在此，向所有为丛书编写出版做出努力和贡献的同仁致以崇高的敬意！

由于丛书编写涉及口腔各专科领域，各专科存在交叉重叠情况，编写人员专业特长不同，加之水平有限，书中难免存在不足之处，敬请广大读者给予批评指正！

郭传瑸

　　《现代口腔正畸学规范诊疗手册》是"北大医学口腔临床规范诊疗丛书"的分册之一，是在 22 年前出版的《现代口腔正畸学诊疗手册》的基础上，结合口腔正畸学矫治器、矫治技术及矫治理念的最新进展重新修订编写的。进入 21 世纪后，口腔正畸学快速发展并取得重大进步，随着新技术、新理念不断出现，口腔正畸专业的诊疗手册亟待更新。22 年前《现代口腔正畸学诊疗手册》的出版受到广大读者的喜爱，在此我要感谢尊敬的曾祥龙教授，是他主编的手册为本书打下了坚实的基础，希望修订再版后的《现代口腔正畸学规范诊疗手册》也能继续受到读者的欢迎。

　　本书的 27 位编者均是北京大学口腔医学院正畸科具有副主任医师以上职称的医生，他们都是年富力强、具有丰富临床及教学经验的专家。我国著名口腔正畸学家林久祥教授也为本书编写了部分章节。

　　口腔正畸学是一门集深厚理论基础与高水平临床技能为一体的学科，许多正畸学者称其为科学与艺术统一的学科。口腔正畸学专著众多，其中不乏巨著。《现代口腔正畸学规范诊疗手册》以手册形式出版，分为错𬌗畸形的诊断与治疗计划、矫治器与矫治技术以及错𬌗畸形的正畸治疗三篇，浓缩了口腔正畸学理论与临床技能的精华，紧密结合理论与实践，以实用性为主要目标，既方便工作中查询，又涵盖口腔正畸学最新进展，以期为正畸临床医生提供切实的帮助。随着数字技术的发展，本书也结合了部分视频以丰富手册的内容，并对相关临床操作具有更好的指导性。

　　口腔正畸学的发展已有一百多年的历史，其间学科不断进步，尤其是近几十年来，口腔正畸学更是蓬勃发展，相关专著卷帙浩繁。衷心希望这本手册也能成为广大正畸医生的案头书籍，为口腔临床实践提供有益的参考。

虽然各位编者力求编写无误，但由于每个人的水平有限，仍可能存在不足之处，望大家批评指正。

李巍然

目 录

第一篇 错殆畸形的诊断与治疗计划

第二篇　矫治器与矫治技术

第三篇　错𬌗畸形的正畸治疗

第一篇 错𬌗畸形的诊断与治疗计划

第一章

错𬌗畸形的临床检查

对错𬌗畸形进行详尽的临床检查是制订完善的正畸治疗计划的必要条件。临床检查的目的是了解患者的错𬌗情况、面部形态、口腔以及全身的健康状况。

第一节　问诊及病史收集

初次接触正畸患者，问诊是正畸诊疗的第一步，也是非常重要的一步。通过问诊可以获得患者的很多重要资料，这些资料对于治疗计划的制订举足轻重。问诊主要包括以下几个方面。

一、主诉

主诉是患者最为关注和希望解决的问题。在正畸临床工作中，许多未成年患者是应家长的要求前来就诊的，患者本人和监护人对治疗的需求与目的常不一致，需要正畸医生与两者都进行充分的沟通。临床中，许多患者的诉求与医生发现的错𬌗情况往往也不尽相同，切记不要将患者的主要错𬌗情况想当然地作为患者的主诉，耐心倾听并真正了解患者关注的问题才能保证后续的诊疗顺利进行。

二、一般病史与牙科病史

询问患者是否罹患全身性的急、慢性疾病，比如肝炎、糖尿病、心脏病、癫痫等。虽然全身性的疾病并非正畸的禁忌证，但是一些疾病，比如糖尿病，必须在药物良好控制之下才能开始治疗，否则糖尿病患者在正畸治疗中更易出现牙周问题。罹患先天性心脏病的患儿在粘接带环等可能的有创操作时，应给予抗生素预防感染。还应该询问患者是否长期服用某种药物，许多药物都会抑制和减慢正畸牙齿移动，临床上常见的有前列腺素抑制剂类药物（常用于关节炎的对症治疗）和二膦酸盐（用于骨质疏松的治疗）。患者的过敏史也不能被忽略，应询问是否存在对某种药物、金属和乳胶过敏的病史。

问诊时还应详细了解患者的牙科病史，特别是患者是否存在牙齿外伤和颌骨骨折史。外伤后的牙齿，根骨粘连和牙根吸收的风险都很大，矫治中要特别关注。髁突骨折可能是导致颜面发育不对称的原因。

三、生长发育情况

青少年的生长发育处于哪一个阶段对于正畸治疗的时机和矫治方案的选择至关重要。对于青少年患者，问诊时应记录患者的身高、体重及近年来的变化情况，询问女性月经初潮的时间，男性喉结与胡须出现的时间。

四、家族史和遗传史

了解错殆畸形，特别是骨性错殆畸形的家族史和遗传史，对于错殆畸形的诊断、治疗计划的制订以及预后评估都非常重要。

五、口腔不良习惯

口腔不良习惯常常是导致错殆畸形的原因，应了解患者是否存在吮指、吐舌、咬唇、咬物和口呼吸等不良习惯。

第二节　面部检查

错殆畸形患者面部检查的内容包括面部的对称性、高度及宽度比例、口唇的闭合情况、唇齿关系和侧貌。面部检查通常采用自然头位，下颌呈正中关系，唇肌放松。

一、面部的正面检查

（一）面部的对称性

检查眉、眼、鼻翼、耳、口角、面颊和下颌角等解剖结构的高度及宽度是否对称。自然头位时，双侧瞳孔连线大多与水平面平行，可以用作水平参考平面。面部其他左右对称结构的连线，如双侧嘴角连线、颏部水平线，应与之平行。如果不平行，则表示这些结构存在倾斜。但如果瞳孔连线在自然头位时与水平面不平行，则需建立一条假想线作为水平参考平面。人中是相对可靠的中线标志，可以用作中线评估的参考。当瞳孔连线在自然头位与水平面平行时，通过人中且与瞳孔连线垂直的线可以用于检查面部结构的对称性（图 1-1）。

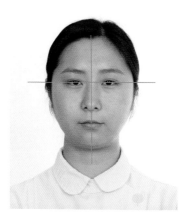

图 1-1　面部对称性

（二）面部宽度的比例关系

如图 1-2 所示，与瞳孔连线垂直的、分别通过双侧眼睛内外眦的纵线可以将面部划分为 5 个纵向的区域，即正中区、旁中区和面旁区。理想的面型上这 5 个区域的宽度应该基本一致，这也就是古人常说的"三庭五眼"的"五眼"。鼻居于正中区的中央，鼻翼宽度

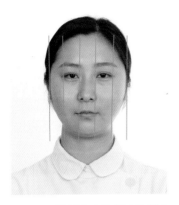

图 1-2 面部宽度比例（五眼）

应等同于或稍宽于正中区的宽度，即双侧眼睛内眦间的宽度。口裂的宽度应基本与双侧瞳孔间的宽度一致。

（三）面部高度的比例关系

在垂直向上，理想的面型应具有均衡的三等分，即发际线到眉间点（面上 1/3）、眉间点到鼻下点（面中 1/3）、鼻下点到颏下点（面下 1/3），这三部分的高度基本一致（图 1-3）。面下 1/3 的上唇高（鼻底点到上唇下缘）与唇颏高（下唇上缘到软组织颏下点）的比例应为 1：2（图 1-4）。

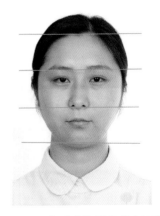

图 1-3 面部垂直比例关系（三庭）

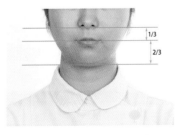

图 1-4 面下 1/3 的比例关系

5

（四）面部宽度与高度的比例关系

以发际至软组织颏部的长度为面部高度，双侧颧弓间的距离为面部宽度。中国美貌人群的面高与面宽的比值，男性的均值为1.36，女性为1.31。根据面高与面宽的比值，临床上可以把垂直面型分为三型，即平均面型、长面型和短面型。平均面型者，其面部上、中、下三部分高度均等，面高与面宽的比例协调；长面型者面形窄长，呈垂直生长型，常由于上颌骨和（或）颏部的垂直发育过度所致，多见于骨性开𬌗和下颌前突的患者；短面型者面形方短，呈水平生长型，常因上下颌骨垂直发育不足所致，多见于骨性深覆𬌗和宽面畸形的患者，此类患者还常伴有咬肌肥大。

（五）口唇的闭合情况及唇肌功能

自然状态下，正常人上下唇轻微接触或稍有间隙，唇间隙不超过2 mm。如果唇间隙过大，则称为开唇露齿，可根据上切牙的暴露程度分为轻、中、重度。

1. 轻度　下颌姿势位时，口唇闭合轻度不全，暴露上切牙的切1/3以上。

2. 中度　下颌姿势位时，口唇闭合中度不全，暴露上切牙的切2/3以上。

3. 重度　下颌姿势位时，口唇闭合重度不全，暴露上切牙牙冠的全部。

开唇露齿，又称为唇功能不全，多见于上唇过短、上齿槽高度过大、上前牙前突及有口呼吸习惯者。

（六）微笑美学评价

在对患者进行正面检查时，不仅仅是静态的观察，还必须对患者微笑时唇齿关系的动态变化做出评价。微笑时，上唇向上牵拉移动，暴露上前牙，上唇下缘此时位于前牙龈缘水平，或在牙龈缘龈向1~2 mm水平。换言之，微笑时，上切牙暴露的理想范围是牙冠3/4至龈上2 mm。如果微笑时牙龈暴露过多，则称之为露龈微笑。通常情况下，女性暴露多于男性。牙龈暴露量取决于以下因素：①唇长度；②上颌骨高度；③上切牙临床冠长度；④微笑时唇上抬量。

龈暴露过多可能由于上唇短、上颌高度过大、临床冠短及微笑时上唇抬高量大。反之，也有些患者微笑时上前牙暴露不足，其原因包括上唇长、上颌高度不足、微笑时唇上抬少或者前牙反殆。

在患者微笑时，还应该着重观察上下牙列的中线是否与面部中线一致，如有偏差，记录偏离的方向和距离。同时，还应检查殆平面是否存在偏斜，以及微笑时上唇两侧向上牵拉的程度是否一致。

患者微笑时，观察牙齿暴露的数目以及微笑时是否有明显的颊廊存在，这往往是矫治设计选择拔牙还是不拔牙的重要依据之一，特别是对于拔牙或不拔牙的边缘病例而言。

二、面部的侧面检查

面部的侧面检查主要是对侧貌面型以及颌骨突度进行评估。以鼻根、上唇基底及颏前部三点的连线判断患者颌骨的突度。当三点基本成一条直线时，为直面型，上下颌骨突度基本正常（图 1-5）；当三点连线形成向后的钝角时，为凸面型，下颌相对上颌后缩（图 1-6）；当三点连线形成向前的钝角时，为凹面型，上颌相对后缩，下颌相对前突（图 1-7）。

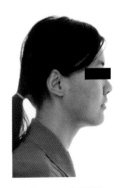 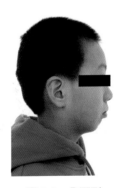 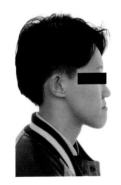

图 1-5 直面型　　　　图 1-6 凸面型　　　　图 1-7 凹面型

侧面检查时，还应特别注意观察鼻、唇、颏的相对位置关系。鼻尖点与颏前点的连线称为审美平面，该平面常用来评估上下唇的突度。一般认为，侧貌协调的东方人上下唇的最突点应与审美平面相切，或者上唇突点位于审美平面后方 1~2 mm。

鼻唇角、唇沟和软组织颏部形态在侧面检查时也不可忽略。鼻唇角是鼻小柱与上唇前缘形成的角，在一定程度上反映上颌骨的前后向位置和上前牙的唇舌向倾斜程度。侧貌协调时，鼻唇角一般在 85°~105° 之间。上下唇的侧面轮廓线在正常情况下略弯曲，形成浅沟，称为唇沟。上唇沟的深浅反映了唇肌张力的大小，口轮匝肌的张力不足时，上唇沟较深；下唇沟，也就是颏唇沟的深浅，反映了下唇唇肌的张力。对于垂直向发育不足的骨性深覆𬌗患者，其颏唇沟往往较深，下唇呈外翻前突状；下颌前突或严重后缩的患者，在唇闭合时，由于唇肌张力较大，唇沟变浅或消失。

第三节　口内检查

一、牙𬌗的发育阶段

记录患者的牙𬌗发育阶段是乳牙期、替牙期，还是恒牙期。

二、牙齿及牙周的健康状况

1. 检查牙齿的数目是否存在异常　记录存在的牙齿数目异常情况，如多生牙、缺失牙。对于缺失牙，还需询问是先天缺失，还是后天拔除造成牙齿早失，也要考虑到有可能是埋伏阻生，需要进一步的 X 线检查确定。

2. 观察牙齿的大小形态是否存在异常　记录存在的畸形牙，如锥形牙、柱形牙、有畸形中央尖的双尖牙、融合牙以及过大或过小牙。

3. 检查牙体的健康状况　观察有无釉质发育异常、釉质脱矿、龋坏或可能由外伤引起的牙体缺损；检查龋坏牙的治疗情况，特别是有无继发龋存在的可能；检查并记录修复治疗的牙齿，并询问修复治疗的时间；评价并记录患者的口腔卫生状态。

4. 检查评估牙周的健康状况 观察牙龈的颜色以及附着龈的厚度，牙龈有无红肿、增生，有无探诊出血。如果存在牙周炎症，正畸治疗前应完善牙周治疗，在牙周恢复健康之后才可以开始正畸治疗。要特别关注附着龈过薄的患者，这样的患者正畸治疗中应避免扩弓或唇向开展，否则容易导致牙龈退缩。

三、牙弓及牙弓关系的检查

（一）后牙的咬合关系

对于恒牙列和替牙列的患者，应检查第一恒磨牙的前后向关系；对于乳牙期的患者，应观察第二乳磨牙的前后向关系。

1. 上下第一恒磨牙关系的矢状向位置关系 上下第一恒磨牙关系的矢状向位置关系可能存在以下几种情况，临床上应详细记录，有助于牙弓间矢状向不调严重程度的判定。

（1）中性：上颌第一恒磨牙近中颊尖咬合于下颌第一恒磨牙近中颊沟上。

（2）中性偏近中：上颌第一恒磨牙近中颊尖咬合于下颌第一恒磨牙近中颊沟与远中颊尖之间的位置。

（3）近中尖对尖：上颌第一恒磨牙近中颊尖咬合于下颌第一恒磨牙远中颊尖。

（4）完全近中：上颌第一恒磨牙近中颊尖咬合于下颌第一、二恒磨牙之间。

（5）近中超过一个牙尖：上颌第一恒磨牙近中颊尖咬合于下颌第二恒磨牙上。

（6）中性偏远中：上颌第一恒磨牙近中颊尖咬合于下颌第一恒磨牙近中颊沟与近中颊尖之间。

（7）远中尖对尖：上颌第一恒磨牙近中颊尖咬合于下颌第一恒磨牙近中颊尖。

（8）完全远中：上颌第一恒磨牙近中颊尖咬合于下颌第二双尖牙和第一恒磨牙之间。

中性偏近中或偏远中又称为基本中性，上下第一恒磨牙近远中方向不调不超过半个牙尖。

2. 上下第二乳磨牙远中面的关系　观察上下第二乳磨牙远中面的关系，可分为以下三类：

（1）近中阶梯：下颌第二乳磨牙的远中面在上颌第二乳磨牙远中面的近中，易形成第一恒磨牙近中关系。

（2）远中阶梯：下颌第二乳磨牙的远中面在上颌第二乳磨牙远中面的远中，易形成第一恒磨牙远中关系。

（3）末端平齐：上下颌第二乳磨牙的远中面呈直线型，易形成第一恒磨牙中性关系。

（二）前牙的咬合关系

1. 覆𬌗关系　垂直向上，需观察并记录前牙的覆𬌗情况。前牙覆𬌗是指上前牙切端盖过下前牙牙冠的长度（图 1-8）。

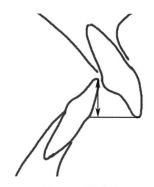

图 1-8　覆𬌗关系

正常情况下，上前牙牙冠覆盖下前牙牙冠切端的 1/3 以内，或下前牙咬合于上前牙舌侧切端 1/3 以内。前牙咬合过深，超过正常范围为深覆𬌗，可分为 3 度。

Ⅰ度深覆𬌗：上前牙牙冠覆盖下前牙牙冠的 1/3 ~ 1/2，或下前牙咬合于上前牙舌侧切端 1/3 ~ 1/2。

Ⅱ度深覆𬌗：上前牙牙冠覆盖下前牙牙冠的 1/2 ~ 2/3，或下前牙咬合于上前牙舌侧切端 1/2 ~ 2/3。

Ⅲ度深覆𬌗：上前牙牙冠覆盖下前牙牙冠超过 2/3，或下前牙咬合于上前牙舌侧切端超过 2/3；或者咬伤牙龈。

如果在水平方向上观察，上下切牙切端垂直向没有重合关系，则称之为开𬌗，分为 3 度。

Ⅰ度开𬌗：上下切牙切端垂直间隙＜ 3 mm。

Ⅱ度开𬌗：上下切牙切端垂直间隙为 3 ~ 5 mm。

Ⅲ度开𬌗：上下切牙切端垂直间隙＞ 5 mm。

2. 覆盖关系　水平方向上，前牙存在正常的覆盖关系，即上前牙切端覆盖下前牙的唇面，且到下前牙唇面的最大水平距离不大于 3 mm（图 1-9）。超过这个距离即为深覆盖，临床上通常依据其严重程度，将其分为 3 度。

Ⅰ度深覆盖：上下前牙切端的前后距离为 3 ~ 5 mm。

Ⅱ度深覆盖：上下前牙切端的前后距离为 5 ~ 8 mm。

Ⅲ度深覆盖：上下前牙切端的前后距离＞ 8 mm。

如果下前牙咬合于上前牙的唇侧，则为反𬌗，覆盖记为负值。

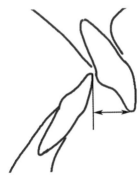

图 1-9　覆盖关系

（三）牙齿的排列情况

对牙列拥挤度进行粗略的评判。牙列的拥挤度即牙冠宽度总和与现有牙弓弧度长度之差，应分上下牙弓分别记录。评判的标准如下。

Ⅰ度：间隙差距为 4 mm 以内。

Ⅱ度：间隙差距为 4～8 mm。

Ⅲ度：间隙差距为 8 mm 以上。

（四）牙列的主要错殆表现

记录牙齿的各种错位排列和错位咬合情况，比如唇向低位的尖牙、完全腭向错位的侧切牙，以及反殆和锁殆的牙齿。

四、口内其他软组织的检查

1. 唇舌系带　过粗、附着过低的唇系带常导致上中切牙间的间隙，且即使关闭了间隙，也易复发。粗大且附着低的颊系带会使一些活动矫治器、功能矫治器戴用困难。舌系带过短会影响舌的功能和舌体位置。

2. 扁桃体　过于肥大的扁桃体会影响气道的正常通气功能，患者常前伸下颌以确保气道通畅。下颌长期处于前伸的状态，往往会造成前牙反殆和下颌前突。

3. 舌　注意舌体休息位及吞咽时的位置，不良的舌体位置常常导致开殆的发生。

第四节　颞下颌关节检查

一、问诊

询问患者是否存在颞下颌关节区疼痛、咀嚼肌疼痛及头痛，是否有过开口受限、弹响等症状，有无颌面部外伤史，特别是下颌颏部的外伤史；是否有夜磨牙和紧咬牙的习惯；是否有使关节负荷加重的不良习惯，如嚼口香糖、偏侧咀嚼等。

二、检查

主要是关节触诊和开口度与开口型的检查。

关节触诊时，可用手指触摸耳屏前方的颞下颌关节区，嘱患者做开闭口运动，检查双侧髁突的动度大小及对称性，检查开闭口时关节是否出现弹响、弹响的性质、出现在开闭口的哪一个阶段，以及是否伴有疼痛。触压患者的关节区、咬肌区和颞肌区，观察患者有无疼痛反应，询问并记录患者疼痛的部位及性质。

开口型与开口度的检查：检查患者开闭口时下颌运动是否平滑，有无左右偏斜，有无关节绞锁和张口受限。检查并测量患者的最大张口度。

第五节 患者的心理状态和依从性评价

成功的正畸治疗有赖于患者的良好配合。在正畸治疗的检查诊断阶段，就需要充分了解患者的心理状态和依从性，这对于日后的合作度和疗效有重要意义。

要了解患者的治疗动机。寻求治疗的动机可能是内在的，也可能是外在的。在临床中可以见到很多被父母带来接受正畸治疗，但患儿本人不太情愿接受甚至强烈排斥治疗的情况。此时，需要进一步了解患儿自身对治疗的认识，自身对治疗接受度低的最好不要轻易开始正畸治疗。

要了解患者以及未成年患者家长期望的治疗结果。对于因美观问题来寻求治疗的成年人，要警惕患者存在以下 3 种情形：第一，将个人在工作学习、社会交往上遭遇的各种挫折归因于自己的错𬌗畸形，期望在错𬌗畸形矫正后能解决所有的社会适应问题。第二，对治疗结果存在不切实际的过高期望。第三，患有体象障碍的患者，这样的患者错𬌗畸形的严重程度不大，但患者对此的焦虑程度远超出常人。

（张晓芸）

第二章

错𬌗畸形的模型测量

　　牙𬌗模型的测量对于错𬌗畸形的诊断和矫治方案的确立十分重要。在分析现有牙弓的拥挤度、预测儿童替牙𬌗后牙列的拥挤程度以及确定错𬌗的矫治方法中，牙𬌗模型的分析能提供有益的参考。模型分析只是一种诊断的手段，必须与其他检查相结合才能得到可靠的诊断和设计。

第一节　牙弓与基骨的测量

　　分析现有牙弓牙量大小、牙弓大小以及基骨大小对于患者治疗计划的确定十分重要。因此，牙弓和基骨的测量是模型测量和分析最基本的要素。其中有几个概念应该清楚，即牙弓、牙槽弓及基骨弓。基骨弓的形态由上颌和下颌骨体本身决定，不因牙齿的脱落与牙槽骨的吸收而改变。根尖基部测量的是牙槽弓，是连接牙弓与基骨弓的部分，是两个部分的契合部。牙槽弓测量的是牙槽突，当牙齿未发生倾斜时，牙弓与牙槽弓的大小基本一致。而牙弓是牙冠大小，唇、舌、颊肌力量，以及牙齿倾斜度总和的反映。当牙齿牙冠的近远中径总和与基骨弓协调，并且上、下颌基骨弓协调时，牙弓即等同于牙冠宽度的总和。具体测量项目如下。

一、牙弓对称性

　　正常情况下牙弓左右对称。评价牙弓的对称性，参照线一般用上颌的腭中缝及下颌舌系带。测量牙弓的对称性时，可以用分规或游标卡尺测量左右侧同名牙相同标志点至腭中缝的直线距离，或上中切牙近中接触点分别至左右侧同名牙相同标志点的直线距离，比较左右侧测量结果的差异（图2-1）。

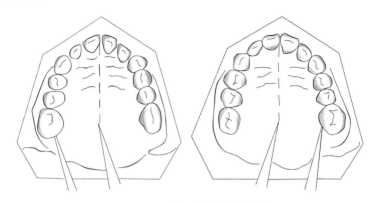

图 2-1　用分规测量牙弓对称性

也可以用透明坐标纸或牙弓对称图法直接测量，结果一目了然（图2-2和图2-3）。局部和全牙弓的不对称可以很快表现出来，如牙齿易位、倾斜及扭转等。这种简单的分析对计划牙齿的移动和矫治器的选择十分有用。下颌的分析与上颌相似，但下颌分析不如上颌精确，因为下颌参照线较难确定。

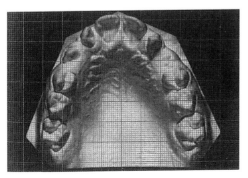

图 2-2　用坐标纸测量牙弓对称性

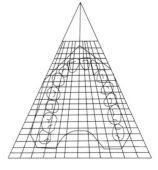

图 2-3　用牙弓对称图测量
牙弓对称性

二、牙齿大小

用游标卡尺或分规测量牙弓中每个牙齿牙冠的最大近远中径，即牙冠宽度（图 2-4）。间隙分析中用到的牙量即指所有牙齿的近远中径之和。

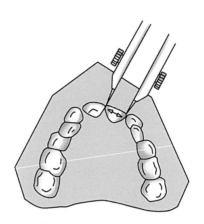

图 2-4　牙冠宽度的测量

三、牙弓宽度

应先直接观察上下牙弓的形态，记录是否存在牙弓狭窄或宽大的情况。牙弓宽度的测量一般分为 3 段进行，具体如下（图 2-5）：

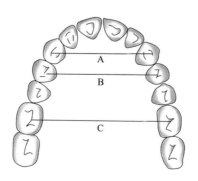

图 2-5　牙弓宽度的测量
A. 牙弓前段宽度；B. 牙弓中段宽度；C. 牙弓后段宽度。

1. 牙弓前段宽度　双侧尖牙牙尖之间的水平距离。
2. 牙弓中段宽度　双侧第一双尖牙中央窝之间的水平距离。
3. 牙弓后段宽度　双侧第一恒磨牙中央窝之间的水平距离。

四、牙弓长度

　　牙弓长度的测量方法是以双侧第二恒磨牙远中接触点连线为底线，以中切牙近中接触点向底线所做的垂线为牙弓全长。此长度也可分为3段：中切牙近中接触点到双侧尖牙远中接触点连线的垂直距离为牙弓前段长度，双侧尖牙远中接触点连线到双侧第一磨牙近中接触点连线的垂直距离为牙弓中段长度，双侧第一磨牙近中接触点连线到第二磨牙远中接触点连线的垂直距离为牙弓后段长度（图 2-6）。

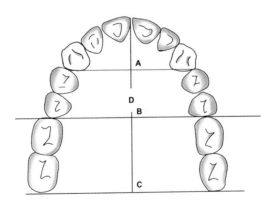

图 2-6　牙弓长度的测量
A、B、C、D 分别为牙弓前段、中段、后段及牙弓全长。

五、牙槽弓长度及宽度

　　1. 牙槽弓长度　上颌中切牙唇侧牙槽弓最突点到第一恒磨牙远中接触点连线之间的垂直距离（图 2-7）。

　　2. 牙槽弓宽度　双侧第一双尖牙颊侧牙槽骨最突点之间的距离（图 2-8）。

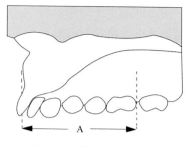

图 2-7　牙槽弓长度的测量

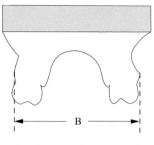

图 2-8　牙槽弓宽度的测量

六、基骨弓长度及宽度

1. 基骨弓长度　上中切牙唇侧黏膜移行皱襞处牙槽骨最凹点至第一恒磨牙远中接触点间的距离（图 2-9）。

2. 基骨弓宽度　双侧第一双尖牙颊侧黏膜移行皱襞处牙槽骨最凹点间的距离（图 2-10）。

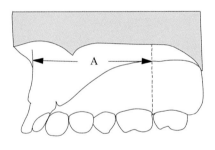

图 2-9　基骨弓长度的测量

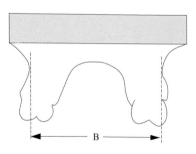

图 2-10　基骨弓宽度的测量

七、Spee 曲线曲度

正常牙弓的 Spee 曲线一般较为平直，约在 2 mm 以内。整平过陡的 Spee 曲线需要占据牙弓中的间隙。测量曲度时将直尺放在下颌切牙切端与第二磨牙远中颊尖上，测量每侧纵𬌗曲线最低点至直尺的距离（图 2-11）。双侧数值相加除以 2 再加上 0.5 即为整平 Spee 曲线所需要的间隙。

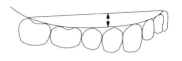

图 2-11　Spee 曲线测量

第二节　替牙列牙量分析

儿童替牙期时，牙齿和牙弓大小的测量分析步骤与恒牙期相同。特殊之处在于对未萌恒牙大小的估计，也就是牙量大小的估计。当然若进行拥挤度的估计，还需考虑磨牙的前移量以及生长发育的潜力。

对尚未萌出的恒牙大小进行估计常用以下两种方法。

一、X 线测量法

可用下列公式计算未萌恒牙牙冠宽度：

$$X/X' = Y/Y'$$

X 为未萌恒牙的实际宽度，X′ 为根尖片上未萌恒牙的宽度；Y 为模型上乳牙或恒牙的实际宽度，Y′ 为根尖片上对应已萌出的恒牙或乳牙的宽度。

此方法在牙齿或牙胚的位置正常时预测是准确的。当未萌出的牙齿存在扭转或形态异常时，预测的牙齿宽度不能反映牙齿的真正宽度，准确性受到影响。

二、Moyer 分析法

Moyer 分析法是 1958 年提出的。Moyer 医生发现在自然牙列中某些组牙的牙冠宽度之间存在明显的相关性，提出以 4 个下颌恒切牙牙冠宽度之和预测上、下颌尖牙和前磨牙宽度的方法。此方法利用概率表，在临床中较为简单、实用、可靠。

由于男、女性牙量之间存在性别差异，查表时应按性别查阅对应的表格（表 2-1 至表 2-4）。

表2-1　男性以下颌 2|1‾1|2 总冠宽(mm)预测上颌尖牙、双尖牙总冠宽(mm)及其相应的百分数

百分数	19.0	19.5	20.0	20.5	21.0	21.5	22.0	22.5	23.0	23.5	24.0	24.5	25.0	25.5	26.0	26.5	27.0	27.5	28.0	28.5	29.0
95%	21.4	21.7	21.9	22.2	22.5	22.8	23.0	23.3	23.6	23.9	24.1	24.4	24.7	24.9	25.2	25.5	25.8	26.0	26.3	26.6	26.9
85%	20.9	21.1	21.4	21.7	22.0	22.2	22.5	22.8	23.0	23.3	23.6	23.9	24.1	24.4	24.7	25.0	25.2	25.5	25.8	26.1	26.3
75%	20.5	20.8	21.1	21.4	21.6	21.9	22.2	22.4	22.7	23.0	23.3	23.5	23.8	24.1	24.4	24.6	24.9	25.2	25.4	25.7	26.0
65%	20.3	20.6	20.8	21.1	21.4	21.7	21.9	22.2	22.5	22.8	23.0	23.3	23.6	23.8	24.1	24.4	24.7	24.9	25.2	25.5	25.8
55%	20.1	20.3	20.6	20.9	21.2	21.4	21.7	22.0	22.2	22.5	22.8	23.1	23.3	23.6	23.9	24.2	24.4	24.7	25.0	25.3	25.5
50%	19.9	20.2	20.5	20.8	21.0	21.3	21.6	21.9	22.1	22.4	22.7	22.9	23.2	23.5	23.8	24.0	24.3	24.6	24.9	25.1	25.4
45%	19.8	20.1	20.4	20.6	20.9	21.2	21.5	21.7	22.0	22.3	22.6	22.8	23.1	23.4	23.6	23.9	24.2	24.5	24.7	25.0	25.3
35%	19.6	19.9	20.1	20.4	20.7	21.0	21.2	21.5	21.8	22.1	22.3	22.6	22.9	23.1	23.4	23.7	24.0	24.2	24.5	24.8	25.1
25%	19.4	19.6	19.9	20.2	20.4	20.7	21.0	21.3	21.5	21.8	22.1	22.4	22.6	22.9	23.2	23.4	23.7	24.0	24.3	24.5	24.8
15%	19.0	19.3	19.6	19.8	20.1	20.4	20.7	20.9	21.2	21.5	21.8	22.0	22.3	22.6	22.8	23.1	23.4	23.7	23.9	24.2	24.5
5%	18.5	18.8	19.0	19.3	19.6	19.9	20.1	20.4	20.7	21.0	21.2	21.5	21.8	22.0	22.3	22.6	22.9	23.1	23.4	23.7	24.0

表2-2　男性以下颌 2|1|1|2 总冠宽（mm）预测下颌尖牙、双尖牙总冠宽（mm）及其相应的百分数

百分数	19.0	19.5	20.0	20.5	21.0	21.5	22.0	22.5	23.0	23.5	24.0	24.5	25.0	25.5	26.0	26.5	27.0	27.5	28.0	28.5	29.0
95%	20.4	20.7	20.9	21.2	21.5	21.8	22.1	22.4	22.7	23.0	23.2	23.5	23.8	24.1	24.4	24.7	25.0	25.2	25.5	25.8	26.1
85%	19.9	20.2	20.5	20.8	21.0	21.3	21.6	21.9	22.2	22.5	22.8	23.0	23.3	23.6	23.9	24.2	24.5	24.8	25.1	25.3	25.6
75%	19.6	19.9	20.2	20.5	20.7	21.0	21.3	21.6	21.9	22.2	22.5	22.8	23.0	23.3	23.6	23.9	24.2	24.5	24.8	25.0	25.3
65%	19.4	19.7	19.9	20.2	20.5	20.8	21.1	21.4	21.7	22.0	22.2	22.5	22.8	23.1	23.4	23.7	24.0	24.2	24.5	24.8	25.1
55%	19.2	19.4	19.7	20.0	20.3	20.6	20.9	21.2	21.5	21.7	22.0	22.3	22.6	22.9	23.2	23.5	23.7	24.0	24.3	24.6	24.9
50%	19.1	19.3	19.6	19.9	20.2	20.5	20.8	21.1	21.4	21.6	21.9	22.2	22.5	22.8	23.1	23.4	23.6	23.9	24.2	24.5	24.8
45%	19.0	19.2	19.5	19.8	20.1	20.4	20.7	21.0	21.3	21.5	21.8	22.1	22.4	22.7	23.0	23.3	23.5	23.8	24.1	24.4	24.7
35%	18.8	19.0	19.3	19.6	19.9	20.2	20.5	20.8	21.0	21.3	21.6	21.9	22.2	22.5	22.8	23.1	23.3	23.6	23.9	24.2	24.5
25%	18.5	18.8	19.1	19.4	19.7	20.0	20.2	20.5	20.8	21.1	21.4	21.7	22.0	22.2	22.5	22.8	23.1	23.4	23.7	24.0	24.3
15%	18.2	18.5	18.8	19.1	19.4	19.7	20.0	20.2	20.5	20.8	21.1	21.4	21.7	22.0	22.2	22.5	22.8	23.1	23.4	23.7	24.0
5%	17.8	18.0	18.3	18.6	18.9	19.2	19.5	19.8	20.0	20.3	20.6	20.9	21.2	21.5	21.8	22.1	22.3	22.6	22.9	23.2	23.6

表2-3 女性以下颌 21|12 总冠宽（mm）预测上颌尖牙、双尖牙总冠宽（mm）及其相应的百分数

百分数	19.0	19.5	20.0	20.5	21.0	21.5	22.0	22.5	23.0	23.5	24.0	24.5	25.0	25.5	26.0	26.5	27.0	27.5	28.0	28.5	29.0
95%	21.8	22.0	22.2	22.4	22.5	22.7	22.9	23.1	23.1	23.4	23.6	23.7	23.9	24.1	24.3	24.4	24.6	24.8	25.0	25.1	25.3
85%	21.4	21.5	21.7	21.9	22.1	22.2	22.4	22.6	22.7	22.9	23.1	23.3	23.4	23.6	23.8	24.0	24.1	24.3	24.5	24.7	24.8
75%	21.1	21.2	21.4	21.6	21.8	21.9	22.1	22.3	22.4	22.6	22.8	23.0	23.1	23.3	23.5	23.7	23.8	24.0	24.2	24.4	24.5
65%	20.8	21.0	21.2	21.3	21.5	21.7	21.9	22.0	22.2	22.4	22.6	22.7	22.9	23.1	23.3	23.4	23.6	23.8	24.0	24.1	24.3
55%	20.6	20.8	21.0	21.1	21.3	21.5	21.7	21.8	22.0	22.2	22.4	22.5	22.7	22.9	23.0	23.2	23.4	23.6	23.7	23.9	24.1
50%	20.5	20.7	20.9	21.0	21.2	21.4	21.6	21.7	21.9	22.1	22.3	22.4	22.6	22.8	22.9	23.1	23.3	23.5	23.6	23.8	24.0
45%	20.4	20.5	20.8	20.9	21.1	21.3	21.5	21.6	21.8	22.0	22.2	22.3	22.5	22.7	22.8	23.0	23.2	23.4	23.5	23.7	23.9
35%	20.2	20.4	20.6	20.7	20.9	21.1	21.2	21.4	21.6	21.8	21.9	22.1	22.3	22.5	22.6	22.8	23.0	23.2	23.3	23.5	23.7
25%	20.0	20.2	20.3	20.5	20.7	20.8	21.0	21.2	21.4	21.5	21.7	21.9	22.1	22.2	22.4	22.6	22.8	22.9	23.1	23.3	23.4
15%	19.7	19.9	20.0	20.2	20.4	20.5	20.7	20.9	21.1	21.2	21.4	21.6	21.8	21.9	22.1	22.3	22.5	22.6	22.8	23.0	23.1
5%	19.2	19.4	19.5	19.7	19.9	20.1	20.2	20.4	20.5	20.8	20.9	21.1	21.3	21.5	21.6	21.8	22.0	22.1	22.3	22.5	22.7

表 2-4　女性以下颌 21|12 总冠宽（mm）预测下颌尖牙、双尖牙总冠宽（mm）及其相应的百分数

百分数	19.0	19.5	20.0	20.5	21.0	21.5	22.0	22.5	23.0	23.5	24.0	24.5	25.0	25.5	26.0	26.5	27.0	27.5	28.0	28.5	29.0
95%	20.9	21.1	21.2	21.4	21.5	21.6	21.8	21.9	22.1	22.2	22.3	22.5	22.6	22.8	22.9	23.0	23.2	23.3	23.5	23.6	23.8
85%	20.5	20.6	20.8	20.9	21.1	21.2	21.3	21.5	21.6	21.8	21.9	22.1	22.2	22.3	22.5	22.6	22.8	22.9	23.0	23.2	23.3
75%	20.2	20.4	20.5	20.7	20.8	20.9	21.1	21.2	21.4	21.5	21.6	21.8	21.9	22.1	22.2	22.4	22.5	22.6	22.8	22.9	23.1
65%	20.0	20.2	20.3	20.5	20.6	20.8	20.9	21.0	21.2	21.3	21.5	21.6	21.7	21.9	22.0	22.2	22.3	22.4	22.6	22.7	22.9
55%	19.9	20.0	20.1	20.3	20.4	20.6	20.7	20.8	21.0	21.1	21.3	21.4	21.6	21.7	21.8	22.0	22.1	22.3	22.4	22.5	22.7
50%	19.8	19.9	20.1	20.2	20.3	20.5	20.6	20.8	20.9	21.0	21.2	21.3	21.5	21.6	21.7	21.9	22.0	22.2	22.3	22.4	22.6
45%	19.7	19.8	20.0	20.1	20.2	20.4	20.5	20.7	20.8	20.9	21.1	21.2	21.4	21.5	21.7	21.8	21.9	22.1	22.2	22.4	22.5
35%	19.5	19.6	19.8	19.9	20.1	20.2	20.3	20.5	20.6	20.8	20.9	21.0	21.2	21.3	21.5	21.6	21.7	21.9	22.0	22.2	22.3
25%	19.3	19.4	19.6	19.7	19.9	20.0	20.1	20.3	20.4	20.6	20.7	20.9	21.0	21.1	21.3	21.4	21.6	21.7	21.8	22.0	22.1
15%	19.0	19.2	19.3	19.5	19.6	19.7	19.9	20.0	20.2	20.3	20.4	20.6	20.7	20.9	21.0	21.2	21.3	21.4	21.6	21.7	21.9
5%	18.6	18.8	18.9	19.0	19.2	19.3	19.5	19.6	19.7	19.9	20.0	20.2	20.3	20.4	20.6	20.7	20.9	21.0	21.1	21.3	21.4

Moyer 分析法具体步骤如下:

1. 测量下切牙牙冠宽度 以游标卡尺分别测量下颌 4 个切牙的牙冠最大近远中径,以 4 个牙宽之和查表。在临床中经常选用 75% 的可信限查表,因为这个值最接近临床。

2. 预测尖牙、双尖牙的总宽度 查表得出的尖牙、双尖牙宽度值的 2 倍,即为两侧尖牙、双尖牙排齐所需间隙。

3. 牙弓应有长度的预测(即牙量) 4 个已萌出切牙牙冠宽度之和加上预测的双侧尖牙、双尖牙宽度之和。

4. 现有牙弓长度的预测 现有牙弓长度的测量方法同恒牙列牙弓长度的测量(详见本章第五节),但在替牙期进行间隙分析时,应考虑在自然牙列的替换中,磨牙位置的前移。在下磨牙前移的预测中,应使模型处于咬合状态,观察现有关系和调整至磨牙中性所需的距离,并在测得的牙弓长度中减去左右侧第一磨牙的前移量。

5. 拥挤程度的估计 当现有牙弓长度预测值与牙弓应有长度预测值一致时,则不发生拥挤;否则,会出现拥挤或牙列间隙等问题。

需要注意的是,在应用 Moyer 分析法时,必须有 X 线片证明没有牙胚缺失;否则,预测没有意义。另外,替牙期还有生长发育的潜力。一般下颌第一恒磨牙萌出后,牙弓前段的长度和宽度已接近成人,颏部正中联合已骨化,不能用扩大牙弓前段的方法来获得间隙,而上颌腭中缝尚未闭合,还可以扩大上牙弓获得间隙。此时诊断以下颌为准,否则会导致上下牙弓不协调。

第三节　上下颌间牙量的协调性

在错𬌗畸形的诊断分析、矫治设计及预后估计中,除了牙弓中间隙及拥挤度的预测之外,对上、下颌牙齿牙量大小比率的分析也十分重要。在错𬌗畸形表现中,过大的覆盖、覆𬌗、牙弓间隙,相差悬殊的上、下颌拥挤度,后牙牙尖相对的咬合关系等,均与上下颌间牙量的不协调有关。Bolton 1958 年指出,为了获得最佳牙弓间关系,上下颌间牙量必须有比较合适的比例,包括全牙比和前牙比，并提出了上下颌牙量分析法——Bolton 分析法。

一、Bolton 分析法

包括两个比例：全牙比和前牙比。具体如下：

$$前牙比 = \frac{6\text{ 个下前牙牙冠近远中径总和}}{6\text{ 个上前牙牙冠近远中径总和}} \times 100\%$$

$$全牙比 = \frac{12\text{ 个下颌牙齿牙冠近远中径总和}}{12\text{ 个上颌牙齿牙冠近远中径总和}} \times 100\%$$

二、Bolton 分析的操作程序

1. 牙量的测量　以游标卡尺测量上、下颌第一恒磨牙前（包括第一恒磨牙）12 个牙牙冠的近远中径宽度，其宽度的总和分别为上、下颌总牙量。上、下颌尖牙之前（包括尖牙）的 6 个前牙宽度的总和分别为上、下前牙牙量。

2. 计算 Bolton 指数　把测得的患者上、下颌总牙量及前牙牙量代入公式计算得出全牙比及前牙比。

3. 查表分析牙量不调的部位

（1）全牙比：中国人正常𬌗的全牙比为 91.5% ± 1.51%。当该指数大于 91.5% 时，说明下颌总牙量比上颌总牙量相对较多，用上颌总牙量查表 2-5，可查出下颌总牙量的理想值。下颌总牙量的实际值减去理想值，即为下颌牙齿相对多出的量。若全牙比小于 91.5%，则表明上颌总牙量相对较多，用下颌总牙量可在表 2-5 中查到上颌总牙量的理想值。上颌实际牙量减去理想牙量，即为上颌牙齿相对多出的量。

（2）前牙比：中国人正常𬌗的前牙比为 78.8% ± 1.72%。当前牙比大于 78.8% 时，则表明下前牙相对于上前牙过大，以上前牙宽度和查表 2-6，可得下前牙牙量的理想值，下前牙牙量的实际值与理想值间的差即为下前牙相对过大的量。当前牙比小于 78.8% 时，则表明下切牙相对于上前牙来讲过小，以下颌前牙宽度之和查表 2-6 所得的上前牙的理想值与实际值间的差即为上颌前牙相对大的量。

表 2-5　上颌牙和下颌牙近远中径总和［即总牙量（mm）］的估计

上颌	下颌	上颌	下颌	上颌	下颌
85.0	77.6	94.0	85.8	103.0	94.0
86.0	78.5	95.0	86.7	104.0	95.0
87.0	79.4	96.0	87.6	105.0	95.9
88.0	80.3	97.0	88.6	106.0	96.8
89.0	81.3	98.0	89.5	107.0	97.8
90.0	82.1	99.0	90.4	108.0	98.6
91.0	83.1	100.0	91.3	109.0	99.5
92.0	84.0	101.0	92.2	110.0	100.4
93.0	84.9	102.0	93.1		

表 2-6　上前牙和下前牙近远中径总和［即前牙牙量（mm）］的估计

上颌	下颌	上颌	下颌	上颌	下颌
40.0	30.9	45.5	35.1	50.5	39.0
40.5	31.3	46.0	35.5	51.0	39.4
41.0	31.7	46.5	35.9	51.5	39.8
41.5	32.0	47.0	36.3	52.0	40.1
42.0	32.4	47.5	36.7	52.5	40.5
42.5	32.8	48.0	37.1	53.0	40.9
43.0	33.2	48.5	37.4	53.5	41.3
43.5	33.6	49.0	37.8	54.0	41.7
44.0	34.0	49.5	38.2	54.5	42.1
44.5	34.4	50.0	38.6	55.0	42.5
45.0	34.7				

三、Bolton 分析与正畸

1. 完整牙列和拔牙后的分析同等重要　在正畸治疗中，上下颌间牙量大小的分析是十分重要的。当牙齿大小出现不协调时，很难在矫治后获得牙齿精确的排列和理想的后牙尖窝咬合关系。临床矫治中，为了解除拥挤、减小突度或改善面型等，常需要进行减数治疗。而拔除 4 个双尖牙是临床常见的拔牙模式。Bolton 进一步研究后于 1962 年提出，拔除 4 个双尖牙后，全牙比应为 87% ~ 89%，即平均 88%，才能保持良好的拾关系。因此在矫治设计时，倡导不仅要进行完整牙列的 Bolton 指数分析，还要结合矫治前的全牙比和前牙比，根据所选择的拔牙模式，对拔牙后的牙列进行 Bolton 指数分析。同时，综合考虑多种因素，确定合适的拔牙模式及正确的矫治设计，确保建立良好的咬合关系。

2. 牙量不调的影响　Bolton 指数明显异常的患者，即使牙弓间隙的分析表明不存在牙量与骨量不调的问题，也可能需要进行拔牙或邻面去釉等治疗，以矫正上下颌间牙量的不协调。在进行矫正设计时，如果未进行 Bolton 分析，则患者即使存在明显的上下颌间牙量不协调，也不能及时发现，会影响矫治结果。

（1）当 Bolton 指数减小时，上颌牙量相对较大，即会出现前牙较大的覆盖、较深的覆拾或磨牙呈近中关系。

（2）当 Bolton 指数增大时，下颌牙量相对较大，易出现前牙对刃、反拾或磨牙呈远中关系。

在矫治设计时需拔除 4 个双尖牙的患者，应结合 Bolton 分析预测确定拔除的牙齿。注意，Bolton 分析未考虑性别因素，而男性的上前牙宽度相对大些。

3. Bolton 分析的不足　Bolton 分析没有考虑牙齿的唇倾度和轴倾度，所以，当上下颌间牙量轻度不调时，可通过改变前牙的唇倾度和轴倾度建立良好的咬合关系，从而不出现前牙对刃、深覆盖等问题。当上下颌间牙量不调较严重时，考虑邻面去釉、拔牙或修复措施。同时需要注意到上前牙厚度，舌面边缘嵴隆起对最终前牙的咬合关系也有影响。当前牙比正常时，有可能因上前牙厚度过大，舌面边缘嵴隆起过多，而影响前牙的咬合关系。此时，如果要达到良好的前牙咬合关系，Bolton 前牙比应有所减小。

第四节　牙弓宽度的测量与分析

学者发现排列正常的自然牙列，牙弓宽度与牙量（某些组牙或所有牙齿的牙冠宽度）以及根尖基骨的大小有一个协调的关系。牙弓宽度的测量与牙量的分析是错𬌗诊断分析中一个重要的步骤，最典型的便是 Howes 分析和 Pont 指数分析。

一、Howes 分析

Howes（1947）注意到，牙齿拥挤不仅可以由牙量过多所致，还可因根尖基骨不足而造成。他设计了一个公式，以确定患者的根尖基骨能否容纳所有的牙。Howes 分析是测量牙量与支持骨协调性的分析方法。在确定矫治方案，决定是否行拔牙治疗时，除了考虑牙量的大小外，还应密切关注根尖基骨的量。

（一）Howes 分析具体步骤

1. 测量牙量　以游标卡尺分别测量包括第一恒磨牙在内的 12 个牙齿牙冠的近远中宽度之和，即牙量（tooth material，TM）。

2. 测量双尖牙牙弓宽度（premolar diametre，PMD）　以游标卡尺测量两侧第一双尖牙颊尖之间的水平距离（图 2-5）。

3. 测量双尖牙根尖基骨弓宽度（premolar basal arch width，PMBAW）　用特制的卡尺测量两侧第一双尖牙根尖部基骨间宽度（图 2-10）。

4. 测量基骨弓长度（basal arch length，BAL）　用特制的卡尺测量牙弓中线最前点下方根尖基骨与两侧第一磨牙远中面连线的距离（图 2-9）。

5. 计算 PMBAW/TM、PMD/TM、BAL/TM 值　上颌和下颌的各测量指标均值及其范围见图 2-12。

（二）Howes 分析的意义

Howes 认为，如果根尖基骨弓有足够的长度容纳所有的牙，那么 PMBAW 约占 TM 的 44%；当 PMBAW 小于 TM 的 37% 时，说明基骨不足以容纳 12 个牙齿，矫治设计中即需要考虑进行拔牙。当

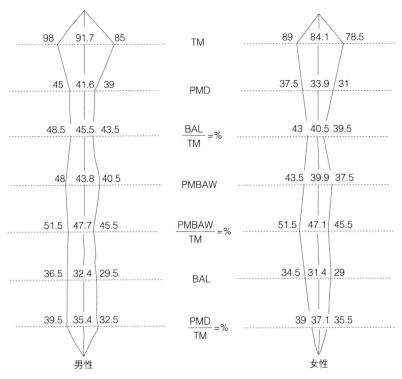

图 2-12　Howes 分析各项测量的正常均值及其范围

TM，牙量；PMD，双尖牙弓宽度；PMBAW，双尖牙根尖基骨弓宽度；
BAL，基骨弓长度。

PMBAW 大于 PMD 时，说明该患者进行扩弓治疗是安全有效的。Howes 分析的建立使快速扩弓变成较为常用的矫治方法。在正畸治疗设计中，Howes 分析对于确定是进行拔牙治疗还是扩弓或快速腭开展治疗，十分有价值。Howes 分析适用于上、下颌牙弓，应用方便。

二、Pont 指数分析

Pont 指数是 1909 年 Pont 提出的、以上切牙宽度预测上颌宽度的方法。具体步骤如下：

1. 测量上颌切牙牙冠宽度　用游标卡尺逐个测量 4 个上颌切牙

的近远中宽度。

2. 测量上颌牙弓宽度

（1）双尖牙间宽度测量：用游标卡尺测量第一双尖牙中央窝之间的距离（图 2-13）。

（2）磨牙间宽度测量：用游标卡尺测量第一磨牙中央窝之间的距离（图 2-13）。

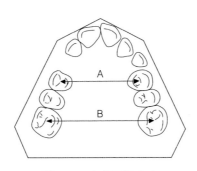

图 2-13　上颌牙弓宽度
A. 双尖牙间宽度；B. 磨牙间宽度。

Pont 指出，理想的上颌双尖牙间宽度是上切牙宽度之和／双尖牙间宽度值为 0.8，上磨牙间宽度应为上切牙宽度之和／上磨牙间宽度为 0.64。并且在正畸治疗中，上颌牙弓宽度应比理想的牙弓宽度宽出 1～2 mm，以防复发。

但是，Pont 指数是以上切牙宽度来预测上颌宽度的，仅是一个不太精确的指数。另外，近些年也有许多研究证明，上切牙的宽度与上颌双尖牙及磨牙之间宽度间的相关关系不明显。在正畸治疗中，以下颌尖牙间宽度与牙弓形态预测上、下牙弓的宽度更为合理。

第五节　恒牙列牙弓间隙分析

牙列拥挤在错𬌗畸形中最为常见，同时还存在上下颌间关系的异常。因此，在正畸矫治中需要分析间隙，牙弓间隙分析是决定是否拔牙和正确制定矫治方案的关键。分析应包括牙齿拥挤度测量，

即牙量和现有牙弓长度测量，同时还要考虑下切牙倾斜程度以及
Spee 曲线的曲度、生长发育的量等。

一、牙量的测量

　　牙量的测量包括两侧第一恒磨牙近中接触点之前所有牙齿的最
大近远中径之和，即两侧双尖牙、尖牙、中切牙、侧切牙牙冠的最
大近远中径之和。测量时应用游标卡尺逐一测量牙冠宽度，其总和
为牙量（图 2-14）。

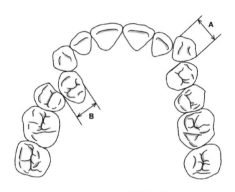

图 2-14　牙量的测量

A 为左上尖牙最大近远中径的测量，B 为右上第一双尖牙最大近远中径的测量。

二、现有牙弓长度的测量

　　现有牙弓长度的测量方法有 3 种，但均是测量两侧第一恒磨牙
近中边缘嵴之前的牙弓长度。

　　1. 黄铜丝测量法　把黄铜丝弯成牙弓形态，自一侧第一恒磨牙
近中边缘嵴经双尖牙中央窝、尖牙牙尖、切牙切缘至对侧，弓形应
弯成理想形态，不应依现有牙弓拥挤错位的牙而定。测完后，将黄
铜丝弯直，测量其长度即为现有牙弓长度（图 2-15）。

　　2. 吊链测量法　用游标卡尺与金属链自第一恒磨牙近中接触
点之前垂下，形成自然弓形，拉直后测量链长即为现有牙弓长度
（图 2-16）。

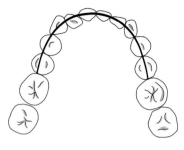

图 2-15　黄铜丝测量法

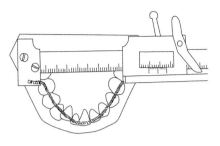

图 2-16　吊链测量法

3. 分段测量法　用游标卡尺在模型上对现有牙弓进行分段测量，其总和为现有牙弓长度（图 2-17）。

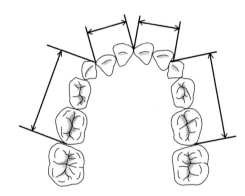

图 2-17　分段测量法

三、下中切牙倾斜度

下中切牙的倾斜度是决定正畸矫治设计的一个关键因素。其变化影响着牙弓间隙的分析，在拥挤度及牙弓间隙的分析中，应把矫治后下切牙倾斜度的变化纳入考虑之中。一般可参考 Tweed 分析的数值。通常，Ⅰ类和轻中度的Ⅱ类错𬌗以下切牙倾斜度为标准确定上切牙的位置。

1. 参考 Tweed 分析法　首先，根据患者的 X 线头颅侧位片描出 Tweed 三角。该三角由眼耳平面（FH）、下颌平面（MP）、下中切牙长轴（LI）组成（图 2-18）。3 个角分别是 FMA（MP-FH）、IMPA（LI-MP）和 FMIA（LI-FH），而且建立了以下标准：

（1）如果 FMA 角为 20°～29°，则 FMIA 角应为 68°。

（2）如果 FMA 角小于等于 20°，则不管 FMIA 角的角度是多少，应使 IMPA 角达到 91°。

（3）如果 FMA 角大于等于 30°，则 FMIA 角应为 65°。

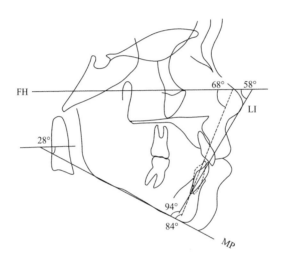

图 2-18　Tweed 三角分析法
LI 实线为患者实际牙长轴，虚线为预期下切牙长轴。

根据 Tweed 三角中的 FMA 角（下颌平面角，即 MP-FH）和 IMPA 角（下中切牙角，即 LI-MP），可建立适当的 FMIA 角（眼耳平面 - 下中切牙角）。这种预期的 FMIA 角的下中切牙长轴线应通过患者实际的下中切牙根尖（图 2-18）。这时，测量新的预期下中切牙切端到实际下中切牙切端的水平距离。该距离就代表了下中切牙应该舌向或唇向移动的适当距离。取双倍值作为牙弓两侧移动的量。将该双倍值加到现有牙弓长度中或从现有牙弓长度中减去，是加上还是减去取决于下切牙移动的方向。如果下切牙需要舌向移动，则校正时可采取减法。反之，当下切牙需要唇向移动时，则应将该双倍值加到现有牙弓长度上。

2. 不适合 Tweed 分析法　在下列情况下，不适于进行 Tweed 三角中下切牙唇舌向倾斜度的校正：

（1）如果患者由于严重下颌后缩而表现为安氏 II 类第一分类错𬌗，这时过于直立下切牙将会加重已存在的深覆盖。另外，如果这种患者的上切牙位置相对于唇和侧貌是正确的，那么使上切牙后收也不会有益于改善外观，反而会造成凹面型。某些年龄较大者的严重下颌后缩畸形需要正颌 - 正畸联合治疗。

（2）某些颏唇沟较深的安氏 II 类第二分类错𬌗，如果使下切牙内收，则会加重畸形，且效果也不肯定。在下面高比较小的患者，内收下切牙也会带来问题。对这类患者需要使下切牙唇向移动，以维持适当的覆𬌗。

（3）对处于生长发育阶段的患者，要确定上下切牙的最后预期相互位置。如果将切牙压入或内收，而上下颌均向前生长，则面下 1/3 部分将形成凹面型。

（4）对于骨性 III 类错𬌗者，若考虑代偿性治疗下切牙，会考虑在牙槽骨界限内直立或舌倾下切牙。

因此，矫治下切牙的倾斜度应根据外貌、骨骼不调的程度、切牙周围牙槽骨情况和个体的发育程度作出正确的决定。

四、Spee 曲线曲度

Spee 曲线曲度测量和计算详见本章第一节和图 2-11。

五、总计算

经过面型分析后，排齐牙齿所需的间隙量为：牙量 + 下切牙内收量 ×2（或减去下切牙唇倾量 ×2）+ Spee 曲线高度。该值减去现有牙弓长度即为间隙缺乏的量。

六、补充说明

如果后牙区（此处包括所有磨牙）有拥挤趋势，应该对后牙区也做间隙分析，确定需用间隙量和可用间隙量（包括已知量和预测量），具体如下。

1. 需用间隙量　即第一、第二恒磨牙近远中宽度之和。如果有尚未萌出的牙，则可用 X 线片预测法估计（具体方法详见本章第二节"替牙列牙量分析"的 X 线测量法）。

2. 可用间隙量　该值包括现在可用间隙量加上估计的增量或预测值。估计的增量为每年 3 mm（每侧 1.5 mm），直至女孩 14 岁和男孩 16 岁。因此，要用 14 或 16 减去患者年龄，其结果乘以 3，则获得患者可用间隙增量的个体估计值。现有的可用间隙量是通过在头颅侧位片上沿着殆平面测量与殆平面垂直的下颌第一恒磨牙近中面到升支前缘之间的距离而获得的（图 2-19）。现存的可用间隙量和预测间隙量相加就提供了整个可用间隙量。

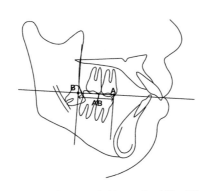

图 2-19　后牙区现有的可用间隙量测量

A 为第一恒磨牙近中接触点向殆平面作垂线的垂足，B 为过下颌升支前缘向殆平面作垂线的垂足，AB 为后牙区现有的可用间隙量。

3. 可用间隙量与需用间隙量相减。

（聂琼）

第三章

错𬌗畸形的 X 线头影测量

第一节 头影图的描绘

X 线头影测量需在描绘的头影图上进行，描绘和测量时需准备硫酸描图纸、透明胶片、毫米尺、半圆仪及硬质铅笔等，可在具有良好光源的 X 线读灯或专用的描图桌上描绘。

侧位片的描绘应包括软硬组织侧貌、上下颌骨轮廓、颅底和颅后部轮廓、筛板、蝶鞍轮廓、蝶骨斜坡、枕骨大孔前缘、枢轴齿状突、眶侧缘和下缘、翼上颌裂轮廓、上下中切牙及上下第一恒磨牙。

第二节 常用 X 线头影测量的标志点和平面

一、头颅侧位片头影测量标志点

可以分为硬组织标志点和软组织标志点，硬组织标志点按照不同部位分为颅部标志点、上颌标志点、下颌标志点。

（一）颅部标志点

颅部标志点见图 3-1，具体说明如下。

1. 鼻根点（nasion，N） 鼻额缝的最前点，位于正中矢状平面上，代表面部与颅部的交接处。

2. 蝶鞍点（sella，S） 蝶鞍影像的中心。此点位于正中矢状平面上，在头颅侧位片上较易确定。

3. 耳点（porion，P） 外耳道的最高点，是构成 Frankfort 平面

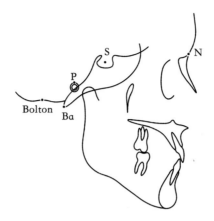

图 3-1　颅部标志点

N，鼻根点；S，蝶鞍点；P，耳点；Ba，颅底点。

的标志点之一。头影测量上常以定位仪耳塞影像的最高点代表，称为机械耳点。

4. 颅底点（basion，Ba）　枕骨大孔前缘的中点。

5. Bolton 点　枕骨髁后切迹最凹点。

（二）上颌标志点

上颌标志点见图 3-2，具体说明如下。

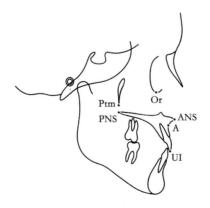

图 3-2　上颌标志点

Or，眶点；ANS，前鼻棘点；A，上齿槽座点；UI，上中切牙点；
Ptm，翼上颌裂点；PNS，后鼻棘点。

1. 眶点（orbitale，Or） 眶下缘的最低点。此点为构成 Frankfort 平面的标志点之一。

2. 前鼻棘点（anterior nasal spine，ANS） 前鼻棘之尖。此点常作为确定腭平面的两个标志点之一。

3. 上齿槽座点（subspinale，A） 前鼻棘与上齿槽缘点之间骨部的最凹点。

4. 上中切牙点（upper incisor，UI） 最前的上中切牙切缘。

5. 翼上颌裂点（pterygomaxillary fissure，Ptm） 翼上颌裂轮廓的最下点。

6. 后鼻棘点（posterior nasal spine，PNS） 硬腭后部骨棘之尖，为确定腭平面的两个标志点之一。

（三）下颌标志点

下颌标志点见图 3-3，具体说明如下。

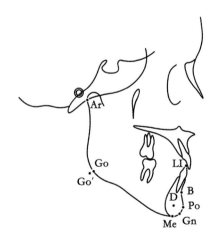

图 3-3　下颌标志点

LI，下切牙点；B，下齿槽座点；Po，颏前点；Gn，颏顶点；
Me，颏下点；Go，下颌角点；Ar，关节点。

1. 下切牙点（lower incisor，LI） 最前的下中切牙之切缘点。

2. 下齿槽座点（supramentale，B） 下齿槽缘点与颏前点间骨部的最凹点。

3. 颏前点（pogonion，Po） 颏部的最突点。

4. 颏顶点（gnathion，Gn） 颏前点与颏下点骨连线的中点。

5. 颏下点（menton，Me） 颏部之最下点。

6. D 点 下颌体骨性联合部的中点。

7. 下颌角点（gonion，Go） 下颌角的后下点，即下颌平面和下颌升支后缘切线交角的角平分线与下颌角的交点。在实际应用时，较常用下颌平面与升支后缘切线的交点来代替（Go′）。

8. 关节点（articulare，Ar） 颅底下缘与下颌髁突颈后缘的交点。

（四）软组织侧貌标志点

在头颅侧位片上，软组织侧貌主要显示轮廓特征，可以揭示覆盖软组织与其深部牙、骨骼的相互关系。软组织侧貌标志点见图 3-4，具体说明如下。

1. 额点（glabella，G） 额部最突点。

2. N′点 前颅底平面（SN，详见本节后文）与软组织侧貌轮廓的交点。

3. 软组织鼻根点（nasion of soft tissue，Ns） 鼻额缝表面所覆盖之软组织的最凹点。

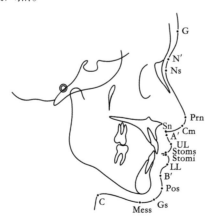

图 3-4 软组织侧貌标志点

G，额点；Ns，软组织鼻根点；Prn，鼻顶点；Cm，鼻小柱点；Sn，鼻下点；A′，上唇凹点；UL，上唇突点；Stoms，上口点；Stomi，下口点；LL，下唇突点；B′，下唇凹点；Pos，软组织颏前点；Gs，软组织颏顶点；Mess，软组织颏下点；C，颈点。

4. 鼻顶点（pronasale，Prn） 鼻部软组织之最突点。

5. 鼻小柱点（columella，Cm） 鼻小柱之最前点。

6. 鼻下点（subnasale，Sn） 鼻小柱与上唇之交点，代表上唇基底部的位置。

7. 上唇凹点（A′） 鼻下点与上唇突点弧形连线之最凹点。

8. 上唇突点（upper labrale，UL） 上唇之最突点。

9. 上口点（stomion superius，Stoms） 上唇下缘之最低点。

10. 下口点（stomion inferius，Stomi） 下唇上缘之最高点。

11. 下唇突点（lower labrale，LL） 下唇之最突点。

12. 下唇凹点（B′） 颏唇沟之最凹点，代表下唇基底部的位置。

13. 软组织颏前点（pogonion of soft tissue，Pos） 颏部软组织的最前点，代表软组织在颏部的位置。

14. 软组织颏顶点（gnathion of soft tissue，Gs） 蝶鞍点、颏顶点间连线（S-Gn）延长线与颏部软组织外形轮廓之交点。

15. 软组织颏下点（menton of soft tissue，Mess） 软组织颏部的最低点。

16. 颈点（cervical point，C） 软组织颏下区与颈部相交之最凹点。

二、头影测量平面

（一）基准平面（reference planes）

基准平面是在头影测量中相对稳定的平面。由此平面与各测量标志点和其他测量平面构成角度、线距及线距比测量项目。目前最常用的基准平面为前颅底平面、眼耳平面和 Bolton 平面（图 3-5）。

1. 前颅底平面（anterior cranial base plane，SN） 即蝶鞍点（S）与鼻根点（N）间连线构成的定位平面。位于头颅的正中矢状平面上，代表前颅底的前后范围。一般认为在生长发育过程中，这一平面的生长方向和生长速度均具有相对的稳定性，因而常作为其他各结构与颅底关系的定位平面。

2. 眼耳平面（Frankfort horizontal plane，FH） 这是人类学上

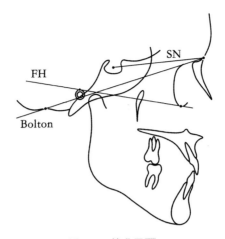

图 3-5 基准平面
SN，前颅底平面；FH，眼耳平面。

的一个定位平面。由耳点（P）与眶点（Or）连线构成。在头影测量中，通常选择该平面作为水平平面。

3. Bolton 平面 由 Bolton 点与鼻根点（N）连线构成，多用作头影图重叠的基准平面。

（二）测量平面

测量平面示意图见图 3-6。

1. 腭平面（palatal plane，ANS-PNS） 由前鼻棘与后鼻棘的连线构成。

2. 颅底平面（cranial base plane，Ba-N） 由颅底点与鼻根点的连线构成。该平面将头颅划分成颅部与颌面部两部分。

3. 𬌗平面（occlusal plane，OP） 𬌗平面一般有两种。一种是第一恒磨牙的咬合中点与上下中切牙切缘点间连线中点的连线（图 3-7 A），称为解剖𬌗平面；另一种称为功能𬌗平面（functional occlusal plane），由均分后牙𬌗接触点的连线构成，通常使用第一恒磨牙及第一乳磨牙或第一双尖牙的𬌗接触点，这种方法形成的𬌗平面不使用切牙的任何标志点（图 3-7 B）。

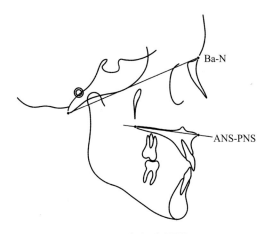

图 3-6 腭平面与颅底平面

ANS-PNS，腭平面；Ba-N，颅底平面。

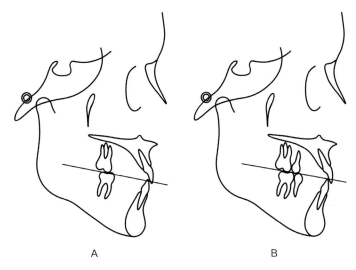

图 3-7 解剖𬌗平面（A）与功能𬌗平面（B）

4. 下颌平面（mandibular plane，MP） 下颌平面的定义方式很多，通常用以下 3 种（图 3-8）。

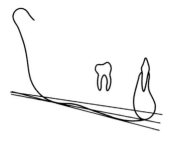

图 3-8 下颌平面

（1）通过颏下点与下颌角下缘相切的线条。

（2）下颌下缘最低部的切线。

（3）下颌角点与颏顶点间的连线（Go-Gn）。

5. 下颌升支平面（ramal plane，RP） 下颌升支及髁突后缘的切线。若 X 线片上髁突影像不清楚，也可以关节点与下颌角后缘的切线代之（图 3-9）。

6. 面平面（facial plane，NP） 由鼻根点（N）与颏前点（Po）间连线构成（图 3-9）。

7. NA 平面（nasion-A point plane） 由鼻根点（N）至上齿槽座点（A）间连线构成（图 3-9）。

8. 上下齿槽座平面（subspinale to supramentale plane，AB） 由上、下齿槽座点间连线构成（图 3-10）。

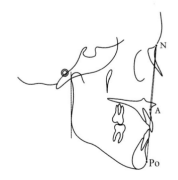

图 3-9 下颌升支平面、面平面与 NA 平面
N，鼻根点；A，上齿槽座点；Po，颏前点。

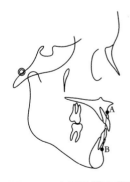

图 3-10 上下齿槽座平面
A，上齿槽座点；B，下齿槽座点。

9. AP 平面（A point-pogonion） 由上齿槽座点（A）与颏前点（Po）间连线构成（图 3-11）。

10. Y 轴（Y axis） 由蝶鞍点（S）与颏顶点（Gn）间连线构成（图 3-11）。

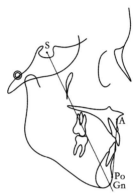

图 3-11　AP 平面与 Y 轴

A，上齿槽座点；Po，颏前点；S，蝶鞍点；Gn，颏顶点。

（三）软组织测量平面

1. 软组织面平面（facial plane of soft tissue） 由软组织鼻根点（Ns）至软组织颏前点（Pos）间连线构成（图 3-12）。

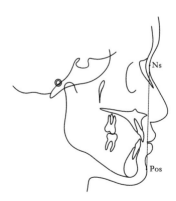

图 3-12　软组织面平面

Ns，软组织鼻根点；Pos，软组织颏前点。

2. 审美平面（Rickettes esthetic plane） 由鼻顶点（Prn）至软组织颏前点（Pos）间连线构成（图 3-13）。

3. H 平面 由上唇突点（UL）至软组织颏前点（Pos）的连线构成（图 3-14）。

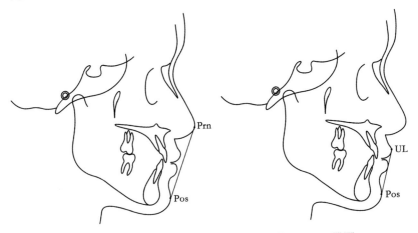

图 3-13 审美平面
Prn，鼻顶点；Pos，软组织颏前点。

图 3-14 H 平面
UL，上唇突点；Pos，软组织颏前点。

第三节 常用测量项目

一、颅部及相邻结构

1. 颅底角（cranial basal angle，N-S-Ba） 由前颅底平面与后颅底平面构成（图 3-15），反映前、后颅底间的相互位置关系。

2. 关节角（articular angle，S-Ar-Go'） 由蝶鞍点至关节点连线与升支平面构成（图 3-15）。该角度异常提示颌面部的前后长度和面部高度不调。S-Ar 距离与颞下颌关节窝位置有关，因此对颅面侧貌有很大影响。该距离过短时，若无其他结构的补偿，则面部呈凸面型，前面高较小；反之呈凹面型，前面高较大。

3. 前颅底长（extent of anterior cranial base，S-N） 从蝶鞍点至鼻根点的实际距离（图3-16）。该长度主要用于评价与上下颌长度的比例关系。

4. 后颅底长（extent of posterior cranial base，S-Ba） 蝶鞍点至颅底点的距离（图3-16）。在生长过程中，该长度较稳定、持续。

5. 全颅底长（extent of cranial base，N-Ba） 鼻根点至颅底点的距离（图3-16），在生长过程中稳定、持续。

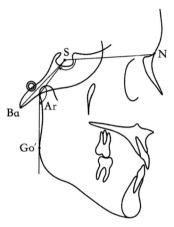

图3-15　颅底角与关节角

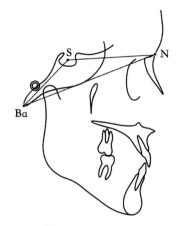

图3-16　颅底长度
S-N，前颅底长；S-Ba，后颅底长；
N-Ba，全颅底长。

二、上下颌骨关系

常用的测量上下颌骨相对位置关系的项目很多，通常所用的基准平面为前颅底平面（SN）和眼耳平面（FH）。

1. SNA角　由鼻根点至上齿槽座点连线与前颅底平面所构成（图3-17），反映上颌前部相对前颅底平面的前后向位置关系。当该角过大时，上颌前突，面部侧貌多呈凸面型；反之上颌后缩，面部多呈凹面型。

2. SNB 角　由鼻根点至下齿槽座点连线与前颅底平面所构成（图 3-17），反映下颌前部相对前颅底平面的前后向位置关系。当该角过大时，下颌相对前颅底的位置前突；反之呈后缩。在生长过程中，该角逐渐增大。

3. ANB 角　由鼻根点至上齿槽座点连线与鼻根点至下齿槽座点连线所构成的角（图 3-17），反映上下颌之间以鼻根点为参照的前后向相互位置关系，是头影测量最重要的项目之一。当 A 点位于 NB 连线前时，该角为正值，反之为负值。该角在儿童期较大，由于生长过程中下颌发育通常要比上颌发育快，所以 ANB 角随着 SNB 角的增大而逐渐减小。ANB 角测量的正确性有时会受异常颅底长的影响，而无法反映上下颌的实际相互关系。

4. 颌凸角（angle of convexity）　由鼻根点至上齿槽座点连线与颏前点至上齿槽座点连线延长线之交角（图 3-18），用以测量面部上、中、下 1/3 间的前后向相互关系。当延长线在 NA 连线前方时，此角为正值角；反之，若延长线在 NA 后方，则为负值角。该角越大表示上颌相对突度越大，反之表示上颌相对后缩。

5. Y 轴角（Y-axis angle）　即 NSGn 角，由蝶鞍点至颏顶点连线与前颅底平面所构成（图 3-19 A），反映下颌相对前颅底平面的

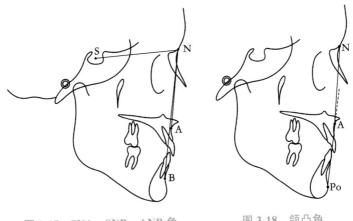

图 3-17　SNA、SNB、ANB 角　　　　图 3-18　颌凸角

位置关系。一般认为 Y 轴代表了面部的生长方向，该角在生长过程中较为恒定。若该角过大，则下颌呈后缩，面部主要呈垂直向生长；反之，下颌呈前突，面部生长方向水平。有学者将 Y 轴角定为 Y 轴与眼耳平面之间的交角（图 3-19 B）。

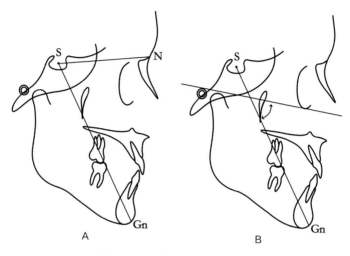

图 3-19　Y 轴角（A）和（B）

6. 腭平面倾斜角（angle of inclination of palatal plane） 由前颅底平面与腭平面所构成（图 3-20），反映腭平面相对前颅底平面的倾斜度。该交角腭平面在下方时为正值，反之为负值。该角在生长过程中较为恒定。

7. 下颌角（gonial angle） 由下颌升支平面与下颌平面构成（图 3-21），是反映下颌骨形态的一项指标，也是生长预测的一项重要指标。该角在生长过程中逐渐减小。下颌角本身的大小受遗传的影响，取决于前面高与升支长的关系。两者生长不协调就会导致该角大小异常。在前面高正常的情况下，升支越长，下颌角越小，反之就越大。而在升支长正常时，前面高与下颌角大小呈正比。反过来该角的大小又对面部的生长方向、侧面轮廓及下切牙的相对位置都有很大的影响。

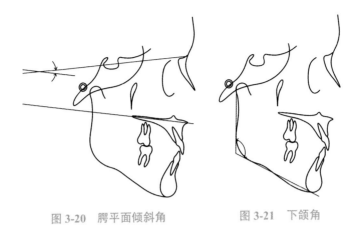

图 3-20　腭平面倾斜角　　　　　图 3-21　下颌角

8. 上颌长（extent of maxillary base）　从上齿槽座点向腭平面作垂线之交点到后鼻棘点连线的长度为上颌长，生长较稳定、持续（图 3-22）。

9. 下颌体长（extent of mandibular base）　分别从下颌角点（Go）和颏前点（Po）向下颌平面作垂线，两垂足间的距离为下颌（体）长（图 3-22）。下颌体的长度将直接影响面下 1/3 的凸度。

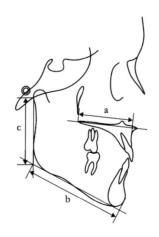

图 3-22　上颌长、下颌体长、升支高度
a 为上颌长，b 为下颌体长，c 为升支高度。

10. 升支高度（extent of ascending ramus） 为从关节点至下颌角点（Go′）的实际距离（图 3-22）。升支高度会直接影响面部高度。若升支生长不足，与磨牙的萌出不协调，就会导致前面高过长，并出现开𬌗畸形。

三、牙 - 牙槽关系

1. 上中切牙角（angulation of upper incisors，UI-SN） 为上中切牙长轴与前颅底平面之后下交角（图 3-23），反映上中切牙相对前颅底的倾斜度。若该角过大，表示上中切牙唇向倾斜。

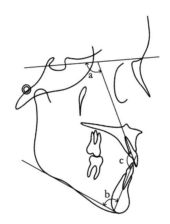

图 3-23　上中切牙角、下中切牙角、上下中切牙角
a 为上中切牙角，b 为下中切牙角，c 为上下中切牙角。

2. 下中切牙角（angulation of lower incisors，LI-MP） 为下中切牙与下颌平面之后上交角（图 3-23），反映下中切牙相对于下颌平面的倾斜度。若该角过大，表示下中切牙唇向倾斜；反之，则表示下中切牙舌倾。

3. 上下中切牙角（inter-incisal angle） 为上下中切牙长轴的后交角（图 3-23），表示上下中切牙的凸度。该角越大，上下中切牙的凸度越小；反之，凸度就越大。影响该角大小的因素不仅有上下中切牙的倾斜度，还有下颌平面的倾斜度。

4. 上下中切牙凸距（incisor position）　有两种测定方法：①上、下中切牙切端到鼻根点与颏前点连线（面平面）的垂直距离（图 3-24 A）；②上、下中切牙切端到上齿槽座点与颏前点连线（AP 平面）的垂直距离（图 3-24 B）。

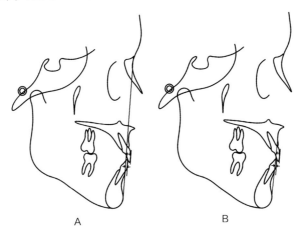

图 3-24　上下中切牙凸距

四、前、后面部高度

1. 前面高（anterior facial height，N-Me）　为从鼻根点至颏下点的实际距离（图 3-25）。

2. 前上面高（upper anterior facial height，N-ANS）　从前鼻棘点向鼻根点至颏下点连线作垂线，垂足至鼻根点的距离（图 3-25）。

3. 前下面高（lower anterior facial height，ANS-Me）　从前鼻棘点向鼻根点至颏下点连线作垂线，垂足至颏下点的距离（图 3-25）。

4. 后面高（posterior facial height，S-Go）　为从蝶鞍点至下颌角点的实际距离（图 3-25），其生长变化与升支生长长度和方向密切相关。

5. 前、后面高比（S-Go/N-Me）　这是一项重要指标，比单纯的前面高或后面高能更深刻地反映颅面部的畸形，正常值为 62% 左右。比率过大表明面部呈水平矢状方向生长，反之表明面部呈垂直

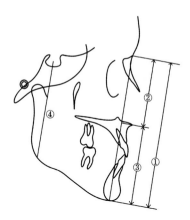

图 3-25　软组织面高
①前面高；②前上面高；③前下面高；④后面高。

方向生长。

6. 前下面高与前面高比（ANS-Me/N-Me）　这一比例也是一项重要指标，在确定深覆𬌗或开𬌗的矫治设计中有重要参考意义。

五、软组织

1. **面凸角**（soft tissue convexity，Ns-Sn-Pos）　为软组织鼻根点至鼻下点连线与鼻下点至软组织颏前点连线延长线之交角（图 3-26）。

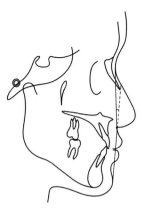

图 3-26　面凸角

2. 全面凸角（full soft tissue convexity，Ns-Prn-Pos）　由软组织鼻根点、鼻顶点和软组织颏前点构成（图 3-27）。

3. 上唇基角（S-Ns-Sn）　由蝶鞍点、软组织鼻根点和鼻下点构成（图 3-28），反映软组织中面部相对于前颅底平面的前后向位置关系。

4. 下唇基角（S-Ns-B′）　由蝶鞍点、软组织鼻根点和下唇凹点构成（图 3-28），反映软组织下面部相对于前颅底平面的前后向位置关系。

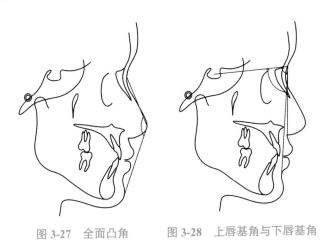

图 3-27　全面凸角　　　　图 3-28　上唇基角与下唇基角

5. 鼻 - 唇 - 颏关系

（1）Ricketts 分析法：从鼻顶点至软组织颏前点作一平面，该平面常称为 Ricketts 审美平面（Ricketts esthetic plane）。然后测量上、下唇突点至该平面的距离。当上、下唇位于该平面前方时，测量值为正值，反之为负值。

（2）Holdaway 分析法：Holdaway 将从上唇突点至软组织颏前点的连线作为基准平面，该连线称为 H 线。并将该线与硬组织 NB 连线构成的角称为 H 角（图 3-29）。Holdaway 将白种人的正常侧貌标准定为：

1）ANB 角 2°，H 角 7°~8°。

2）下唇缘正好位于 H 线上。

3）鼻部与上唇的比例协调。

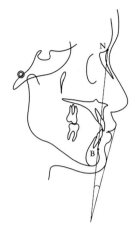

图 3-29　H 角

4）鼻顶点位于 H 线前方 9 mm。中国人恒牙初期鼻顶点（Prn）到 H 线平均距离为 0.6 mm，这一距离随生长发育逐渐增长，一直到生长发育结束。

第四节　常用硬组织分析法

常用的分析方法很多，本节主要介绍 Tweed 分析法、Wylie 分析法、Downs 分析法和北京大学口腔医学院临床分析法。

一、Tweed 分析法

Tweed 于 1945 年提出著名的"Tweed 三角分析法"，该三角的三条边由眼耳平面、下颌平面和下中切牙长轴组成（图 3-30）。其基础是下颌的倾斜度。

1. 眼耳平面-下颌平面角（FMA）　眼耳平面与下颌平面之交角。

2. 下中切牙-眼耳平面角（FMIA）　下中切牙长轴与眼耳平面之交角。

3. 下中切牙-下颌平面角（IMPA）　下中切牙长轴与下颌平面之交角。

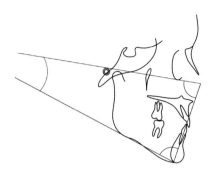

图 3-30　Tweed 三角

正常𬌗中国人采用 Tweed 分析法测量的均值见表 3-1。

表 3-1　正常𬌗中国人 Tweed 分析法测量均值（度）

测量项目	均值	标准差
FMA	31.3	5.0
FMIA	54.9	6.1
IMPA	93.9	6.2

Tweed 分析法的特点是简单、扼要，但测量项目过少，较为局限，对一些较复杂的畸形很难分析出全部的畸形机制。

二、Wylie 分析法

Wylie 分析法的主要标志点见图 3-31，具体说明如下。

1. 髁突后切线 - 蝶鞍点（Go-S）　髁突后切线与 FH 平面交点至蝶鞍点在 FH 平面上垂足间的距离，用以反映颞下颌关节窝位置所在，亦即代表下颌后部的位置。

2. 翼上颌裂 - 蝶鞍点（Ptm-S）　翼上颌裂点在 FH 平面上之垂足至蝶鞍点在 FH 平面上之垂足间的距离，用以反映上颌后部相对于蝶鞍的前后向位置关系。

3. 上颌长（ANS-Ptm）　翼上颌裂点与前鼻棘点分别在 FH 平面上的垂足间距离。但由于前鼻棘点常受 X 线投照条件及骨密度的影

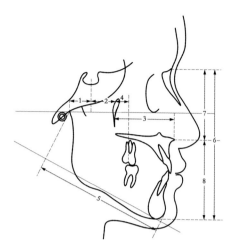

图 3-31　Wylie 分析法

1.髁突后切线 - 蝶鞍点；2.翼上颌裂 - 蝶鞍点；3.上颌长；4.翼上颌裂 - 上第一恒磨牙；
5.下颌长；6.全面高；7.上面部高；8.下面部高。

响，在前后向位置上不易定位，故常影响该测量值的准确性。

4.　翼上颌裂 - 上第一恒磨牙（Ptm-6）　翼上颌裂点与上第一恒磨牙颊沟点分别在 FH 平面上的垂足间距离，用以反映上牙弓在上颌骨上的前后向位置关系。

5.　下颌长（Co-Po）　髁突后缘切线与颏前点在下颌平面上垂足间的距离。此项目是该分析法中唯一不以 FH 为基准平面的测量项目。

以下是高度测量和高度比分析，是从鼻根点、前鼻棘点及颏下点作线与 FH 平面平行，然后测量各平行线之间的垂直距离。

6.　全面高（N-Me）　鼻根点与颏下点间的垂直距离，代表面的前部高度。

7.　上面部高（N-ANS）　鼻根点至前鼻棘点间的垂直距离。

8.　下面部高（ANS-Me）　前鼻棘点至颏下点间的垂直距离。

9.　上面部高与全面高比　N-ANS/N-Me × 100%。

10.　下面部高与全面高比　ANS-Me/N-Me × 100%。

表 3-2 为 144 名北京地区正常𬌗个体以 Wylie 分析法所测得的各项结果。

表 3-2 正常𬌗中国人 Wylie 分析法的测量均值

测量项目	替牙期				恒牙初期				恒牙期			
	男		女		男		女		男		女	
	均值	标准差	均值	标准差	均值	标准差	均值	标准差	均值	标准差	均值	标准差
Go-S（mm）	14.4	2.9	14.5	3.0	18.3	3.2	17.3	2.9	20.3	2.3	17.4	2.1
Ptm-S（mm）	18.3	1.9	17.9	2.0	17.7	2.9	17.1	3.0	18.3	2.4	17.1	2.3
ANS-Ptm（mm）	47.2	2.2	44.3	2.0	50.4	4.1	47.7	2.9	52.1	2.8	49.9	2.1
Ptm-6（mm）	9.9	1.9	7.8	2.3	14.4	2.5	12.2	2.9	15.6	3.7	14.6	3.0
Co-Po（mm）	97.7	3.3	93.4	4.3	107.4	6.5	102.8	4.8	113.7	4.6	106.7	2.9
N-Me（mm）	109.8	4.8	106.9	4.2	122.3	6.8	117.4	5.7	130.0	4.8	119.7	4.6
N-ANS（mm）	49.0	2.2	48.1	3.3	55.7	3.8	52.4	3.6	57.9	2.6	53.8	2.8
ANS-Me（mm）	60.8	4.9	58.8	4.1	66.6	4.9	65.0	3.9	72.1	5.0	65.8	4.1
N-ANS/N-Me×100%（%）	44.6	1.3	45.0	1.5	45.6	2.1	44.6	2.2	44.6	2.3	45.0	2.1
ANS-Me/N-Me×100%（%）	55.4	1.3	55.0	1.5	54.4	2.1	55.4	2.2	55.4	2.3	55.0	2.5

三、Downs 分析法

这一分析法包括了骨骼间关系和牙齿与骨关系两大部分的 10 项测量内容，每部分各有 5 个测量项目。Downs 分析法以眼耳平面为基准平面，具体包括以下内容。

1. 面角（facial angle） 面平面（NP）与眼耳平面（FH）相交之后下角。此角反映了下颌前突或后缩的程度。此角越大则表示下颌越前突，反之则表示下颌后缩。

2. 颌凸角（angle of convexity） NA 平面与 PA 延长线之交角。此角反映面部的上颌部分相对于整个侧面的关系。当延长线在 NA 前方时，此角为正值，反之为负值。此角测量值越大，上颌相对越前突；反之表明上颌相对越后缩。

3. 上下齿槽座角（AB plane angle） AB 连线或其延长线与面平面的上交角。此角代表上、下齿槽基骨间的相对位置关系。

4. 下颌平面角（MPA，mandibular plane angle） 为下颌平面与眼耳平面的交角。

5. Y 轴角 Y 轴（S-Gn）与眼耳平面相交之下前角。Y 轴角反映了面部的生长方向。

6. 牙𬌗平面角（cant of occlusion plane） 𬌗平面（OP）与眼耳平面的交角。此角反映𬌗平面的倾斜度。

7. 上下中切牙角（U1 to L1 angle） 上、下中切牙长轴的交角。此角反映上、下中切牙的凸度。

8. 下中切牙 - 下颌平面角（L1 to mandibular plane） 下中切牙长轴与下颌平面的后交角。此角反映下中切牙相对下颌平面的唇舌向倾斜度。

9. 下中切牙 - 𬌗平面角（L1 to occlusal plane） 下中切牙长轴与𬌗平面相交之下前角。

10. 上中切牙凸距（U1-AP） 上中切牙切缘至 AP 平面的垂直距离。当上中切牙切缘在 AP 平面前方时为正值，反之为负值。

1951 年 Vorhies 和 Adams 提出了一种多角形图的分析法，将

Downs 分析法的 10 项测量结果用多角形图表示出来，与以正常𬌗测量均值得出的基本多角形图进行比较。多角形图常在坐标纸上画成，中线右侧之数值代表Ⅲ类凹面型趋势，左侧之数值代表Ⅱ类凸面型趋势。

四、北京大学口腔医学院临床分析法

X 线头影测量的分析方法有数十种之多，这些测量分析法中的项目各有其特点。北京大学口腔医学院正畸科采用 16 个测量项目，形成了临床常规的综合分析法。

表 3-3 显示了北京大学口腔医学院正畸科临床分析法的测量项目及其正常均值、标准差。

表 3-3　北京大学口腔医学院正畸科临床分析法的测量项目及其正常均值、标准差

测量项目	替牙期		恒牙期	
	均值	标准差	均值	标准差
SNA（度）	82.3	3.5	82.8	4.0
SNB（度）	77.6	2.9	80.1	3.9
ANB（度）	4.7	1.4	2.7	2.0
FH/NP（度）	83.1	3.0	85.4	3.7
NA/PA（度）	10.3	3.2	6.0	4.4
U1-NA（mm）	3.1	1.6	5.1	2.4
U1/NA（度）	22.4	5.2	22.8	5.7
L1-NB（mm）	6.0	1.5	6.7	2.1
L1/NB（度）	32.7	5.0	30.3	5.8
U1/L1（度）	122.0	6.0	125.4	7.9
U1/SN（度）	104.8	5.3	105.7	6.3
MP/SN（度）	35.8	3.6	32.5	5.2
MP/FH（度）	31.8	4.4	31.1	5.6
L1/MP（度）	94.7	5.2	92.6	7.0
Y（度）	65.5	2.9	66.3	7.1
Pg-NB（mm）	0.2	1.3	1.0	1.5

第五节 计算机辅助 X 线头影测量

头影测量技术与计算机结合始于 20 世纪 70 年代，20 世纪 80 年代初在我国开始应用。随着计算机软硬件的飞速发展，目前计算机辅助 X 线头影测量已经成为临床使用的主流方法。

一、计算机辅助 X 线头影测量方法介绍

目前，计算机辅助 X 线头影测量的主要程序是：首先将数字化头颅侧位片导入头影测量软件，由测量者在计算机测量软件里逐个标定所需要的标志点，然后计算机根据标志点坐标自动计算测量者所需要的各种测量值，并把测量结果直接提供给测量者。这一过程只需要测量者在软件里逐一确认标定好所需要的标志点，测量和计算由计算机完成，并且可以把测量结果与参考值直接比对，大大提高了测量效率和准确性。

目前用于科研或者临床的 X 线头影测量软件很多，标志点自动识别也逐渐成熟并应用于头影测量；而且，计算机对测量结果的解读也更趋完善。相信在不远的将来，不需要测量者标定标志点的全计算机自动标定 - 测量 - 分析的一体化头影测量将应用于正畸临床诊断分析。

二、计算机辅助 X 线头影测量系统的优点

1. 增加了测量的精确性和稳定性。由于计算机系统是将标志点转换成坐标值进行运算的，所以消除了人工画线和测量方面的误差，从而提高了精确度。

2. 用计算机代替人进行大量烦琐的数据处理，将正畸医生解放出来，并提供了人力不可比拟的效率。部分软件还具有统计功能，在大样本的测量和统计处理方面更显示出其快速性。

3. 制作平均颅面模式图。在对某一群体的颅面特征及其生长发育进行研究时，通过计算机的数据处理和输出，可以直接计算平均坐标值并输出该群体的平均颅面模式图。

4. 计算机数据库可大量地储存和调用大数据，对个体分析和群体研究均有极大的便利性。

5. 计算机 X 线头影测量系统还带来了一个新的前景，即随着其本身的不断发展，目前正从二维平面测量系统向三维空间及立体摄影相结合的系统发展。这无疑将引起正畸和外科正畸在诊断、矫治设计方面的新飞跃。

第六节　头影测量重叠分析法

牙𬌗和颅面结构会随着生长发育或矫治而发生改变，可以通过各种测量值的变化来了解变化情况，但是这种比较结果并不直观。因而，如果将同一个体在不同时期所摄照的 X 线头影图迹重叠起来，显示牙颌、颅面各部位的变化情况，则我们就可以对各部位的变化有直观的形态印象。常用的图迹重叠法有以下几种。

一、标志点和平面重叠分析

常用的平面重叠法包括前颅底平面重叠法、上颌平面重叠法和下颌平面重叠法等，以某个被认为没有变化的平面为基础，分析其他结构的位置和形态变化。其优点是简单易行；缺点是对于生长发育中的患者，其颅颌面任何部分都是有改变的，加之正畸疗程较长，因此，采用平面重叠法分析治疗前后变化是不准确的。如果患者是生长发育停止的成人，则平面重叠法简单易行，重叠结果也是准确的。

以前颅底平面重叠法（图 3-32）为例说明：以 SN 作为重叠平面，以 S 点作为重叠点。如果 SN 在生长发育中方向没有改变，则重叠结果可显示牙颌、颅面总体改变以及鼻根点（N）的改变情况。

二、观察上下颌骨及牙齿局部改变的结构重叠法

研究表明，在青春发育期，S、N、Ba 点均有不同程度的生长，参考结构不稳定会影响使用标志点和平面重叠法的有效性。根据

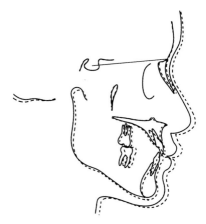

图 3-32　前颅底平面重叠法

Bjork 的种植钉研究结果，某些结构在生长发育中是相对稳定的，称为稳定区域。常用稳定区域主要包括：①颏部前方轮廓；②下颌联合内部骨皮质板的内缘轮廓；③下颌联合下方的骨小梁结构；④下颌神经管；⑤牙根尚未发育但已矿化的下颌第三恒磨牙等。以稳定区域为基础的结构重叠法，可以相对准确地反映局部变化。

　　1. 上颌结构重叠法　以上颌骨局部（包括切牙及磨牙）重叠，来观察上颌，特别是上磨牙及上切牙的位置变化。一般以切牙舌侧硬腭部位、颧牙槽嵴下方等综合判断稳定结构（图 3-33）。

　　2. 下颌结构重叠法　以下颌骨局部（包括切牙及磨牙）重叠，来观察下颌，特别是下磨牙及下切牙的位置变化。一般以下颌骨性联合的后缘、下颌神经管等综合判断稳定结构（图 3-34）。

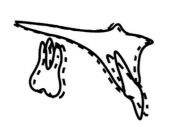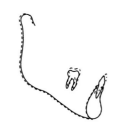

图 3-33　上颌结构重叠法　　图 3-34　下颌结构重叠法

第七节 骨成熟的诊断技术

一、手腕骨片

骨龄的确定可以采用多种诊断方法，如拍摄个体的手腕骨、膝关节、足部 X 线片等。由于手腕骨 X 线片的拍摄较为简单方便，临床上通常选择手腕骨 X 线片确定骨龄。手腕骨 X 线片的评价是目前用于确定青春期生长是否已经开始或正在进行或已经完成的重要诊断工具。

在用手腕骨 X 线片分析骨成熟（骨龄）时，首先必须熟悉手腕骨的解剖结构（图 3-35）。Fishman 采用手腕骨中的 6 个解剖部位来分析骨成熟阶段，根据 Bjork（1972）、Grave 和 Brown（1976）的骨龄判断法将骨成熟过程分为 9 个阶段（参见第四章生长发育评估）。

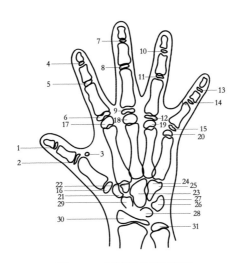

图 3-35 手腕骨的解剖结构

1. 拇指远节指骨骨骺；2. 拇指近节指骨骨骺；3. 拇指掌指关节内收肌籽骨；4. 示指远节指骨骨骺；5. 示指中节指骨骨骺；6. 示指近节指骨骨骺；7. 中指远节指骨骨骺；8. 中指中节指骨骨骺；9. 中指近节指骨骨骺；10. 环指远节指骨骨骺；11. 环指中节指骨骨骺；12. 环指近节指骨骨骺；13. 小指远节指骨骨骺；14. 小指中节指骨骨骺；15. 小指近节指骨骨骺；16. 第一掌骨骨骺；17. 第二掌骨骨骺；18. 第三掌骨骨骺；19. 第四掌骨骨骺；20. 第五掌骨骨骺；21. 大多角骨；22. 小多角骨；23. 头状骨；24. 钩骨；25. 钩骨的钩状突；26. 三角骨；27. 豌豆骨；28. 月骨；29. 舟骨；30. 桡骨远端骨骺；31. 尺骨远端骨骺。

二、颈椎骨龄

作为正畸临床上常规拍摄的 X 线头颅侧位片，片中包括颈椎骨影像。O'Reilly 和 Yanniello 等学者通过研究第 2 ~ 6 节颈椎形态学变化与下颌骨生长变化的关系，提出传统的颈椎分析法。后有学者进行改进，主要观察第 2 ~ 4 节颈椎形态学变化，提出 6 期颈椎骨龄分期法（Cvs 1 ~ 6）。具体描述如下（图 3-36）：

- 第一期（Cvs 1）：第 2 ~ 4 节颈椎椎体下边缘平坦，第 3、4 节椎体呈锥形。表明生长发育高峰最快在此阶段 2 年后出现。
- 第二期（Cvs 2）：第 2 节颈椎椎体下边缘略凹陷，第 3、4 节椎体呈锥形。表明生长发育高峰在此阶段 1 年后出现。
- 第三期（Cvs 3）：第 2、3 节颈椎椎体下边缘凹陷，第 3、4 节椎体呈锥形或水平向呈长方形。表明此阶段出现生长发育高峰。
- 第四期（Cvs 4）：第 2 ~ 4 节颈椎椎体下边缘凹陷，第 3、4 节椎体水平向呈长方形。表明生长发育高峰在此阶段结束或在此阶段前的 1 年内已经结束。
- 第五期（Cvs 5）：第 2 ~ 4 节颈椎椎体下边缘凹陷，第 3、4 节椎体至少有一个呈正方形。表明生长发育高峰在此阶段 1 年前结束。
- 第六期（Cvs 6）：第 2 ~ 4 节颈椎椎体下边缘凹陷，第 3、4 节椎体至少有一个垂直向呈长方形。表明生长发育高峰至少在此阶段 2 年前结束。

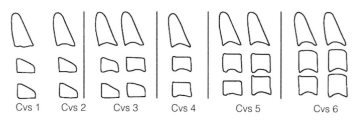

图 3-36　颈椎骨龄分期法

（韩冰）

第四章

错𬌗畸形的特殊检查

第一节　正畸患者口内及面部影像的拍摄

拍摄牙颌畸形患者口内和面部影像，是为了直观记录矫治前后及矫治过程中牙齿排列、咬合关系及颜面部形态，为诊断、矫治设计、矫治过程中及矫治后效果评估提供形象化的资料，也是科学研究及论文发表的重要素材。拍摄前应征得患者或家长的同意，签署知情同意书。

一、拍摄面𬌗相的照相器材

（一）机身

相机可以分为专业相机和普通相机（包括手机）。普通的家用数码相机利用数码变焦成像原理，也可以做到微距拍摄，但是成像质量不能同专业相机相提并论。如果仅仅是为了保存资料，可选择家用普通数码相机；如果有科研、发表的需要，建议选用专业相机。

（二）镜头

由于口腔摄影拍摄物相对较小，属于微距摄影，需要选用微距镜头才能完成。正畸拍摄比例达到1∶2一般就够用了。如果需要在一个画面中只呈现一颗牙齿，则拍摄比例需要达到1∶1，超过了1∶1就是超微距了。标准微距镜头（60 mm以内）比较适合拍摄静物，如花蕊等或静止的生物，能满足口腔正畸的使用要求。中焦段微距镜头（90～135 mm）适合拍摄各类静物，拍摄范围比较宽泛。长焦段微距镜头（180 mm以上）比较适合拍摄昆虫等不容易接近的物体。对于正畸专业拍摄，中、低焦段的镜头就可以满足使用要求，这样还能同时兼顾人像的拍摄。

微距镜头有变焦和定焦之分。有微距功能的变焦镜头会出现锐度不够等问题，不太符合口腔拍摄要求，因此尽量选择定焦微距镜头。

（三）闪光灯

口腔正畸专业摄影首选环形闪光灯。这类闪光灯的闪光灯头与控制电路是分开的，闪光灯管连接在镜头前端，控制电路部分则插在机身热靴上，中间通过软线连接。这类闪光灯的好处是可以方便地控制闪光强度，而且口内照明比较均匀。

面部照相时，无论是何种相机闪光灯，都会在后方形成阴影。好的解决方案是有外源性的布光系统，一般可以由左、右、后三组灯组成，从而消除面部及头后方的阴影。

（四）辅助器材

主要包括口角拉钩和反光板。口角拉钩由透明塑料制成，分为正位拉钩和侧方拉钩，有大、中、小号之分。反光板分殆面反光板和侧面反光板，也有大小之分（图4-1）。具体使用方法后面会详细描述。

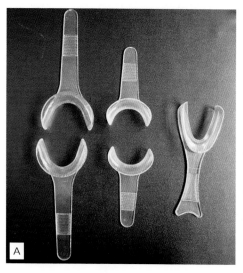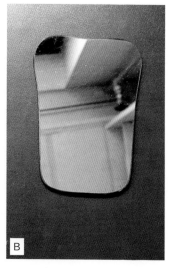

图 4-1　照相辅助拉钩（A）及反光板（B）

二、临床照相的种类及要求

记录正畸患者情况的影像资料可以有许多种组合，比较公认的有以下几种。

（一）面部记录

面部照相需要有相应颜色的背景色。背景色没有统一的规定，按美国 ABO 标准，背景色为白色，浅灰色或浅蓝色也比较干净。根据肤色和发色，也可以更换其他颜色来突出面部。西方人黄色发质可以选黑色背景，但这并不适用于亚洲黑头发人种。

面部照相最基本的要求是拍摄 3 张，即正面相、正面微笑相和侧面相（图 4-2）。如果双侧面部明显不对称，侧面相可以分别拍摄右侧面相和左侧面相。

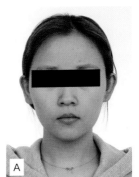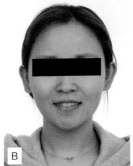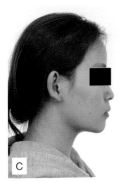

图 4-2　面部照相
A. 正面相；B. 正面微笑相；C. 侧面相。

1. 正面相　照相时要求患者放松下颌，双唇轻轻闭合，对有开唇露齿者不必要求闭合嘴唇。上下牙列咬合于牙尖交错位，戴眼镜的患者要取下眼镜，头面部没有过于夸张的装饰物。构图时应尽可能涵盖全部头部结构，包括头发，下缘应低于锁骨水平。确定投照范围也就确定了成像比例，3 张面相的比例应该保持一致，也应尽可能将瞳孔的位置放在同一水平高度。很多病例头位并不居中，双肩高度也不一致，可以适当调整，但这种现象可能是错殆畸形诊断的一部分，因为诊断需要，可以保持这种偏斜的姿势位拍摄。正面相可以用于评价面型，如圆脸型、长脸型或短脸型，也可以反映面部上、中、下三部分的高度比例，观察左右面部发育的对称度，以及记录上下唇的功能状态。

2. 正面微笑相　这也是最难拍摄的一张相片。笑容是情绪的一种反映，在临床环境中，并不是每个患者都可以展现出自然的笑容。笑容也是各不相同的，正畸照相通常要求社交微笑（social smile），但操作中很难做到。但不管是什么微笑，取得患者信任，拍下自然微笑的一瞬间都非常重要。尤其是孩子，能让他们开心地笑并拍摄下来还是不太容易的。微笑相主要用来反映在微笑状态下的唇齿关系，是否有露龈笑、下切牙暴露过多、双侧笑容不对称等问题，从而指导临床治疗方案的设计，努力达到最佳的美学效果。

3. 侧面相　从正位转动90°，就可以拍摄侧面相。要求患者平视前方，比如镜中的自己。头发向后固定，露出耳朵，唇部保持自然放松的状态。侧位观察是最重要的正畸评价角度。侧面观可以将面型分为直面型、凹面型和凸面型，也可以用于评价具体器官，如鼻、唇、颏自身的形态及比例。

除了上述标准的3张面部相片，还可以根据需要拍摄更多的面部相片来补充说明患者的形态特点。例如侧面微笑相，可以展示中切牙在侧面的角度。这是一个重要的美学指标，头影测量上的切牙角度并不一定能保证切牙在面部的美观性。还可以拍摄3/4侧面相，即在偏离患者中线45°的位置拍摄，左、右分别拍摄。从这个角度可以观察颧骨高度、面中部的发育，结合正面相及侧面相，可以立体地反映患者面部形态。

（二）口内相

口内相也称为殆相，记录牙列位置、牙体、牙周、牙弓形状及咬合情况。美国ABO标准要求口内相拍摄5张，即正面殆相、左右侧面殆相及上下牙弓殆面相，但并不局限于此，根据诊断需要，还可以拍摄更多，如示齿相、覆盖相等。口内相的拍摄如图4-3所示，

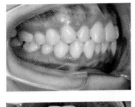
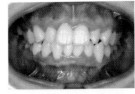
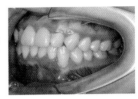
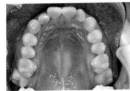
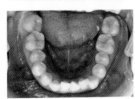

图 4-3　口内相的拍摄

拍摄要点简述如下。

1. 正面𬌗相的聚焦中心左右以牙列中线为准，水平向以中切牙中部到后牙牙尖连线水平为准。

2. 侧面𬌗相应尽可能暴露最后一个磨牙，聚焦于侧面牙弓长度的 1/2 处，一般在双尖牙区域，口角不够大时，也可以尖牙为中心，上下应以咬合平面分界。

3. 上下𬌗面相需要用反光板拍摄，需要拍摄到最后一个磨牙，以牙弓中点为中心，左右牙弓对称、居中。

无论是面相还是𬌗相，都应保持相对固定的比例关系。一般情况下，面相的比例为 8 : 1 到 10 : 1，𬌗相的比例为 2 : 1，覆盖相为 1 : 1。

三、拍摄方法

（一）面相

面相通常采用垂直拍摄，以便更好地利用胶片空间，也可以水平拍摄。成像的范围要在锁骨以上，上缘在发顶上方，两侧在左右耳边缘，注意对称。

侧面相上下范围同正面相，前后范围从鼻尖到耳后。

面相大小为实际大小的 1/10 ~ 1/8。患者一般保持自然头位，两眼平视前方。镜头应与患者两眼成同一水平，侧面相聚焦在眼外眦部。

（二）口内相

拍摄口内相时，嘱患者清洁口腔、吞咽唾液，患者平躺或者坐在椅位上都可以。

1. 正面𬌗相　助手协助拉开口颊，拉钩大小应适中，暴露牙齿及口腔前庭，注意对称。拍摄者位于患者的正对面，镜头中心对准上颌两中切牙近中切角处，注意左右、前后𬌗平面保持水平。也可以让患者自己使用拉钩拉开口角。

2. 侧面𬌗相　用侧方拉钩拉开被拍摄侧口角，可以使用侧方反光板，镜头中心聚焦于尖牙或双尖牙区，保持前后𬌗平面水平。

使用反光板拍摄的相片，在冲印或使用时应注意要正反颠倒过来（镜面反射）。另外，应注意反光板镜面的反射特性，防止反射度不足而导致影像曝光不足。

前牙单独的侧位照相可以反映前牙的覆𬌗、覆盖情况。可使用背景板挡去杂乱的背景，注意保持构图水平线和咬合平面平行。

3. 上下牙弓𬌗面相　用小拉钩将上唇向上拉开，头后仰、口大张，助手将𬌗面反光板放入口内，同时用气枪吹掉镜面上的哈气。镜头聚焦于镜面影像拍摄，注意镜头中心点应对准腭部中央。

四、关于相片的版权及肖像权

作为临床资料的相片，版权应当属于医疗机构，医生本人及患者并没有版权。相片以教学、科研交流为目的应用时，并不需要患者同意。照片资料对于医生来讲，是一种劳动成果，医生与医疗机构之间如何划分，应当具体参照医疗机构的具体规定。患者享有肖像权，医疗机构在将照片资料发表、出版或以各种形式形成对外公布的结果前，应当征得患者或家属的同意。否则在刊出前，必须对面部照片进行处理，将眼部等特征性部位进行遮挡或打马赛克虚化，处理范围以不能识别出具体形象为准。具体的遮挡办法可遵循各出版单位的规定。

第二节 颞下颌关节 CT 检查

颞下颌关节检查是正畸常规检查内容，临床多从问诊及体格检查开始。其中体格检查包括关节和肌肉的触诊，两者结合对颞下颌关节的诊断及鉴别诊断非常有意义。对颞下颌关节状态有初步判断后，根据诊断需要，可进一步进行颞下颌关节 CT 检查。因此，颞下颌关节 CT 检查并不是正畸检查的常规。但由于颞下颌关节结构复杂，传统二维影像具有局限性，对颞下颌关节骨质的观察与髁突位置的判断远不如 CT 明确，因此在有关节影像检查需要时，CT 仍然是最好的选择。

正畸治疗常规拍摄曲面体层片，关节影像可以得到初步观察。在曲面体层片上，可以观察双侧髁突的形态和对称性。这可以成为关节的初步影像检查，结合临床症状考虑，可以再选择进一步的颞下颌关节 CT 检查。对一些关节软组织问题，比如关节盘移位、韧带损伤、肌肉损伤、炎症等，也可以进行磁共振成像（MRI）检查来明确诊断，但大部分颞下颌关节病有自限性，如果没有明确的治疗价值，行 MRI 检查的需要并不大。

一、颞下颌关节 CT 检查的方法

应该尽可能使用锥形束 CT 投照，一方面可以减少辐射，另一方面在投照过程中可保持站立体位，更有利于控制下颌位置。根据锥形束 CT 的投照视野大小，双侧关节的检查可以一次完成，也可以分两次完成。两者都可以用来观察关节骨质的改变，但一次完成更有利于观察双侧关节空间位置的对称性。投照时下颌应处于牙尖交错位，如果有特殊检查需要，也可以借助咬合蜡固定颌位后再进行投照。

二、颞下颌关节 CT 检查的用途

1. 用于骨性结构的诊断 任何怀疑有髁突或颞下颌关节窝骨性改变的情况，都可以通过颞下颌关节 CT 检查来确诊。其中髁突及关节结节影像结构在曲面体层片已有部分显示，可以借此初步判断髁突的骨质完整性、对称性。是否需要继续增加颞下颌关节 CT 检查，要根据诊断需要决定。正常颞下颌关节 CT 影像见图 4-4。

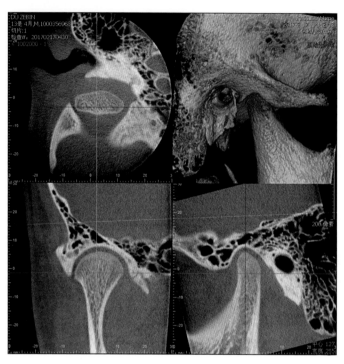

图 4-4　正常颞下颌关节 CT 影像

2. 髁突位置的判断　髁突是下颌的一部分，髁突位置也是下颌位置的一个反映。下颌由于咬合原因发生位置改变，或正畸治疗需要改变咬合位置时，都需要参考髁突位置来诊断、治疗。髁突位置在关节 CT 影像中以关节间隙来反映，包括关节前间隙、上间隙及后间隙。其中前、后间隙的关系意义最大，关节后间隙原则上不能比前间隙小。关节间隙并不是治疗指标，只是判断髁突位置的一个间接指标，对于关节盘等软组织结构，如果需要进一步明确诊断，则应增加 MRI 检查。

三、颞下颌关节 CT 检查的适应证

正畸临床医生可以根据诊断的需要来判断是否进行颞下颌关节 CT 检查，其中重要的判断依据是对颞下颌关节紊乱病的诊断界限。颞下颌关节紊乱病的诊断与治疗是正畸跨学科内容，正畸医生也可以掌握一些颞下颌关节紊乱病的常规诊断方法，对症状较轻的病例，可以在控制症状后再开展正畸治疗。在这种情况下，增加颞下颌关节 CT 检查是诊断的一部分。但如果正畸医生并不了解颞下颌关节紊乱病，也没有意愿进一步去处理颞下颌关节问题，可以转诊给颞下颌关节专科医生，颞下颌关节 CT 检查交给专科医生来完成。以下适应证，可供对颞下颌关节紊乱病有诊断需要时参考使用。

1. 有明确颞下颌关节疼痛的病例，可以是单侧或双侧疼痛，可以是自发痛、张口痛或咬合痛。颞下颌关节疼痛多来源于软组织，也可由骨质破坏后的滑膜炎症所致，关节 CT 检查可以明确骨质破坏范围及程度。骨质破坏处于活动期时，不是正畸治疗的适应证，需要先进行针对颞下颌关节的治疗，待骨质修复后再开始正畸治疗。这需要经过 3 个月甚至更长的时间，之后再次行关节 CT 检查确认。

2. 有严重弹响的病例。可复性盘前脱位表现为弹响，大部分弹响并不影响进食功能，但弹响非常频繁，小张口就有弹响时，会对骨质产生磨损。如果弹响时间超过 1 年，建议投照颞下颌关节 CT 观察髁突骨质改变。

3. 有颞下颌关节骨关节病史，距离上次放射检查 1 年以上，目前没有明确症状者，也可以投照颞下颌关节 CT 来对比可能的变化。

4. 成人严重骨性畸形，需正畸或正颌手术治疗，治疗会使下颌位置发生较大改变，可以投照颞下颌关节 CT，评估髁突形态及位置，为治疗提供参考。

5. 需要与修复、种植相结合的复杂口颌功能重建病例，需要再定位下颌，可以投照颞下颌关节 CT 来评价髁突位置。

6. 垂直距离不足的成年病例，例如大量先天缺牙致后牙列支持功能不足，垂直距离短小，颞下颌关节有不适症状，可以投照颞下颌关

节 CT 来评价髁突形态和位置，以及垂直距离改变对髁突位置的影响。

需要注意的是，对于正畸治疗中的颞下颌关节疼痛，如果在治疗前患者没有关节病史，影像检查也未发现明确的关节骨质改变，治疗中的疼痛大多来源于肌肉及韧带问题。关节 CT 影像上并不能显示出软组织的改变，硬组织的变化会出现得比较晚，此时的影像观察不到骨质改变，拍摄关节 CT 的价值并不大，治疗重点也主要在于解除软组织的炎症及症状。

四、颞下颌关节 CT 检查的禁忌证

以下情况不适合或不建议投照颞下颌关节 CT。

1. 已经出于正畸目的投照大视野锥形束 CT，不需要再增加颞下颌关节的 CT 检查。大视野锥形束 CT 的图像质量可以满足临床对颞下颌关节诊断的需要（图 4-5）。

2. 有颞下颌关节弹响的儿童病例，如果在曲面体层片未发现明显的骨质改变，不建议增加颞下颌关节 CT 检查。因为儿童的关节仍处于发育期，还有充足的生长改良潜力，控制下颌向前向下的正常生长方向是对关节最好的保护。

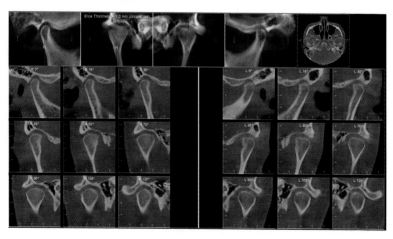

图 4-5　大视野锥形束 CT 观察颞下颌关节

五、颞下颌关节 CT 检查的观察指标

颞下颌关节 CT 影像是三维立体影像，进行直观的三维观察可以评估定性内容，例如双侧的对称性、骨质的连续性、髁突形态和关节结节形态。

由于颞下颌关节位置特殊，以头部位置参考关节呈现倾斜的姿态，颞下颌关节经典的观察角度是斜矢状位和斜冠状位。所谓倾斜的角度就是髁突长轴在轴状面与水平线之间的夹角。通过软件，可以将这两个位置的图像截取在二维平面上，进行定性和定量观察。

1. 三维髁突形态 正常髁突为近似椭圆形的结构，骨质光滑，没有明显的平面或凹陷。患骨关节病后，髁突骨质发生改变，表面磨损呈平面、虫蚀样变与髁突吸收。这些变化在锥形束 CT 三维影像中均可以观察到（图 4-6）。

2. 关节长轴对称度 在双侧关节同时成像的关节 CT 影像中，可以观察双侧关节对称度。在髁突水平最大径截面中，测量双侧髁

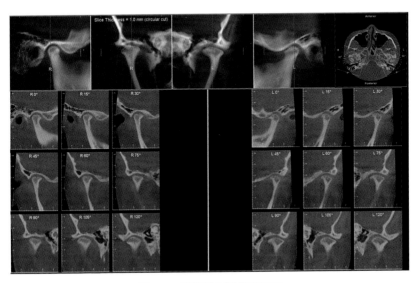

图 4-6 双侧髁突髁关节病变

突长轴与中线夹角的差异，从而反映双侧髁突的空间对称性。在不对称病例中，这个测量项目可以反映不对称的位置及程度（图4-7）。

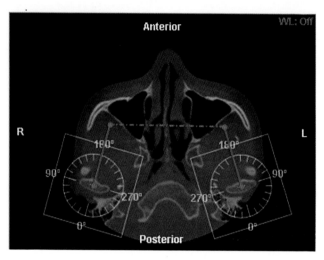

图 4-7　髁突长轴测量

3. 颞下颌关节斜冠状位截面中，可以观察双侧关节的对称性，观察内外侧的磨损程度。不同程度的磨损可能反映功能运动的不对称。

4. 颞下颌关节斜矢状位截面中，可以观察关节间隙的大小，包括关节前间隙、上间隙及后间隙，其中前间隙与后间隙的比例关系最为重要。一般情况下，关节后间隙不能小于关节前间隙。关节后间隙变小可以是下颌后退的间接表现，关节盘后区有被压迫的可能，从而产生疼痛不适的症状；也可能是关节盘前移的结果，可进一步造成髁突前斜面的磨损。

（刘怡）

第五章

错𬌗畸形的诊断

第一节　正常𬌗

一、理想正常𬌗

早在 19 世纪，Angle 最先提出了理想正常𬌗（ideal normal occlusion）的标准，即保存全副牙齿，牙齿在上下牙弓上排列得很整齐，上下牙的尖窝关系完全正确，上下牙弓的𬌗关系非常理想，称之为理想正常𬌗。

二、个别正常𬌗

由于在自然人群中"理想正常𬌗"极为少见，在此基础上，学者们提出了个别正常𬌗（individual normal occlusion）的概念，即轻微的错𬌗畸形、对生理过程无大妨碍者，都可列入正常𬌗的范畴。这种正常范畴内的个体𬌗，表现各有不同，故称之为个别正常𬌗。个别正常𬌗不以机械形态为标准，而强调以功能为主要标准。个别正常𬌗实际上就是"生理𬌗"。

三、Andrews 正常𬌗六项标准

20 世纪 70 年代，Andrews 研究了 120 名未经正畸治疗的正常𬌗恒牙列，提出了正常𬌗六项标准（six keys to normal occlusion）。

1. 磨牙关系　上颌第一恒磨牙近中颊尖咬合于下颌第一恒磨牙近中颊沟上；同样重要的是上颌第一恒磨牙的远中颊尖咬合于下颌

第二恒磨牙近中颊尖的近中斜面上，上颌尖牙咬合于下颌尖牙和第一前磨牙之间（图 5-1）。

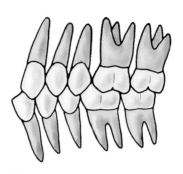

图 5-1　正常殆磨牙与尖牙关系

2. 牙齿近远中倾斜（冠角、轴倾角）　牙齿临床冠长轴与水平面垂线所组成的角为冠角或轴倾角（tip），代表牙齿的近远中倾斜程度（图 5-2）。临床冠长轴的龈端向远中倾斜时冠角为正值，向近中倾斜时冠角为负值。正常的冠角大多为正值（图 5-3）。

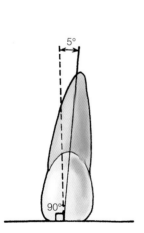

图 5-2　冠角（牙的近远中倾斜）

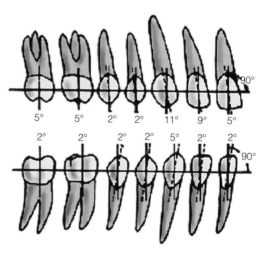

图 5-3　牙的冠角

正常殆牙的临床冠多向远中倾斜，冠角多为正值。

3. 牙齿唇（颊）舌向倾斜（冠倾斜、冠转矩） 牙齿临床冠长轴的唇（颊）舌向倾斜度称为冠倾斜或冠转矩（torque）。不同牙齿有不同的冠转矩：上切牙牙冠向唇侧倾斜，冠转矩为正，下切牙牙冠接近直立（图5-4）；从尖牙起，上、下后牙牙冠都向舌侧倾斜，冠转矩为负，磨牙比前磨牙更明显，下颌比上颌更明显（图5-5）。

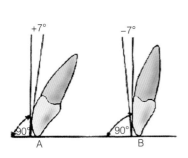

图5-4 冠转矩［牙的唇（颊）舌向倾斜］

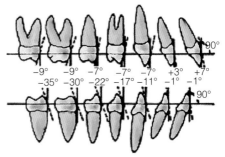

图5-5 牙的冠转矩
正值为冠唇（颊）向/根舌向，负值为冠舌向/根唇（颊）向。

4. 旋转 正常𬌗应当没有不适当的牙齿旋转。后牙旋转后占据较多的近远中间隙；前牙正好相反，旋转后占据较少的近远中间隙。

5. 间隙 正常𬌗牙弓中牙齿都保持相互接触，无牙间隙存在。

6. 曲线 正常𬌗的纵曲线较为平直，或稍有曲度，Spee曲线深度为0~2 mm。Spee曲线较深时，上颌牙齿可利用的面受限，上牙弓间隙不足以容纳上牙（图5-6 A）。整平较深的Spee曲线将使下牙弓的周径和弓长增加，使下牙弓的面能与上牙弓建立良好的接触（图5-6 B）。颠倒的Spee曲线为上颌牙齿提供的面过大，上牙的间隙过多（图5-6 C）。

四、Roth功能𬌗标准

Ronald Roth是正畸功能𬌗理论的倡导者。功能𬌗标准反映下颌功能运动时的状态，是正常𬌗的动态标准，也是正畸治疗的目标。

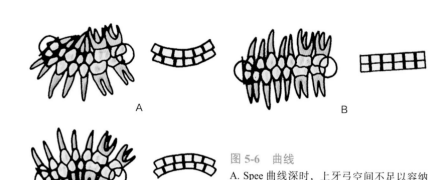

图 5-6　曲线
A. Spee 曲线深时，上牙弓空间不足以容纳上牙；B. 正常 Spee 曲线较平直；C. 颠倒的 Spee 曲线，上牙的空间过多。

1. 上下颌牙齿在最大尖窝接触关系位时，下颌髁突位于关节窝的最上、最前部位置，水平向位于正中位置。

2. 正中殆时后牙接触均匀、受力均衡，力尽可能沿长轴方向；前牙应稍稍分离（下切牙切缘与上切牙舌面应有 1.3 mm 间隙），形成后牙对前牙的保护。

3. 前牙应该有正常的覆殆、覆盖，以便下颌在离开最大殆接触关系而做任何方向的运动时，所有前牙（特别是尖牙）的斜导面能够迅速地使后牙脱离殆接触。前伸殆时前牙接触，保护后牙免受侧向力。侧方殆时，工作侧尖牙的斜导面引导形成尖牙保护殆。

4. 侧方殆时仅工作侧尖牙接触，其余牙齿分离，即尖牙保护殆。

5. 殆面形态应尽可能与各种运动相协调，避免在下颌各种运动过程中出现殆干扰。

五、不同发育阶段正常殆特点

（一）恒牙期

殆发育已经完成或接近完成。正常殆的标准通常是指恒牙期正常殆的标准，包括以下特征：

1. 上下牙齿大小协调，形态与排列正常。

2. 上下牙弓殆关系正常。

3. 上下颌骨大小、形态与相互位置关系正常。

4. 牙周组织正常。

5. 口、面肌肉的发育和功能正常。

6. 颞下颌关节功能正常。

（二）乳牙期

1. 上下第二乳磨牙远中终末平面平齐或者近中阶梯。

2. 前牙之间或者上颌乳尖牙近中、下颌乳尖牙远中可以存在间隙。

3. 前牙浅覆殆、浅覆盖关系。

（三）替牙期

替牙期是殆与颌骨发育的快速期，变化迅速。由于乳恒牙的替换，可能出现牙列不齐、殆干扰、早接触，有时正中殆位不稳定，正中殆位与正中关系位也可能不一致。判断替牙殆是否正常，不仅要对形态和功能进行观察、分析，而且要对殆的发育有深入的理解，特别要注意在殆的发育过程中可以自行调整的暂时性错殆。

1. 上颌左右中切牙萌出早期，出现间隙。这是由于侧切牙牙胚萌出挤压中切牙牙根所致，但应注意排除多生牙及上唇系带过低等因素。

2. 上颌侧切牙初萌时，牙冠向远中倾斜。这是由于上颌尖牙位置较高，萌出时压迫侧切牙牙根所致。尖牙萌出后，侧切牙即可恢复正常。但有时尖牙的萌出方向异常，造成侧切牙根吸收，牙齿松动。因此，应该及时行 X 线检查，早期发现。

3. 恒切牙萌出初期，可能因较乳牙大而出现轻度拥挤现象。随着颌骨的增大和乳磨牙与双尖牙的替换等变化，可自行调整。

4. 上下颌第一恒磨牙建殆初期，可能为尖对尖的殆关系。在乳磨牙与双尖牙替换后，利用上下颌替牙间隙之差，可以调整为中性关系。

5. 上下恒切牙萌出早期，可出现前牙深覆殆。当第二恒磨牙生长及双尖牙建殆时，殆高度有所增加，深覆殆可自行解除。

第二节　错𬌗畸形的分类

一、Angle 错𬌗畸形分类法

错𬌗畸形的表现多种多样，为便于临床诊断、矫治设计和研究，学者们提出许多错𬌗畸形分类法。Angle 在 1899 年提出的错𬌗畸形分类法是迄今应用最广泛的分类法。Angle 认为上颌骨固定于头颅上，位置恒定，上颌第一恒磨牙生长在上颌骨上，稳定而不易错位。因此，以上第一恒磨牙为基准，根据下牙弓的近远中相对位置关系，将错𬌗畸形分为中性错𬌗、远中错𬌗、近中错𬌗 3 类。

（一）Angle 错𬌗畸形分类

1. 第一类错𬌗——中性错𬌗（Class Ⅰ，neutroclusion）　上下颌骨及牙弓的近远中关系正常，即在正中𬌗位时，上第一恒磨牙的近中颊尖咬合于下第一恒磨牙的近中颊沟内。若全口牙齿无一错位，则称为正常𬌗；若有错位，则称为第一类错𬌗、中性错𬌗或安氏Ⅰ类错𬌗（图 5-7）。

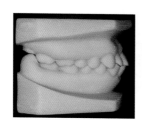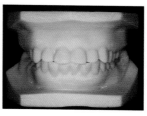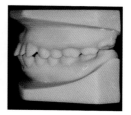

图 5-7　安氏Ⅰ类错𬌗畸形

第一类错𬌗可表现有前牙拥挤、前牙间隙、上牙弓前突、双牙弓前突、前牙反𬌗、开𬌗及后牙颊舌向错位等。

2. 第二类错𬌗——远中错𬌗（Class Ⅱ，distoclusion）　下牙弓及下颌处于远中位置，称为第二类错𬌗、远中错𬌗或安氏Ⅱ类错𬌗。若下颌后退 1/4 个磨牙或半个前磨牙的距离，即上下第一恒磨牙的近中颊尖相对时，称为轻度远中错𬌗关系。若下颌再后退，以至于上第一恒磨牙的近中颊尖咬合于下第一恒磨牙与第二前磨牙之间，则为完全的远中错𬌗关系。

第二类错𬌗，第一分类（Class Ⅱ，division 1）：除磨牙远中错𬌗关系外，还存在上颌切牙的唇向倾斜（图 5-8）。

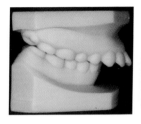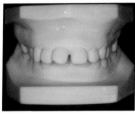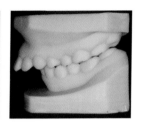

图 5-8　安氏Ⅱ¹类错𬌗畸形

第二类错𬌗，第一分类，亚类（Class Ⅱ，division 1，subdivision）：只有一侧为远中错𬌗关系，另一侧为中性𬌗关系（图 5-9）。

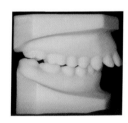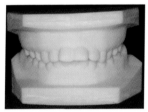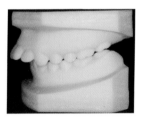

图 5-9　安氏Ⅱ¹类亚类错𬌗畸形

第二类错𬌗，第二分类（Class Ⅱ，division 2）：除磨牙远中错𬌗关系外，还存在上颌切牙的舌向倾斜（图 5-10）。

第二类错𬌗，第二分类，亚类（Class Ⅱ，division 2，subdivision）：只有一侧为远中错𬌗关系，另一侧为中性𬌗关系（图 5-11）。

伴随第二类第一分类错𬌗的症状可能有前牙深覆盖、深覆𬌗，上唇短而松弛，下唇紧张，开唇露齿。伴随第二类第二分类错𬌗的症状可能有内倾型深覆𬌗、面下 1/3 高度较短等。

3. 第三类错𬌗——近中错𬌗（Class Ⅲ，mesioclusion）　下牙弓

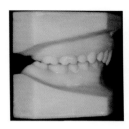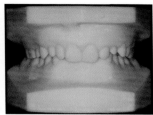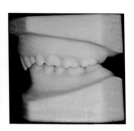

图 5-10　安氏 II² 类错殆畸形

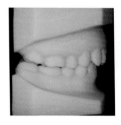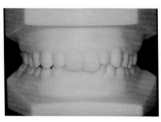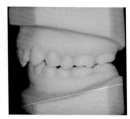

图 5-11　安氏 II² 类亚类错殆畸形

及下颌处于近中位置，称为第三类错殆、近中错殆或安氏 III 类错殆（图 5-12）。若下颌前移 1/4 个磨牙或半个前磨牙的距离，即上第一恒磨牙的近中颊尖与下第一恒磨牙远中颊尖相对时，称为轻度近中错殆关系。若下颌向近中移位 1/2 个磨牙或 1 个磨牙的距离，以至于上第一恒磨牙的近中颊尖咬合在下第一、第二恒磨牙之间，则为完全的近中错殆关系。

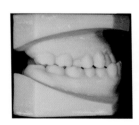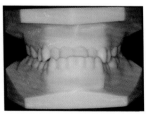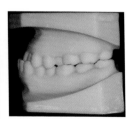

图 5-12　安氏 III 类错殆畸形

　　第三类错殆，亚类（Class III，subdivision）：一侧为近中错殆关系，另一侧为中性殆关系（图 5-13）。

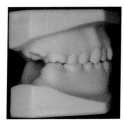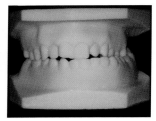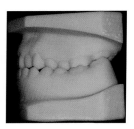

图 5-13 安氏Ⅲ类亚类错殆畸形

伴随第三类错殆的症状，多有前牙的对殆或反殆。也可能出现上牙列无拥挤，而下前牙严重拥挤、下磨牙前移，从而形成磨牙的近中关系等情况。

（二）Angle 错殆畸形分类法评价

Angle 错殆畸形分类法以上下颌牙弓矢状方向关系为基础，简明易记，便于交流，临床应用方便，是迄今为止世界广泛应用的分类法。但有以下不足：

1. 上第一恒磨牙的位置并非绝对恒定。一些研究已经证明，上颌骨与颅底的位置关系并不是恒定的。如果单颌前牙段拥挤，会造成上颌或下颌磨牙前移，形成磨牙的远中或近中关系。无论是远中错殆还是近中错殆，其错位者都有可能是上颌或上牙弓，而不一定是下颌及下牙弓。

2. 错殆畸形表现是三维的，因此错殆畸形分类应从矢状向、垂直向和横向三方面来考虑。但本分类法只阐述殆、颌、面的矢状向不调，未涉及垂直向及横向不调。

3. 忽略了牙量、骨量不调导致错殆畸形的机制。

二、毛燮均错殆畸形分类法

1959 年，毛燮均教授以错殆畸形的机制、症状、矫治三者结合为基础，提出了毛氏分类法，1978 年又进一步加以完善，现介绍如下。

（一）毛燮均错殆畸形分类

1. 第Ⅰ类——牙量、骨量不调

（1）第1分类（Ⅰ¹，图5-14）

主要机制：牙量相对大于骨量。

主要症状：牙齿拥挤错位。

矫治原则：扩大牙弓，推磨牙向后，减径或减数。

（2）第2分类（Ⅰ²，图5-15）

主要机制：牙量相对小于骨量。

主要症状：有牙间隙。

矫治原则：缩小牙弓或结合修复治疗。

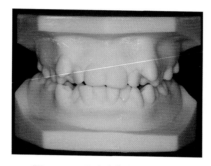 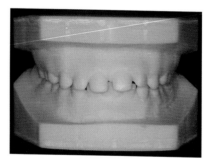

图 5-14　毛氏Ⅰ¹类错殆畸形　　　　　图 5-15　毛氏Ⅰ²类错殆畸形

2. 第Ⅱ类——长度不调

（1）第1分类（Ⅱ¹）——近中错殆（图5-16）

主要机制：上颌或上牙弓长度较小，或者下颌或下牙弓长度较大，或两者都有。

主要症状：后牙为近中错殆，前牙为对殆或反殆，颏部可前突。

矫治原则：矫正颌间关系。推下牙弓向后，或牵上牙弓向前，或两者并用。

（2）第2分类（Ⅱ²）——远中错殆（图5-17）

主要机制：上颌或上牙弓长度较大，或者下颌或下牙弓长度较小，或两者都有。

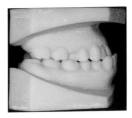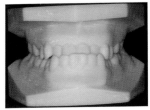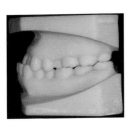

图 5-16 毛氏Ⅱ¹类错殆畸形

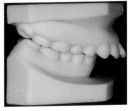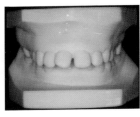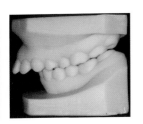

图 5-17 毛氏Ⅱ²类错殆畸形

主要症状：后牙为远中错殆，前牙深覆盖，颏部可后缩。

矫治原则：矫正颌间关系。推上牙弓向后，或牵下牙弓向前，或两者并用。

（3）第3分类（Ⅱ³，图5-18）

主要机制：上颌或上牙弓前部长度较小，或者下颌或下牙弓前部长度较大，或两者都有。

主要症状：后牙中性殆，前牙反殆。

矫治原则：矫治前牙反殆。

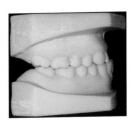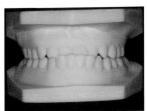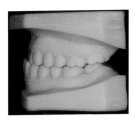

图 5-18 毛氏Ⅱ³类错殆畸形

（4）第4分类（Ⅱ⁴，图5-19）

主要机制：上颌或上牙弓前部长度较大，或者下颌或下牙弓前部长度较小，或两者都有。

主要症状：后牙中性𬌗，前牙深覆盖。

矫治原则：矫正前牙深覆盖。

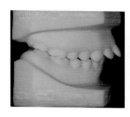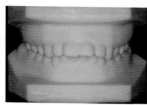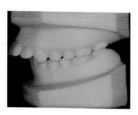

图5-19　毛氏Ⅱ⁴类错𬌗畸形

（5）第5分类（Ⅱ⁵，图5-20）

主要机制：上下颌或上下牙弓长度过大。

主要症状：双颌或双牙弓前突。

矫治原则：减径或减数，以缩小上下牙弓突度，或推上下牙弓向后。

3. 第Ⅲ类——宽度不调

（1）第1分类（Ⅲ¹，图5-21）

主要机制：上颌或上牙弓宽度较大，或者下颌或下牙弓宽度较小，或两者兼有。

主要症状：上牙弓宽于下牙弓，后牙深覆盖或正锁𬌗。

矫治原则：缩小上牙弓宽度，或扩大下牙弓宽度，或两者并用。

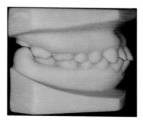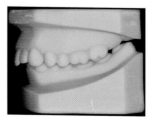

图5-20　毛氏Ⅱ⁵类错𬌗畸形　　图5-21　毛氏Ⅲ¹类错𬌗畸形

（2）第2分类（Ⅲ²，图5-22）

主要机制：上颌或上牙弓宽度较小，或者下颌或下牙弓宽度较大，或两者兼有。

主要症状：上牙弓窄于下牙弓，后牙对𬌗、反𬌗或反锁𬌗。

矫治原则：扩大上牙弓宽度，或缩小下牙弓宽度，或两者并用。

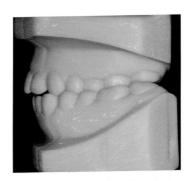

图 5-22　毛氏Ⅲ²类错𬌗畸形

（3）第3分类（Ⅲ³，图5-23）

主要机制：上下颌或上下牙弓的宽度均过小。

主要症状：上下牙弓狭窄。

矫治原则：扩大上下牙弓，或用肌能训练矫治法，并加强营养及咀嚼功能，以促进颌骨及牙弓的发育。

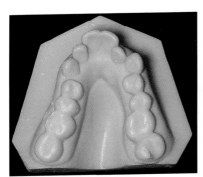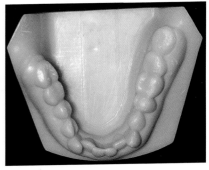

图 5-23　毛氏Ⅲ³类错𬌗畸形

4. 第Ⅳ类——高度不调

（1）第1分类（Ⅳ^1，图 5-24）

主要机制：前牙牙槽过高，或后牙牙槽过低，或两者兼有。

主要症状：前牙深覆𬌗，可能表现面下 1/3 过低。

矫治原则：压低前牙，或升高后牙，或两者并用。

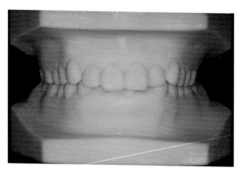

图 5-24 毛氏Ⅳ^{1}类错𬌗畸形

（2）第2分类（Ⅳ^2，图 5-25）

主要机制：前牙牙槽过低，或后牙牙槽过高，或两者兼有。

主要症状：前牙开𬌗，可能表现面下 1/3 过高。

矫治原则：升高前牙，或压低后牙，或两者并用，或需矫正颌骨畸形。

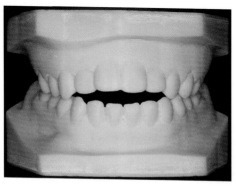

图 5-25 毛氏Ⅳ^{2}类错𬌗畸形

5. 第Ⅴ类——个别牙齿错位（图 5-26）

主要机制：由局部变化所造成的个别牙齿错位，不代表验、颌、面的发育情况，也没有牙量、骨量的不调。

主要症状：一般错位表现有舌向、唇（颊）向、近中、远中、高位、低位、转位、易位、斜轴等情况。有时几种情况同时出现，例如唇向 - 低位 - 转位等。

矫治原则：根据具体情况矫治处理。

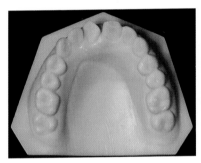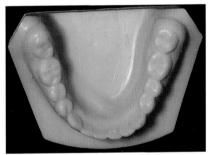

图 5-26　毛氏Ⅴ类错验畸形

6. 第Ⅵ类——特殊类型　凡不能归入前 5 类的错验畸形统属此类，如偏验等。

（二）毛燮均错验畸形分类法的说明

毛燮均教授对此分类法的临床应用做了以下说明：

1. 临床记录时，畸形类别可用符号书写，如Ⅰ^1、Ⅰ^2、Ⅱ^2、Ⅱ^3 等。

2. 复合类型可用加号表示，如Ⅰ^1+Ⅲ^1、Ⅱ^1+Ⅲ^1。就日常所见的错验畸形而言，复合机制者最多，单纯机制者甚少。

3. 诊断时，对于复合类型，则按畸形类型之轻重缓急而依次罗列。其中以首要畸形、首要机制作为分类代表，次要者不必罗列，以避免烦琐。凡严重而必须矫治者为首要，轻微而可矫治可不矫治者为次要。对轻重的判断以畸形的程度及危害性为准，若几个类型必须全数列出，可按其严重程度依次排列。

例如如果患者的Ⅱ²类畸形程度较重，是矫治的重点，则将它列在诊断的首要位置。若其上下切牙有Ⅰ¹类畸形的表现，但程度轻，而且随着Ⅱ²类畸形的矫治，上切牙轻度拥挤可能获得矫正，随着下乳磨牙的替换，下切牙可获得调整，则Ⅰ¹类畸形的诊断位置自然应放在Ⅱ²类畸形之后，最后诊断为Ⅱ²+Ⅰ¹。

4. 1个牙错位且间隙不够的，应算为Ⅰ¹类，而不算为Ⅴ类。

5. Ⅱ类及Ⅲ类错𬌗有时是单侧的，可用符号表示。

6. 关于究竟多少牙齿错位算为个别变化，多少牙齿错位才能有更大的代表性的问题，可将1个牙弓分为3段，即前牙段及两侧后牙段，若一段内只有1~2个牙齿错位，则算为个别变化，有3个以上的牙齿错位则可以代表有牙弓异常。因为3个牙齿就前牙来说是半数，就后牙而言是过半数。例如1~2个前牙的反𬌗，若无牙量、骨量不调，应归于Ⅴ类，若表现骨量不足，则可归Ⅰ类；3个以上的前牙反𬌗则为Ⅱ类。同理，1~2个后牙的对𬌗、反𬌗或锁𬌗归为Ⅴ类或Ⅰ类，3个以上的后牙对𬌗、反𬌗或锁𬌗则归为Ⅲ²类，依此类推。

（三）毛燮均错𬌗畸形分类法的评价

出于诊断和矫治的需要，国内外学者提出许多新的分类法。目前国际上普遍应用的是Angle错𬌗畸形分类法。毛燮均错𬌗畸形分类法在北京大学口腔医学院正畸科临床应用了30多年，实践证明此分类法具有以下特点：

1. 此分类法反映了两个科学依据，即咀嚼器官的立体结构和咀嚼器官的形态变化。

2. 此分类法将机制、症状、矫治三方面结合，不仅从形态上分类，而且机制涵盖得较全面，在分类的同时，提示出大致的矫治方法或原则。

3. 此分类法突出阐述了现代人错𬌗畸形的基本机制，即牙量、骨量不调，并考虑到𬌗、颌、面在长、宽、高三方面的协调关系。

毛燮均错𬌗畸形分类法的不足之处在于比较烦琐，初学者不容易记忆，且有其片面性，不能解释所有的错𬌗畸形。但不容忽视的是，它对正畸临床及科学研究有一定的指导意义。

第三节　殆型与面型

　　个体的面型与错殆畸形的表现有一定相关性。颌骨不调一般都会造成咬合不调，进而导致面型不调。例如，侧面观个体的面型可分为直面型、凹面型和凸面型。直面型通常为Ⅰ类骨型。凹面型与Ⅲ类骨型有关，即上颌发育不足或下颌发育过度，口内牙殆状况可以表现为前牙反殆。凸面型与Ⅱ类骨型有关，即上颌发育过度或下颌发育不足，口内牙殆状况可以表现为深覆殆和深覆盖。但值得注意的是，切牙的深覆殆、深覆盖或前牙反殆也可能是骨骼正常而牙齿移位所致，即牙性Ⅱ类、牙性Ⅲ类错殆。

　　正面观面部对称程度与个体是否存在牙弓横向发育不调有关。单侧后牙反殆如果不能尽早干预，随着个体生长发育，会导致面部不对称。

　　面部的高宽比例反映了面部的大致形态。以发际至软组织颏部的长度为面部高度，以双侧颧弓间的长度为面部宽度。国内研究报道，面部的高宽比例男性为 1.36∶1，女性为 1.31∶1。

　　面部高宽比例不协调常指两种面型，即短而宽的面型与长而窄的面型。短而宽的面型常与Ⅱ类深覆殆有关，表现为垂直向上颌高度不足，或咬肌增生；长而窄的面型常与上颌垂直向高度过长有关，表现为下颌角大，有开殆倾向。双侧颧弓间距不足常伴有上颌骨后缩，双侧下颌骨升支间距不足则可能伴有下颌后缩。

第四节　生长发育评估

一、骨龄

（一）手腕骨骨龄

　　对骨骼定性改变的估计提供了一个分析儿童生长发育状况的方法。这种估计通常借助手腕骨 X 线片，也可根据身体其他部分的情况来确定。Fishman 提出了 11 个手腕骨骨骼成熟指标（SMI 1～11），根据骨骺闭合程度、骨化中心的数目、骨骺的关节边缘结构和腕骨关节表面的改形来确定骨龄（图 5-27 和图 5-28）。因此，通过比较患者手腕骨 X 线片和系列标准手腕骨 X 线片，可确定患者骨龄。成熟评价系统（SMA）将生长发育分为 4 期，即高峰前加速期、高峰期、高峰后减速期和生长结束期，具体如下。

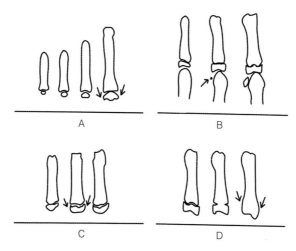

图 5-27　四阶段骨成熟指标

A. 骨骺与骨干等宽；B. 籽骨出现骨化；C. 骨骺呈帽状；D. 骨骺融合。

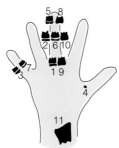

图 5-28　Fishman 骨骼成熟指标

1. 第三指近节指骨骨骺与骨干等宽；2. 第三指中节指骨骨骺与骨干等宽；3. 第五指中节指骨骨骺与骨干等宽；4. 籽骨骨化；5. 第三指远节指骨骨骺形成骺帽；6. 第三指中节指骨骨骺形成骺帽；7. 第五指中节指骨骨骺形成骺帽；8. 第三指远节指骨骨骺与骨干融合；9. 第三指近节指骨骨骺与骨干融合；10. 第三指中节指骨骨骺与骨干融合；11. 桡骨骨骺与骨干融合。

1. 高峰前加速期［骨骺与骨干等宽（SMI 1~3）］
- 第三指近节指骨骨骺与骨干等宽（SMI 1）。
- 第三指中节指骨骨骺与骨干等宽（SMI 2）。
- 第五指中节指骨骨骺与骨干等宽（SMI 3）。

2. 高峰期［骨化，骨骺形成骺帽（SMI 4~7）］
- 籽骨骨化（SMI 4）。
- 第三指远节指骨骨骺形成骺帽（SMI 5）。
- 第三指中节指骨骨骺形成骺帽（SMI 6）。
- 第五指中节指骨骨骺形成骺帽（SMI 7）。

3. 高峰后减速期［骨骺与骨干融合（SMI 8~9）］
- 第三指远节指骨骨骺与骨干融合（SMI 8）。
- 第三指近节指骨骨骺与骨干融合（SMI 9）。

4. 生长结束期［骨骺与骨干融合（SMI 10~11）］
- 第三指中节指骨骨骺与骨干融合（SMI 10）。
- 桡骨骨骺与骨干融合（SMI 11）。

女孩骨骼成熟要早于男孩。男女在出生时很少有不同；在儿童期和青春期，其性别差异增加；到了青年期，其差异又减少。如果孩子的成熟水平正处于两个标准手腕骨 X 线片之间，则其骨龄可取为两标准之间的中位数。

（二）颈椎骨龄

正畸临床中常用手腕骨来评价骨龄，手腕骨龄虽然准确，但其最大的缺点是除了正畸患者常规拍摄的头颅侧位片，还需加拍手腕骨 X 线片，增加患者 X 线辐射量及经济支出。而颈椎骨在正畸患者常规拍摄的头颅侧位片中就清晰可见，其大小和形态随年龄增长呈规律性改变，以颈椎骨形态变化作为骨龄指标来判断儿童生长发育的状况越来越受到学者的关注。

1. 传统颈椎分析法　研究表明，颈椎形态变化与骨骼生长发育所处阶段及生长发育潜力密切相关。由于可以通过头颅侧位片上的颈椎影像观察颈椎形态变化，继而确定个体所处生长发育阶段，并且头颅侧位片是正畸治疗中需要常规拍摄的 X 线片，无须额外拍摄手腕骨 X 线片，因此越来越多的学者提倡以颈椎分析法确定个体生长发育阶段。Lamparski、O'Reilly 和 Yanniello 等学者通过研究第 2~6 节颈椎形态学变化与下颌骨生长变化的关系，提出通过分析颈椎形态预测生长发育的阶段，即传统的颈椎分析法（图 5-29）。

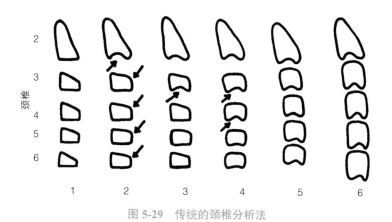

图 5-29 传统的颈椎分析法

2. 改良颈椎分析法 临床工作者经常需要从某一张头颅侧位片评估患者所处的生长发育阶段，同时在拍摄头颅侧位片时，由于照射视野的限制，往往不能显示第 5、6 节颈椎影像。Baccetti 等学者于 2002 年在传统颈椎分析法的基础上提出了改良颈椎分析法，其优点是利用头颅侧位片上较为清晰且不受到照射视野限制的第 2、3、4 节颈椎形态变化来判断生长发育阶段，并将生长发育划分成 CVMS Ⅰ~Ⅴ共 5 个阶段。2005 年 Baccetti 等学者将改良颈椎分析法的 5 个阶段扩展至 6 个阶段，这就是目前临床上最常使用的颈椎分析法，具体描述如下（图 5-30）。

（1）Cvs 1：第 2~4 节颈椎椎体下边缘平坦，第 3、4 节椎体呈梯形。表明生长发育高峰最快在此阶段 2 年后出现。

（2）Cvs 2：第 2 节颈椎椎体下边缘略凹陷，第 3、4 节椎体呈梯形。表明生长发育高峰在此阶段 1 年后出现。

（3）Cvs 3：第 2、3 节颈椎椎体下边缘凹陷，第 3、4 节椎体呈梯形或水平向呈长方形。表明此阶段出现生长发育高峰。

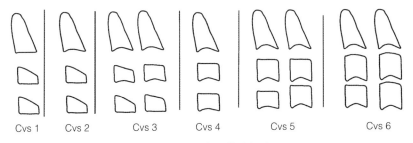

| Cvs 1 | Cvs 2 | Cvs 3 | Cvs 4 | Cvs 5 | Cvs 6 |

图 5-30 改良颈椎分析法

（4）Cvs 4：第 2~4 节颈椎椎体下边缘凹陷，第 3、4 节椎体水平向呈长方形。表明生长发育高峰在此阶段结束或在此阶段前的 1 年内已经结束。

（5）Cvs 5：第 2~4 节颈椎椎体下边缘凹陷，第 3、4 节椎体至少有一个呈正方形。表明生长发育高峰在此阶段 1 年前结束。

（6）Cvs 6：第 2~4 节颈椎椎体下边缘凹陷，第 3、4 节椎体至少有一个垂直向呈长方形。表明生长发育高峰至少在此阶段 2 年前结束。

3. 颈椎骨龄定量分期法 陈莉莉、许天民、林久祥等学者采用北京大学口腔颅面生长发育研究中心收集的 8~18 岁正常𬌗青少年的混合纵向资料，以 Fishman 手腕骨骨龄分期法（SMI）为金标准，将其分为 11 组（SMI 1~11）。同时，选取头颅侧位片上第 2~4 节颈椎的 42 个颈椎参数，运用非参数曲线拟合分析法与 SMI 1~11 进行相关性分析，找出了与颈椎骨龄关系最为密切、影响最为突出的 3 个指标参数，分别是 H4/W4（第 4 节颈椎高度与宽度之比）、AH3/PH3（第 3 节颈椎前面高与后面高之比）和 a2（第 2 节颈椎底角），并于 2008 年提出了颈椎骨龄定量分期法（quantitative cervical vertebral maturation，QCVM）[1]。

---

[1] 参见 Chen L, Xu T, Jiang J, et al. Quantitative cervical vertebral maturation assessment in adolescents with normal occlusion: a mixed longitudinal study. Am J Orthod Dentofacial Orthop, 2008, 134(6): 720.e1-720.e7.

二、年龄与身高

一般而言，女孩生长发育高峰从 10.0 岁开始，在 14.7 岁结束；而男孩生长发育高峰从 12.1 岁开始，在 17 岁结束。身高变化速度的高峰出现在生长发育高峰开始后的 2 年，即女孩为 12 岁，男孩为 14.1 岁。以往许多研究曾指出，颌面部的生长发育高峰期与身高的增长高峰有密切关系。

三、第二性征

男孩和女孩生长发育高峰的出现与第二性征发育的阶段不同。女孩生长发育高峰出现在乳房发育早期，约 40% 的女孩刚达到生长发育高峰时，乳房发育仍处于乳蕾期；50% 的女孩处于生长发育高峰时，乳房发育尚处于早期阶段。所有女孩都在乳房发育完成前经历了生长发育高峰。月经初潮几乎恒定地发生于青春迸发期顶峰之后。

但是大多数男孩生长发育高峰出现在青春期后期，即 75% 的男孩在外生殖器发育的中后阶段达到生长发育高峰，20% 的男孩在外生殖器发育完成后仍未达到生长发育高峰，只有 5% 的男孩在外生殖器发育早期阶段处于生长发育高峰。

四、牙齿的萌出

一些学者认为牙列发育阶段与个体生长变化及骨骼成熟，特别是身高变化有一定关系。这对于研究女性个体生长发育更为重要。

1. 如果全部切牙未萌出，那么个体生长发育（即身高的变化）未达到加速期。

2. 如果尖牙或双尖牙未萌出，那么生长发育（即身高的变化）速度未达到高峰。

3. 如果 28 颗恒牙未完全萌出，那么身高的变化未减速到每年 20 mm，也就是说生长发育高峰期未结束。

4. 如果女孩第三恒磨牙已萌出，则表明生长发育高峰已经结束。

（谷岩）

第六章

错𬌗畸形的治疗计划

　　当患者正畸治疗所需的所有资料包括病史、临床检查及模型、X线片分析结果采集完成后，就要进入治疗计划的阶段。错𬌗畸形的治疗与其他口腔疾病的治疗相比具有独特之处，其治疗方案的形成及治疗计划的确定也有其自身的特点。

第一节　患者问题的全面评价

　　正畸治疗计划的第一步是通过对患者存在的所有问题进行全面评价，形成患者的问题列表。问题按照重要程度列出，并提出针对性的解决方案。

一、患者主诉

　　随着医学人文科学的发展，医学的模式逐渐改变。治疗计划的确定不只是医生根据自己的认识及经验提出治疗的设计与方案，而是需要患者更多地参与。其中最应该重视的是患者的主诉，因为对于同样的错𬌗畸形，不同的患者可能存在不同的感受和治疗的诉求，当然，患者和医生之间对错𬌗畸形的认识也可能存在很大的差异。正畸医生不应该仅根据自己对患者存在的错𬌗畸形的认识进行治疗设计，而忽略患者的主诉，这样做常导致患者对治疗结果不满意而易产生纠纷。对于医患间存在的不同认识，尤其是患者不切实际的要求，医生应该给予足够的重视。同时，医生有义务对患者进行必要的教育，并在治疗开始之前与患者进行充分的交流，达成共识，在此基础上方能开始治疗。

二、患者身体健康状况的评价

正畸治疗虽然是以牙齿移动及牙槽骨改建为主的治疗，但是与全身的健康状况也存在一定的关系。尤其是患有影响骨代谢的疾病或正在服用影响骨代谢药物的患者，应慎重开始治疗，避免对治疗结果产生影响。患者心理状态是否稳定、对正畸治疗是否有不切实际的期待也需要高度关注，尤其是成年患者。

三、患者错殆畸形的评价

1. 面部美学评价　患者面型是否正常，面部比例是否正常，唇齿关系以及微笑时笑弧、笑线关系应明确记录。

2. 颌骨关系评价　患者上下颌骨间矢状向关系（上颌和下颌的形态与位置）、垂直及横向关系是否正常。

3. 牙齿排列　是否有牙列拥挤或间隙，是否存在牙量与骨量不调；是否有重要的错位，如低位或高位、颊向或舌向、扭转等。

4. 咬合关系　记录尖牙磨牙关系，正畸治疗通常需要调整此类关系，其影响着治疗计划的制订。

四、患者口腔健康的评价

1. 是否存在牙体疾病　正畸前牙体疾病应该完善治疗，尤其是不完善根管治疗的牙齿，应该给予高度关注，正畸加力有可能加重已存在的根尖炎症。

2. 是否存在牙周疾病　存在牙周病的患者必须在牙周炎症有效控制后再进行正畸治疗，成人患者还需在治疗设计时就将定期的牙周维护纳入其中。中国人中薄而窄的附着龈较常见，这种患者在正畸治疗中常易出现牙龈退缩。

3. 是否存在颞下颌关节疾病　虽然现有的研究未发现正畸治疗与颞下颌关节疾病的关系，但是对存在关节问题的患者，尤其是有关节盘可复性移位的患者，应考虑治疗中其关节病发展的不确定性。

4. 口腔黏膜问题　正畸治疗佩戴的多数矫治器存在托槽、金属弓丝或结扎丝，易造成口腔黏膜的激惹，黏膜敏感、易患口腔溃疡的患者在戴用矫治器后易出现频繁的口腔溃疡，使正畸感受不佳。

五、患者问题列表的形成

经过以上对患者问题的全面分析，形成患者的问题列表，一般按照该患者问题的重要程度依次排列。问题主要包括面型（凸或凹）、下颌平面角（高或低）、牙量与骨量不调（间隙或拥挤，以及相应的量）、上下颌大小与位置的异常，覆殆和覆盖、唇齿关系、唇肌功能、舌体位置、中线问题，以及颞下颌关节功能状况等。

问题列表形成后，医生应根据患者的问题形成有针对性的治疗方案。

第二节　正畸治疗的目标

正畸治疗的目的是改善牙颌面的畸形，使患者获得良好的牙颌面形态和口颌系统功能。对于正畸治疗的目标，不同的专著有不同的表述，有"平衡、稳定、美观"，以及"美观、功能、稳定"等。但是，一般正畸治疗的目标均是获得理想的外观、良好的口颌系统功能状况及稳定的治疗结果。在正畸治疗的目标中，保证患者在治疗后具有良好的口腔健康状况（包括牙齿、牙周、关节健康等）也是必不可少的。在某些情况下，患者的治疗设计可能会有所折中，但是当获得更好的外观会对患者的口颌系统功能和健康造成不利影响时，应该更多地考虑保证患者的口腔健康。

一、美观目标

错殆畸形矫治的一个重要目标是获得美观的改善，包括牙齿排列整齐、咬合关系良好、侧貌关系改善、唇齿关系协调、微笑美学良好等。

1. 牙齿排列和咬合　关于正常殆的牙齿排列（图 6-1）和咬合

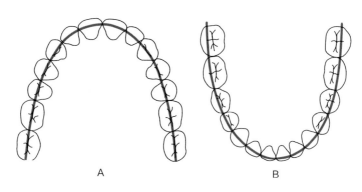

图 6-1　上下牙弓的牙齿排列图
A.上颌；B.下颌。

关系，请参见第五章第一节，正畸医生应该熟知。此外，正畸医生应了解：①我国正畸治疗中存在较高的拔牙率；②对于骨性畸形，有很大比例的患者选择进行掩饰治疗；③成人患者的正畸治疗目标应该是个别正常𬌗。

2. 侧貌关系　侧貌的标准或正常值其实也是一个范围，重要的是与患者自身颅面部的结构协调。正常国人的侧貌突缩关系是下唇在审美平面上，上唇在审美平面后，标准差在 2 mm 左右。正畸治疗的一个重要目标是面部的美观，对于任何患者，治疗设计均应在获得良好牙齿排列、咬合关系的同时改善侧貌。正畸治疗对侧貌垂直比例的改变作用较小，面下 1/3 过小或过大均难以通过单纯的正畸治疗解决，严重的垂直向异常需要通过正颌手术解决；而对于矢状关系不调的患者，正畸治疗会有较好的效果。例如对于上颌略突或下颌略缩的轻中度骨性Ⅱ类错𬌗患者，或上颌发育略差、下颌轻度前突的骨性Ⅲ类错𬌗患者，可以通过正畸掩饰治疗解决矢状关系不调的问题，同时改善患者面型。正畸治疗前应进行仔细的分析判断，尤其是对骨性错𬌗畸形的治疗设计，增进侧貌美观是必须考虑的。对于下颌严重后缩或前突的患者，单纯进行掩饰治疗也可以获得牙齿排列和咬合关系的改善，但是如果掩饰治疗后，严重的骨性不调并不能得到很好的改善，还可能使患者侧貌面型破坏，这样的治疗设计就值得商榷。

3. 唇齿关系　唇齿关系无论从正面还是侧面，无论是静态还是动态，都对面部的美观评价有着重要的影响。正常的唇齿关系是：自然状态下，正面观时上切牙露出 2 mm 以内；侧面观时，唇自然闭拢或存在轻微唇间隙，上切牙不露出或仅有 2 mm 以下切缘暴露；在侧貌示齿或微笑时，唇齿关系协调，上颌切牙位于唇后方适当位置，且切牙位于恰当的颅面部空间位置中（图 6-2 至图 6-5）。

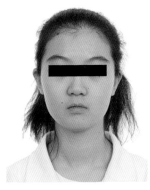
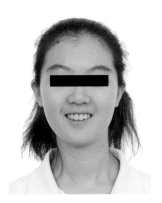

图 6-2　放松状态下正面相　　图 6-3　微笑状态下正面相

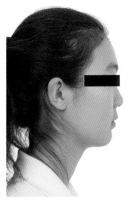
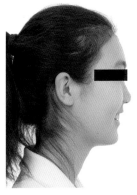

图 6-4　放松状态下侧面相　　图 6-5　微笑状态下侧面相

4. 微笑美学　面部的美观除了静态关系，动态的唇间、唇齿关系对其影响也很大，如正面观评价的笑弧、笑线、颊廓情况。当然，微笑美学在不同的地区及人群中是存在差异的，其受到不同民族、文化差异的影响，存在一定的时间及区域特点。

（1）笑线：指微笑时上唇缘与上颌牙齿的垂直关系。正常的笑线高度是微笑时露出上切牙大部分牙冠或露至龈缘（图6-6）。若微笑时上切牙暴露不足，则为低笑线（图6-7），常见于面下发育不足的骨性深覆𬌗者；微笑时暴露牙龈2 mm以上者为高笑线（露龈笑，图6-8）。笑线高低有性别差异和增龄变化。一般情况下，女性笑线高，男性笑线稍低；随着年龄增大，笑线逐渐降低。所以，对于年轻时的轻度露龈笑，可以不过分纠结，随着年龄增大，露龈情况会逐渐改善。

（2）笑弧：上牙列切缘与牙尖形成的弧度与下唇缘的弧度一致会使微笑的美观度增加。在治疗设计时，也需要评价现有的笑弧情

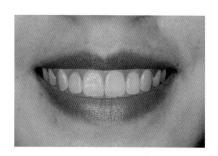

图 6-6　正常笑线

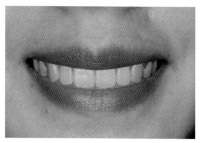

图 6-7　低笑线

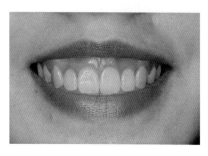

图 6-8　露龈笑

况，并在粘接托槽时有所考虑，协调上牙列切缘及牙尖的高度来增加治疗后笑弧的美观度（图6-9和图6-10）。

（3）颊廊：许多微笑研究都发现，微笑时小的颊廊看起来更美观（颊廊面积比小于15%，见图6-9）。对于治疗前颊廊过大的患者，正畸治疗应考虑牙弓的开展，通过增加牙弓宽度来减小微笑时牙弓与口角之间的黑色区域。当然，牙弓宽度过大不利于美观。

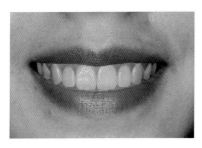 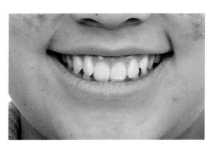

图 6-9 正常的笑弧、笑线及颊廊　　　　图 6-10 笑线与笑弧均不正常

二、功能与健康

正畸治疗的目标是改善美观、促进健康。治疗设计、治疗过程及最终的治疗目标均应围绕增进健康或保证健康的目标。虽然正畸治疗的目标是个别正常𬌗，但是对患者治疗后口颌系统功能的情况应予以高度关注。治疗后患者应该具有良好、稳定的咬合关系，并且下颌的各种功能运动正常，不存在干扰。

1. 牙齿健康　正畸治疗开始之前需要治疗所有保留牙齿的龋齿、牙髓病、根尖病。开始正畸治疗前对患者能力及依从性进行评价十分必要，过早开始正畸治疗尤其是固定正畸治疗，可能存在口腔卫生隐患，导致釉质脱矿而威胁牙齿健康。在治疗设计时，医生需谨记拔牙原则中拔除患病牙齿与保留健康牙齿的原则，尽量在设计时拔除预后不佳的牙齿。当然，拔牙设计时还需要进行治疗时间与效果的评估，兼顾风险与效益，为患者提供最佳的治疗方案。同时在正畸治疗的全程中，医生需高度关注口腔卫生的宣教及应用必要的口腔维护措施，避免口腔卫生不佳带来的牙齿健康损害。

2. 牙周健康 牙周组织的健康对于患者牙齿的健康与功能至关重要。正畸治疗前，患者均需做牙周健康状况评价并控制牙周炎症，而且在整个治疗过程中需定期维护，保证牙周组织的健康状态。成年患者或牙周炎的患者需要进行定期的牙周治疗。治疗中的牙齿移动方向、移动量及移动方式均应考虑。对于治疗前附着龈过窄或较薄的患者，尽量避免牙齿的唇向移动，或在正畸治疗前进行牙槽骨植骨或牙龈增量的手术治疗。正畸新技术的出现，为医生提供了更好的治疗工具和手段，较严重的错𬌗也可以治疗且获得更好的矫治结果。但是，对于严重错𬌗，特别是骨性错𬌗患者，尤其需要关注正常解剖与生理对治疗限度的影响。对于前突的患者，常需要前牙大量内收，但许多研究均证明，前牙大量内收会造成牙槽骨高度及舌侧牙槽骨厚度的降低。治疗前详细的评价和设计可以避免前牙过度内收所造成的舌（腭）侧牙槽骨严重吸收，进而避免由其所致的舌侧牙根暴露或牙根吸收，避免正畸治疗引起的严重并发症。牙槽骨薄弱、牙龈附着窄而薄、牙根需要较多的移动或压低等是较易导致牙槽骨吸收、牙根吸收、牙龈萎缩及"黑三角"的原因。在治疗设计时，就应仔细评估，给出合理的设计，兼顾美观、功能与健康。

3. 关节健康 关于颞下颌关节疾病与错𬌗畸形及正畸治疗的关系，长期以来一直存在争议。近年来一些系统综述或 meta 分析的结果表明，错𬌗畸形及其矫治与颞下颌关节疾病不存在直接关系。由于关节病存在𬌗因素一说，治疗中对早接触及𬌗干扰因素要及时去除和调整。治疗结束时，除了要获得良好的牙齿排列及咬合关系之外，还要检查各功能运动是否正常，是否已消除𬌗干扰因素，避免对颞下颌关节产生不利影响。

三、治疗结果的稳定性

维持正畸治疗结果的稳定性是一个非常重要的目标。再完美的治疗，如果结果不能长期有效地维持，也很难说是成功的治疗。

牙列中的牙齿在人的一生中都有向近中移动的趋势，换言之，牙列在人的一生中都在变化。从这个角度讲，正畸治疗后复发是一个必然，但错𬌗畸形矫治后结果的相对稳定性是可以保证的。保证正畸治疗结果的稳定性需要从治疗设计、矫治过程及治疗后的保持等方面考虑。

1. 治疗设计　关于正畸治疗结果稳定性的研究发现，过度开展牙弓，包括唇倾前牙、牙弓横向开展，尤其是下颌尖牙间宽度的开展等，治疗后的稳定性较差。治疗设计时，应兼顾治疗后稳定性的考虑，保持前牙直立于牙槽骨中，避免过度倾斜带来的牙齿排列及咬合的不稳定。

2. 矫治过程　正畸治疗中的牙齿移动与牙槽骨改建需要时间，复杂的治疗及拔牙矫治通常需要较长的时间，正畸治疗不要过度追求短时间内完成。牙周组织的改建往往不能跟上过快的牙齿移动，如果正畸治疗过快，常带来治疗的不稳定及牙周健康的隐患，进而影响正畸治疗结果的稳定性。

3. 治疗后的保持　正畸治疗后进行必要的保持是保证正畸治疗结果稳定性的一个重要手段。不同的错𬌗畸形、不同的矫治设计需要不同的保持方法及时间。任何错𬌗畸形的矫治都要关注治疗后的保持。很多医生关注的重点都在如何治疗错𬌗，而对治疗后的保持强调不足，常导致治疗的结果得不到很好的维持。

第三节　错𬌗畸形的矫治时机

疾病的治疗均存在治疗时机的选择问题，恰当的治疗时机可以提高治疗的疗效，降低治疗的风险。对错𬌗畸形的矫治也是如此，恰当的治疗时机不仅有利于提高疗效，还可以降低风险、提高治疗的稳定性及减少医疗费用，改善患者的治疗感受。

一、乳、替牙期错𬌗的矫治时机

乳、替牙期是𬌗颌面发育的活跃时期，许多错𬌗畸形在此时开始表现出来或加重，家长也因此而急于治疗。但是，正畸医生应针对患者的错𬌗问题把握好治疗时机，否则就会出现患者在生长过程中不断需要进行正畸治疗，以及正畸治疗时间过长的情况。在乳、替牙期，对一般的牙性错𬌗可以观察，暂不进行矫治。此阶段需要矫治的错𬌗主要是影响发育及影响功能的问题，矫治尽量在最短的时间内解决最需要在此阶段解决的问题。而对于牙齿开始替换时的暂时性错𬌗，如恒切牙萌出时前牙的轻度拥挤、侧切牙的远中斜轴、前牙的轻度深覆𬌗、第一恒磨牙建𬌗初期的偏远中关系等，则不需要在此阶段矫治。

1. 不良习惯　随时发现不良习惯并及时进行干预，包括吮吸习惯、吐舌、咬物习惯等。一般除说服教育之外，可以佩戴舌刺。口呼吸者一般均存在气道不通畅的问题，应在乳、替牙期给予足够的重视，及时治疗引起气道不通畅的呼吸道疾病（扁桃体肥大、过敏性鼻炎等），配合适当的上颌扩弓治疗及舌肌训练。

2. 乳牙早失　乳、替牙期治疗的一个重点就是牙弓的间隙管理，避免乳牙早失造成牙弓间隙丧失，进而导致恒牙异位萌出、阻生及拥挤。重点是早失牙的间隙保持，应根据缺牙数量及位置选择合适的保持器。但是对于已经有间隙丧失者，需要利用口外弓、唇挡等及时恢复原有的间隙。对于乳牙早失时间较长，造成间隙丧失严重的患者，如果估计恒牙列时会有较严重的拥挤而需要拔除恒牙进行矫治，则需拍片判断。如果未萌的继替恒牙近期不存在对其他恒牙潜在的威胁，可以定期观察，至恒牙列时综合考虑治疗设计。

3. 阻生牙的治疗　有些患者在替牙期时会发现恒牙阻生，原因较复杂，可由牙胚发育异常（弯根、倒置）、间隙不足（早失牙致间隙丧失）、牙胚位置异常及遗传因素导致。常见于上颌中切牙、尖牙、上下颌第二双尖牙以及第一、第二磨牙等。

（1）对于由间隙不足造成的阻生，可以及时调整阻生牙的间隙，获得足够的间隙后，阻生牙可以自动萌出。

（2）由弯根或倒置所致的阻生，一般牙根的发育均不佳，需要进行综合评价。替牙期行间隙分析及面型考量时，如果患者存在较严重的间隙问题，可能需要等到恒牙期再行拔牙治疗，通常需要拔除发育不佳的阻生牙。如果患者没有间隙问题或存在未来不拔牙矫治的可能性，就需要及早进行阻生牙矫治，以利于阻生牙牙根的发育。

（3）对于牙胚位置异常的阻生牙，要评价其与邻牙的关系，同时需要对患者的错殆畸形进行全面考虑。对于没有拔牙需求但与邻牙关系密切的阻生牙，需要及早治疗；对于有拔牙治疗需求的患者，可以考虑拔除严重易位的阻生牙，避免导致邻牙牙根吸收。其余情况可以考虑到恒牙期进行综合治疗。

4. 上颌发育不足，前牙反殆　对于上颌发育不足或前牙反殆的患者，乳牙期一般在 3.5 岁以后可以开始治疗；在接近前牙替换时，一般不再使用殆垫舌簧矫治器。上颌发育不足者，前方牵引治疗开始得越早，骨效应越好，即上颌前移量较大。在乳牙期，由于牙冠高度小，固位不足，常用的黏着式基托矫治器易带来口腔卫生问题及去除矫治器的困难，使用前应进行评估。一般情况下可等到替牙期时上颌第一恒磨牙萌出后再开始治疗，一般为 7~8 岁。随着患者年龄的增大，前方牵引治疗的骨性效应减少，上颌前移量减少。由前方牵引获得的上颌前移量约为 2~4 mm。替牙期即表现出严重发育不足的患者可以暂不治疗，待生长发育基本完成后进行正畸 - 正颌联合治疗。

5. 下颌前突，前牙反殆　下颌前突所致的前牙反殆一般预后不佳，对下颌前突也缺乏有效的正畸治疗手段。头帽颏兜虽然对下颌的生长有暂时的抑制作用，但长期效果不佳。对于该类患者，早期需要关注牙齿是否存在不良磨耗的风险，若不存在此风险，则需要观察生长情况，待生长发育高峰期后再行评价，决定如何治疗。对于下颌前突所致的反殆，一般不要在替牙期进行前方牵引，避免形成双颌前突或上颌前牙代偿加大，影响恒牙期治疗。

6. 上颌前突，下颌后缩　骨性 Ⅱ 类错殆的患者在替牙期后表现出明显的面部前突、开唇露齿、深的颏唇沟或深覆殆等。矫治时可应用口外弓或功能矫治器，都是希望能调动下颌向前生长，抑制上颌生长。一般在生长发育加速期开始治疗，利用此时下颌较多的向前生长，改善前牙的深覆殆与深覆盖。许多研究报告证实，在此期矫治的效果较加速期前治疗更好。但是对于严重深覆𬌗、深覆盖致咬伤牙龈或上颌前牙唇倾严重的患者，也可以在发现后尽快治疗，以避免前牙外伤或牙龈、牙槽骨的进一步损伤。

7. 牙弓狭窄，后牙反𬌗　上颌牙弓严重狭窄或存在后牙反𬌗的患者，一般需要进行上颌的腭开展。为了加大腭开展治疗的骨性效应，治疗应在12岁之前进行。15岁以后很难使用牙支持式扩弓器打开腭中缝，或容易因力量蓄积过大而产生较重的牙周损伤。

8. 牙量与骨量不调　乳牙期很少见到牙列拥挤，乳牙列后期牙弓中会出现间隙。替牙阶段牙列拥挤会逐渐表现。但是，一般情况下，对替牙期的牙列拥挤不进行矫治，因为轻度拥挤一般不产生明显的对发育或功能的不利影响，而矫治中重度牙列拥挤常涉及恒牙的拔除，在恒牙列阶段治疗更高效。

二、牙量与骨量不调的矫治时机

牙量与骨量不调是最常见的错𬌗畸形，一般均在恒牙期进行矫治。治疗一般在恒牙建𬌗完成后开始。但是，由于应用固定矫治器增加了刷牙的难度，同时需要患者对矫治器给予必要的保护，治疗前需评价患者的依从性。有些患者牙龄较小，可能10岁左右就进入恒牙期，但是其各方面能力的发展却不一定跟得上，如果固定矫治开始过早，则治疗中矫治器损坏、牙齿清洁不干净造成釉质脱矿的风险会增加。

三、矢状向不调的矫治时机

（一）Ⅱ类错𬌗

1. 正畸掩饰治疗　Ⅱ类错𬌗的患者表现为凸面型，下颌的生长有利于Ⅱ类关系的矫正。对于轻中度骨性不调的患者，可以在生长发育高峰期开始早期治疗。早期治疗后，根据患者错𬌗情况决定拔牙与否及拔牙位置。

2. 正畸 - 正颌联合治疗　对于骨性畸形严重的患者，单纯的掩饰治疗很难使其获得良好的面型及面部比例，需要进行正畸 - 正颌联合治疗。手术治疗的时间一般是 18 岁以后，所以正畸开始的时间最早在 16 岁左右，避免过长时间戴用矫治器。

（二）Ⅲ类错殆

1. 牙性或轻度颌骨畸形　牙性或轻度骨性前牙反殆者，在 12 岁左右恒牙期建殆阶段时即可以开始治疗，以避免牙齿创伤及不当磨耗。此时，即使进行拔牙治疗，通常也不存在很大的风险。

2. 中重度颌骨畸形　对于恒牙期时中度及以上的骨性Ⅲ类错殆患者，应详细评价及了解患者的治疗目的及生长发育状况。对面部比例及面型要求较高的患者，骨龄评价尚处于生长发育加速期或高峰期之前的患者，尤其是男性患者，应适当推迟治疗时间至高峰期后。有些患者在恒牙初期不同意进行正颌手术治疗，但正畸掩饰治疗涉及恒牙的拔除及上下前牙的加大代偿，如果生长发育加速期时下颌继续有较多的生长，则拔牙矫治会存在较大的治疗失败风险。所以，对待中度以上的骨性Ⅲ类错殆患者，可以等待至生长发育高峰期后再行治疗。需要正畸 - 正颌联合治疗的患者可以在 16 岁以后开始术前正畸，待 18 岁后进行正颌手术。采取掩饰治疗的患者，生长发育高峰期后下颌不再有显著生长，此时做出的治疗设计更加精确，对代偿程度的把控也较容易。同时，在等待患者下颌生长高峰期的时间里，也让患者有机会重新评价自己错殆的程度及面部畸形，重新考虑是否接受正畸 - 正颌治疗。应避免过早开始掩饰治疗，以免患者在拔牙矫治后下颌又发生过度生长，进而又决定接受正颌治疗，使治疗陷入困难与尴尬。

四、宽度不调的矫治时机

宽度不调是正畸治疗设计中容易被忽视的一个问题。对于一些存在矢状向及垂直向关系异常的患者，如果忽视对颌间宽度不调的调整，将影响正畸治疗的效果。在宽度不调的治疗中，由于解剖结构的特点，上颌宽度的调整潜力比下颌大。严重的牙弓狭窄及颌间宽度不调应在替牙期或恒牙初期解决。这是因为在恒牙期，常规的腭开展矫治器难以打开腭中缝，且过大力量的蓄积易导致严重的并发症，如牙槽骨开裂所致的牙根暴露、牙龈退缩等。对于严重的宽度不调，可以考虑待生长发育期后进行手术辅助的扩弓。近年来，也有利用腭部种植体在成人阶段进行腭开展的研究报告，但是治疗中的牙齿变化不可避免，治疗风险及稳定性仍需研究。

五、垂直向不调的矫治时机

颅颌面的垂直向生长变化最大并且持续时间最长，因此对垂直向异常进行正畸治疗最难。垂直向不调的患者通常表现为骨性深覆𬌗或骨性开𬌗。

1. **骨性深覆𬌗** 在恒牙期，骨性深覆𬌗常表现为面下 1/3 短、唇过度闭合、咬伤牙龈，多数患者还伴有下颌发育不足。对于尚处于生长发育期的恒牙期患者，若存在咬伤牙龈，但面部比例异常较轻，且患者对手术治疗排斥，则应考虑尽早开始治疗；对于面部比例异常严重，同时伴有较重的矢状向不调者，可以考虑暂时戴用平导类矫治器，在生长发育结束后进行正颌外科手术治疗。

2. **骨性开𬌗** 骨性开𬌗患者常表现出面下部高度增加，并且由于颌骨的垂直向生长持续时间长，随着生长发育，症状加重的趋势较大。对于恒牙期患者，需要在检查中明确其是否存在不良习惯（如吐舌）及舌体位置过低等问题，骨性开𬌗的严重程度，以及患者对面型尤其是面部比例的要求。对于骨性畸形严重或对面部比例要求较高的患者，应考虑正畸 - 正颌联合治疗，可以将正畸开始的时间延后至青春期后的 15 ~ 16 岁，避免治疗开始过早所致的患者治疗时间过长而效果却不佳的状况；而对于骨性开𬌗或垂直向过度发育程度较轻的患者，或者对面型要求不高、不能接受正颌手术治疗的患者，可以在恒牙期进行治疗。但是，由于垂直向生长的变化在青春期时仍较大，在生长发育高峰期后进行治疗较为稳妥，避免生长发育后期骨性畸形加重而需要改变原有的治疗计划。

第四节 治疗方案的确定

在完成了患者检查资料的收集与分析、形成问题列表后，可以进行治疗方案的制定。

随着医学的发展，对治疗方案的决定也从以前家长式的模式改为需要患者积极参与的模式。形成治疗方案要将患者存在的问题按照需要解决的重要程度来进行考虑。有些患者存在的错𬌗问题能够全部解决，而对于另一些患者，如果全部解决存在的问题，可能存在较大的风险。另外，有些患者的治疗方案存在几种可能的选择，最终的治疗结果或治疗风险不同，或者风险效益评估存在较大的差别。正畸医生需要与患者进行充分的交流，告知患者存在多种治疗方案以及每种方案的优劣，与患者共同决定治疗方案。

对患者主诉应给予充分的考虑，当然这并不意味着正畸医生必须按照患者的主诉进行治疗设计。有些患者的主诉可能与医生的检查结果并不一致，这时就需要医生履行健康教育的职责，引导患者正确了解和认识自身存在的问题，以便做出更优的治疗选择，同时也使患者在治疗前就对治疗的目标有所了解与认同，避免在治疗后期产生分歧。有些治疗方案可能存在明显的折中，而且可能在未来需要进一步的治疗，医生也应该十分清楚地交代治疗的结果和存在的不利影响，帮助患者做出明智的治疗选择；也可以暂时不进行治疗，以便让患者有机会做出最佳的治疗选择。例如一位下颌严重后缩的患者，14岁就诊时并不愿意接受正畸-正颌联合治疗的方案。这也许是因为家长心疼孩子而不愿其接受全身麻醉手术治疗，或许还有治疗费用等原因的考虑。因此，患者要求开始正畸掩饰治疗。此时，医生就需要将严重骨性畸形掩饰治疗后面型不能达到正常、牙齿大量内收存在牙根和牙槽骨吸收的风险、下颌后缩存在对气道的不利影响等健康隐患告知患者，希望患者能够慎重考虑而做出治疗选择。当然，正畸医生也可以让患者暂时不进行治疗，等待患儿成年后能够自己做出选择，避免过早选择掩饰治疗而使患者失去获得良好面型及口颌系统功能的机会。

典型病例分析（一）

患者，12 岁女孩，主诉牙齿不整齐。

【临床检查】

面部对称，面型基本正常。恒牙初期，25 未萌出。上颌牙列拥挤 7 mm，下颌牙列拥挤 4 mm。磨牙关系为左侧远中尖对尖，右侧磨牙呈中性关系（图 6-11 及表 6-1）。

表 6-1　典型病例一 X 线头影测量值

项目	测量值	平均值
SNA（度）	76.9	82.8
SNB（度）	73.6	80.1
ANB（度）	3.3	2.7
NA/PA（度）	5.6	6.0
FH/NP（度）	89.6	85.4
U1/NA（度）	23.4	22.8
U1-NA（mm）	5.6	5.1
L1/NB（度）	22.4	30.3
L1-NB（mm）	3.4	6.7
U1/SN（度）	100.3	105.7
U1/L1（度）	130.0	125.4
MP/SN（度）	36.8	32.5
L1/MP（度）	92.0	92.6
Y 轴角（度）	58.9	66.3
Po-NB（mm）	1.7	1.0

【问题列表】

1. 面型正常。

2. 上颌牙列拥挤 7 mm，下颌牙列拥挤 4 mm。

3. 上前牙突度略大，唇倾度正常。

4. 下前牙突度及唇倾度正常。

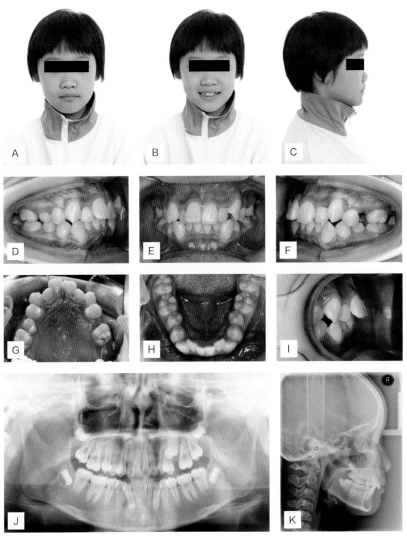

图 6-11 典型病例一治疗前面相（A 至 C）、殆相（D 至 I）及 X 线片（J 和 K）

5. 25 阻生，90° 扭转；15 牙较小。

【矫治设计】

患者的主要问题为拥挤，面型可以基本维持。结合突度及拥挤度分析，为中支抗病例。考虑到牙量协调问题及扭转牙矫治，拔除 4 个第二双尖牙，上颌 Nance 弓增加支抗，排齐牙列，上切牙略内收。基本维持下前牙位置。

典型病例一治疗后面相、𬌗相及 X 线片见图 6-12。

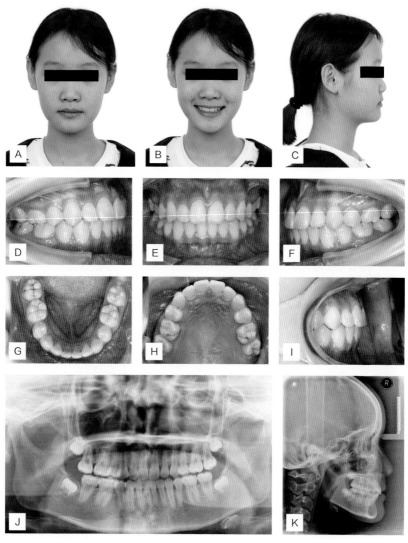

图 6-12　典型病例一治疗后面相（A 至 C）、𬌗相（D 至 I）及 X 线片（J 和 K）

典型病例分析（二）

患者，13 岁男孩，主诉牙列不齐及缺牙。

【临床检查】

面型直。恒牙期。上颌发育稍不足。磨牙呈中性关系，前牙反殆，35、45 先天缺失，13 埋伏阻生。上颌中线右偏 4 mm（图 6-13 及表 6-2）。

【问题列表】

1. 面型直。
2. 前牙浅覆盖。
3. 下前牙舌倾。

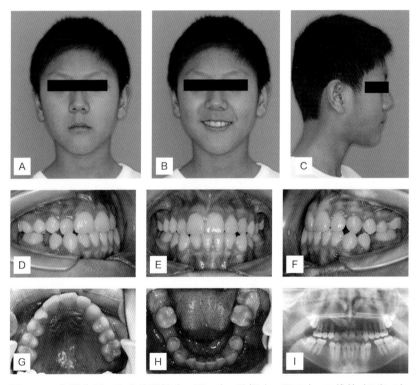

图 6-13　典型病例二治疗前面相（A 至 C）、殆相（D 至 H）、X 线片（I 和 J）以及 CBCT 片（K）

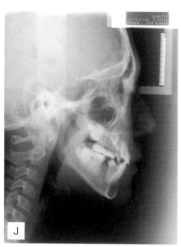
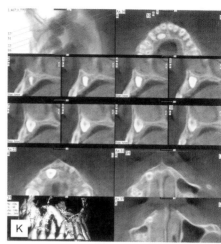

图 6-13 典型病例二治疗前面相（A 至 C）、𬌗相（D 至 H）、X 线片（I 和 J）以及 CBCT 片（K）（续）

表 6-2 典型病例二 X 线头影测量值

项目	测量值	平均值
SNA（度）	77.7	82.8
SNB（度）	76.9	80.1
ANB（度）	0.8	2.7
NA/PA（度）	1.2	6.0
FH/NP（度）	87.0	85.4
U1/NA（度）	18.1	22.8
U1-NA（mm）	5.0	5.1
L1/NB（度）	24.8	30.3
L1-NB（mm）	4.8	6.7
U1/L1（度）	138.00	125.4
U1/SN（度）	95.9	105.7
MP/SN（度）	42.1.8	32.5
L1/MP（度）	83.7	92.6
Y 轴角（度）	73.7	66.3
Po-NB（mm）	0.6	1.0

4. 13 阻生。

5. 35、45 先天缺失。

6. 磨牙中性关系。

7. 上中线右偏 4 mm。

【矫治设计】

保持前牙位置，矫治中线偏斜，矫治尖牙关系。建立正常覆殆、覆盖。

13 腭侧阻生，开窗牵引治疗时间较长，存在牵引失败的可能。对于 35、45 缺失牙间隙，是修复还是关闭？

【矫治要点】

拔除 13、25，调整上颌中线，关闭下颌缺失牙间隙，保持前牙位置不回收，矫正尖牙关系。用 14 替代 13（折中：14 替代 13 功能上略有折中，治疗中需对牙齿有良好的控制）。

典型病例二治疗后面相、殆相及 X 线片见图 6-14，治疗前后头影测量重叠图见图 6-15。

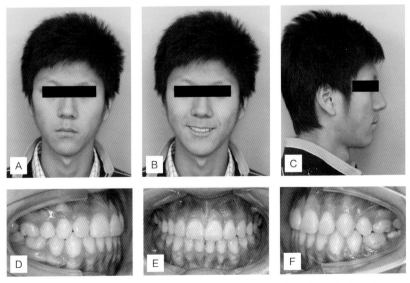

图 6-14　治疗后面相（A 至 C）、殆相（D 至 H）及 X 线片（I 和 J）

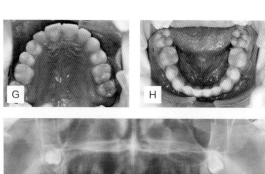

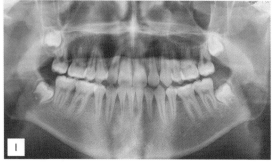

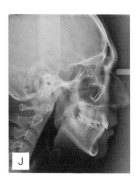

图 6-14　治疗后面相（A 至 C）、𬌗相（D 至 H）及 X 线片（I 和 J）（续）

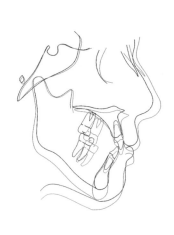

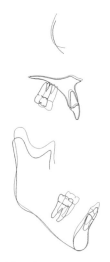

图 6-15　典型病例二治疗前后头影测量重叠图
黑线为治疗前，绿线为治疗后。

第五节　正畸拔牙

正畸治疗是否拔牙是一个古老的话题，一直是医生努力探索研究也是患者十分关注的问题。在治疗设计时，患者最先关注的问题常为是否需要拔牙、可否不拔牙、需要拔几颗牙齿以及拔哪几颗牙齿等。

一、拔牙与不拔牙

现代口腔正畸学之父 Angle 认为，拥有理想𬌗的人应该具有全部 32 颗牙齿且排列整齐，当咬合关系良好时，牙槽骨及颌骨会适应这种排列与咬合而发生改变，以使患者获得良好的面型。Angle 医生的巨大影响力使得 20 世纪初的正畸治疗均不拔牙。当然，不拔牙矫治带来的面型破坏、牙周风险以及治疗结果不稳定等也使正畸医生不得不寻找更优的治疗方法。20 世纪 30 年代后，澳大利亚的 Begg 医生基于其在考古研究中的发现提出了"磨耗𬌗"理论，并开始进行拔牙矫治，获得良好的治疗效果，其正畸治疗患者的拔牙率在 80% 左右。Tweed 也对其以往正畸治疗的患者进行了二次拔牙矫治，并获得成功。在之后很长的时间里，正畸治疗的拔牙率均较高，并持续到 20 世纪 80 年代后期。

随着拔牙矫治的大量开展，在 20 世纪 70 年代后，发达国家逐渐出现较多的研究，探讨白种人拔牙治疗带来的面型破坏，以及拔牙治疗与颞下颌关节病等问题，引起广泛关注。20 世纪 80 年代，Little 的研究发现拔牙矫治后稳定性也欠佳，而且拔牙矫治的治疗过程控制比不拔牙矫治要困难许多，加之高效矫治器的出现、种植体支抗的应用等，使得拔牙矫治率在欧美等国家大幅下降。20 世纪 90 年代初，应用亚历山大矫治技术的拔牙率仅为 25% 左右。

关于拔牙治疗可能存在的风险，近期的系统综述或 meta 分析结果表明，拔牙治疗后过度的前牙内收对面型的破坏与拔牙本身无关，而是治疗设计与控制不佳所致，拔牙治疗与否与颞下颌关节病无关，正畸治疗与否也与颞下颌关节病的发生没有显著相关性，拔牙矫治对治疗后患者的咀嚼功能没有显著影响。所以，正畸治疗中是否采取拔牙，应综合考虑患者错𬌗情况而定。

医学及口腔正畸学的发展迅速，治疗理念也在发生变化。但是，正畸医生也要明确，正畸治疗拔牙与否需要兼顾患者颌骨关系、解剖界限、治疗中的间隙需求、美学效果及治疗稳定性等多种因素。

二、中国人正畸治疗中的拔牙

与高加索人种相比，中国人的面部特征性表现是鼻部较低平，颏部的发育不突出，牙弓较突，牙齿形态也较宽大，整个面部形态表现为面下部较突。随着广泛的国际交流和民族融合，各文化之间的界限与差异逐渐减小，面部美学的标准也逐渐趋同。许多研究发现，中国人、日本人及韩国人等东亚人对面型的评价是喜欢较直的面型，尤其喜欢面型较直的女性。改善面型可能是大部分患者的主诉之一，加之中国患者较突的面型特点、多存在牙列拥挤，以及对较直面型的喜爱，拔牙治疗的可能性增大。

北京大学口腔医学院正畸科在 20 世纪 80 年代报告的拔牙比例在 60% 左右。2010 年的调查研究也表明，正畸治疗的拔牙率为 58%。国外大量研究报道，高加索人正畸治疗的拔牙率较低与其具有较直的面型、牙弓形态更尖窄以及面部深度较大有关，与应用某种治疗技术的关系不大。

三、治疗设计时决定拔牙与否的患者因素

（一）侧貌面型

正畸治疗的目标之一是美观，这也是大部分患者的主要治疗诉求，因此，通过正畸治疗增进面部美观至关重要。侧貌的突度是否正常，希望通过正畸治疗增加还是减小面部突度，决定着治疗设计时的拔牙选择。

1. 软硬组织变化　侧貌突度的主要评价指标是上下唇的突度、颏唇沟及鼻唇角。上下唇前突通常需要通过拔牙矫治内收前牙来改

善。但是侧貌突度的改善除了与牙弓突度减小、前牙唇倾度减小有关，也与唇部软组织的厚度、形态及张力高度相关。牙齿的内收及牙槽骨的改建与唇部及面部的软组织变化并非相等，一般情况下软组织的变化量小于硬组织变化量。前牙内收量与唇内收量的关系一般是上唇内收量约为上切牙内收量的 40%，下唇内收量约为下切牙内收量的 60% ~ 70%。

2. 侧貌面型的评价标准　侧貌评价有多种方法和评价指标，常用的评价参考线有以下 3 条。①审美平面：由 Ricketts 提出的连接软组织颏前点和鼻尖点的线构成。儿童面型略突，成人稍直。成年中国人的标准是下唇在此平面上或略突，上唇在此平面后 2 mm 左右。②H 线：是连接软组织颏前点与上唇突点的线。侧貌评价时测量下唇及颏唇沟至 H 线的距离。③B 线：又称 Burston 线，是连接鼻下点与颏前点的线。侧貌评价时测量上下唇至 B 线的距离。

（二）牙弓的拥挤程度

牙弓的拥挤程度一般需要通过模型测量进行分析。牙弓的拥挤程度对决定是否拔牙影响较大，具体的分析和测量方法请见第二章。解决 1 mm 拥挤需要 1 mm 间隙。牙弓拥挤的解决可以采用牙弓开展或者拔牙、邻面去釉的方法。拔牙与否与拥挤程度高度相关，但是也需要结合患者情况综合考虑。

（三）牙弓的突度或唇倾度

中国人牙弓突度较大的情况较多，减小牙弓突度需要间隙，每减小 1 mm 突度需要 2 mm 间隙。对于前牙唇倾的患者，如果治疗设计需要减小前牙唇倾度，则牙弓中也需要间隙，唇倾度每减小大约 2.5°，牙弓中需要增加 2 mm 间隙。由于直丝弓托槽中转矩表达不足，另外骨性畸形的掩饰治疗常会有牙齿的代偿直立，牙弓突度变化的同时会有前牙倾斜角度的减小，控制性倾斜移动内收前牙所需的间隙小于整体内收。

（四）Spee 曲线深度

正常牙弓应具有较平缓的 Spee 曲线，深度不超过 2 mm。过深的 Spee 曲线常表现为前牙深覆𬌗。整平 Spee 曲线也需要间隙，否则会发生前牙唇倾。整平 1 mm Spee 曲线大约需要 1 mm 间隙。患者的 Spee 曲线深度是两侧曲线深度的均值。注意，拔牙后前牙若有较多内收，也不利于深覆殆的矫治。

（五）矢状向颌间关系（覆盖及磨牙关系）

颌间的矢状向关系包括前牙的覆盖关系、尖牙和磨牙的关系等。改善前牙覆盖、纠正尖牙与磨牙的矢状向异常，需要上下前牙或后牙有不同程度及方向的移动。通常需要牙弓中存在间隙，以完成尖牙或磨牙的近远中移动。

例如前牙深覆盖或尖牙远中关系，就需要将上颌前牙或尖牙向远中移动，因而需要在上颌拔牙，而前牙反殆及尖牙近中关系，就需要将下颌前牙或尖牙向远中移动，因而需要在下牙弓拔牙。当然对颌牙弓是否需要拔牙还要综合考虑。

（六）颌骨的垂直向关系（覆殆及垂直骨面型）

垂直骨面型及垂直向颌间关系对正畸治疗是否拔牙也有不同的影响。

1. **低角患者** 下颌平面角低的患者常表现出较严重的深覆殆，下颌逆时针旋转并呈短面型，患者常表现为直面型，治疗后能耐受略唇倾的下切牙，以协调面部关系。低角患者咀嚼肌强壮有力，所以打开咬合矫治深覆殆困难，同时由于咀嚼肌功能强，后牙前移也较困难，不易关闭拔牙间隙。另外，拔牙矫治后的内收前牙不利于改善深覆殆，而前牙唇向移动及推磨牙向后则有利于深覆殆的矫治。所以，对于深覆殆的患者，在分析资料时应将低角纳入考虑，避免过度拔牙造成的矫治困难。

2. **高角患者** 高角的患者有前牙开殆及下颌顺时针旋转的倾向。患者面下部常表现出后缩及增高的趋势，面型偏凸，可以将切牙放置在略直立的位置上以平衡面部关系。所以，对于高下颌平面角的患者，若正畸治疗介于拔牙与不拔牙之间，则可能更倾向于拔牙，以便将切牙略直立以协调面型。推磨牙向后及唇向开展治疗不利于前牙开殆及面部突度的减小，而拔牙及前牙的内收则有利于其治疗。另外，由于高角患者咀嚼肌力量较弱，骨质也疏松，后牙向近中移动非常容易。后牙近中移动有利于下颌平面角的减小及开𬌗的降低，但是后牙支抗也较易丢失。在治疗设计时应将这些因素考虑其中。

（七）折中因素的考虑

对于儿童和青少年，治疗追求较理想的目标，包括牙齿排列、咬合关系、面型等方面的完善。而对于一些成年患者或存在特殊情况的患者，如患有牙周病、缺失牙、其他疾病等，由于受各种原因的限制而不能获得理想目标，仅能改善部分错𬌗情况，则治疗可能需要进行一些补偿拔牙或要考虑到可能的折中因素。

四、拔牙的牙位选择与拔牙模式

正畸治疗的原则是少拔牙，介于拔牙与不拔牙之间时以不拔牙更佳。但是，前提是不拔牙治疗不影响正畸目标的实现，为了不拔牙而影响患者最终达到正畸的治疗目标（功能、健康、美观与稳定）是不明智的。对于需要拔牙的患者，应对称性拔牙及拔除预后不佳的牙齿，此外，保留健康牙齿也是十分重要的原则。

（一）拔牙位置的选择

1. 双尖牙　双尖牙，尤其是第一双尖牙，是正畸治疗中最常拔除的牙齿。这是因为其所处的位置在牙弓中段，便于前牙段及后牙段对拔牙间隙的利用。可依据间隙分析的结果选择拔除第一或第二双尖牙。

2. 第三磨牙　第三磨牙在牙弓的最远端，经常出现由于间隙不足而阻生的问题，第三磨牙的拔除可以使牙弓远端出现间隙，在种植体支抗或颌间牵引的帮助下，可以使牙弓整体后移。在牙弓间隙需要不多的情况下，拔除第三磨牙可以是中度以下拥挤的一个治疗选择。但是，需要对第三磨牙拔除后间隙的情况以及第二磨牙远中的牙槽骨骨量进行评价，远中牙槽骨不足，尤其是下颌牙弓远中缩窄较明显的患者，拔除第三磨牙后牙弓后移的量很小。

3. 第二磨牙　对于下颌无明显拥挤的Ⅱ类错𬌗患者和上颌无明显拥挤的Ⅲ类错𬌗患者，如果第三磨牙发育良好，可考虑拔除上颌或下颌第二磨牙，远中移动第一磨牙及上下颌牙弓，便于在治疗后获得中性关系。

4. 下切牙 常作为补偿性拔牙时选择的牙齿。

5. 有严重龋坏、外伤或牙周缺陷，预后不良的牙齿。

（二）拔牙模式

1. 拔除4个第一双尖牙 适用于矫治 I 类关系的中度以上拥挤或双牙弓前突者，或者下颌拥挤且尚有生长发育潜力的安氏 II [1] 类错𬌗，或者上颌严重拥挤的 III 类错𬌗。

2. 拔除4个第二双尖牙 适用于矫治中度以下的拥挤或轻度前突者，尤其是虽轻度拥挤但下颌平面角高的患者，也可用于矫治替牙障碍所致的第二双尖牙舌（腭）向萌出的患者或者第二双尖牙畸形或小牙的患者。

3. 拔除上颌第一、下颌第二双尖牙 一般适用于安氏 II [1] 类错𬌗患者。患者下颌生长潜力不大，远中磨牙关系的矫治主要依靠下颌磨牙的近中移动完成；拔除下颌第二双尖牙，也可以避免下颌前牙过度内收所致的深覆盖与深覆𬌗加重。

4. 拔除上颌第二、下颌第一双尖牙 一般适用于掩饰治疗的安氏 III 类错𬌗患者。上颌拔除第二双尖牙有利于近中磨牙关系的矫治，同时避免上颌前牙过度内收。

5. 拔除上颌第一双尖牙 一般适用于下颌无显著拥挤的成人安氏 II [1] 类错𬌗患者。上颌拔牙有利于前牙覆盖的减小和尖牙远中关系的调整，治疗后建立完全远中的磨牙关系。

6. 拔除下颌第一双尖牙 这是一种较少应用的拔牙模式。对于上颌无明显拥挤的安氏 III 类错𬌗，下颌拔牙便于解决前牙反𬌗及尖牙近中关系，治疗后磨牙为超近中关系。由于下颌磨牙形态的缘故，与上颌双尖牙建立超近中关系的咬合接触不如完全远中关系好。这种情况下，拔除下颌第二或第三磨牙，远中移动下牙列会更好。

7. 拔除上颌第二或第三磨牙 对于下颌无明显拥挤的安氏 II 类错𬌗，如果第三磨牙发育良好，可以拔除上颌第二磨牙，利用口外弓或种植体支抗远中移动上颌第一磨牙，矫治远中磨牙关系至中性。如果第三磨牙发育不良，则拔除第三磨牙后上颌磨牙远中移动的难度较拔除第二磨牙大，可以矫治的远中关系不调也较轻。对于上颌无明显拥挤的安氏Ⅲ类错𬌗，如果下颌第三磨牙发育正常，可以拔除下颌第二磨牙，利用Ⅲ类牵引或种植体支抗远中移动下牙弓，矫治近中的磨牙关系。对于第三磨牙发育不良的患者，拔除下颌第三磨牙后下牙弓的远中移动常不如拔除第二磨牙理想。对于一些上颌发育不足、上颌第二磨牙颊向错位严重所致的锁𬌗患者，当第三磨牙发育正常时，也可以考虑拔除上颌第二磨牙，将第三磨牙近中移动替代第二磨牙。

8. 拔除下颌切牙　对于一些上下颌间牙量存在不调的患者，尤其是下颌牙量大的患者，可以通过拔除一个下切牙来协调牙量。此外，还适用于前牙反覆盖小的成年反𬌗患者，以及存在下切牙拥挤的成年安氏Ⅱ[1]类错𬌗患者。

9. 非典型拔牙　由于患者可能存在严重畸形的牙（牙冠形态差、严重弯根）、严重异位的牙（完全舌向的侧切牙、完全颊向的锁𬌗牙）、早失牙，以及因龋坏、牙周病或外伤而预后不佳的牙，这些患者的拔牙矫治不能采用常规的拔牙模式，而需要将有问题的牙齿拔除，再结合患者具体情况考虑剩余象限如何拔牙。非典型拔牙常在治疗上有所折中，如咬合关系略差、牙齿形态需要调磨改形或治疗后进行修复等，这都需要在开始治疗前告知患者。

第六节　支抗的设计及应用

正畸治疗设计的一个重要环节是支抗设计。Burston根据磨牙移动所占的拔牙间隙大小分为强支抗、中支抗和弱支抗。强支抗病例允许的磨牙前移量一般小于双尖牙拔牙间隙的1/4，即约2 mm以下；中支抗的患者一般前牙与后牙各占拔牙间隙的一半；弱支抗的拔牙病例一般磨牙前移可以超过拔牙间隙的2/3。当然，具体到每位患者，后牙在治疗中的前移量要根据患者的具体情况而定。

一、增加支抗的方法

中支抗设计一般不需要额外的辅助装置；弱支抗设计则需要尽量消耗后牙的支抗，让后牙占据双尖牙拔牙间隙的 2/3 以上；而强支抗设计则需要有一些特殊的辅助手段。增加支抗有多种方法，简述如下。

1. 头帽口外弓　根据患者下颌平面角的大小，选择高位牵引（高角）、低位牵引（低角）及联合牵引（均角）口外弓施力，增加上颌磨牙的支抗。下颌后牙的支抗因为下颌骨较致密而较上颌强，可以在戴用上颌口外弓的同时应用Ⅲ类牵引而加强。

2. Nance 弓　双侧上颌第一磨牙带环腭侧通过钢丝与硬腭前部的树脂托相连。借助部分硬腭的组织与两侧磨牙共同作用，增加支抗。应用 Nance 弓时，需要两步法关闭间隙。通常需要在拔牙后先远中移动尖牙至中性关系或与第二双尖牙靠拢后，再组牙移动4 个切牙。在切牙后移时一般需去除 Nance 弓。

3. 横腭杆（transpalatal arch，TPA）　两侧上颌第一磨牙带环腭侧通过直径 1.0 mm 钢丝连接。但是，许多研究表明 TPA 矢状向增加支抗的作用不显著，因为上颌磨牙仍能发生近中倾斜。然而在磨牙垂直向的控制上，TPA 有较好的作用，对于高角、有开𬌗倾向患者，可起到辅助压低上颌磨牙的作用。

4. 种植体　种植体是增加支抗最有效的辅助装置，可以根据患者的具体情况选择植入的部位，如第二双尖牙和第一磨牙间、第一与第二磨牙间、上颌的颧牙槽嵴、下颌的外斜线等。对于前牙区压低者也可在牙弓前部植入。但是种植体支抗是侵入性操作，医生需要按照操作规范进行植入手术，避免损伤牙根。

5. 轻力及差动移动　牙齿移动需要力量达到一定的阈值方能启动（根周膜受力 $20 \sim 26 \text{ g/cm}^2$），超过此力值范围会产生大量玻璃样变，造成牙齿不移动或移动缓慢。治疗中可以利用不同牙齿根周膜面积不同实现牙齿的差动移动，即应用轻力时小根牙移动，应用重力时根周膜面积大的牙齿移动。应用轻力可以节省支抗，同时减轻正畸力对牙齿牙周产生的副作用。

6.　颌间牵引　颌间牵引可以利用对颌牙弓的力量内收前牙而节省后牙的支抗。如Ⅱ类牵引有助于上前牙内收而节省上颌后牙的支抗，Ⅲ类牵引利用上颌后牙协助下前牙内收。有时候双颌后牙需要增加支抗，此时也可以在单颌植入种植体，应用颌间牵引来增加对颌牙弓的支抗，避免植入过多的种植体，减小损伤风险。例如双牙弓前突的患者，可以在上颌后部植入种植体，利用上颌种植体＋Ⅲ类牵引内收下前牙，既增加了下颌后牙的支抗，也减少了种植体植入。

二、消耗支抗的方法

在支抗设计与应用问题上，正畸医生可能更多地关注了增加支抗的方法，而对后牙支抗过强时的处理关注不足。当后牙支抗过强时，存在前牙内收过度导致面型凹陷的风险。在正畸治疗的过程中，医生需不断评价治疗的效果，包括前牙移动量、面型变化、拔牙间隙余量及后牙前移的情况，当后牙前移不理想时，应及时进行处置，增加前牙支抗，消耗后牙支抗，避免前牙内收过度。越早处理后牙前移不足，治疗受到的不利影响越小。

1.　前牙正转矩　当后牙前移不理想、牙弓中仍存间隙而前牙的继续内收会导致面部凹陷时，应调整弓丝上的前牙转矩。加大前牙的正转矩会使前牙占据较多的位置，也使前牙支抗加强，利于后牙前移关闭剩余间隙。

2.　增加前牙数量　尽量增加前牙数量，如将双尖牙与前牙连续结扎后关闭间隙，可以将力加于第一磨牙上，前移第一磨牙后再前移第二磨牙。

3.　前方牵引　后牙前移不理想时，也可以在方丝上进行前方牵引。将牵引力加在第一磨牙上促进磨牙的前移。

4.　前部种植体　后牙前移不足时，也可以在牙弓前段植入种植体，增加前牙段支抗，关闭间隙时以后牙前移为主来消耗支抗。

三、中支抗的实现

设计中支抗的患者，治疗一般不需要特殊的支抗加强手段，拔牙间隙的关闭以组牙移动完成。但是，由于每个患者的牙齿牙槽骨反应的独特性，治疗中也需要持续关注。当牙齿移动偏离设计的中支抗时应及时进行调整，必要时也需配合一些特殊装置增加支抗或消耗支抗。

1. 牙列拥挤患者　中度拥挤的患者，排齐过程中需要将尖牙向后结扎，以避免前牙唇倾，排齐后一般组牙移动关闭间隙即可。但是，治疗过程中也需密切观察，既要避免前牙占用间隙超过一半造成前牙内收过多，进而导致唇部塌陷，也要避免后牙前移过多导致前牙间隙不足。对于高角患者，应注意后牙支抗不足，必要时采取增加支抗的措施；而对于低角患者，由于后牙前移较难，可能存在前牙过度内收的风险，应及早处理，配合应用Ⅱ类牵引来消耗下颌支抗。

2. 前突患者　轻中度前突的患者拔除第一双尖牙后，由于拥挤较轻，排齐牙列占用的间隙不多。关闭间隙时一般采用前牙的组牙移动内收，用两侧的第二双尖牙及磨牙整体内收6个前牙，根据治疗中牙齿的反应，调整牙齿移动的方式和后牙的支抗。若发现后牙支抗不足，应及时增加支抗，如粘接第二磨牙、两步法关闭拔牙间隙或佩戴口外弓等。还应注意，前突患者有时会存在尖牙牙根突出所致的骨皮质支抗，由于尖牙牙根的支抗加强，前牙的远中移动常不理想。应及时调整尖牙转矩，先增加尖牙牙根的舌向转矩，牙根离开骨皮质后再关闭拔牙间隙。如果患者后牙支抗过强而前移不足，应该适当加强前牙支抗，如加大前牙牙根舌向转矩、应用颌间牵引或适当前移第二双尖牙，然后再行间隙关闭。

第七节　正畸治疗风险的评估

正畸治疗中，矫治力的应用可能引发牙周组织的一系列反应，戴用矫治器还可能引发口腔卫生风险等，需要关注这些可能的风险，并应在治疗前进行评价预防。

一、牙齿脱矿风险

戴用矫治器尤其是固定矫治器，降低了口腔自洁作用，增加了牙齿清洁的难度，容易造成菌斑堆积而脱矿。所以在正畸治疗前及整个正畸治疗的过程中，正畸医生开展口腔卫生宣教，并对口腔卫生进行监督及必要的治疗是十分重要的。

1. 脱矿好发部位　因戴用矫治器所致的牙齿脱矿，常发生在牙齿的唇侧颈部及托槽周围。好发的牙位是前牙，侧切牙最常见。有研究发现戴用固定矫治器后，约 50% 的患者出现轻度牙齿脱矿。口腔卫生极度不佳者，可能出现多个牙齿的严重脱矿，甚至釉质缺损。

2. 治疗前患者口腔卫生评估　治疗前口腔检查应详细了解口腔中的龋坏牙齿及治疗情况。若存在多个龋坏牙，说明患者易患龋，其口腔卫生维护的要求应强化。对于成年患者，控制口腔卫生相对容易，而儿童患者如果口腔卫生状态不佳，不建议马上开始正畸治疗。应对患者强化口腔卫生宣教，并对其一段时间内的刷牙效果进行评估。旨在让患者在正畸治疗前形成良好的口腔卫生习惯，提高刷牙及维护口腔卫生的自觉性，以保障正畸治疗中良好口腔卫生的维持。

戴用固定矫治器后，虽然增加了彻底清洁牙面的难度，但是保证良好的口腔卫生是绝对必要的。良好的口腔卫生是牙齿健康的保证。治疗中脱矿与粘接时的酸蚀及口腔卫生不佳相关。所以，在粘接托槽时，应注意牙面酸蚀的范围尽量局限在托槽粘接的区域，酸蚀牙面需要粘接剂的渗透液全面覆盖，同时托槽周围多余的粘接剂应彻底清除，避免堆积菌斑。治疗中定期的牙体检查也必不可少。

二、牙周风险

牙齿受力后依靠牙周组织产生反应，出现压力侧破骨、张力侧成骨的变化，从而使牙齿向正畸治疗的目标位置移动。在牙周的骨改建反应中，成骨作用小于破骨作用，许多近期的锥形束 CT

（CBCT）研究均证明了这点。

1. 牙龈退缩

（1）牙槽骨的高度是牙龈高度的保障，存在牙槽骨高度降低的患者，正畸治疗中易出现牙龈退缩而产生黑三角。

（2）附着龈较薄或较窄者在正畸治疗中易出现牙龈退缩。

（3）牙齿形态不佳或邻接关系不佳的牙齿区域易产生牙龈退缩。

（4）口腔卫生控制不佳，反复发作牙龈或牙周炎的患者，正畸治疗中或治疗后易出现牙龈退缩。

2. 牙槽骨高度降低　中国人牙槽骨厚度常不足，牙槽骨嵴顶的厚度很薄，尤其是对于较多的牙齿唇舌向移动量较大的患者，正畸治疗后会有牙槽骨高度的降低。

3. 牙周病患者的正畸治疗　第四次全国口腔健康流行病学调查中发现，我国成年人中超过一半存在牙周病。牙槽骨高度降低使牙齿的整体移动更加困难；牙周炎症的存在会加重牙齿受力后的牙槽骨破坏，导致牙周病加重。这些问题都会对正畸治疗产生影响。伴有牙周病的成年患者需要在正畸治疗前对牙周病进行系统的治疗，并在正畸过程中定期检查和维护牙周健康，有效控制牙周的进行性炎症。

4. 牙槽骨薄弱患者的治疗　蒙古人种面型较突，使得我国正畸患者的拔牙率在 50% 以上，很多患者需要较大量地内收前牙以降低面下部的突度。但是，中国人牙槽骨较薄弱，给正畸治疗或大量内收带来风险。治疗前需要综合评估患者面型、牙槽骨厚度、牙根在牙槽骨中的位置等，使患者获益最大的治疗方案应首先保证患者健康与安全。

三、牙根吸收

正畸治疗中牙齿受力并发生移动。牙齿的移动是受力后牙周组织成骨和破骨作用的结果。在压力侧牙周膜的牙槽骨界面会产生破骨细胞，从而发生牙槽骨的吸收，而在压力侧的牙根界面也会产生破牙骨质细胞，会对牙根表面产生影响并发生牙根吸收。正畸治疗引发的牙周组织反应使受力的牙齿均产生牙根吸收的变化，但是一般吸收非常轻微，宏观不易观察到。

1. 外伤牙　曾经受过外伤的牙齿，由于牙体及牙周组织的损伤，正常的正畸加力也可能引发显著的牙根吸收。尤其是一些牙冠外伤不显著的牙齿，容易被忽略。治疗前应详细询问并评价外伤牙齿，避免正畸中出现严重的牙根吸收或牙髓症状。

2. 牙根畸形的牙齿　弯根、短根、治疗前即存在根尖圆钝或异常尖细牙根的牙齿，在正畸过程中易出现较明显的根吸收。

3. 性别与年龄因素　牙根吸收有明显的年龄与性别差异。少年儿童的正畸治疗很少产生明显的牙根吸收，而在成年患者，由于细胞的修复能力降低，易产生牙根吸收。由于性激素与骨改建的关系，女性患者较易出现牙根吸收。

4. 治疗中持续重力　许多研究表明，正畸治疗中应用轻力时牙根吸收常不明显。而应用重力尤其是持续重力者，牙根无暇修复破牙骨质细胞造成的表面吸收，常产生显著的牙根吸收。

5. 牙齿移动量及与骨皮质的关系　大量移动的牙齿，牙根在牙槽骨中需要移动较大的距离而靠近骨皮质，较硬的骨皮质与牙根组织接触，造成牙根吸收。

（李巍然）

第二篇　矫治器与矫治技术

第七章

矫治器概述

用于矫治错𬌗畸形的装置称为矫治器。它可产生作用力，或者传递咀嚼肌及口周肌肉力量，从而矫治错位的颌骨、牙齿及牙周组织，以有利于牙颌面的正常生长发育。

近年来，矫治器不断改进与发展，目前临床上可使用的矫治器种类繁多。临床医生应根据不同的错𬌗畸形类型，结合患者需求，选择适当的矫治器。临床上常用的矫治器可从以下几方面分类。

一、以矫治器的固位方式分类

（一）固定矫治器

1. 利用托槽、带环以及颊面管等黏着于牙齿之上作为固位部件。
2. 以各种弓丝纳入托槽中，利用弓丝弹性，使被矫治牙受力移动。
3. 只能由正畸医生拆装，患者不能自行摘戴。
4. 应用范围广泛，可应用于多种类型的错𬌗畸形。
5. 根据不同的结扎方式，又可分为传统固定矫治器、低摩擦力矫治器、自锁托槽矫治器等，在矫治牙齿的过程中可产生不同的摩擦力。
6. 根据矫治器放置的部位，又可分为唇侧矫治器及舌侧矫治器。唇侧矫治器是最常用的矫治器，方便医生操作，但美观性不佳；舌侧矫治器放置在牙齿的舌侧，保证了美观性，但对医生操作要求较高，患者口腔内异物感强，费用较高。

（二）可摘矫治器

1. 可由患者自行摘戴。

2. 包括传统的各类活动矫治器及大多数功能矫治器，一般由弹簧、固位卡环、塑料基托等几部分组成。

3. 近年来新兴的隐形矫治技术也采用可摘矫治器，主要是通过塑料膜片的变形作用来移动牙齿，满足患者的美观要求，但需要患者的良好配合，保证戴用时间；同时，由于隐形矫治器的特性，其对牙齿的控制程度不及传统固定矫治器，临床使用需要严格把握适应证。

二、以矫治力的性质分类

（一）机械性矫治器

1. 固定矫治器及大多数可摘矫治器都属于机械性矫治器。

2. 固定矫治器和可摘矫治器的矫治力来源于各种金属丝变形后的回弹力，隐形矫治器的矫治力来源于塑料膜片的变形力，矫治力直接或间接作用于牙齿，对颌骨形态与生长无直接影响。

3. 使用力量一般在 200 g 以下，极少超过 250 g，一般为持续力。

4. 使用最为广泛，不受患者年龄限制。

（二）功能矫治器

1. 大多数功能矫治器为可摘矫治器（如 Frankel、Twin-Block 矫治器），也有部分为固定的功能矫治器（如 Herbst 矫治器）。

2. 原理是利用咀嚼肌或口周肌力，将其通过矫治器传递到被矫治的部位，间接影响骨骼的发育。

3. 需要咬合重建，即上下牙列分开、咬合分离，下颌向前或向后移位。

4. 功能矫治器的矫治力有两种：一种是口周组织被牵拉之后产生的静止张力，另一种是肌肉被激活后产生的收缩力。

5. 适用于生长发育中的患者。主要用于矫治矢状向和垂直向不调，如安氏Ⅱ类错𬌗（下颌后缩）和功能性Ⅲ类错𬌗，低角病例的疗效比高角病例好。不适用于牙列拥挤的拔牙病例。

（三）矫形力矫治器

1. 以直接影响颌骨生长发育为目的，改善颌骨关系与颜面形态，也产生一定的牙齿移动。

2. 使用"矫形力"。矫形力力量较大，在 500 ~ 1000 g 之间；一般为间歇力，每天作用 12 ~ 14 小时，治疗周期较长。

3. 除腭中缝开展矫治器外，矫形力矫治器都位于口外，故又称口外矫治器。固位于口内，通过牙齿或者直接固位在颌骨上。

4. 一般以生长发育中的儿童青少年为矫治对象。近年来，随着技术的发展，出现了种植体支持的成人上颌扩弓装置，也能起到骨性扩弓的作用。

5. 主要适用于轻中度骨性错𬌗患者，常与固定矫治器合用，或者在矫形矫治后使用固定矫治器进行二期治疗。

三、以矫治器的作用目的分类

（一）预防性矫治器

可为固定或可摘装置，目的在于预防可能发生的错𬌗畸形。

（二）矫治性矫治器

大多数固定和可摘矫治器均属于矫治性矫治器，利用机械力或口周肌力矫治牙齿或颌骨畸形。

（三）保持性矫治器

可为固定或可摘保持器，用于保持矫治后的牙齿或牙弓位置。

（孙燕楠）

第八章

功能矫治器

第一节 概述

一、定义

功能矫治器是指那些通过下颌再定位，改变面颌部肌肉环境，从而促进咬合发育及颅颌面生长的一类矫治器，其一般不产生机械力。经典的功能矫治器多具有以下特点：

1. 下颌移至新的位置。
2. 上下牙列分开，咬合分离。
3. 利用口面肌力，影响牙齿和骨骼。
4. 要求患者吞咽时上下唇紧密闭合。
5. 选择性地改变牙齿的萌出道。

二、分类

随着正畸学的不断发展，已经演化出多种形式的功能矫治器。依据摘戴方式，可分为可摘型（也称为活动型）和固定型。固位形式可以结合临床需要调整，如以可摘型为主的双𬌗垫功能矫治器也可以改良为固定型，而固定型的 Herbst 矫治器可以制作为可摘型。此外，如果患者戴用功能矫治器的同时还能进行各类功能运动，如语言、咀嚼等，则可将矫治器定义为功能运动型矫治器，这包括全部的固定功能矫治器，以及部分活动功能矫治器如双𬌗垫矫治器等。但一般多根据作用方式，将功能矫治器归为以下 3 大类。

（一）牙支持式功能矫治器

此类矫治器是指主要依靠牙齿支撑、传递矫治力的功能矫治器。大部分功能矫治器属于此类，如 Activator（肌激动器）、Bionator（生物调节器）、Twin-Block（双𬌗垫矫治器）、Herbst、MARA 等；也包括一些简单的功能矫治器，如上颌斜面导板、平面导板、下颌联冠式斜面导板、唇挡等。

根据是否加入了主动加力装置，如扩弓螺旋弹簧或用于个别牙齿移动的弹簧等，又分为被动式牙支持式功能矫治器及主动式牙支持式功能矫治器。随着隐形矫治技术的发展，近些年出现的带有下颌前导功能的隐形矫治器，在前导下颌的同时也可以进行适当的牙齿移动、牙弓矫正，则属于不典型的主动式牙支持式功能矫治器。

该类矫治器通过改变下颌位置，使被牵拉的软组织产生牵张力，咀嚼肌受到刺激而兴奋产生力，这些力再经过矫治器传递至牙齿、颌骨，从而影响牙弓、颌骨的发育，起到生长改良的作用。

（二）组织支持式功能矫治器

目前该类矫治器主要有 Fränkel 矫治器，又称功能调节器（function regulator）。矫治器不通过牙齿固位，主要作用部位在口腔前庭，通过颊屏、唇挡的作用改变下颌位置，同时也改变口周肌肉的动力平衡，从而影响颌骨的发育；又因颊屏、唇挡可使唇颊部软组织不接触牙列，故有一定的扩弓效果。

前庭盾，制作时一般不改变下颌位置，可视为不典型的组织支持式功能矫治器。

（三）混合类功能矫治器

该矫治器系较为复杂的功能矫治器，为牙支持式与组织支持式功能矫治器的结合，主要用于有特殊需求的颌骨不对称畸形的早期矫治。通过一侧抑制牙齿萌出、另一侧允许牙齿萌出等措施，对牙弓、颌骨的生长进行三维调控。需注意严格把控该类矫治器适应证的选择。

三、适应证

功能矫治器是一种有效的生长改良治疗工具，但应注意其适应证。

1. 病因学　适用于口面肌肉功能异常引起的功能性错𬌗及早期轻中度骨性错𬌗。功能性错𬌗一般都是后天获得性的，有神经、肌肉参与，由下颌位置及闭合道改变而引起的错𬌗畸形。

2. 矫治时机　适用于处于生长发育期，尤其是具有有利生长型的患者。生长发育已经完成的成年患者不适用。

中国儿童中，女性平均 9～10 岁、男性平均 12～13 岁进入青春迸发期。从牙龄考虑，功能矫治器的主要适用对象为替牙期患者，乳牙期和恒牙早期者也可使用。

3. 错𬌗类型

（1）牙列存在严重拥挤者，使用某些功能矫治器时存在一定困难，但不是严格的禁忌证。

（2）安氏Ⅱ类错𬌗患者，上颌正常或轻度前突，下颌后缩，前牙覆盖较大者较为适合。

（3）安氏Ⅲ类错𬌗患者，上颌无严重发育不足，下颌无严重发育过度，反覆盖小或下颌能后退至对刃者适用。

四、治疗程序

（一）诊断

通过模型分析、临床口面功能分析和 X 线头影测量分析，确定患者错𬌗的类型、错𬌗形成的主要原因、畸形所涉及的部位及严重程度，从而正确地选择适应证和制订矫治计划。

（二）设计

选择功能矫治器类型，决定𬌗重建的标准，并对矫治效果进行预后评估。

（三）𬌗重建

根据各种检查资料，从矢状向、垂直向和横向三个方位设计好下颌的新位置，并在口内用𬌗蜡将这一位置记录下来，此过程即为𬌗重建。制取𬌗蜡前，应先确保患者理解并学会正确的配合方法。通过𬌗蜡将牙模转移至𬌗架后，矫治器将在此新的位置关系上制作，整个治疗过程中下颌将保持在这一位置上建立新的𬌗关系。

1. **矢状向**　下颌在矢状向上移动的目的是建立中性磨牙关系。因此，安氏Ⅱ类错𬌗病例下颌应向近中移动，下颌前移量多以磨牙关系达到中性为准。若远中关系、深覆盖严重，下颌应分次前移。安氏Ⅲ类错𬌗者，下颌应尽可能后移，至少移动至上、下切牙对刃。

2. **垂直向**　下颌垂直打开一般应超过息止𬌗间隙。对于安氏Ⅲ类错𬌗，至少应解除前牙的反覆𬌗关系。垂直打开的量与前牙覆𬌗、覆盖以及患者年龄有关。覆𬌗越深，垂直打开越大，反之亦然。若覆盖较大，下颌前移多，垂直打开不宜过大；若覆盖较小，下颌前移较少，垂直打开应适当增加。一般而言，下颌前移量与垂直打开量之和以 8 ~ 10 mm 为宜。

3. **中线**　牙齿和骨骼原因造成的中线偏斜不是功能矫治器的适应证。𬌗干扰等功能因素造成的下颌偏斜，在𬌗重建时应予以纠正：此时首先观察息止位时的上下中线关系，然后嘱患者慢慢咬至习惯位，同时观察中线的变化，随后进行咬合重建时，应当遵循息止位的中线关系（图 8-1）。

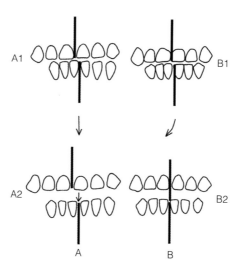

图 8-1　上下牙弓中线关系

A. 真性下颌偏斜：正中颌位（A1）和息止颌位（A2）时上下牙弓中线均不一致。

B. 功能性下颌偏斜：正中颌位（B1）时上下牙弓中线不一致，息止颌位（B2）时中线一致。

殆蜡完成后放在牙模上，检查其与上下牙弓的接触是否紧密，核对并记录下颌的前移量，切牙区与磨牙区的垂直打开量，上、下牙弓中线的对称性，确保重建的咬合关系与设计相符，否则应重新制取殆蜡。

（四）技工室制作

需严格按照重建的殆记录关系将石膏模型转移上殆架，并保持整个制作过程中颌间关系的稳定。由于生长发育期儿童咬合的改变较快，技工室制作的周期应尽量缩短。

（五）临床治疗

1. 试戴期 功能矫治器初戴时很少需要调整，只需教会患者摘戴和使用注意事项。从每天2小时逐日增加戴用时间，1~2周后复诊，做局部修改调整。

2. 矫治期 全天或夜间戴用，每6~8周复诊。每天戴用时间越长，矫治效果出现越快，至少每日戴用12小时。矫治期一般分为3个阶段。

（1）肌肉调整期（1~5个月）：肌肉逐渐习惯于新位置，下颌不能回到原始的位置，矢状向不调得以调整。

（2）牙齿槽反应期（5~10个月）：牙槽骨的生长使后牙垂直向开殆逐渐关闭，上下前牙位置逐渐矫正。殆位逐渐稳定，下颌或上颌生长改变开始出现。生长快速期的合作病例，若错殆较为简单，此期即可完成矫治。

（3）颌骨反应期（10个月以上）：牙殆关系基本正常后继续戴用矫治器，以期颌骨反应继续进行，收到最大的骨骼效果。

3. 保持期 一般无须保持，但牙齿移动较多或颌间关系不调严重者，可酌情保持3~6个月。

（六）后期治疗

功能矫治器治疗完成后，常需使用全口矫治器进行咬合及排列的精细调整。不应排除后期需要减数治疗，或因功能矫治器疗效不及预期，甚至需要成年后行正畸-正颌联合矫治的可能。

第二节　肌激动器

肌激动器（activators）有各种类型和改良，但最早是挪威的 Andresen 医生设计的，所以又称为 Andresen 矫治器。肌激动器有颌骨矫形作用，故又称为颌骨功能矫形器。用于矫治安氏 Ⅱ 类错𬌗的肌激动器是较常用的一种类型（图 8-2）。

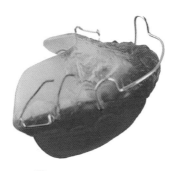

图 8-2　Andresen 矫治器

一、矫治器构造

（一）塑胶部分

上颌覆盖整个腭盖，下颌延伸至口底，向后达第一恒磨牙远中。上下颌塑胶托在𬌗间相连续，使矫治器成为一个整体，并在前牙和后牙区形成矫治器的两个功能部分：

1. 下切牙塑胶帽　若塑胶帽仅盖住下切牙，则在阻碍下切牙垂直向萌出的同时不影响其唇向移动；若不希望下切牙唇向移动，塑胶帽应包盖过下切牙切缘 1/3（图 8-3）。

2. 后牙牙导面　通过调磨塑胶导面可控制、引导后牙的垂直向萌出（图 8-3）。

（二）钢丝部分

双曲唇弓位于上颌尖牙之间，可将肌肉的矫正力传导至上前牙。如果上前牙腭侧基托被调磨缓冲，则上前牙将在唇弓的作用下向腭侧倾斜移动（图 8-3）。

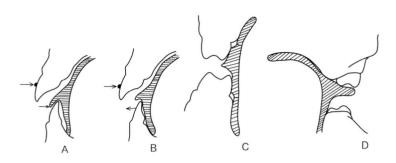

图 8-3　肌激动器与前牙及后牙的关系

A. 上前牙受到唇弓向后的力，塑胶帽包裹下前牙切端 1/3，限制其唇向及伸长移动；
B. 塑胶帽仅覆盖下前牙切端，不限制切牙唇向移动；C 和 D. 通过调磨后牙塑胶导面，可控制、引导后牙垂直向萌出。

二、作用原理

肌激动器的矫治力来源于咀嚼肌，在口内的松散固位也主要依靠咀嚼肌。在未戴入矫治器时，整个咀嚼肌群处于平衡状态。矫治器戴入后，下颌因矫治器牙导面的引导被迫向前、向下固定在新的位置上，咀嚼肌群的平衡被打破，下颌下肌群和提下颌肌群被牵拉。下颌下肌群被牵拉而反射性地拉下颌向后，由于下颌 - 矫治器 - 上颌已连为一体，这一向后的力通过牙导面和唇弓传至整个上牙和上颌，使其向前的发育受到抑制。与此同时，下颌本身虽受到向后的拉力，但其位置被固定，因此矫治器对下牙弓施以向前的推力，促进其向前发育（图 8-4）。

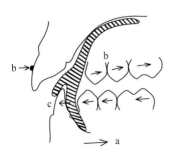

图 8-4　肌激动器的工作原理

a. 下颌下肌群收缩力；b. 抑制上牙弓向前发育的力；c. 促进下牙弓向前发育的力。

145

提下颌肌群被牵拉而产生的收缩力使矫治器在口内得以固位，同时有利于下颌在新位置上的稳定。由于下前牙被塑胶帽盖压，而后牙𬌗间无塑胶阻挡，这一收缩力还有助于抑制下前牙萌出和刺激后牙萌出，使深覆𬌗得以矫正。

肌激动器所产生的肌力是一种矫形力。实验证明，下颌每向前移动 1 mm，可产生约 100 g 的力；若下颌垂直向打开 8 mm，将产生高达 500 g 以上的肌肉牵拉力。

由于上、下后牙垂直向萌出的方向不同，上后牙向下、向前，而下后牙垂直向上，肌激动器通过后牙牙导面，控制上、下后牙的垂直向萌出差异，即可以调整磨牙关系。在安氏Ⅱ类错𬌗的治疗中，抑制上后牙的垂直向萌出而促进下后牙自由萌出，有利于建立Ⅰ类磨牙关系。

三、𬌗重建

大多数病例下颌前移为 5 mm 左右，咬合打开超过息止𬌗间隙 2 mm，磨牙区分开 4 mm 左右，同时要确定中线关系。

四、矫治器制作

1. 上𬌗架　严格按𬌗蜡记录将牙模上𬌗架，并在整个矫治器制作中保留𬌗蜡在上、下牙弓之间，以确保颌间关系的稳定，同时便于形成牙导面。为便于操作，𬌗架应当反上，即前牙区朝向𬌗架的关节轴。

2. 后牙的牙导面和前牙区的塑胶帽预备　后牙的牙导面要根据牙齿的形态和要进行的移动逐一在𬌗蜡的舌侧面雕刻出来，上、下牙导面的交界处一般位于𬌗间隙的上 1/3。去除前牙区𬌗蜡，并根据设计准备形成不同的塑胶帽。

3. 弯制上颌双曲唇弓并固定在牙模上　唇弓应在上颌尖牙远中越过𬌗面，注意不得影响上、下牙齿的萌出。

4. 铺塑胶　上、下颌分别进行，然后在𬌗蜡记录的关系上形成颌间后牙区和前牙区，将矫治器连为一体。打磨抛光，最后在牙模上核对无误。

五、临床使用步骤

1. 试戴期　绝大多数患者在 1 ~ 2 周内能适应并将矫治器保持在口内正确位置。若 2 周后仍发生夜间脱出口腔的情况，应检查是否垂直向打开不足或者下颌前移过大。

2. 矫治期　复诊时检查牙导面与牙齿的接触：塑胶导面与牙齿的摩擦滑动在接触部形成"光亮区"。上颌牙导面的"光亮区"应在近中龈侧，以刺激上后牙向远中𬌗向萌出（图 8-5）。下颌牙导面的"光亮区"应在远中龈侧，以刺激下后牙向近中𬌗向萌出。所有对矫正不利的"光亮区"应当选磨除去；如果缺乏"光亮区"，说明牙导面与牙齿没有接触，矫治器的作用不能发挥，应当在不改变下颌位置的前提下重衬。

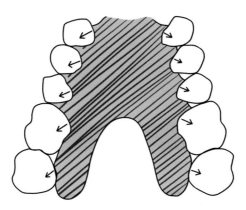

图 8-5　上后牙与牙导面的接触

检查后牙的牙导面是否影响乳恒牙的替换和第二恒磨牙的萌出。凡影响牙齿萌出的塑胶部分应当磨除；相反，如有某些牙齿萌出过多或希望阻止其萌出，可在有关牙齿的𬌗面增加塑胶𬌗垫。缓冲上切牙腭侧基托并调整唇弓，使唇弓与上切牙唇面接触，以使上切牙腭向移动。一旦上切牙位置合适，其腭面用自凝塑胶重衬以保持其位置。下切牙位置用塑胶帽控制。

由于肌激动器体积较大，戴入后影响发音、咀嚼，多在夜间戴用，每天 10～12 小时。一般情况下，肌激动器治疗安氏Ⅱ类错𬌗畸形 10～12 个月即可达到磨牙关系中性、前牙覆𬌗和覆盖基本正常的效果。

第三节　双𬌗垫矫治器

20 世纪 80 年代，英国医生 Clark 发明了双𬌗垫矫治器（Twin-Block）。不同于以往的单个整体基托，该矫治器设计为上、下颌两部分。上、下颌矫治器通过𬌗垫的斜面接触并闭合后，会将下颌置于前伸的位置。下颌前伸产生的肌力再通过矫治器传递至牙列、颌骨，产生持续的主动刺激，从而起到生长改良的作用。

一、矫治器构造

（一）固位装置（图 8-6）

1. 改良箭头卡　置于第一恒磨牙及第一双尖牙上。如果需用口外牵引，则箭头卡从上颌第二双尖牙近中至第一恒磨牙远中，并在卡臂上弯制螺旋管以插入口外弓。

2. 三角形卡：多用于下颌第一双尖牙。

3. 球形末端邻间钩：置于下前牙之间加强固位，同时防止下切牙唇倾；也可用于上颌前牙和后牙区。

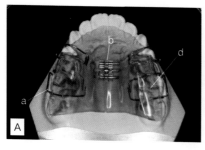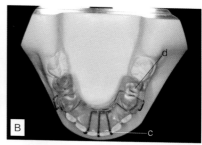

图 8-6　双𬌗垫矫治器
A. 上颌；B. 下颌。
a. 改良箭头卡；b. 螺旋扩大器；c. 球形末端邻间钩；d. 𬌗垫。

（二）𬌗垫

上𬌗垫覆盖磨牙和第二双尖牙𬌗面，并在第二双尖牙的近中边缘嵴处形成向近中的斜面，斜面与𬌗平面一般成 70° 角。下𬌗垫覆盖双尖牙区𬌗面，在第二双尖牙远中边缘嵴处形成向远中的斜面，斜面与𬌗平面成 70° 角。上下𬌗垫在第二双尖牙区的斜面的咬合接触关系将下颌引导并保持在前伸位置。

（三）附件

1. 上唇弓　控制上前牙的唇舌向倾斜。

2. 分裂簧或螺旋扩弓器　下颌从后缩位前伸后，上牙弓宽度常显不足，为此上颌用分裂簧或螺旋扩弓器扩大上牙弓宽度。下牙弓宽度不足时，可在下𬌗垫附加分裂簧。

3. 口外弓　由内弓和外弓组成，内弓前部焊有唇侧牵引钩，内、外弓夹角约为 30°。头帽一般用中位牵引，尽量避免低位牵引，以免影响固位。

二、作用原理

双𬌗垫矫治器设计的出发点是能全天戴用，即 24 小时不间断，包括进食、睡眠及运动时。通过上下颌矫治器斜面的颌间咬合锁结，使下颌功能性移位，并诱导产生有利方向的力（图 8-7）。牙列传递的力产生持续的主动刺激，从而影响生长速度和支持骨的骨小梁结构。同时，由于戴用矫治器后下颌向前下移位，口腔内空间增大，利于建立正常的口腔封闭及行使正常咀嚼、吞咽功能。

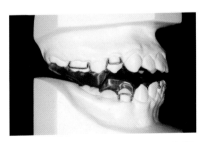

图 8-7　上下颌𬌗垫之间的相互作用

三、适应证

一般用于矫治替牙晚期或恒牙初期安氏Ⅱ类错𬌗畸形患者。标准型双𬌗垫矫治器用于治疗安氏Ⅱ¹类错𬌗、深覆盖、深覆𬌗、牙弓形态良好的病例。治疗安氏Ⅱ²类错𬌗病例时，可在上颌矫治器上加前牙舌簧，一边推上前牙唇向移动，一边调整下颌位置。当用于治疗安氏Ⅲ类错𬌗畸形时，上下矫治器的斜面正好与治疗安氏Ⅱ类错𬌗者相反。

四、𬌗重建

遵循功能矫治器的使用原则。安氏Ⅱ类错𬌗患者下颌一般前移5~7 mm，第一双尖牙区咬合打开距离应超过息止𬌗间隙，一般为3~5 mm，同时纠正因𬌗干扰和不良习惯所致的下颌中线偏斜。

五、临床使用

初戴的前3天进食时摘下矫治器，待不适消除后全天戴用。牙弓宽度的开展可根据临床需要进行，每1~2周加力一次或每周加力1~2次，直至上、下牙弓宽度协调。对伴有前牙深覆𬌗的安氏Ⅱ类错𬌗病例，下颌可以稳定咬合于前伸位后，即可分次磨低上𬌗垫，使下磨牙萌长，一般经4~6次复诊将上𬌗垫全部磨除，使上、下磨牙建𬌗。以后的2~3次复诊中再分次磨除下𬌗垫，使双尖牙建𬌗。磨低𬌗垫时要注意保持上、下𬌗垫间70°角的咬合斜面接触。对伴有前牙开𬌗倾向的病例，应当用下唇弓代替下切牙区的邻间钩辅助固位，以不影响下切牙萌出。𬌗垫须保留至前牙建立正常覆𬌗关系后再行磨除。当上、下𬌗垫全部磨除后，大多数病例下颌的位置已经稳定，只有少数病例需要用附有斜面导板的上颌哈雷保持器保持颌间关系3~6个月。双𬌗垫矫治器的戴用时间建议不少于10个月。

为使睡眠时下颌保持前伸位，有的病例需要在夜间使用Ⅱ类颌间牵引，牵引力约为150 g。若下前牙已唇倾，应适当减小牵引力。

对于伴有上颌前突的病例，可增加口外牵引，每晚 8~10 小时，每侧牵引力为 200 g。

简单双𬌗垫矫治器可与固定矫治器合用。上颌 6 个前牙为片段弓，下颌磨牙与 6 个前牙间为多用途弓，多用途弓主要用于压低下前牙。双𬌗垫可改变颌间关系，这种功能与机械相结合的设计适用于生长型不利的安氏Ⅱ类错𬌗病例，或前牙不齐及过长会干扰下颌前伸的情况。

双𬌗垫矫治器用于矫治安氏Ⅲ类错𬌗时，只需将上、下颌的设计颠倒。

（姜若萍）

第四节　功能调节器

功能调节器（function regulator，FR）是由德国人 Fränkel 在 20 世纪 60 年代设计的一种活动矫治器，所以又称为 Fränkel 矫治器。临床中以功能调节器Ⅱ型（FR2）和功能调节器Ⅲ型（FR3）使用最多，分别适用于安氏Ⅱ类及安氏Ⅲ类错𬌗患者的矫治。以下将重点讲解 FR2 和 FR3 矫治器。

一、作用原理

FR 的作用与其他功能矫治器有所区别。

1. 其主要作用部位在口腔前庭区。矫治器用唇挡、颊屏遮挡住唇、颊肌，使发育中的牙列免受异常口周肌功能影响，从而开创了一个有利的环境，使牙弓、颌骨在长、宽、高三个方位上能最大限度地发育（图 8-8）。

2. 治疗安氏Ⅱ类错𬌗病例时，FR 也需要前移下颌，但 FR 与下牙弓完全没有接触，只是依靠与下切牙区牙槽骨接触的一块塑胶托（下舌托），使下颌处于前伸位置（图 8-9）；矫治器的主要支抗位于上颌磨牙。

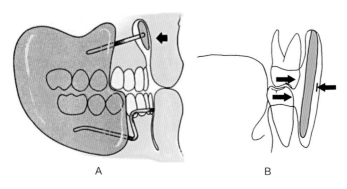

图 8-8　功能调节器 Ⅲ 型作用原理
A.唇挡作用于口腔前庭；B.颊屏作用于颊肌，创造有利的口周肌肉环境。

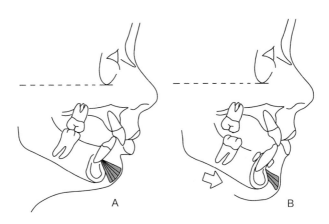

图 8-9　功能调节器 Ⅱ 型治疗时改变下颌位置
A.戴矫治器前；B.矫治器戴入后。

3. FR2 阻止上颌磨牙的垂直向萌出，下颌磨牙可自由地向前上移动，在深覆𬌗改善的同时，有利于建立 Ⅰ 类磨牙关系。它能够促进后牙的萌出，而不需要像肌激动器那样调磨基托牙导面来完成。

4. 最新循证医学证据显示，FR2 可以增加下颌的生长量，刺激下颌向前生长，这种生长主要取决于下颌升支的生长，下颌体绝对长度无明显改变。FR3 很可能是抑制下颌生长，而不是促进上颌的前移。

二、功能调节器Ⅱ型

（一）矫治器构造

FR2 包括塑料和钢丝两部分。塑料部分为颊屏、下唇挡和舌托。颊屏和下唇挡使牙弓免受异常口周肌肉的压力。舌托使下颌保持在前伸位置。钢丝部分在上颌有上唇弓、腭弓与𬌗支托，在下颌有唇挡连接丝、舌托连接丝和舌托加固丝（图 8-10 和图 8-11）。

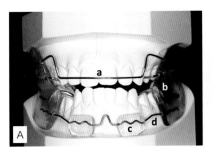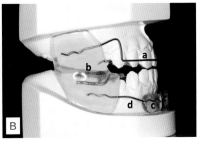

图 8-10　功能调节器Ⅱ型正侧面观
A. 正面观；B. 侧面观。
a. 上唇弓；b. 颊屏；c. 下唇挡；d. 唇挡连接丝。

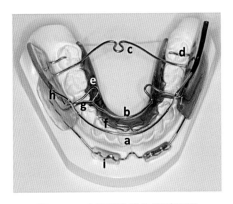

图 8-11　功能调节器Ⅱ型𬌗面观
a. 上唇弓；b. 前腭弓；c. 腭弓；d. 𬌗支托；e. 舌托；
f. 下颌舌簧；g. 舌托连接丝；h. 颊屏；i. 下唇挡。

矫治器的支抗部分主要在腭弓越过𬌗面处。腭弓凸端从第一恒磨牙的近中越过𬌗面进入颊屏，然后延续成第一恒磨牙的𬌗支托。

𬌗支托置于上颌第一磨牙近、远中颊尖之间，可防止矫治器向上移位而致颊屏边缘压迫前庭沟。此外，𬌗支托可抑制上磨牙垂直向萌出，而下磨牙可自由地近中向萌出，这有利于Ⅱ类磨牙关系转变为Ⅰ类磨牙关系。

矫治器颊屏上颌部的前缘应向前伸展至颊系带前达尖牙根部，这一部分的屏缘应相当圆钝。颊屏下颌部的前缘伸展至下颌尖牙的远中。颊屏向后伸展并盖过最后一颗牙齿，一般是第一恒磨牙。下唇挡为泪滴形，以对颏肌有最大作用。

（二）临床操作要点

1. 准确的印模制取　FR 治疗的成功取决于矫治器的合适程度，因而准确的印模制取非常重要。由于颊屏的上（下）缘要稍稍向上（下）、向外超过前庭沟（底），所以托盘不能过高或过宽而使软组织移位。为了准确制取印模，可用热敏托盘。取印模后检查附着都要清晰，包括上唇系带、上第一双尖牙区的颊系带、下唇系带以及下颌颊系带。

2. 𬌗重建　安氏Ⅱ类错𬌗病例，下颌的前移量一次不超过 3 mm，否则容易失去上颌支抗，造成上切牙明显舌倾。垂直向打开的距离为 3 mm。上、下颌中线一致。

3. 临床试戴调整　戴矫治器前，要片切上颌乳尖牙远中、第一乳磨牙近中以及第二乳磨牙远中，片切要达到适当的深度，这样矫治器可在上颌稳固就位。如为恒牙，则不可片切，戴矫治器 1~2 个月后，越𬌗丝能自行进入相应牙间隙。

首先检查腭弓与前腭弓的越𬌗丝，以及𬌗支托是否就位，检查上颌前庭沟，特别是尖牙区和上颌结节部有无压迫。然后将矫治器戴在下牙弓上，检查舌托和颊屏是否压迫龈组织，检查下唇挡的前后位置是否合适。然后嘱患者咬合，使矫治器同时戴入上、下颌牙弓，再次检查颊屏和下唇挡与组织的关系，在前庭区颊屏与组织有接触，但组织不应当受压发白。应当注意的是，初戴时最好不要过多地调磨矫治器边缘，应有足够的时间使矫治器定位并等待组织反应。

4. 临床应用　开始两周每天戴矫治器 2 小时，复诊时要检查组织反应，调整、修改相应的矫治器部位。之后逐渐增加戴用时间，至第 4 周末时应达到整个夜间戴用。无不适时继续增加戴用时间，逐渐做到日夜戴用。戴矫治器的前几周，要求患者每天大声朗读半小时直至能戴着矫治器正常发音，这对于尽早重建正常的语言功能十分重要。一旦患者能日夜戴用矫治器，则每 4~6 周复诊一次，检查疼痛、患者的合作性以及治疗效果。疗效一般在日夜戴用后 3 个月出现，磨牙关系在 6~9 个月时矫正。

对于严重的安氏Ⅱ类错𬌗，下颌前移 3 mm 不足以矫正远中磨牙关系，因此在治疗过程中，一般是在日夜戴用后 4 个月，再次将下颌前移。此时可以将原矫治器的下唇挡和舌托作为一个整体游离，然后前移适当的量来完成。传统功能调节器用于替牙𬌗时，一般日夜戴用 18~24 个月，然后夜间戴用直至恒牙萌出完成。如果预先已机械扩弓，则治疗相对简单，疗程可减至 12~18 个月。功能调节器治疗之后，常需固定矫治器治疗 6~12 个月以排齐牙齿。

三、功能调节器Ⅲ型

（一）矫治器构造

1. 塑胶部分

（1）上唇挡：位于上颌切牙上方的前庭沟处，左右各一。其作用是消除上唇对上颌的压力，同时牵拉邻近的骨膜，刺激牙槽骨唇面的骨沉积。

（2）颊屏：左右各一。由上颌前庭沟延伸至下颌前庭沟底，远中盖过最后一颗牙齿，近中达尖牙的远中。颊屏的上颌部分与上牙槽间有 3 mm 的空隙，可消除颊肌对上颌侧方的压力而使其扩展。颊屏与下牙槽相贴合，颊肌压力可传达到下颌而抑制其生长。

2. 钢丝部分

（1）唇挡连接丝：将左右两侧的唇挡和颊屏连接成一体。

（2）下唇弓：将两侧颊屏的下部连成一体。下唇弓与下前牙唇面相贴，因此可协助保持下颌的后缩位置并将矫治力传递至下前牙。

（3）前腭弓：由颊屏引出，从上尖牙与第一双尖牙间的殆间隙通过殆面，在前腭部形成弓形，弓的前部紧贴上切牙舌隆突的殆方。前腭弓的作用是将矫治力传递至上前牙，同时限制其萌出。

（4）腭弓：由颊屏引出，从最后一颗磨牙的远中龈部通过。腭弓在腭中线处形成稍向前突的曲，当牙槽宽度增加而与颊屏接触时，此曲可用来向外侧稍稍扩展颊屏。

（5）殆支托：上、下殆支托保持必要的咬合打开，以利于前牙反殆的矫正。位于上颌部分的所有钢丝部件，包括前腭弓、腭弓、殆支托以及唇挡连接丝的设计都要做到不影响上颌和上牙弓向近中方向的移动（图 8-12 和图 8-13）。

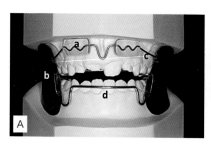
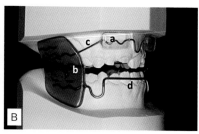

图 8-12　功能调节器 Ⅲ 型正侧面观
A. 正面观；B. 侧面观。
a. 上唇挡；b. 颊屏；c. 唇挡连接丝；d. 下唇弓。

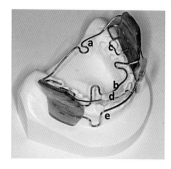
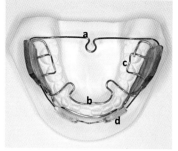

图 8-13　功能调节器 Ⅲ 型殆面观
a. 腭弓；b. 前腭弓；c. 下箭头卡；d. 上唇挡；e. 下唇弓。

（二）临床操作要点

1. 准确的印模制取 与 FR2 一样，精确的印模制取是 FR3 治疗成功的关键。具体操作要点同 FR2。

2. 𬌗重建 下颌取后退位。咬合打开以解除前牙反𬌗为准，磨牙区分开 2～3 mm，反覆𬌗深者可能分开更多，前牙开𬌗者则分开较少。功能因素造成的下颌偏斜应加以矫正。

3. 临床应用 试戴 1～2 周后检查与上唇挡、颊屏相邻的前庭沟和系带是否有压迫，检查戴矫治器时唇的封闭状态与发音，轻度唇闭合不全和语言不清在患者进行有意识的训练后会很快消失。大多数患者很难按要求全天 24 小时戴用，但每天至少戴用 12 小时。

前牙反𬌗一般在治疗 3～6 个月解除，此时应当去除上颌𬌗支托。磨牙建𬌗在 9 个月左右，1 年左右可结束治疗。对于上颌发育不足较明显的病例，在治疗过程中，随着上牙槽向前发育，上唇挡与牙槽骨逐渐贴近，此时可以将上唇挡适当前移以增加对上颌生长的刺激。若需要戴用更长时间以最大限度地发挥矫治器对骨骼的作用，则每年应更换重新制作的矫治器。

第五节 Herbst 矫治器

Herbst 矫治器是由 Emil Herbst 于 1934 年设计的一种固定的功能矫治器。Pancherz 在经过大量临床与实验研究的基础上，将其重新应用于正畸临床。此后，Herbst 矫治器逐渐受到广泛重视。该矫治器用于治疗安氏 II 类错𬌗。它能将下颌前移至前牙对刃位置并使下颌在此位置进行功能活动，故又称咬合前移器。

一、适应证

用于治疗青春快速发育期的安氏 II 类错𬌗患者，替牙晚期和恒牙初期均可使用。它对于治疗下颌后缩畸形效果最为理想，若患者存在上颌前突，则应联合使用头帽口外弓，以获得较为理想的疗效。

二、矫治器设计

矫治器由固位部分和支抗部分组成。固位部分为套管系统，以保持下颌处于前伸位置，由套管、插杆、螺丝和轴座组成。支抗部分为上下第一磨牙和第一双尖牙的带环。如需进一步加强支抗，则磨牙与第一双尖牙间可焊钢丝连接，上第一磨牙间可放置横腭杆，下第一双尖牙间放置舌侧丝。

使用时，将杆插入管内，由固位螺丝将插杆和套管的螺丝轴孔拧固在轴座上。轴座常规焊在支抗部分的带环颊侧。这样就使上下颌之间形成一个人工关节，使下颌在前伸位进行各种功能运动。

然而，这种设计的带环易脱落或断裂，支抗牙易移位，同时替牙期患者不易戴用。因此，有些学者对 Herbst 矫治器的固位部分和支抗部分做了改进，将支抗部分改用塑料夹板，黏着覆盖于整个后牙段的颊、舌、殆面。塑料夹板式支抗的优点是使用方便、操作简单，还可增设螺旋扩大器、口外弓等附件，但塑料夹板的体积较大，不如带环式支抗舒适，同时此种支抗设计不便于同时使用固定矫治器。

又有学者提出了铸造夹板式 Herbst 矫治器，克服了传统 Herbst 矫治器的缺点，改进了塑料夹板式 Herbst 矫治器的不足之处，同时还可与固定矫治器、上颌快速扩弓器及口外弓相结合。这种改良的 Herbst 矫治器的支抗部分由上下颌双侧后牙的联冠式铸造夹板组成。上颌双侧后牙夹板以腭杆连接，下颌以舌杆连接，用以加强支抗（图 8-14 和图 8-15）。

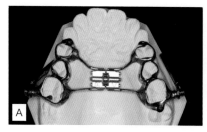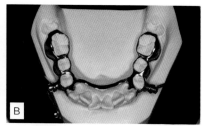

图 8-14 铸造夹板式 Herbst 矫治器殆面观
A. 上颌殆面观，上颌结合快速扩弓器；B. 下颌殆面观，下颌双侧以舌杆连接。

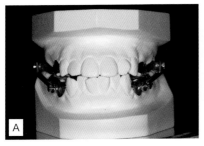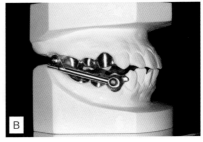

图 8-15 铸造夹板式 Herbst 矫治器正侧面观
A. 正面观；B. 侧面观，显示套管形成的人工关节。

三、临床应用

Herbst 矫治器是一种固定的功能矫治器，可每天 24 小时戴用。该矫治器适用于青春快速发育期的儿童，不论是替牙期，还是恒牙早期。对于单纯下颌后缩患者，该矫治器疗效最为理想；若伴有上颌前突，则应同时配合使用口外弓。Herbst 矫治器的治疗时间一般为 6~8 个月，然后再用肌激动器保持。

四、作用原理

该矫治器将下颌前移至切牙相对位置，并使下颌在此位置进行各种功能运动。动物实验和临床观察发现，戴用 Herbst 矫治器后，可刺激髁突生长。同时上牙列向远中移动，下牙列向近中移动，从而矫正 Ⅱ 类骨关系和牙𬌗关系。最新的临床循证医学系统回顾及 meta 分析等表明，Herbst 矫治器更倾向于改变下牙列的位置以及引起牙性改变，并且长期观察表明这种改变比较稳定。没有足够的证据显示戴用 Herbst 矫治器会改变髁突位置以及直接引起髁突的骨改建。

（孙燕楠）

第九章

矫形力矫治器

第一节　概述

矫形力矫治器是指使矫形力作用于颌骨，对颌骨的生长量和（或）生长方向进行调控的一类矫治器。矫形力多大于 300 g（500 ~ 1 000 g 常见），因为矫形力的作用目标是颌骨而非牙齿，牙齿在其中常起到将力量传递到颌骨的作用。由于矫形力矫治器应用的力较大，对其支抗要求也较高，常需要用到口外支抗。

口内支抗按照作用力和反作用力是否在同一颌骨内，可分为颌内支抗（同颌）和颌间支抗（对颌）。腭中缝快速扩大器属于矫形力矫治器，其受力部位和支抗部位是交互的，即每侧的腭盖区、牙槽嵴和后牙段既承受本侧的作用力，同时又为对侧作用力提供支抗。

口外结构相对于口内结构而言，具有承受较大反作用力的优势，使用口外结构作为支抗，不会发生支抗牙的不利移动，便于直接作用在目标颌骨，对其生长量和（或）生长方向进行调控。常见的口外支抗结构包括头顶部、头枕部、头颈部等部位。

第二节　口外弓矫治器

1866 年，Kingsley 医生首先使用了口外弓矫治器。它经由上颌第一磨牙传导力量到整个上颌骨，通过调整口外作用力的大小和方向，既可以抑制上颌骨的生长，限制上颌骨在生长发育快速期的过度发育，也可以作为增强后牙支抗或推磨牙向远中的辅助装置。

一、结构组成

（一）口内部分

1. **磨牙带环** 通常在上颌第一磨牙粘接具有口外弓管的带环，口外弓管直径 1.0~1.2 mm。

2. **内弓** 口外弓的口内部分称为内弓，由直径 1.0~1.1 mm 的不锈钢丝弯制成牙弓形状。需要在临床上根据患者的个体化牙弓情况对预成内弓进行弯制调整。具体来说包括两部分：一是在磨牙近中弯制"Ω"曲（奥米伽曲），二是调整内弓宽度。由于"Ω"曲需要恰好顶住磨牙的口外弓管，但在口内直接做标记容易扎到后方的软组织，因此建议在口外模型上进行标记。一般可以在距离磨牙近中 3 mm 左右进行标记（图 9-1）（可以根据个人习惯弯制的"Ω"曲大小调整标记距离），"Ω"曲朝向𬌗方，避免与前磨牙上的托槽接触而干扰内弓插入口外弓管（图 9-2）。通过调整"Ω"曲的大小，可水平向调整内弓前方与上前牙之间的距离；通过调整"Ω"曲远中臂的后倾角度，可垂直向调整内弓前方与上下唇的关系。另外，还可以调整"Ω"曲远中臂的内收或外展角度，使之能够接近无阻力地被动插入磨牙口外弓管（特别是存在磨牙扭转的情况下）。最后，建议扩宽内弓约 5 mm，以补偿磨牙后推过程中牙弓宽度的增加。

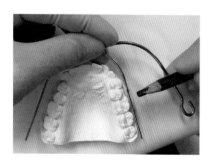

图 9-1 在口外模型上进行标记

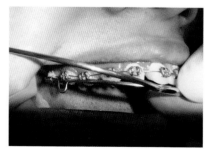

图 9-2 "Ω"曲朝向𬌗方

（二）口外部分

1. 外弓　口外弓的口外部分称为外弓，由直径 1.5 mm 以上的不锈钢丝制成。外弓与内弓焊在一起，向后延伸至口外，形成与口角、面颊部形态相一致的弧形臂，并通过弹性牵引与头帽或颈带相连。根据两侧外弓长度、形态是否一致，又可以分为对称口外弓和不对称口外弓。对称口外弓向左右两侧传递大小和方向相同的作用力（图 9-3 A）。不对称口外弓分为外弓长短不对称（图 9-3 B）和外弓焊接不对称（图 9-3 C）两种，前者在长臂侧可产生大于短臂侧的远中向作用力，后者在焊接侧可获得较大的远中向作用力。

2. 支抗装置　包括头帽或颈带，与头枕部或颈部形态相适应，其上附有用于弹力牵引的牵引带，可根据治疗目的调整牵引力大小。

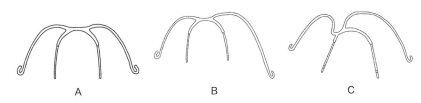

A　　　　　　　　　B　　　　　　　　　C

图 9-3　不同类型口外弓

A. 对称口外弓；B. 不对称口外弓（外弓长短不对称）；
C. 不对称口外弓（外弓焊接不对称）。

二、作用原理

（一）上颌骨生长改良治疗

对处于生长发育快速期的儿童，使用口外弓将矫形力（350 ~ 500 g）传导到上颌骨可以有效抑制上颌骨的生长。应根据病例的垂直向骨面型来选择牵引类型。

1. 高位牵引（头帽牵引）　主要限制上颌骨后部的垂直向生长，对上颌骨及上后牙产生远中向后推力和垂直向压低力，适用于高角病例（图 9-4 A）。

2. 低位牵引（颈带牵引）　主要限制上颌骨向前的生长，同时促进上颌骨后部的向下垂直向生长，使下颌骨产生顺时针方向旋

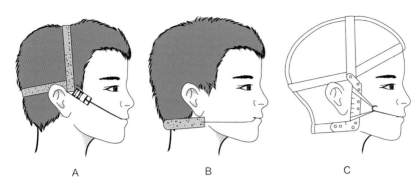

图 9-4　不同牵引方式口外弓
A. 高位牵引口外弓；B. 低位牵引口外弓；C. 水平牵引口外弓。

转，适用于低角病例（图 9-4 B）。

3. 水平牵引（头帽 - 颈带联合牵引）　对上颌骨在垂直向和水平向上的生长进行更全面有效的抑制，适用于均角病例（图 9-4 C）。

（二）推磨牙向远中

对于磨牙关系远中的安氏 Ⅱ 类错𬌗患者，或拔牙矫治上颌设计为强支抗的病例，口外弓也可以作为一种推磨牙向远中或增强上后牙支抗的辅助装置。此时建议施加的力值为 200～250 g，小于上颌骨矫形治疗所需力值。

虽然上述两种矫治目的不同，但口外弓戴用时间都要求达到每天 10 小时以上，戴用时间越长，效果越明显。

在 Tweed 矫治技术中常使用的头帽 J 钩也属于一种矫形力矫治器。口外高位牵引力通过 J 钩传导至牙齿和牙槽骨，可对上颌骨前部牙槽骨过度发育导致的露龈笑、深覆𬌗等起到良好的矫治作用，改善唇齿关系和微笑曲线。

三、临床应用

（一）口外唇弓的选择

不同类型的口外牵引方法对上颌骨和上颌后部牙槽骨生长的影响不同。因此，临床上要根据不同上下颌生长型选择不同的口外力牵引法。

1. 垂直向控制　牵引方向不同时对上颌骨、牙槽骨和牙齿在垂直方向的作用是完全不同的。高位牵引对上颌骨与上后牙产生远中向和垂直向压入的力，适用于下颌平面角较大的高角患者，但对于短面型低角安氏Ⅱ类错𬌗，则不宜使用。低位牵引（颈牵引）在抑制上颌骨向前生长的同时，促进上颌后部牙槽骨向下生长，适用于下颌平面角较小的低角患者，可使下颌骨顺时针方向旋转，但对于高角患者则不适用。

2. 口外弓作用力与牙齿的接触部位　大多数情况下，口外弓作用力是通过上颌第一恒磨牙而对上颌骨和上颌牙槽骨产生作用的，特别是在需要推磨牙向远中的情况下，内弓与上前牙唇面应保持一定距离。若为了限制前突的上牙弓向前生长，内弓应与前牙有接触。内弓就位后，应位于上切牙牙冠的中颈 1/3 交界处，在向后的牵引力作用下，内弓前部内侧均匀挤压上前牙唇面，从而抑制其前突倾向。

（二）口外弓的临床调整

一般情况下，高位牵引时，外弓要稍短；颈牵引时，外弓要稍长。若要抑制上颌骨生长，牵引力最好为 350～500 g（两侧相等），牵引时间每天 10 小时以上；如果 ANB 角大于 5°，则每天牵引时间应在 14 小时以上。

第三节　头帽颏兜矫治器

由头帽、颏兜和弹力带组成的作用于下颌骨的口外力矫治装置。1822 年 Gunnel 首次使用该矫治器，1967 年 Graber 将其称为颌骨矫形矫治器。该矫治器直接施力于下颌骨颏部，牵引力向后、向上，力图抑制下颌向前生长和下颌功能性前伸。

一、结构组成

由颏兜、头帽、弹力装置三部分组成（图 9-5）。

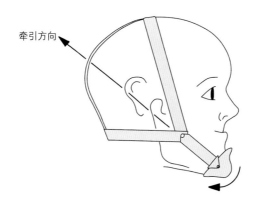

牵引方向

图 9-5　头帽颏兜矫治器

1. 颏兜　依颏部形态制作的用于对颏部施加作用的装置，是矫治力的作用部分。

2. 头帽　与头颈部形态相适应，戴在头颈部，是支抗部分。

3. 弹力装置　连接颏兜和头帽的弹力橡皮圈或弹力带，是矫治力的来源。

二、作用原理

头帽颏兜矫治器的作用机制分两类：一是改变下颌位置，二是改变下颌生长。其中后者又包括生长方向和生长量两方面的矫治。

（一）改变下颌位置

对下颌施加向后、向上的作用力，下颌受压之后处于强迫后退位，这种位置改变特别适合功能性下颌前伸的矫治。通过较长时间的戴用，新的下颌位置可能被保持下来。

（二）改变下颌生长

1. 改变下颌生长方向　通过头帽颏兜矫治器使下颌向后、向下旋转，对低角安氏Ⅲ类错𬌗病例而言，有利于使下颌发生顺时针方向旋转，在减小下颌骨前突程度的同时有利于增加面下 1/3 的高度，改善低角面型。但不太适用于高角病例。

2. 改变下颌生长量　尽管有很多动物实验证实了头帽颏兜矫治

器具有抑制下颌生长的作用，因为髁突受压之后产生软骨吸收性改建，从而抑制下颌生长，但在临床上对于头帽颏兜矫治器能否抑制下颌骨的生长却一直存有争议。有学者认为，这种口外力仅作用于髁突而并未对下颌升支和下颌体部产生直接作用，因此对下颌长度的改变并无明显效果。

目前大多数学者认为，头帽颏兜矫治器不能改变下颌应有的生长长度，但可以改变下颌的生长方向。

三、适应证

头帽颏兜矫治器的作用效果是抑制下颌向前生长，使下颌向下、向后旋转，因此其适应证为：

1. 处于生长发育期的轻度骨性或功能性安氏Ⅲ类错𬌗病例。
2. 面下 1/3 短的低角安氏Ⅲ类错𬌗病例。
3. 轻度的下颌前突畸形且下颌可后退至前牙对刃的位置。
4. 下颌切牙位置基本正常或稍唇倾。
5. 无明显的颞下颌关节病。

该矫治器禁忌用于下颌前突反𬌗伴下切牙过度舌倾及下前牙过度拥挤的患者；对于高角长面型安氏Ⅲ类错𬌗或严重的下颌发育过度患者，不宜使用头帽颏兜矫治器，理想的治疗方法是正畸 - 正颌联合治疗。

四、临床应用要点

1. 矫治力的大小　一般对于幼儿的下颌前突畸形，每侧施加200 ~ 300 g 牵引力；对于功能性下颌前伸畸形，每侧施加 300 ~ 500 g 牵引力；对于骨性下颌前突，需抑制下颌向前生长，使下颌向下、向后旋转者，则每侧牵引力至少为 500 g。

2. 使用时间　下颌前突畸形是较难矫治的畸形，因此治疗应尽早开始。考虑到下颌生长的年龄跨度较大，治疗周期也应相对延长。一般男孩要治疗到 16 ~ 17 岁，女孩应治疗到 14 ~ 15 岁，之后再停止使用头帽颏兜矫治疗，这样才有可能获得较稳定的治疗结果。

3. 牵引力的方向　通常情况下，牵引力方向应该从颏部直接对着髁突，使下颌产生向下、向后的旋转（图9-5）。对有开𬌗或高角倾向的患者，牵引力方向应通过髁突前上方，使下颌向前、向上旋转，以减小开𬌗和高角的趋势（图9-6）。

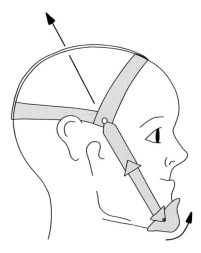

图 9-6　牵引力方向通过髁突前上方

（陈斯）

第四节　腭中缝开展矫治器

在颌骨的三维发育中，宽度最早发育，也最早停止。识别颌骨的宽度不调，特别是上颌骨宽度不足，对正畸治疗有重要意义。腭中缝开展矫治器通常在腭中缝完全闭合前，使矫形力直接或间接作用于上颌骨，开展腭中缝，使中缝结缔组织产生新的骨组织，从而使上、下颌牙弓的基骨相适应。通过开展腭中缝，达到扩展上颌骨宽度和扩宽牙弓的目的。

一、矫治器适应证

腭中缝开展矫治器主要用于矫治上颌骨的骨性宽度不足，或者通过开展腭中缝刺激上颌骨发育。评估上颌骨的宽度可采用 Ponts 分析法、Howes 分析法等。也可以采用 CBCT 或牙弓测量等方法直接测量上、下颌牙槽骨基骨宽度，来判断上、下颌骨之间的差异。一般在牙弓中段及后段，上颌牙槽骨应该宽于下颌牙槽骨约 5 mm。临床上，还有以下几种情况可以使用腭中缝开展矫治器：

1. 上颌骨绝对或相对发育不足，后牙反𬌗。
2. 手术与非手术治疗的安氏 Ⅲ 类错𬌗患者，尤其是非手术治疗者。
3. 牙弓长度不足者在不影响面型的情况下不行拔牙矫治。
4. 唇腭裂患者。
5. 鼻腔发育不足导致呼吸问题者。

生长发育的研究表明，婴儿期时中缝宽大呈"Y"字形；10 岁左右时中缝呈鳞状；15～17 岁时腭中缝中结缔组织变得很薄，上颌两块骨之间骨组织交叉，中缝弯曲；18 岁以后，腭中缝基本闭合，打开十分困难。腭开展矫治中既有牙齿的变化，又有颌骨的变化。颌骨变化的成分依骨缝的阻力大小而异，骨缝阻力越大，骨性扩弓越小，骨缝阻力随年龄的增长而增大。矫治可从替牙早期开始进行，随着年龄的增长，打开腭中缝所需的矫形力也需增大。一般15～17 岁时仍有可能打开腭中缝，18 岁以后打开腭中缝较难。

二、矫治器设计

使用腭中缝开展矫治器应尽量增加颌骨的矫形效果，减小牙齿的正畸变化。故在设计矫治器时，应增加支抗，把全部后牙作为支抗。按照支抗设计不同，腭中缝开展矫治器可分为"牙支持式""牙-腭组织支持式"和"骨支持式"。

Hyrax 矫治器或带咬合垫的 Hyrax 矫治器为牙支持式腭中缝开展矫治器（也称扩弓器，图 9-7 和图 9-8），将螺旋扩大器及支架焊

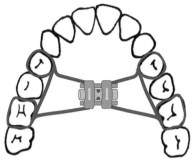
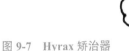

图 9-7　Hyrax 矫治器

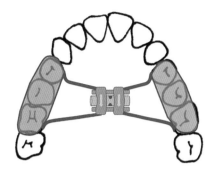

图 9-8　咬合垫式 Hyrax 矫治器

接在后牙带环上，或者将螺旋扩大器及支架包埋在包绕后牙的𬌗垫中。将带环或𬌗垫粘接于后牙，以后牙为支抗，腭开展的力量超过了牙周膜的耐受程度，力量通过牙齿传至颌骨引起颌骨的变化。

　　Haas 矫治器是牙 - 腭组织支持式扩弓器，其在 Hyrax 矫治器的制作基础上，于左右两侧各放置树脂腭板，将后牙及硬腭同时作为支抗（图 9-9）。近年来，有学者使用腭部种植体作为扩弓器支抗，即为骨支持式腭中缝开展矫治器。该矫治器进行骨性扩弓，在青少年末期及成年早期使用，也可以将已经闭合的腭中缝打开（图 9-10）。

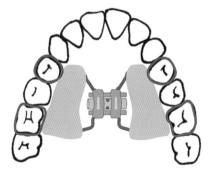

图 9-9　Haas 矫治器

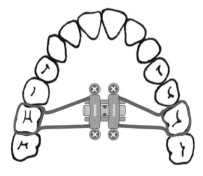

图 9-10　种植体支抗扩弓器

上述腭中缝开展矫治器中，Hyrax 矫治器较为常用，需要抬高咬合时可使用带𬌗垫的 Hyrax 矫治器。为了增加骨效应，可使用 Haas 矫治器，但应注意的是，Haas 矫治器两侧腭板不能压迫硬腭组织，以防出现黏膜溃疡；也不能有过多的余隙，以免存留食物残渣，造成黏膜炎症，使用中需要注意维护口腔卫生。以种植体为支抗的腭中缝开展矫治器主要应用在成年早期，虽能对部分成年患者进行骨性扩弓，但应结合患者情况进行综合设计。

此外，临床上还有两种以后牙为支抗、可以扩展牙弓宽度的矫治器，分别为分裂基托矫治器和四角圈簧矫治器。分裂基托矫治器为活动矫治器，通过卡环与后牙固位，以双侧后牙互为支抗，通过两侧基托间的菱形扩弓簧进行牙弓扩展（图 9-11）。四角圈簧矫治器通过焊接于磨牙带环上的四角圈簧的开大，扩展后牙区的宽度（图 9-12）。分裂基托矫治器在乳牙列替牙早期仍有一定的骨骼效应，可扩大上颌牙槽骨的宽度及牙弓宽度；四角圈簧矫治器常用于恒牙期患者的牙性扩弓，可作为固定矫治的辅助矫治器。

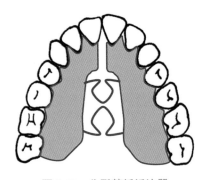

图 9-11　分裂基托矫治器

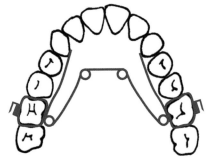

图 9-12　四角圈簧矫治器

三、矫治器作用

腭中缝开展矫治器加力后，矫形力大于牙周膜所能承受的力值，因此支抗牙将矫形力传到上颌骨，对抗骨缝的阻力，从而打开骨缝，引起颌骨及牙弓发生如下变化：

1. 开展腭中缝，增加上颌骨宽度，牙弓宽度最多可被扩展约10 mm。

2. 通过宽度开展增加上牙弓周长，获得额外间隙，牙弓周长可增加 3 ~ 4 mm。

3. 配合前方牵引。

4. 开展腭中缝可使上颌向前下方旋转。

5. 开展腭中缝可使上后牙颊倾及腭尖下垂，使下颌骨向后下旋转。

6. 增加鼻底宽度及鼻腔宽度。

四、矫治器使用

1. 快速扩弓和慢速扩弓　快速扩弓指每日开展螺旋扩大器0.5 mm（旋转螺旋 2 次），连续开展 2 ~ 3 周，打开腭中缝约 10 mm，中切牙间出现明显间隙，扩弓到位后需保持 3 个月以上到 6 个月，患者口内不适较为明显。慢速扩弓指隔日开展螺旋扩大器 0.25 mm（旋转螺旋 1 次），每周开展腭中缝约 1 mm，持续扩弓 2 ~ 3 个月直至扩弓到位，保持时间可为 2 ~ 3 个月，患者舒适度较快速扩弓好。

快速扩弓初始 2 ~ 3 周主要为骨骼效应，但在保持阶段骨缝闭合牵拉的过程中，在总扩弓量不变的情况下，骨骼效应减弱，而牙齿效应增加，保持末期骨骼效应和牙齿效应各占 50%；慢速扩弓，在扩弓治疗中，牙齿效应和骨骼效应基本等比例同步变化，最终的结果仍为骨骼效应和牙齿效应各占 50%。年龄越小，腭中缝开展获得的骨骼效应所占比例越大。

2. 扩弓方式的选择　替牙早期（6 ~ 8 岁）上颌骨缝较易打开，可选择慢速扩弓法；替牙晚期及恒牙早期（9 ~ 13 岁）多使用快速扩弓法。

3. 过矫治　腭中缝开展矫治中应设置一定的过矫治。一般来说，上颌磨牙腭尖与下颌磨牙颊尖相对，牙弓后部大覆盖时，可以作为扩弓结束的标志。此时可以将螺旋扩大器"锁死"，根据情况进行足够时间的保持。

五、矫治器使用注意事项

1. 支抗牙的选择　一般腭中缝开展矫治器在替牙期开始使用，第一磨牙常规作为支抗牙；根据乳牙松动程度，可选择第一乳磨牙或第二乳磨牙作为联合支抗牙。替牙末期或恒牙初期，第一磨牙和第一双尖牙可被选为支抗牙。

2. 使用成品带环制作腭中缝开展矫治器时，戴入前应分牙；使用铸造带环制作腭中缝开展矫治器时，戴入前无须分牙，但开展距离大时带环可能贴合度差，甚至出现松动。

3. Haas矫治器在正式戴入前应进行临床试戴，调磨缓冲基托或重衬。

4. 临床中使用玻璃离子水门汀或光固化玻璃离子水门汀粘接，粘接后注意去除多余水门汀。

5. 扩弓结束后，保持阶段一般将螺旋扩大器"锁死"，可以使用结扎丝结扎或树脂粘接（图9-13）。

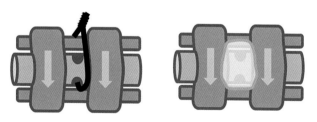

图 9-13　结扎丝结扎法或树脂粘接法"锁死"螺旋扩大器

6. 治疗结束去除带环时，如果是乳磨牙作为支抗牙，应考虑去除带环的过程是否会使乳磨牙松动或脱位，应使用去带环钳或采用磨除法去除带环。

（柳大为）

第五节　前方牵引矫治器

安氏Ⅲ类错𬌗在蒙古人种中较为高发，由上颌骨发育不足、下颌骨发育过度或两因素的组合造成。上颌骨向前发育不足或垂直向发育不足均会引起安氏Ⅲ类错𬌗，这是一种与生长发育有关的畸形，随着生长有加重的趋势。对于上颌发育不足所致的安氏Ⅲ类错𬌗，在生长发育过程中，前方牵引治疗可通过促进上颌的向前发育和抑制下颌生长，使一部分患者避免成年后的正颌外科手术治疗。

一、矫治器构造

前方牵引矫治器大致有 3 种：Hickham 颏兜、牵引面弓和德莱尔面具。目前临床上使用较多且较为有效的是德莱尔面具。

使用德莱尔面具时，前方牵引力量的反作用力分散在额部及颏部，患者较易承受，可用较大的力量对上颌产生矫形作用。矫治器分为口外部分和口内部分。

（一）口外装置

包括额托、颏托及连接面弓（图 9-14）。额托与颏托是硬质塑料，有些患者在使用时需做内衬，以更适合患者，不刺激软组织。面弓是直径 1.5 mm 的不锈钢丝。德莱尔面具有成品出售，也可自己制作。有人提出为使患者戴用更舒适，制作面具时应取面部模型。

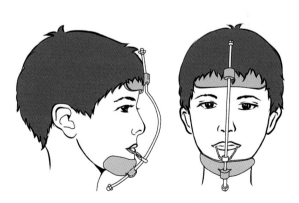

图 9-14　德莱尔面具口外部分

（二）口内装置

用前方牵引矫治器时，口内装置可依据患者的情况选择固定矫治器或粘接基托矫治器。一般口内选用装有快速扩弓装置的矫治器，在快速扩弓 1 周后再进行前方牵引效果较好。

1. 粘接基托矫治器　通过粘接材料把带前方牵引钩的殆垫固定在牙列上，牵引钩一般在尖牙附近（图 9-15）。

2. 固定矫治器　在上颌牙齿上粘接托槽带环及唇、舌弓，唇弓弓丝把上颌牙弓连成整体。依据患者的错殆表现，决定前方牵引钩的位置，有的患者需配合使用下颌殆垫矫治器支开反殆的锁结。

3. 快速扩弓矫治器　也可把前方牵引的皮圈挂在快速扩弓矫治器上（图 9-16）。

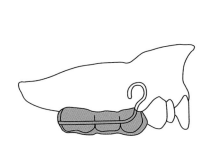

图 9-15　粘接基托矫治器

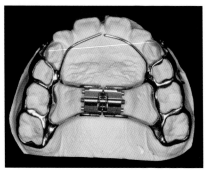

图 9-16　快速扩弓矫治器

二、矫治器原理

颅面部的 4 条骨缝即额颌缝、颧颌缝、颧颞缝、翼腭缝对颅面的生长发育起着重要作用。动物实验研究表明，使用重力可改变颌骨的位置，通过重力的牵引，影响颅面骨缝的改建，从而达到矫治上颌发育不足引起的安氏Ⅲ类错殆的目的。口外力对颌骨与牙齿的影响取决于：①力的方向；②力的大小；③力的作用时间；④生长发育状况；⑤患者的合作情况。前方牵引矫治的开始时间应在儿童生长发育进发期到来之前，一般最迟不超过 10 岁。每侧牵引力应大于 500 g。力量过小时，牵引只能使上颌牙齿产生正畸移动，而不能对上颌骨产生矫形作用。前方牵引的牵引力方向从后向前。前方牵引可产生以下作用：

1. 刺激上颌骨矢状向与垂直向生长　Poulton 认为，上颌骨的几何中心就是上颌骨的抗力中心，位于前磨牙的根尖附近。重力作用下，上颌骨的移动方向与施力点和方向有关。力线通过抗力中心，则可使上颌骨近水平前移。当牵引线与𬌗平面平行时，上颌骨前移的水平量大、垂直量小；当牵引线与𬌗平面不平行时，前方牵引的垂直向变化较大，上颌骨发生旋转（图 9-17）。另外，上颌骨的变化还与牵引力作用点的位置有关。当牵引力点靠近上颌牙弓后部时，上颌骨逆时针旋转（图 9-18）。

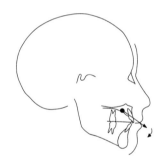

图 9-17　牵引力线与颌骨变化

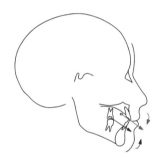

图 9-18　牵引力作用点与颌骨变化
蓝色箭头表示牵引力点靠近上颌牙弓后部时，上颌骨逆时针旋转。

2. 磨牙升高　在前方牵引时，牵引力的作用会使上磨牙升高，刺激后部牙槽突的生长，从而使下颌向后旋转，在矫治中应注意这种向后的生长。

三、适应证

前方牵引矫治器适用于儿童生长发育迸发期到来之前，乳牙期或替牙早期是治疗的最好时机。否则，随着年龄的增大，前方牵引的矫治效果多为牙齿的移动而不是骨骼的变化。另外，前方牵引主要针对的是上颌发育不足，在进行安氏Ⅲ类错𬌗畸形的诊断时必须明确患者畸形的形成机制。对于上颌发育不足（而不是下颌发育过度）造成的安氏Ⅲ类错𬌗者，早期前方牵引效果较好，且上颌牙弓前移的疗效稳定。适宜做前方牵引治疗的患者条件如下：

1. 具有明显的上颌骨发育不足。

2. 在 6 ~ 8 岁治疗效果较好。也有人提出 4 岁治疗效果最好，6 岁以后矫形效果受到影响。但矫治最晚时间不能大于 14 岁，年龄越大，矫形作用越小。

3. 磨牙Ⅲ类关系者，前方牵引矫治除了前移上颌骨外，对上颌牙弓也具有一定影响。前方牵引可使上前牙唇倾，磨牙前移。

四、临床应用

在儿童生长发育期内应用前方牵引矫治器，可使大部分上颌发育不足者的 SNA 角增大，A 点前移 1 ~ 3 mm。同时由于颏兜的作用，可改变下颌骨的生长发育方向，从而达到对安氏Ⅲ类错𬌗的矫治。但在前方牵引矫治器的使用中，须注意控制一些因素。

1. 口内装置的固位 口内装置应具有良好的固位，尤其是选用活动矫治器时，一般多用黏着性矫治器。

2. 牵引力大小 牵引力大小须不小于每侧 500 g。

3. 患儿的配合 矫治器一般最少戴用 10 小时。对戴用时间短者，应增大牵引力。

4. 牵引皮圈不刺激口角 牵引皮圈应正好从唇间隙通过，不应压迫口角。

5. 复诊周期 每 3 ~ 4 周复诊一次。复诊时应检查口内、口外装置的情况，对软、硬组织变化进行评估。

6. 矫治前适当扩弓 提倡口内增加快速腭开展装置，即使是对于不需要扩弓者。扩弓能起到松解骨缝、促进上颌骨前移的作用，可在前方牵引矫治前 1 周内快速扩弓打开腭中缝。但对于并不需要扩宽上颌牙弓的患者，有学者提出可通过反复扩缩来松解骨缝。

7. 牵引钩位置 口内牵引点的位置应参照患者的垂直面型而有

所变化。对具有开𬌗倾向的安氏Ⅲ类错𬌗患者，应把口内的牵引钩向前调，调至双尖牙或尖牙处；而对上颌骨发育不足较重、前牙反覆𬌗深者，可在磨牙上牵引。以上磨牙做牵引点时，上颌骨前移的同时会发生向上、向前的旋转。当前移牵引点时，上颌的前移会较水平，牵引力保持向下、向前。

8. 过矫正治疗 患者须坚持戴用牵引装置至过矫正，一般在前牙建立 2~4 mm 覆盖时方能停止牵引，因为前方牵引矫治复发率较高（图 9-19）。

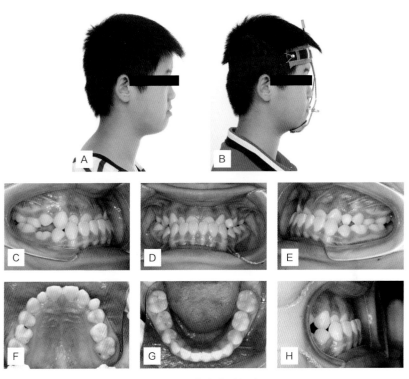

图 9-19 前方牵引矫治

A. 患者治疗前侧面相；B. 患者戴用前方牵引器侧面相；C. 患者治疗前右侧𬌗相；D. 患者治疗前正面𬌗相；E. 患者治疗前左侧𬌗相；F. 患者治疗前上颌𬌗相；G. 患者治疗前下颌𬌗相；H. 患者治疗前覆盖相；I. 患者戴用前方牵引器右侧𬌗相；J. 患者戴用前方牵引器正面𬌗相；K. 患者戴用前方牵引器左侧𬌗像；L. 患者戴用前方牵引器上颌𬌗相；M. 患者戴用前方牵引器下颌𬌗相；N. 患者戴用前方牵引器覆盖相。

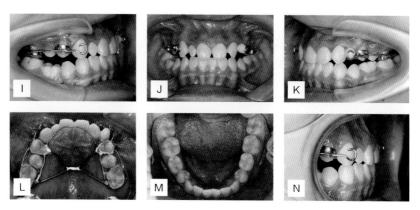

图 9-19　前方牵引矫治（续）

（弓煦）

第十章

固定矫治器

第一节　概述

固定矫治器有百年的历史，矫治器通过粘接及结扎固定在每个牙齿上，能够对每个牙齿进行较为精准的控制，所以到目前为止仍然是错𬌗畸形矫治中最常用的矫治器。

目前常用的固定矫治器一般包括前牙的托槽、后牙的带环或颊管和矫治弓丝，以及其他矫治附件，包括口外弓、牵引皮圈、弹簧结扎丝（圈）等。对固定矫治器的基本要求一般包括以下几点。

- 结构简单：矫治器结构简单，便于操作。减小复杂结构带来的不适感。
- 有效：能够良好地实现矫治目标。
- 舒适性好：患者戴用舒适，易于配合。
- 美观：矫治器设计符合美观要求。
- 便于清洁：矫治器固定在牙面上增加口腔清洁的难度，设计应有利于口腔清洁。
- 方便使用：操作技术易于掌握。

一、固定矫治器的沿革

虽然最早的固定矫治器是法国医生 Fauchard 发明的，但是对现代应用的固定矫治器贡献最大的是 Angle 医生。目前应用的固定矫治器均来自于 Angle 发明的带状弓矫治器，在此基础上 1928 年他发明了方丝弓矫治器。最初的固定矫治器的带环、托槽及弓丝均由金合金制成。托槽是 0.022 英寸 × 0.028 英寸的窄托槽矫治系统。矫治弓丝为全尺寸以实现对牙齿三维的良好控制。在带状弓矫治器之前还有 E 型弓和钉管弓矫治器，均较原始，对牙齿的控制尤其是对牙根的控制不佳。由于 Angle 医生所处的年代提倡不拔牙矫治，早期的固定矫治器主要用于进行牙弓的开展。

固定矫治器发明之初称为多带环矫治器。由于粘接材料的限制，托槽焊接在带环上后固定在每个牙齿上，体积较大，存在口腔卫生隐患；同时，由于带环片较厚，治疗后牙齿间易存在间隙。随着釉质粘接剂的出现与进步，矫治器可以直接粘接在牙齿表面，减少了上述问题。

由于方丝弓矫治器发明后不久 Angle 医生就逝世了，在后来矫治器的改进和矫治理论的发展中，多为其他医生做出的贡献。其中 Angle 医生的学生 Charles H. Tweed 医生做出了重要的贡献。他重新提出了拔牙矫治，应用不锈钢弓丝进行弓丝的弯制，并将头影测量分析用于诊断设计，完善了方丝弓矫治技术的理论与矫治程序。

Angle 医生的另一名学生 Ramond Begg 于 20 世纪 50 年代，在带状弓的基础上发明了 Begg 矫治器，并应用细丝轻力移动牙齿进行矫治，为固定矫治中的轻力矫治做出重要贡献。

之后众多的学者及正畸医生对固定矫治器进行了改进，其中 Lawrence F. Andrews 医生对方丝弓矫治器的改进贡献最大。1970 年一款被称为直丝弓矫治器的装置问世，这是 Andrews 在其对 120 名正常𬌗开展研究并提出正常𬌗六项标准的基础上形成的新型矫治器。直丝弓矫治器源于方丝弓矫治器，将方丝弓矫治器需要弯制的第一、第二、第三序列弯曲预制在矫治器托槽中，最大限度地减小了弓丝的弯制，缩短了椅旁操作时间，便于应用。

同时，另外一名美国正畸医生 Kesling 在进行了近 30 年的 Begg 差动牙移动矫治后，结合 Begg 矫治技术的细丝轻力、牙齿倾斜移动，以及方丝弓矫治器对牙齿最终的冠倾斜及转矩有较好控制的优势，发明了 Tip-Edge 矫治器。该矫治器在硬件上更接近方丝弓矫治器，而在治疗程序与控制等软件上更像 Begg 矫治技术，使得应用方丝弓矫治器系统和 Begg 矫治技术的医生都易于接受与使用。

二、固定矫治器与矫治技术的分类

（一）按照矫治器固位面分类

目前，正畸应用的固定矫治器按粘接面可以分成唇侧矫治器和舌侧矫治器两种。

1. 唇侧矫治器　大部分固定矫治器粘接在牙齿的唇侧面，便于操作。

2. 舌侧矫治器　克服了矫治器粘接在唇侧对美观的影响，在舌面粘接矫治器。操作的技术敏感性较高，但是随着间接粘接技术的出现及个性化矫治器应用范围的扩大，舌侧矫治技术的操作难度降低。

（二）按照矫治器系统分类

1. 方丝弓矫治器　方丝弓系统的槽沟是方形，治疗中会应用方丝实现对牙齿三维的良好控制。由于 Angle 医生发明方丝弓矫治器后没有进行系统的应用，改进多由其他医生完成。方丝弓矫治技术大概有以下 4 种。

（1）Tweed-Merrifield 矫治技术：由 Tweed 和 Merrifield 两位医生不断完善的成熟矫治系统。应用定向力系统进行支抗预备，完成设计的牙齿移动。

（2）方丝弓细丝弓矫治技术：Angle 发明的方丝弓矫治器逐渐发展，在矫治的牙列排齐及尖牙远中移动阶段多使用较细及柔软的弓丝，仅在关闭间隙阶段应用方形钢丝。

（3）片段弓技术：Burston 医生创建的矫治系统，巧妙地应用生物力学原理，实现高效矫治。矫治器以方丝弓矫治托槽为基础，在牙列排齐、间隙关闭、打开咬合中应用一系列片段弓丝提高矫治效率。

（4）生物渐进矫治技术：Ricketts 医生采纳了众多口腔正畸学研究成果，将生长发育、头影测量、错𬌗畸形阶段性矫治、Burston 的片段弓技术等融合而成的矫治技术系统。包含了从诊断设计到治疗的系统化治疗体系。

2. 直丝弓矫治器 自 Andrews 发明直丝弓矫治器以来，众多医生对其进行了修改，形成了很多预成的直丝弓矫治技术，其中被广为接受的矫治技术如下。

（1）Andrews 直丝弓矫治技术：建立在正常殆六项标准的基础上，依据错殆情况、拔牙与否以及最终的磨牙关系等设计了 11 套不同数据的矫治器。Andrews 直丝弓矫治器是全程式化的矫治器，根据患者的不同情况选择，从而最大程度减少了弓丝的弯制，所以称为"直丝弓"矫治器。

（2）Roth 直丝弓矫治技术：1976 年 Roth 医生在 Andrews 直丝弓矫治技术的基础上，将直丝托槽数据进行了改良，加入了过矫治、抗倾斜、抗扭转，根据最常用的数据形成一套矫治器系统，进一步简化了治疗的程序。Roth 直丝弓矫治技术的治疗目标是兼顾面部美学和功能殆。它也是目前世界上最广为接受的直丝弓矫治技术。

（3）Alexander 直丝弓矫治技术（称为 vari-simplex discipline）：1978 年 Alexander 医生发明了第一代 Alexander 矫治器，旨在提高矫治精确性的同时尽量简化治疗操作。矫治器系统的槽沟为 0.018 英寸 ×0.025 英寸，减小了以往直丝弓矫治器系统过大的矫治力。同时，托槽除切牙与磨牙之外均为带扭转翼的单翼托槽，从而增加了托槽间距，使得方形弓丝能较早地应用，以便更好地控制牙齿。之后，矫治器不断改良，更新至第四代。

（4）MBT 直丝弓矫治技术：将 Begg 轻力、滑动关闭间隙的技术应用在直丝弓系统中。针对以往直丝弓矫治器前牙转矩表达不足与后牙转矩过度的情况，调整了前后牙的转矩和牙齿的轴倾，使矫治器系统更利于节省支抗和获得理想的矫治效果。

3. Begg 矫治器及 Tip-Edge 矫治器 Begg 矫治技术与方丝弓、直丝弓矫治技术不同，治疗中较多应用细丝而非方丝。该矫治系统的特点是应用轻力。

（1）Begg 矫治器：来自于 Angle 的带状弓，槽沟在托槽的龈方。用栓钉将弓丝固定在托槽槽沟中。应用圆丝、轻力，以牙齿的倾斜移动为主，在治疗的后期应用正轴簧或转矩辅弓实现对牙根的调整。

（2）Tip-Edge 矫治器：结合 Begg 矫治器与方丝弓矫治器的优势进行矫治。将 Begg 矫治器的轻力倾斜移动和方丝弓对牙轴及转矩的良好控制相结合，既避免了方丝弓系统较大的矫治力，又免于 Begg 矫治系统矫治弓丝与牙齿点接触所致的难以精准控制。

（李巍然）

第二节　标准方丝弓矫治技术

标准方丝弓矫治技术是建立在 Edward Hartley Angle（1855—1930 年）在 90 多年前（1925 年）所发明的方丝弓矫治器（edgewise appliance）基础上的，而主要由 Charles H. Tweed（1895—1970）以及 Lester L. Merrifield（1921—2000）等不断应用、发展所形成的一种矫治原理和技术。它的主要特点包括无任何预成数据的托槽槽沟、大量应用不锈钢方丝以及应用 Tweed-Merrifield 矫治理念。在我国历史上还曾经出现的类似词汇有方丝弓矫治技术、细丝方丝矫治技术等，要么对牙齿三维方向上的控制、支抗控制、垂直向控制等强调不够，要么结合了其他一些技术和理念。

今天随着各种新型矫治技术的不断出现和大量应用，标准方丝弓矫治技术因其具有最精确的牙齿控制、最个性化的诊断治疗，不仅没有被取代，反而变得更有生命力。它是现代正畸矫治临床技术的基础，是正畸学专业从业人员必须掌握的最基本和重要的临床技术。

一、Tweed-Merrifield 标准方丝弓矫治器及基本弓丝弯制技术

（一）托槽、带环和颊面管

矫治器是实现正畸矫治目的的工具。正如 Angle 所言，矫治器应该简单、有效、舒适，同时还应美观、清洁和易用。Tweed-Merrifield 标准方丝弓矫治器的托槽（图 10-1）拥有 0.022 英寸的横向中央槽沟，深 0.028 英寸。除第一磨牙是双翼托槽外，其他都是

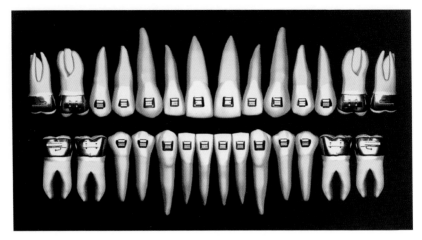

图 10-1　Tweed-Merrifield 标准方丝弓的托槽系统

单翼。托槽宽度上颌 6 个前牙最宽，双尖牙其次，下颌前牙最窄。0.022 英寸的槽沟可以容纳相对更大尺寸的弓丝，从而更好地控制牙齿。所有托槽槽沟都没有倾斜度，没有转矩，没有底板厚度差异，一般粘贴在牙齿牙面长轴上，距牙尖或切缘有相应的距离。通常从第一双尖牙开始向后应用带环，第二磨牙带环颊侧有颊面管，带环舌侧通常有舌侧夹（cleat），以方便对牙齿旋转等进行控制。

（二）弓丝

常用的弹性不锈钢方丝尺寸有：0.017 英寸 × 0.022 英寸，0.018 英寸 × 0.025 英寸，0.019 英寸 × 0.025 英寸，0.020 英寸 × 0.025 英寸，0.0215 英寸 × 0.028 英寸。有时在牙弓整平阶段还会用到 0.016 英寸 × 0.022 英寸的规格。偶尔会用到澳大利亚弓丝（Australia wire，简称澳丝）或镍钛丝（Ni-Ti wire）。

（三）辅助工具

Tweed-Merrifield 标准方丝弓矫治技术中最常用的辅助工具是弹性牵引装置和方向力头帽。弹性牵引可以在颌间，也可以在颌内，多由弹性橡皮圈、橡皮链、弹力线、不锈钢或镍钛推簧或拉簧来实现。方向力头帽是指高位牵引 J 钩或中位牵引 J 钩，对患者颌骨牙列施加方向性的口外力。这些辅助工具的应用有时需要患者的配合。

（四）基本临床技术

1. 常见弓丝曲

（1）奥米伽曲（omega loop）：见图 10-2。

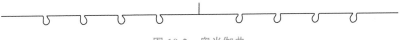

图 10-2　奥米伽曲

（2）关闭曲（closing loop）：见图 10-3。

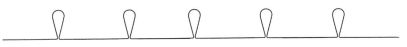

图 10-3　关闭曲

（3）螺旋球形曲（helical bulbous loop）：见图 10-4。

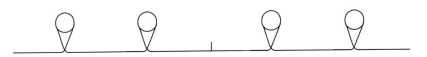

图 10-4　螺旋球形曲

（4）樱桃形曲（cherry loop）：见图 10-5。

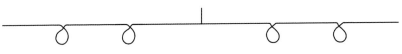

图 10-5　樱桃形曲

（5）鞋拔曲（shoehorn loop）：见图 10-6。

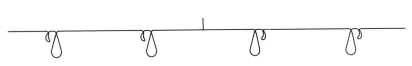

图 10-6　鞋拔曲

2. 焊接技术　在弓丝上焊接各种不同作用的小钩是一项临床正畸基本技术，早年的正畸医生无一不是焊接高手，有时它可以在某种程度上代替部分弓丝曲的弯制。焊接钩的作用有：作为弹性牵引时的牵引钩，作为头帽作用的牵引钩，以及作为阻止点。

（1）常见焊接钩（图 10-7）：位于上颌或下颌唇弓中切牙与侧切牙间、向上或向下并近中弯曲、用于 J 钩牵引的牵引钩，位于上颌唇弓侧切牙与尖牙间、十字交叉于唇弓上、用于 Ⅱ 类牵引和垂直牵引的牵引钩，以及上颌或下颌垂直向上或向下的垂直牵引钩。

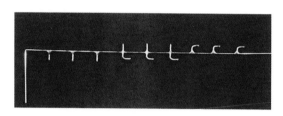

图 10-7　常见焊接钩

（2）常见焊接设备：常用的焊接方法有银焊（图 10-8）和电子点焊。银焊器材主要有喷灯（torch lamp）、焊媒（flux）、焊锡（silver solder）、铜丝和软不锈钢丝。

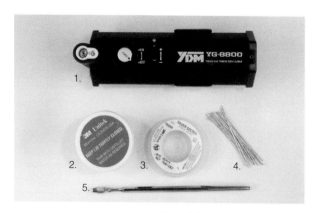

图 10-8　银焊设备
1. 喷灯；2. 焊媒；3. 焊锡；4. 铜丝；5. 拔髓针柄。

3. 弓丝第一、第二、第三序列弯曲 理解作用力、反作用力以及牙齿在弓丝作用下所产生的反应是临床正畸治疗的关键。Tweed-Merrifield标准方丝弓矫治技术对牙齿进行水平向、垂直向和转矩控制而在弓丝上所作的弯制，分别称为第一、第二和第三序列弯曲。

（1）第一序列弯曲（图10-9）：第一序列弯曲对牙齿进行颊舌向的调整。要注意到，当对后牙进行颊向调整时，将会影响到后牙的转矩。理想的上颌唇弓第一序列弯曲应有侧切牙内收（inset）、尖牙外展（offset）、第一恒磨牙近中外展和远中内收（toe in）的作用，下颌唇弓第一序列弯曲应有尖牙外展、第一双尖牙外展、第一恒磨牙近中外展和远中内收的作用。

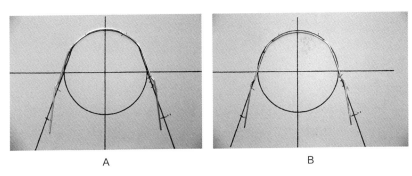

图 10-9　第一序列弯曲
A. 上颌第一序列弯曲；B. 下颌第一序列弯曲。

上下颌唇弓的第一序列弯曲完成后，应检查符合度（coordination）（图10-10）。相互符合的上下颌唇弓放在一起应有如下特征：中切牙处相距2 mm；下颌尖牙部和上颌侧切牙部接触；下颌第一双尖牙部和上颌尖牙部后段接触；磨牙段平行接触；在没加第二序列弯曲前，弓丝完全平整。

个别理想基本弓形：个别理想基本弓形是弯制上下颌唇弓、形成个别弓形的基本依据之一。它是依据下颌牙列情况绘制的（图10-11）。其步骤如下：

1）准备一张具有十字坐标系的绘图纸。

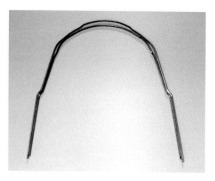

图 10-10　上下颌唇弓第一序列弯曲的匹配或符合度

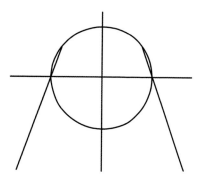

图 10-11　个别理想弓形的绘制

2）比照下颌模型，以第二双尖牙牙冠颊面间距离的一半为半径，以坐标系原点为轴，绘圆，与横坐标相交的两点分别代表两侧第二双尖牙颊面点，与纵坐标相交的上点将代表理想弓形两侧中切牙中间点。

3）分别测量下颌模型两侧中切牙中间点到尖牙颊面中点、第一及第二恒磨牙颊面沟之间的距离。在绘图纸上，分别以这些距离为半径，以上述所绘圆与纵坐标相交上点为圆心，在其下方绘制 3 段弧形。

4）最上段弧形与最初圆相交于两点，代表尖牙颊面点。

5）测量第一恒磨牙颊面沟间距离，在中间段弧形上比照纵轴，标记出代表第一恒磨牙颊面的两点。

6）测量第二恒磨牙颊面沟间距离，在最下段弧形上比照纵轴，标记出代表第二恒磨牙颊面的两点。

7）绘制尖牙、第二双尖牙、第一恒磨牙、第二恒磨牙颊面点连线，并向远中延长 8 mm。

（2）第二序列弯曲（图 10-12，表 10-1）：第二序列弯曲对牙齿进行垂直向的调整，是控制颌面垂直向关系的关键。Tweed-Merrifield 标准方丝弓矫治技术要求对第二序列弯曲是由后向前逐渐加入的。在最终完成的弓丝上，于下颌唇弓第二恒磨牙、第一恒

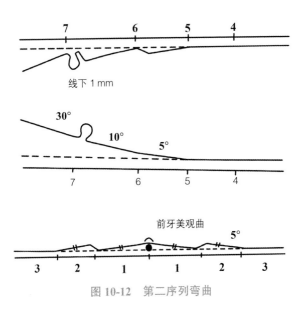

图 10-12 第二序列弯曲

磨牙、第二双尖牙上将有 20°、10°、5° 的后倾弯；在上颌唇弓，则分别是 30°、10°、5° 的后倾弯。要注意，在后牙加后倾弯会对下前牙产生不利的冠唇向转矩，因此常规要在下前牙辅以冠舌向转矩以对抗这种作用；而对上前牙则通常产生有利的压入作用和根舌侧转矩。另外，在完成弓丝的上颌唇弓应弯制美观曲（artistic bends），中切牙处唇弓近中倾斜 3°，侧切牙处唇弓近中倾斜 5°（图 10-12）。

表 10-1 第二序列弯曲在不同牙位的倾斜角度

	7	6	5	2	1
上牙列	后倾 30°	后倾 10°	后倾 5°	近中倾斜 5°	近中倾斜 3°
下牙列	后倾 20°	后倾 10°	后倾 5°	—	—

后牙倾斜度检测——读出值（readout）：测量后牙的近远中倾斜度是临床矫治中的常规动作。需要一根直的全尺寸测量弓丝，一端有一个手柄，另一端有一个小的刺刀曲（方便放入后牙颊面管和托槽）和第二序列卡（图 10-13）。测量的原理如图 10-14 所示，将

测量弓丝有外展的一端置入将要测量的磨牙或前磨牙的颊面管或托槽，测量另一端距前牙托槽槽沟的垂直距离，然后再对照第二序列卡上对应的牙齿，将垂直距离值转换成角度值，即为读出值。第二序列卡下面所示的 35、25、15 表示的是经研究总结发现，第二恒磨牙颊面管近中、第一恒磨牙托槽近中、第二双尖牙托槽近中分别距离下颌前牙托槽的水平距离大约分别为 35 mm、25 mm、15 mm。

（3）第三序列弯曲（表 10-2）：第三序列弯曲是对牙齿转矩的调整。其中除了上颌前牙为根舌向转矩外，其余牙齿均有一定的冠舌向转矩。理想的转矩是：在下颌，前牙冠舌向转矩 7°，尖牙、第一双尖牙冠 12°，第二双尖牙到第二恒磨牙冠 20°；而在上颌，前牙为 0° 或轻微的根舌向转矩，尖牙、第一双尖牙冠舌向转矩 7°，第二双尖牙到第二恒磨牙冠 12°，带有关闭曲的上颌唇弓的前牙转矩通常为根舌向转矩 7°。应该注意，转矩的应用是逐渐、有顺序进行的。

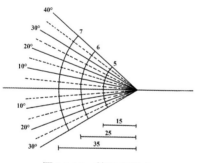

图 10-13　第二序列卡

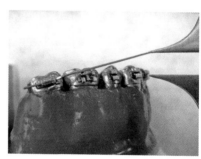

图 10-14　第二序列读出值的测量

表 10-2　第三序列弯曲在不同牙段的检测数值

	前牙段	牙列中段	牙列后段
上牙弓	0°	−7°	−12°
测量	0 mm	下方 5 mm	下方 9 mm
下牙弓	−7°	−12°	−20°
测量	上方 5 mm	上方 9 mm	上方 14 mm

转矩检测技术（图 10-15）：如图 10-15 所示，通过观察加载了转矩的唇弓的磨牙段在垂直方向上偏离的距离，从而判断所加载转矩的大小。

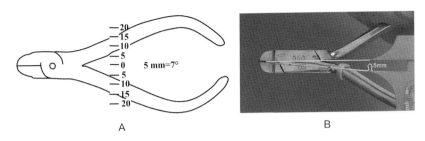

图 10-15　转矩检测技术

A.转矩检测图示；B.弓丝转矩的检测实例。

（五）矫治器的演变

在最近的 30 多年，Tweed-Merrifield 标准方丝弓矫治器又产生了许多新的变种。其中最主要的是 1972 年由 Larry Andrews 改进的直丝弓矫治器，它把第一、第二和第三序列弯曲直接做在了托槽上，希望能够不用在弓丝上弯制这些弯曲。后来，不同的厂家根据不同医生的要求生产了具有不同倾斜度、转矩和底板厚度的直丝弓矫治器，其中比较有名的有 Burstone、Lindquist 和 Roth 系统，还有国内比较常见的 MBT 系统。另一种变化就是将托槽槽沟尺寸由 0.022 英寸变为 0.018 英寸。

二、标准方丝弓矫治技术基本概念及原理

（一）牙列范围（dimension of the dentition）

牙列范围的概念是 Tweed Merrifield 矫治原理中最重要、最基本的概念。无论是诊断原理还是治疗原理，都是在这个重要的概念框架下发展起来的。

正畸学临床工作说到底是对牙齿及牙列的移动，而这种移动是三维的，包括垂直向、冠状向及矢状向，能够对牙齿及牙列进行近中、远中、唇颊向、舌向、压入和伸长 6 个方向的移动。然而这种

移动是有范围的，它受周围骨骼、肌肉和软组织物理环境的制约。因此，正畸临床治疗不得不考虑这种范围的界限是什么，因为任何一种矫治器所产生的矫治效果都是对这些界限的挑战。

在牙颌肌肉功能正常的情况下，牙列范围有以下 4 个原则：

1. 存在牙列的前方界限，牙齿不应被前移出基骨。Tweed 通过诊断性面部三角来确定牙列的前方界限。

2. 存在牙列的后方界限，牙齿不应被远中移动出上颌结节或者人为地埋入下颌磨牙后方的骨内。

3. 存在牙列的侧方界限，如果将牙齿唇颊向或舌向移动过大至影响咀嚼肌、颊肌与舌侧肌肉的肌力平衡，远期复发将会发生。

4. 存在牙列的垂直向界限，除深覆𬌗外，由治疗而引起前面部垂直向的张开对面部平衡和协调而言是灾难性的。

总之，临床正畸医生在进行诊断和设计治疗计划时应明确这些范围，并遵循这些规律。

（二）个体化诊断及间隙分析系统

Merrifield 以及 Tweed 研究基金会的讲师和研究者们一起，如同 Tweed 当年一样，经常对大量的满意病例和不满意病例进行对比，并结合一些当代的正畸学研究新方法，经过仔细的研究，渐渐总结并形成了一套系统而有效的诊断和治疗理论。这些诊断理论试图帮助临床医生解决在正畸治疗中拔不拔牙以及拔什么牙的问题，而不再像 Tweed 当初一样，只知道拔 4 颗第一双尖牙。

Tweed-Merrifield 诊断理论可以概括如下：

- 了解牙列范围并在牙列范围内治疗错𬌗，对牙颌周围肌力平衡者不建议扩弓。
- 了解下面部结构特征，尽可能实现面部的协调和平衡。
- 了解骨骼生长型，使诊断和治疗尽可能与对治疗结果有利的骨骼生长型相协调，或改善不利的生长型。

1. 面部不调

（1）面部平衡与否是诊断中必须首先考虑的问题。正畸临床医生应该对协调平衡的面型有一种直觉。

从正面观，就面下 1/3 而言，下唇突点应平分颏下点到鼻翼间距离，而上唇突点应平分下唇到鼻翼间距离。从侧面观，面部平衡与否的常用评价方法有如下几种：

1）侧貌线（profile line）：侧貌线是连接软组织颏部及最突出的上唇或下唇突点的连线。当此连线远离鼻尖时，则面突存在。当面部平衡协调时，此连线应与颏部、上下唇突点相切并与鼻尖的前 1/3 相交。几个世纪以来，已经证明颏、唇、鼻这样的关系是平衡和美观的。

2）Z 角：Z 角由 Merrifield 提出，为 FH 平面和侧貌线相交所得的下后角，可以定量描述面部平衡与否。正常值是 70°～80°，理想为 72°～78°，受性别、年龄影响。Z 角和 FMIA 一起可以评价面部美观，但比 FMIA 更有优势。它还能反映上切牙的位置，上切牙回收 4 mm 可能产生 4 mm 的上唇部回收和 3 mm 的下唇部回收；下颌骨的水平向变动也会影响这个值，垂直方向上前后面高的增加都会影响 Z 角。Z 角也是对 FMA、FMIA 以及软组织厚度不调的综合反映，后三者中有任何一个不在正常范围内，都能从 Z 角反映出来，从而指导通过牙齿移动来改善面型。

3）FMIA：Tweed 认为 FMIA 对建立下面部的平衡与协调十分重要。当 FMA 为 22°～29° 时，FMIA 的标准值是 68°；当 FMA ＞ 29° 时，FMIA 的标准值为 65°；当 FMA ＜ 22° 时，FMIA 的标准值有所增加。

（2）影响面部平衡与否的 3 个基本因素：①牙齿的位置；②骨型；③软组织厚度。

面部平衡受牙齿突度和拥挤程度影响。唇部是由上切牙支撑的。上唇部依附在上切牙唇面上 2/3，而下唇部则由上切牙唇面下 1/3 所支撑，因此唇突度反映上切牙的突度。而上切牙的位置又直接与下切牙位置有关。因此，牙齿前突导致了面部不平衡。

同时，面部不协调也与异常颅颌骨关系有关。临床医生应该了解骨骼生长型，并且能通过改变牙齿位置来补偿异常颌骨关系。FMA 是个体化诊断中关键的骨骼角度测量值。对于高角患者，需要过度地直立下切牙来代偿骨骼的不协调，往往能极大地促进其下面部的平衡。相反，对于低角患者，下切牙直立可以少些。

非骨骼或牙齿因素造成的面部不协调，则通常是由软组织厚度分布不均所致。此时，颏总厚度和上唇厚度的测量是进行面部平衡分析所必需的。上唇厚度（以 mm 为单位）是从上中切牙唇面最突处到上唇突点之间的距离，而颏总厚度为软组织颏前点到 NB 线间的水平距离。一般颏总厚度应该等于上唇厚度。如果颏总厚度小于上唇厚度，那么前牙需要更多地直立内收以获得更为平衡的面部侧貌，这是因为唇部会随着牙齿的内收而内收。

仔细分析牙齿的位置、骨型和软组织厚度可以为临床医生提供面部的关键信息，从而确定通过牙齿代偿能否改善面部平衡。在开始移动牙齿之前，正畸医生必须明了它将对覆盖其上的软组织所产生的影响。

2. 骨性不调

（1）常用测量项目及定义（图 10-16）

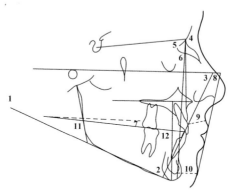

图 10-16　个体化诊断分析中的头影测量项目及定义

1. FMA；2. IMPA；3. FMIA；4. SNA；5. SNB；6. ANB；7. 𬌗平面角；8. Z 角；
9. 上唇突度；10. 颏厚度；11. 后面高；12. 前面高。

1）FMA：即眼耳平面 - 下颌平面角。FMA 可能是颅面分析中最重要的头影测量值，它表明了下面部在水平及垂直向上的生长方向。当骨骼生长型方向正常时，FMA 的范围为 22°～28°；当 FMA

高于正常范围时，表明有更多的垂直向生长；而当 FMA 小于正常范围时，表明垂直向生长相对不足。

2）IMPA：即下中切牙 - 下颌平面角。此角度定义了下切牙轴倾度相对于下颌平面的位置，是定位下切牙与下颌基骨相互位置关系的一个重要指标。如果患者 FMA 正常，此角度标准值为 88°，此时下切牙直立于下颌基骨，下面部软组织达到最佳的平衡和协调。如果 FMA 大于正常，则正畸医生应通过进一步直立下切牙来进行必要的补偿；如果 FMA 小于正常，则应当尽量维持矫治前的下切牙位置，或在极少的情况下将下切牙稍稍唇倾，但不应破坏原有的肌力平衡。

3）SNA：SNA 表明上颌骨相对于颅底的水平位置关系。在生长发育结束时其正常范围为 80°~ 84°。

4）SNB：SNB 表明下颌骨相对于颅底的水平位置关系。当此角度为 78°~ 82° 时，表明下颌骨处于正常位置。当此角度小于 74° 或大于 84° 时，则表明可能需要正颌外科等辅助治疗手段。

5）ANB：ANB 表明上下颌骨间的水平位置关系，正常范围为 1°~ 5°。ANB 越大，安氏 II 类错𬌗的矫治难度成比例地增加。当 ANB 大于 10° 时，通常表明可能需要配合手术治疗。负的 ANB 角度可能反映更明显的矢状向骨骼失调。例如，当 ANB 为 -3° 或 -3° 以下时，如果下颌处于真实的位置，那么安氏 III 类错𬌗的矫治需要仔细考虑手术治疗的可能性。

6）AO-BO：也反映上下颌骨间的水平位置关系，但比 ANB 更敏感，是建立在平面基础上的测量值。如果 AO-BO 值超出正常范围（0 ~ 4 mm），则正畸治疗困难增加。平面的陡度影响 AO-BO 值。

7）𬌗平面（角）（occlusal plane）：是反映𬌗平面与 FH 平面之间的牙𬌗骨骼关系的角度值。正常范围为 8°~ 12°，男性和女性之间可有 2° 的差异。女性患者的平均值约为 9°，而男性约为 11°。大于或小于正常值范围均会增加治疗难度。在大多数矫治过程中应维持或减少这一数值，如果𬌗平面角增大，则意味着垂直向失控，这种矫治结果通常会不稳定。因为𬌗平面是由肌肉，主要是咀嚼肌决定的，如果在治疗过程中采用了将𬌗平面顺时针方向倾斜以协助关系矫治的方法，则在正畸主动治疗结束后平面常会回复至矫治前的角度值，导致不利的关系变化。

8）后面高（posterior facial height，PFH）：后面高是指关节点（articulare）到下颌升支后缘切线与下颌平面交点间的距离（以 mm 为单位）。它是颅面分析中一个重要的测量项目。后面高影响面部在垂直和水平向的形态。下颌升支生长所致的后面高增加是使下颌骨向前、向下，朝有利方向移动所必需的。后面高和前面高之间的关系确定了 FMA 与下面部的比例。对于处在生长期的安氏Ⅱ类错𬌗患者，后面高变化及其与前面高变化间的关系，无论在比例上还是在绝对值上，都对治疗结果有重要影响。

9）前面高（anterior facial height，AFH）：前面高是指从颏下点（menton）到腭平面的垂直距离（以 mm 为单位）。12 岁儿童的前面高正常值约为 65 mm，如果超出或少于正常值 5 mm，则在治疗中一定要引起注意。在安氏Ⅱ类错𬌗的矫治中，限制前面高增加非常关键。这可以通过控制上、下颌磨牙伸长以及于上颌前牙区段应用高位牵引头帽来实现。

10）面高指数（facial height index，FHI）：Andre Horn 于 1992 年提出，是指后面高和前面高的比例，其正常范围为 0.65 ~ 0.75。当面高指数大于或小于这个范围时，治疗的复杂性和难度都将增加。

11）面高变化率（facial change ratio）：面高变化率是用于评价治疗过程中面部高度变化的一个极有价值的指标。Merrified 和 Gebeck 对大量安氏Ⅱ类错𬌗治疗中的成功病例和不成功病例进行对比，发现成功病例均显示出下颌骨朝有利方向的变化，这主要是由于前面高得到了控制而后面高增加所致，而不成功病例则显示了更多的前面高增加。他们总结道，对安氏Ⅱ类第一分类错𬌗患者进行治疗的过程中，后面高的增加量为前面高增加量的 2 倍，即面高变化率为 2 : 1，是较为理想的矫治变化。

（2）颅面分析：通常的颅面分析方法是将其所包含的头影测量项目中的患者实际测量值与相应的正常值进行对比，寻找其中的差距。Tweed-Merrifield 矫治技术也是这样，但它又进一步对这些差异进行了量化，从而形成了独具特色的 Tweed-Merrifield 颅面分析法，再加上后面要提到的牙列间隙分析（dental space analysis），共同构成了 Tweed-Merrifield 全间隙分析系统（total space analysis system）。这构成了 Tweed-Merrifield 个体化诊断分析的核心。

说到 Tweed-Merrifield 颅面分析法，我们不得不提到 Gramling。他曾在 Tweed 研究基金会长期担任研究主任直到去世（1993 年），正是在他和 Merrifield 以及 Tweed 基金会许多其他正畸医生的共同努力下，这一方法才得以诞生。最初，当他们把一批矫治困难的安氏Ⅱ类错𬌗病例按结果满意和不满意分开进行对比时，可能只是想寻找正畸矫治和手术治疗之间的界限。在对比这两组样本许多测量项目矫治前后的变化中，他们发现以下 5 个测量项目变化对比较强烈，分别是 FMA、ANB、FMIA、𬌗平面角和 SNB。对数据进行统计处理之后，他们发现当患者的测量数据在以下范围内时，其Ⅱ类错𬌗矫治容易成功。这一范围是：① FMA 应为 18°~35°；② ANB 应为 6° 或以下；③ FMIA 应为 60° 以上；④𬌗平面角应为 7° 或更小；⑤ SNB 应为 80° 或以上。而当测量值超过了这一范围时，矫治难度增大。他们又为每个测量值设置了权重，即难度系数（difficult factor），将超过范围的数值乘以这个权重系数并求和，即可得到这个患者的个别矫治难度值，而这一过程即构成了 Tweed-Merrifield 个体化颅面分析法。在以后的研究中，Gramling 等将 FMA 的正常范围调整为 22°~28°，并用 Z 角代替了 FMIA，增加了面高指数（FHI）（见后文表 10-3 中颅面分析部分）。

3. 牙性不调　对多数患者而言，常需要解决牙性不调的问题。为了准确诊断牙性问题，需要进行细致的全牙列间隙分析（total dentition space analysis）（见后文表 10-3）。为了更简明地确定间隙不足或剩余的牙列部位并尽可能做出精确的个体化诊断，Merrifield 将牙列分为 3 个区域：前牙列、牙列中段和牙列后段。

（1）前牙列间隙分析（anterior space analysis）：前牙列间隙分析包括两部分，即测量前牙弓不调（tooth arch discrepancy）和头影测量不调（head film discrepancy or cephalometric discrepancy）。前牙弓不调是指下前牙列可获得间隙与下前牙列牙量间的差值（以 mm 为单位），可获得间隙是指从一侧下颌尖牙远中到对侧尖牙远中的牙弓长度，而下前牙牙量是指 6 个下前牙的近远中宽度之和。前牙弓不调可表现为间隙不足（deficit）或过剩（surplus）。头影测量不调也称头影测量改变（cephalometric correct），是指将下切牙直立到下颌基骨适当位置所需要的间隙。这是 Tweed 诊断性面部三角在前牙列间隙分析中的应用。Tweed 在研究中发现具有理想面型者，不论其 FMA 多大，其 FMIA 均在 62°~70° 的范围内，因此提出了直立下切牙的头影测量矫治准则。为使患者获得合适的 FMIA 值，Tweed 认为：FMA 为 21°~29° 时，FMIA 应为 68°；FMA ≥ 30° 时，FMIA 应为 65°；FMA ≤ 20° 时，IMPA 应不超过 92°。

Tweed 头影测量不调的具体测量方法如下：在头颅侧位片描记图上画出面部三角，然后自下切牙根尖画一条与 FH 平面相交、下后角为 65° 的虚线，测量虚拟的下切牙切缘点与实际下切牙切缘点之间的距离（单位为 mm）（图 10-17）。此距离即为下切牙舌倾以满足 FMIA 达到 65° 的最小间隙需要量。因为考虑到双侧牙弓，因此本距离值应乘以 2。

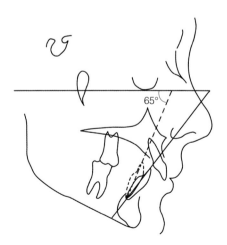

图 10-17　Tweed 头影测量不调的测量方法

前牙弓不调（不足或过剩）、头影测量不调之和即为前牙列间隙不调。这两者分别有各自的难度系数（表 10-3），可以计算出前牙列间隙分析所得治疗难度值。

（2）牙列中段间隙分析（midarch space analysis）：牙列中段包括下颌第一磨牙、第二双尖牙和第一双尖牙，是一个极为重要的区域。仔细分析可以发现该区域可能存在如下问题：第一磨牙近中倾斜、旋转、牙间隙、Spee 曲线过深、反𬌗、牙齿缺失、拥挤、不良习惯、阻生和关系不调等。

牙列中段间隙分析包括测量牙弓不调、Spee 曲线和关系不调。牙列中段的牙弓不调是由牙列中段可用间隙减去牙列中段牙量所得差值（间隙不足或过剩）。Spee 曲线则是分别测量牙弓两侧 Spee 曲线最深处距𬌗平面的距离，再两侧相加所得。关系不调（Ⅱ类或Ⅲ类关系）的测量是以上颌第一双尖牙颊尖为参照，正常时上颌第一双尖牙的颊尖应咬在下颌第一、二双尖牙之间，错𬌗时测量这两者之间的近远中距离（Ⅱ类关系为正，Ⅲ类关系为负），双侧之和即为关系不调值。关系不调的矫治难度系数为 2。之所以把关系不调也放入牙列中段间隙分析，是因为要改变这种关系不调需要移动这一牙弓范围内的牙齿。

（3）牙列后段间隙分析（posterior space analysis）：牙列后段是牙列中一个非常重要的部位，但在正畸临床中常被忽视。我们必须明白，牙列存在后方界限，而这一界限就是下颌升支前缘，位于升支前缘后方的牙齿是不可能拥有健康和良好功能的。

牙列后段间隙分析包括测量后段牙弓不调和预计牙弓后段增加两部分，前者减去后者即为所需牙弓后段间隙。后段牙弓不调为牙弓后段可用间隙（available space）与所需间隙（required space）或牙量之差。可用间隙是指在𬌗平面水平，从下颌第一磨牙远中到下颌升支前缘间的距离（以 mm 为单位）；若在模型上测量，应向远中再加上 2~3 mm 的软组织厚度。所需间隙即为下颌第二磨牙和第三磨牙的近远中宽度之和，对未成年患者可能较难确定，可凭借 X 线片上牙胚近远中径值折算而得。

表 10-3　Tweed-Merrifield 个体化诊断分析系统

分析项目	头影测量值	难度系数	难度
颅面分析			
FMA	＿＿＿	5	＿＿＿
ANB	＿＿＿	15	＿＿＿
Z 角	＿＿＿	2	＿＿＿
𬌗平面角	＿＿＿	3	＿＿＿
SNB	＿＿＿	5	＿＿＿
FHI	＿＿＿	3	＿＿＿
颅面分析难度总计			＿＿＿
全牙列间隙分析			
前牙列			
牙弓不调	＿＿＿	1.5	＿＿＿
头影测量不调	＿＿＿	1.0	＿＿＿
合计	＿＿＿		
牙列中段			
牙弓不调	＿＿＿	1.0	＿＿＿
Spee 曲线	＿＿＿	1.0	＿＿＿
合计	＿＿＿		
关系不调（Ⅱ或Ⅲ类）	＿＿＿	2.0	
牙列后段			
牙弓不调	＿＿＿		
预计牙弓后段增加	＿＿＿		
合计（二者相减）	＿＿＿	0.5	
牙列间隙分析总计	＿＿＿		＿＿＿

颅面分析难度总计 ＿＿＿＿＿＿

间隙分析难度总计 ＿＿＿＿＿＿

个体难度总计 ＿＿＿＿＿＿＿＿

颅面分析中头影测量值正常范围：FMA 22°～28°，ANB 1°～5°，Z 角 70°～80°，𬌗平面角 8°～12°，SNB 78°～82°，FHI 0.65～0.75。

难度：轻度 0～60，中度 61～120，重度 120 以上。

　　牙列后段间隙分析中，还应根据年龄和性别考虑预计牙弓后段增加。预计牙弓后段增加与以下因素有关：

　　1）下颌第一磨牙近中移动的速率；

　　2）下颌升支前缘吸收速率；

　　3）磨牙移动停止的时间；

　　4）下颌升支前缘吸收停止的时间；

　　5）性别；

　　6）年龄。

　　复习和研究文献时我们发现，在第一恒磨牙萌出后，牙弓后段每年增加 3 mm（每侧 1.5 mm），这种生长在女性持续到 14 岁，在男性持续到 16 岁。在临床上我们通常这样操作：从 8 岁开始，女性到 14 岁，男性到 16 岁，每年预计牙弓后段增加 3 mm（每侧 1.5 mm）；女性 15 岁以后，男性 17 岁以后，这个值为零。

　　临床医生轻率地将前牙列和牙列中段的不调转移到牙列后段而造成牙列后段不调是缺乏考虑的。同样，如果不充分利用牙列后段的间隙来减轻牙列中段和前牙列的不调也是不明智的。在年轻患者中，最常见的牙列后段间隙不足表现是第二恒磨牙迟萌。牙列后段间隙分析得出的间隙过剩或不足只赋以 0.5 的难度系数，因为间隙不足可以通过拔除第三恒磨牙而轻易解决，间隙过剩者也相对容易关闭间隙。

　　4. 个体化诊断分析系统（differential diagnostic analysis system）上述的颅面分析法和全牙列间隙分析法共同组成了 Tweed-Merrifield 个体化诊断分析系统（表 10-3）。使用此诊断分析法可以显著提高临床医生的诊断、设计和临床治疗能力。由颅面分析难度和全牙列间隙分析难度相加所得到的个体化的总难度值，为临床医生提供了定量评价每一个错𬌗患者矫治难度的方法。同时，此方法可以帮助临床医生明辨错𬌗畸形主要不调的所在部位，如面部、骨骼或牙齿，从而为治疗方案的确定提供指导。

　　其他各种因素，如不良习惯、关节健康情况、肌力平衡情况、牙齿或颌骨的其他异常以及其他的一些头影测量值等，也应由正畸医生常规记录下来，并在诊断中予以考虑。另外，患者寻求正畸治疗的动机和愿望也应加以考虑。根据错𬌗矫治难度值，我们将错𬌗畸形矫治难度分为：轻度，0～60；中度，61～120；重度，120以上。

（三）拔牙模式及拔牙选择的考虑

标准方丝弓矫治技术已经完全摆脱了 Tweed 当年只拔除第一双尖牙的模式，而是根据具体情况，灵活地应用各种各样的拔牙方式。下面给出了一些在诊断设计时常应考虑的因素和一些常见规律，以此来决定拔牙与否，以及拔牙模式的选择。临床医生应该明确，所有这些规律都不要教条僵化，对每一个病例的个别诊断、全面分析，以及医生的临床经验、矫治技术水平等，都将决定最终治疗方案的选择。

1. 下前牙唇倾度　Merrifield 强调牙列的 4 个范围是正畸矫治中非常重要的概念，下前牙位置即为牙列前界的标志，它决定了上前牙的位置，也就决定了唇部的突度，进而决定了下面部的协调与否。在 Tweed-Merrifield 标准方丝弓诊断技术中，它是以头影测量不调（head film discrepancy）来描述的。在排除了牙列前部、中部和后部的任何拥挤之后，当这个值为 0～2 mm 时，可以考虑不拔牙矫治；当这个值为 3～5 mm 时，可以考虑拔除第三磨牙；当这个值为 5～7 mm 时，可以考虑拔除第二双尖牙；当这个值为 7～15 mm 时，可以考虑拔除第一双尖牙；当这个值大于等于 16 mm 时，可以考虑拔除 1 颗第一双尖牙和 1 颗磨牙，后者可以是第一、第二或第三磨牙。这是在下牙弓的拔牙选择，再结合上牙列的个别诊断，可以形成多种拔牙模式。

2. 拥挤（即牙弓不调）、Spee 曲线和关系不调　牙弓不调可以存在于前牙列、牙列中段、牙列后段，牙列后段的牙弓不调不见得立即表现为拥挤，它是由牙列后界所决定的。有多少毫米的牙弓不调就需要多少毫米的拔牙间隙。同样，有多少 Spee 曲线和关系不调，也就需要多少毫米的拔牙间隙。这三者非常常见，是构成牙列间隙不足（deficit）的重要部分。如果不考虑其他因素，当牙列间隙不足小于 3 mm 时，考虑不拔牙治疗；这个值为 3~5 mm 时，考虑拔除第三磨牙；这个值为 5~7 mm 时，考虑拔除第二双尖牙；这个值为 8~15 mm 时，考虑拔除第一双尖牙；这个值为超过 15 mm 时，考虑拔除 1 颗第一双尖牙和 1 颗磨牙，后者可以是第一、第二或第三磨牙。这样上下颌一起，就可以有多种拔牙模式。另外，牙列间隙不足所集中的部位是前牙，还是牙列中段或后段，对拔牙选择也有影响。

3. ANB　ANB 是反映矢状向骨性不调的量。Ⅱ 类错殆，当 ANB 为 3°~5° 时，可以考虑的拔牙模式有：①拔除 4 颗第三磨牙，这要求患者能够很好配合，进行下颌牙弓顺序牙列预备，上颌远中移动磨牙，以得到 Ⅰ 类磨牙、尖牙关系。如果同时还存在下前牙唇倾和（或）牙弓间隙不调问题，则有可能同时还要拔除上下颌各两颗双尖牙。②只拔除上颌两颗第一双尖牙，适用于对磨牙关系要求不高、配合一般的患者。③拔除上颌第一双尖牙和下颌第二双尖牙，下前牙轻微唇倾，牙弓间隙不调主要集中在 Ⅱ 类关系不调上。

当 ANB 为 5°~8° 时，若同时还存在下前牙唇倾和（或）牙弓间隙不调问题，则有可能在拔除上下颌各两颗双尖牙的同时，还要拔除下颌第三磨牙和上颌第二磨牙。这需要患者能良好配合，以远中移动第一磨牙到 Ⅰ 类关系。

当 ANB 为 9°~12° 时，同样，若还存在下前牙唇倾和（或）牙弓间隙不调问题，则有可能拔除上下颌各两颗双尖牙，此外还要拔除下颌第三磨牙和上颌第一磨牙。

当 ANB 大于 12° 时，考虑正畸 - 正颌联合外科治疗。其中若 SNA 高于正常值 10° 或以上，考虑上颌手术；若 SNB 低于正常值 10° 或以上，考虑下颌手术；若 SNA、SNB 在正常范围内，则进行双颌手术。

4. FMA　FMA 是反映垂直向骨性不调的测量值。高角患者，下前牙需要更多地直立，拔牙间隙相对容易关闭，而对于 Ⅱ 类磨牙关系，远中移动上颌磨牙相对不易，故倾向于选择拔牙矫治。低角患者，下颌咀嚼力量较大，下颌骨密度较大，下颌拔牙间隙不易关闭，同时下前牙容许维持在有一定唇倾的原位置上，因此倾向于选择下颌不拔牙或拔除后牙和上颌拔牙矫治。

5. 患者的配合 在 Tweed-Merrifield 的方向性力矫治系统中，患者的配合十分重要，包括口外力矫治装置的佩戴、橡皮圈的应用及口腔卫生的保持。可以说，在正畸矫治过程中，临床医生为一个决定因素，而患者的积极配合是获得良好治疗结果的另一个决定因素。对于不能良好配合的患者，我们可能考虑拔除更多的牙齿来实现既定的目标，或尽可能进行正颌手术治疗。即便如此，矫治效果也可能不尽如人意。

6. 年龄 成年患者和生长发育期的患者是不同的。对于生长发育期的患者，我们可以通过拔除一定的牙齿，应用 Merrifield 的方向性力系统来促进良性的下颌骨反应（mandible response）（图 10-18），从而对较大的骨性畸形予以矫治，但对于生长发育已经停止的成年患者，则可能必须手术治疗。成年患者矫治中可能采用拔除单颗下前牙等的治疗方案，它倾向于不做大范围的牙齿移动，而是维持可能并非理想但已长期平衡的原有牙颌状态。

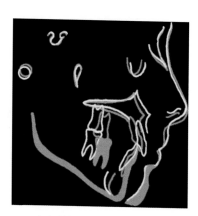

图 10-18 方向性力系统促进良性的下颌骨反应

7. Ⅲ类错𬌗 Ⅲ类错𬌗在 Tweed 和 Merrifield 的病例中都仅占极小部分。下颌骨向下、向前的移动对矫治Ⅱ类错𬌗可能是有利的，但对于矫治Ⅲ类错𬌗却是不利的。因此，Tweed-Merrifield 方向性力矫治中对力的控制应相应调整，而对Ⅲ类错殆的诊断设计也要仔细地个别分析。常见的拔牙模式有：拔除下颌切牙，拔除上颌第二双尖牙和下颌第一双尖牙，或在拔除上下颌各两颗双尖牙后还需要拔除下颌磨牙等。Ⅲ类错殆患者的生长发育对其诊断和治疗有很大影响。

临床医生应该知道，所有这些因素都是相互影响的，针对每一个病例，应通盘考虑、主次分明。另外，正畸矫治是一个延续多年的工作，是一个动态的过程，也是对患者自身一些情况逐渐认识的过程。在这一过程中，进一步的诊断时刻伴随着治疗过程。

三、标准方丝弓矫治技术基本治疗原理及步骤

Levern Merrifield 和 Jack G. Dale、James L. Vaden、Herbertz A. Klontz 等一起，对 Tweed 的治疗理念加以发展，形成当代的 Tweed-Merrifield 标准方丝弓矫治技术。Merrifield 的顺序方向力技术是一种简单、直接而有效的正畸矫治技术，而精确的弓丝弯制是其关键。Tweed-Merrifield 标准方丝弓矫治技术的治疗原理包括如下5个方面：①顺序矫治器戴入；②顺序牙齿移动；③顺序下颌支抗预备；④方向性力；⑤适当的矫治时机。

（一）基本治疗原理

1. 顺序矫治器戴入　在拔除第一双尖牙的病例，一开始第一恒磨牙并不黏着带环，而是在第二恒磨牙和第二双尖牙黏着带环。尖牙、中切牙和侧切牙黏着托槽，但并不是同时与弓丝结扎，其中不齐的个别牙齿通常不结扎或被动结扎。这样可以减少对患者的损伤，缩短正畸医生临床操作的时间并降低操作难度。同时，由于弓丝在牙弓后段存在更大的托槽间宽度而使唇弓发挥更大的效能，从而快速地完成对第二恒磨牙的移动。顺序矫治器戴入使正畸医生从一开始就能使用较粗的弓丝，从而避免对牙颌的不利影响和增加弓丝扎入的困难。

当牙齿对唇弓和辅助力产生反应后，第一恒磨牙再黏着带环。通常情况下，上颌第一恒磨牙将在第一次复诊时黏着带环，下颌第

一恒磨牙将在第二次复诊时黏着带环。

2. 顺序牙齿移动 牙齿不是同时移动的，也不像 Tweed 时代所介绍的那种上下颌牙齿整体移动。牙齿移动是一种迅速而精确的单个移动或小单位一起移动。

3. 顺序下颌支抗预备 Tweed 曾经尝试在Ⅲ类牵引的辅助力作用下，进行某种程度的下颌支抗预备，但那时，他是将所有的下颌第二序列弯曲同时加入牙弓内，这种做法的常见不利结果是下切牙唇倾和压入。Merrifield 的顺序下颌支抗预备迅速而简单，他每次只后倾两颗牙齿（左右各一颗），使用高位头帽 J 钩作为辅助力而不是Ⅲ类牵引。这样就形成了每次用 10 颗牙齿（拔除第一双尖牙病例）作为支抗来倾斜移动两颗牙齿达到支抗预备位置，这种方法也被称为 Merrifield 的 "10-2" 系统。

在临床治疗的第一阶段，即牙列预备阶段，一开始先要将下颌第二恒磨牙后倾移动到它所需要到达的支抗预备位置，然后在其近中的弓丝上弯制补偿曲和第一恒磨牙后倾弯。补偿曲的作用是在弯制了第一恒磨牙后倾弯后，用于保证第二恒磨牙的后倾弯不变，也就是既维持了第二恒磨牙已预备的支抗位置，同时让第二恒磨牙加入了对第一恒磨牙进行支抗预备的 "10-2" 系统。同样，在第一恒磨牙的支抗预备完成后，在其近中弯制补偿曲和第二双尖牙后倾弯，对第二双尖牙进行支抗预备。

4. 方向性力 方向性力系统是方丝弓矫治技术的标志之一。方向性力是一组被控制的力，实际上也就是 Tweed-Merrifield 标准方丝弓矫治技术在治疗过程中所应用或产生的力量的总称，它能够将牙齿移动到与其周围环境在功能、生理及美观上最为协调的位置。

对下颌后牙及上颌前牙的控制是方向力系统的关键。对于Ⅱ类错𬌗的矫治而言，所有力量的合力方向应该是向上、向前的，这样才有可能产生有利的骨骼变化（图 10-19），也即下颌反应。向上、向前的力量系统要求将下切牙回收并直立于基骨之上，以便上切牙向远中并向上回收。实现这种向上、向前的力量系统的关键是垂直向控制。临床医生必须很好地控制下颌平面、腭平面和𬌗平面。如

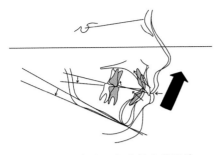

图 10-19 向上、向前的力量系统

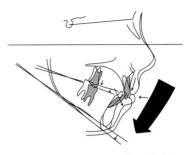

图 10-20 向下、向后的力量系统

果相反，引起下颌骨 B 点的后下移动，下切牙唇倾，上切牙向下、向后移动而不是向上、向后移动（图 10-20），将导致令人遗憾的治疗效果：患者面型拉长，露龈笑，双唇闭合困难，颏部更为后缩。

J 钩头帽所产生的口外力是方向性力中的一个重要组成部分。Merrifield 等曾强调口外力对正畸矫治的重要性。他说："一种没有头帽的矫治技术就像一条没有舵的船，它沿着阻力最小的方向航行而从未考虑过将驶向何方。我们可以对某个错𬌗患者不使用头帽，但很难设想整个治疗技术不使用头帽。但是随便使用一种头帽并不能保证取得稳定而成功的治疗结果。"Merrifield 等经过对多种口外力头帽的作用力研究，选择了作用于牙弓前部的高位牵引或联合牵引头帽来施加口外力。在临床实践中，正畸医生还应仔细分析每个患者的具体情况，进而采用相应的方向性力。

5. 适当的矫治时机 正畸治疗应该在矫治目标最容易实现的时机开始。Tweed 在后期进行了许多替牙期系列拔牙的研究，而对恒牙列患者，可能需要等待第二恒磨牙的萌出。正确的诊断是治疗的关键。

（二）基本治疗步骤

Tweed-Merrifield 标准方丝弓矫治技术的方向性力矫治可以分成 4 个步骤：牙列预备、牙列矫治、牙列完成和牙列恢复。每一步都有一定的治疗目标。

（江久汇）

第三节 直丝弓矫治技术

直丝弓矫治器是当今正畸治疗中最为常用的固定矫治器。它建立在 Andrews 通过测量 120 名未经正畸治疗的正常𬌗模型后提出的正常𬌗六项标准基础上。1972 年 Andrews 设计出源于方丝弓矫治器的新型矫治器，该矫治器将方丝弓矫治器需要在弓丝上弯制的第一、第二和第三序列弯曲数据预置在托槽之中，这样将一根有基本弓形的平直弓丝纳入托槽槽沟，就可以进行牙齿三维移动，治疗结束时完成弓丝仍然可以平直，所以 Andrews 将其命名为直丝弓矫治器（straight wire appliance，SWA）。直丝弓矫治器又称预置矫治器（preadjusted appliance），该矫治器由于将数据预置在托槽之中，弓丝弯制减少，简化了临床操作，使牙齿定位更为精确。直丝弓矫治器问世以后，很快得到广泛应用。随后很多正畸医生基于不同的理念，对 Andrews 的直丝弓矫治器的数据进行改进，相继推出了不同数据的直丝弓矫治器，在全球比较有代表性的有 Roth、Alexander、Bennett 和 McLaughlin 等数据的直丝弓矫治器。近年来 Andrews 还在对直丝弓数据进行改进，推出了 Andrews 二代矫治器。

一、直丝弓矫治器的理论基础

Andrews 通过对 120 名未经正畸治疗的正常𬌗自然牙列模型进行测量研究，提出了正常𬌗六项标准（参见第五章）。他基于正常𬌗自然牙列各项数据的平均值，并将其预置在托槽之中，从而设计出直丝弓矫治器。因此，正常𬌗六项标准是直丝弓矫治器的理论基础。

需要指出的是，未经正畸治疗的正常𬌗群体中，牙𬌗可能存在某些差异，而正常𬌗六项标准是正畸治疗追求的目标，但不是所有的正畸治疗患者都能够达到正常𬌗的六项标准。

二、直丝弓矫治器的原理

直丝弓矫治器将牙齿的内外侧位置、近远中倾斜以及唇（颊）舌向倾斜等数据预置在托槽之中，因而避免了像标准方丝弓矫治器那样需要在弓丝上弯制 3 种序列弯曲。

（一）消除第一序列弯曲

正常牙齿在牙弓中的唇（颊）舌向位置有所差别，若以牙齿唇（颊）面的最突点至牙齿接触点连线的距离代表牙冠突度，各个牙齿的牙冠突度都不相同，这种差别在上牙弓较下牙弓更为明显。例如上颌侧切牙较靠舌侧，冠突度较小；尖牙较靠唇侧，冠突度较大（图 10-21）。

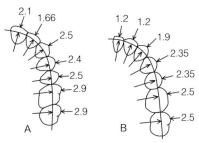

图 10-21　牙齿在牙弓中内外侧的关系（mm）
A. 上牙弓；B. 下牙弓。

标准方丝弓矫治器需要在弓丝上弯制第一序列弯曲以保持牙齿在唇（颊）舌向位置的相对关系；直丝弓矫治器通过调节托槽底的厚度，自动完成这种牙齿移动，达到牙齿在牙弓中所需的内外侧位置关系（图 10-22）。

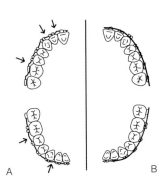

图 10-22　牙齿在牙弓中内外侧位置关系的获得
A. 标准方丝弓矫治器；B. 直丝弓矫治器。

（二）消除第二序列弯曲

以上颌前牙为例，正常上颌前牙牙冠是向近中倾斜的。标准方丝弓矫治器需要在上颌切牙弯制美观曲，使上颌切牙达到牙冠近中倾斜的目的。而直丝弓矫治器托槽的槽沟包含近中倾斜的角度，弓丝纳入槽沟内时将自动产生使前牙牙冠向近中倾斜的作用（图 10-23）。

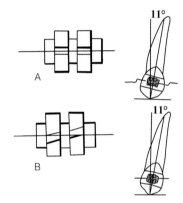

图 10-23　上颌尖牙牙冠向近中倾斜 11° 的获得
A. 标准方丝弓矫治器；B. 直丝弓矫治器。

（三）消除第三序列弯曲

正常上颌尖牙牙冠稍向舌侧倾斜 7°。标准方丝弓矫治器在唇弓上弯制第三序列弯曲（加 7° 冠舌向转矩）。直丝弓矫治器托槽在托槽底部加入了 7° 的角度，弓丝纳入槽沟内后，将受扭曲而自动产生使牙冠舌向倾斜 7° 的转矩（图 10-24）。

需要指出的是：转矩置于托槽底是 Andrews "全程式化"直丝弓矫治器的特征之一，而将转矩置于托槽体部不能完全消除弓丝弯曲，只能做到"部分程式化"（图 10-25）。

（四）抗旋转与抗倾斜

对于拔牙病例，为防止拔牙间隙两侧牙齿在受牵引移动时发生倾斜、旋转，Andrews 在相应牙齿的托槽上增加了抗旋转、抗倾斜设计。

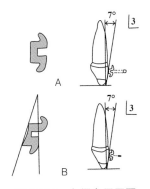

图 10-24 上颌尖牙牙冠
舌向倾斜 7° 的获得
A. 标准方丝弓矫治器；
B. 直丝弓矫治器。

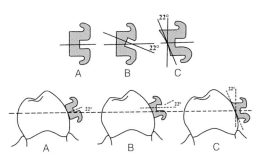

图 10-25 3 种下颌第二双尖牙直丝弓托槽
A. 非程式化；B. 部分程式化；C. 全程式化。

三、直丝弓矫治器的设计

矫治器部件主要包括托槽、磨牙颊面管和矫正弓丝。直丝弓矫治器托槽、颊面管的设计有特殊的考虑，并且经历了发展与变化。

（一）托槽

1. Andrews 直丝弓矫治器托槽 1972 年 Andrews 设计出标准直丝弓托槽（Standard SWA），用于 ANB 角小于 5° 的不拔牙病例，托槽所包含的角度数据源于他研究过的非正畸正常殆的数据（表 10-4）。不久后，他根据 ANB 角的大小设计出 3 种不同的切牙托槽，并设计出拔牙病例使用的直丝弓托槽，根据支抗的需要，在托槽上增加了抗倾斜和抗旋转角（图 10-26 和表 10-5）。

Andrews 设计托槽的思想非常机械，初衷是希望直丝弓矫治器能够"全程式化"并适用于每一个特定的患者。由于每个患者的情况各不相同，为了适应不同患者，就要考虑拔牙与否、ANB 角大小、支抗大小等因素，因此他设计的托槽种类过于繁杂，有 12 种托槽系列，每一系列每个牙齿的设计又各不相同，临床使用极其不便。

2. Roth 直丝弓矫治器托槽 Roth 根据临床多年使用 Andrews 直丝弓矫治器的经验，于 1976 年对 Andrews 托槽进行了改良。Roth

表 10-4　Andrews 标准直丝弓矫治器托槽设计（不拔牙用）

牙位	轴倾角（tip）	转矩角（torque）
上颌		
中切牙	5°	2°（ANB＞5°）
		7°（0°＜ANB＜5°）
		12°（ANB＜0°）
侧切牙	9°	−2°（ANB＞5°）
		3°（0°＜ANB＜5°）
		8°（ANB＜0°）
尖牙	11°	−7°
第一双尖牙	2°	−7°
第二双尖牙	2°	−7°
磨牙	5°	−9°
下颌		
中切牙	2°	4°（ANB＞5°）
		−1°（0°＜ANB＜5°）
		−6°（ANB＜0°）
侧切牙	2°	4°（ANB＞5°）
		−1°（0°＜ANB＜5°）
		−6°（ANB＜0°）
尖牙	5°	−11°
第一双尖牙	2°	−17°
第二双尖牙	2°	−22°
第一磨牙	2°	−30°
第二磨牙	2°	−35°

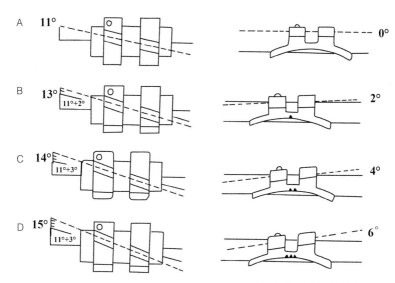

图 10-26　直丝弓矫治器抗倾斜和抗旋转角（上颌尖牙托槽）

A. 为标准设计，用于不拔牙病例；B、C、D 用于拔牙病例。
B. 最小支抗（尖牙后移 2 mm），托槽上增加 2° 抗倾斜角和 2° 抗旋转角。
C. 中支抗（尖牙后移 3~4 mm），托槽上增加 3° 抗倾斜角和 4° 抗旋转角。
D. 最大支抗（尖牙后移 5 mm 以上），托槽上增加 4° 抗倾斜角和 6° 抗旋转角。

改良的直丝弓托槽主要设计思想为：

（1）一种托槽系列适用于大部分患者。

（2）托槽所包含的角度可完成牙齿在三个方位的轻度过矫正。

（3）允许牙齿轻微倾斜移动，而不像 Andrews 托槽那样完全整体移动牙齿。

（4）切牙托槽的位置稍靠切缘，以省去弓丝的代偿弯曲。

Roth 改良后的直丝弓矫治器托槽的各种数据见表 10-6。改良后的直丝弓矫治器很快得到广泛使用。

3. 亚历山大矫治器托槽　1977 年，亚历山大（R. G. "Wick" Alexander）推出了亚历山大矫治技术（vari-simplex discipline）。数据并非基于自然理想人群，而是源于用方丝弓矫治技术治疗的 50 例疗效理想的病例，总结了治疗这些病例时手工弯制弓丝的转矩等数据。亚历山大在学生时代深受 Tweed 理念的熏陶，并和 Andrews

表 10-5　Andrews 直丝弓矫治器托槽设计（拔牙用）

			不拔牙托槽（标准 SWA）	拔牙托槽		
				最小支抗	中支抗	最大支抗
尖牙（远中移动）	上颌	抗倾斜	11°	13°	14°	15°
		抗扭转	0°	2°	4°	6°
	下颌	抗倾斜	5°	7°	8°	9°
		抗扭转	0°	2°	4°	6°
第一双尖牙（远中移动）	上颌	抗倾斜	2°	4°	5°	6°
		抗扭转	0°	2°	4°	6°
	下颌	抗倾斜	2°	4°	5°	6°
		抗扭转	0°	2°	4°	6°
第二双尖牙（近中移动）	上颌	抗倾斜	2°	0°	−1°	−2°
		抗扭转	0°	2°	4°	6°
	下颌	抗倾斜	2°	0°	−1°	−2°
		抗扭转	0°	2°	4°	6°
磨牙（近中移动）	上颌	抗倾斜	5°	3°	2°	1°
		抗扭转	10°	12°	14°	16°
		转矩	−9°	−13°	−14°	−15°
	下颌	抗扭转	2°	0°	−1°	−2°
		抗扭转	0°	2°	4°	6°

表 10-6　直丝弓矫治器托槽设计（Roth 改良）

牙位	底板厚（in/out）	轴倾角（tip）	转矩角（torque）	旋转角（rotation）
1 | 1	中（0.7 mm）	5°	12°	
2 | 2	厚（1.3 mm）	9°	8°	
3 | 3	中（0.7 mm）	13°	−2°	4°（近中）
54 | 45	中（0.7 mm）	0°	−7°	2°（远中）
76 | 67	薄（0.3 mm）	0°	−14°	14°（远中）
21 | 12	厚（1.3 mm）	2°	−1°	
3 | 3	中（0.7 mm）	7°	−11°	2°（近中）
4 | 4	薄（0.4 mm）	−1°	−17°	4°（远中）
5 | 5	薄（0.4 mm）	−1°	−22°	4°（远中）
76 | 67	薄（0.4 mm）	−1°	−30°	4°（远中）

一样，认为明确的矫治目标对于成功的正畸治疗十分必要。亚历山大设计的矫治器包含不同种类的托槽（单翼和双翼托槽），增加了托槽间距，采用 0.018 英寸的槽沟宽度，减少了弓丝更换的数量。之后，亚历山大基于临床经验，不断地改进托槽设计，相继在 1985 年和 1997 年分别推出了第二代托槽（mini wick appliance）和第三代托槽（Alexander signature appliance）。

4. MBT 直丝弓矫治器托槽　Bennett 与 McLaughlin 根据自己多年使用直丝弓矫治器的经验，特别是使用他们提出的滑动法关闭拔牙间隙的新矫正需要，1993 年对直丝弓矫治器的托槽设计进行了改良（表 10-7）。在此基础上，1997 年 McLaughlin、Bennett 和 Trevisi 发展出 MBT 直丝弓矫治器（MBT 直丝弓矫治器托槽设计见表 10-8）。MBT 托槽与 Andrews-Roth 托槽的主要差别在于：

（1）减小上、下前牙特别是尖牙的轴倾角。

（2）增大上切牙根舌向转矩角和下切牙冠舌向转矩角。

（3）增大上磨牙冠舌向转矩角。

表 10-7　直丝弓矫治器托槽设计（Bennett-McLaughlin）

牙位	轴倾角（tip）	转矩角（torque）	旋转角（rotation）
<u>1 ∣ 1</u>	5°	17°	
<u>2 ∣ 2</u>	9°	10°	
<u>3 ∣ 3</u>	11°	−7°	
<u>54 ∣ 45</u>	2°	−7°	
<u>76 ∣ 67</u>	0°	−9°	10°（远中）
21 ∣ 12	2°	−6°	
3 ∣ 3	5°	−11°	
4 ∣ 4	2°	−17°	
5 ∣ 5	2°	−22°	
6 ∣ 6	2°	−26°	
7 ∣ 7	2°	−10°	

表 10-8 直丝弓矫治器托槽设计（MBT）

牙位	轴倾角（tip）	转矩角（torque）
<u>1 | 1</u>	4°	17°
<u>2 | 2</u>	8°	10°
<u>3 | 3</u>	8°	−7°
<u>54 | 45</u>	0°	−7°
<u>76 | 67</u>	0°	−14°
21 | 12	0°	−6°
3 | 3	3°	−6°
4 | 4	2°	−12°
5 | 5	2°	−17°
6 | 6	0°	−20°
7 | 7	0°	−10°

（4）减小下尖牙和后牙特别是磨牙冠舌向转矩角。

（5）上第二双尖牙托槽底增厚。

（6）在外形上，尖牙和双尖牙托槽不再附有牵引钩。

5. 共同特征 Andrews 与其后的 Roth、Bennett-McLaughlin 的直丝弓矫治器托槽虽然在设计数据上有所差别，但却有以下共同的基本特征（图 10-27）：

（1）0.022 英寸 ×0.028 英寸槽沟。

（2）双翼、宽托槽。

（3）多为普通大小，不锈钢材质。

（4）所有托槽所包含的数据设计都是相对于牙冠而言，且转矩置于托槽底。

（5）托槽底的近远中、龈𬌗向与临床冠中心处牙冠外形一致。

（6）托槽的远中龈侧翼上置有永久性识别标志。

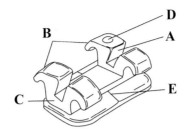

图 10-27　直丝弓矫治器的托槽
A. 0.022 英寸 × 0.028 英寸槽沟；B. 双翼；C. 转矩置于托槽底；
D. 永久性识别标志；E. 托槽中轴线。

（二）磨牙颊面管

　　直丝弓矫治器磨牙颊面管的设计包含 3 种角度：轴倾角、转矩角和补偿角。轴倾角控制磨牙的近远中倾斜，转矩角控制磨牙的颊舌向倾斜，补偿角控制磨牙近远中尖的颊舌向旋转（表 10-9）。

表 10-9　直丝弓矫治器磨牙颊面管设计

矫治器名称	牙位	轴倾角（tip）	转矩角（torque）	补偿角（offset）
Andrews*	U6	5°	–9°	10°
	U7	（3°，2°，1°）	（–13°，–14°，–15°）	（12°，14°，16°）
	L6	2°	–30°	0°
		（0°，–1°，–2°）		（2°，4°，6°）
	L7	2°	–35°	0°
		（0°，–1°，–2°）		（2°，4°，6°）
Roth	U6	0°	–14°	14°
	U7	0°	–14°	14°
	L6	–1°	–30°	4°
	L7	–1°	–30°	4°
MBT	U6	0°	–14°	10°
	U7	0°	–14°	10°
	L6	2°	–20°	0°
	L7	2°	–10°	0°

＊括号外为不拔牙病例标准直丝弓矫治器磨牙颊面管数据。
　括号内为拔牙病例支抗分别为小、中、大时的数据。

随着种植支抗的广泛应用，磨牙带环已经很少使用。目前主流矫治器均采用黏着式颊面管设计，对牙龈的影响更小，操作更加方便。由于直丝弓矫治器常常需要在第二恒磨牙上黏着颊面管，有些第一恒磨牙颊面管设计为颊侧部分的金属片可去除。在第二恒磨牙黏着颊面管后，将第一恒磨牙颊面管颊侧金属片去除即可转变为托槽，有利于弓丝入槽。颊面管附有牵引钩，利于使用弹力牵引。

（三）中国人直丝弓矫治器

20 世纪 80 年代末，北京医科大学口腔正畸科将直丝弓矫治器引入我国正畸临床，并于 90 年代初开发出国产直丝弓矫治器托槽和磨牙颊面管。由于牙齿大小和形态存在种族差异，其后又对中国人群正常𬌗开展研究，得出中国人直丝弓矫治器的全部基础数据（表 10-10）。

表 10-10　中国人正常𬌗的三维模型测量结果

牙位	转矩角（度）		轴倾角（度）		冠凸距（mm）	
	平均值	标准差	平均值	标准差	平均值	标准差
U1	10.8	3.1	3.3	2.0	1.50	0.22
U2	7.1	3.1	5.4	2.0	1.34	0.19
U3	−3.4	2.7	7.1	3.2	2.50	0.25
U4	−7.4	3.5	1.6	2.7	2.49	0.18
U5	−7.3	3.5	3.5	3.2	2.45	0.21
U6	−11.1	3.7	1.6	4.3	3.24	0.18
U7	−11.3	4.3	−2.3	4.6	3.16	0.21
L1	0.3	3.3	−0.2	2.1	1.40	0.25
L2	0.4	3.3	−0.1	2.0	1.41	0.20
L3	−3.1	3.1	0.4	2.8	2.41	0.21
L4	−15.4	3.4	2.9	3.3	2.69	0.18
L5	−23.3	4.1	4.3	3.7	2.74	0.19
L6	−31.9	3.5	3.9	4.0	3.42	0.23
L7	−31.6	4.1	3.5	4.3	3.37	0.27

四、直丝弓矫治器的安放

（一）托槽识别

直丝弓矫治器托槽专牙专用。为区分不同牙齿的托槽，每个托槽的远中龈侧翼上都有永久性识别标志（图 10-27）。

（二）托槽定位标准

标准方丝弓矫治器采用托槽高度确定托槽的位置。托槽高度是指牙齿切缘（或牙尖顶部）至托槽槽沟底部的距离。然而由于患者之间牙齿大小和形状的差异，用托槽高度确定的托槽位置在不同患者牙冠上的部位是可变的。例如，当牙齿较大时托槽较靠切缘，当牙齿较小时托槽较靠龈缘。这种变化无疑会影响到托槽的转矩角和内外侧位置（图 10-28）。因此，Andrews 认为用托槽高度确定托槽位置对于直丝弓矫治器而言不可靠，他提出直丝弓矫治器用临床冠中心来确定托槽的位置。"临床冠中心"是临床冠长轴与牙冠水平线的交点（图 10-29）。应当指出的是，在患者前后牙齿的临床冠大小协调一致的前提下，用临床冠中心来确定托槽的位置才是可靠的，这一点 Andrews 并未提及。MBT 技术推荐使用临床冠中心的高度值（表 10-11）定位托槽，再使用不同高度的托槽定位器核准。牙齿临床冠中心高度来自于他们的研究。

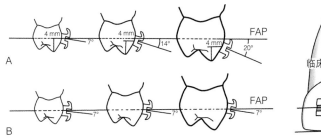

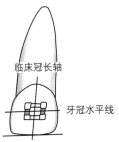

图 10-28　托槽定位 | 图 10-29　临床冠中心

A. 以距离（如 4 mm）定位托槽，会因牙齿大小不同产生转矩的变化；B. 以临床冠中心定位则无此问题。

表 10-11　白种人临床冠中心的高度（mm）

	U7	U6	U5	U4	U3	U2	U1	上牙弓
A	2.0	4.0	5.0	5.5	6.0	5.5	6.0	+1.0 mm
B	2.0	3.5	4.5	5.0	5.5	5.0	5.5	+0.5 mm
C	2.0	3.0	4.0	4.5	5.0	4.5	5.0	平均值
D	2.0	2.5	3.5	4.0	4.5	4.0	4.5	−0.5 mm
E	2.0	2.0	3.0	3.5	4.0	3.5	4.0	−1.0 mm
	L7	L6	L5	L4	L3	L2	L1	下牙弓
A	3.5	3.5	4.5	5.0	5.5	5.0	5.0	+1.0 mm
B	3.0	3.0	4.0	4.5	5.0	4.5	4.5	+0.5 mm
C	2.5	2.5	3.5	4.0	4.5	4.0	4.0	平均值
D	2.0	2.0	3.0	3.5	4.0	3.5	3.5	−0.5 mm
E	2.0	2.0	2.5	3.0	3.5	3.0	3.0	−1.0 mm

注：C 为常用白种人临床冠中心高度值，当牙齿临床冠高度较大或较小时，可以适当增加（A、B）或减少（D、E）。

　　牙齿临床冠中心高度存在种族差异。北京大学口腔医院正畸科的研究提供了中国人牙齿临床冠中心高度的数值供临床参考（表 10-12）。

表 10-12　中国人临床冠中心高度值（mm）

	U1	U2	U3	U4	U5	U6	U7
平均值	4.58	3.93	4.48	3.87	3.35	3.03	2.66
标准差	0.57	0.61	0.75	0.60	0.51	0.57	0.53
	L1	L2	L3	L4	L5	L6	L7
平均值	3.86	3.87	4.50	3.90	3.38	3.07	2.78
标准差	0.42	0.47	0.75	0.48	0.47	0.50	0.61

注：U 表示上牙弓，L 表示下牙弓。

（三）托槽及颊面管黏着

首先应该清洁牙面，酸处理的面积应该在满足黏着需要的前提下，尽可能减小脱钙的面积。目前常用的粘接剂有单组分釉质粘接剂和光固化粘接剂。

五、直丝弓矫治器的矫治弓丝

（一）直丝弓矫治器矫治弓丝的特点

1. 较多地使用高弹性弓丝，特别是钛合金弓丝。镍钛圆丝普遍应用于治疗早期；镍钛方丝既可用于治疗早期，也可用于治疗完成阶段。

2. 不锈钢圆丝和方丝仍广泛使用，但很少使用与托槽槽沟尺寸相同的方丝作为完成弓丝。

3. 较少在弓丝上弯曲。

4. 弓丝更换较少。

（二）直丝弓矫治器弓丝使用顺序

直丝弓矫治器弓丝使用顺序遵循"从软到硬、从细到粗、从圆到方"的原则。

1. 初始弓丝为 0.012 英寸或 0.014 英寸镍钛丝，根据情况可以更换至 0.016 英寸或 0.018 英寸镍钛丝，排齐牙列。

2. 继之使用 0.016 英寸 × 0.022 英寸或更粗的镍钛方丝继续排齐并整平牙弓。

3. 换不锈钢方丝前最好使用 0.019 英寸 × 0.025 英寸镍钛方丝作为过渡弓丝。

4. 0.019 英寸 × 0.025 英寸不锈钢方丝继续整平牙弓，打开咬合 1~2 个月，再转入间隙关闭。

5. 完成弓丝最好使用 0.019 英寸 × 0.025 英寸不锈钢方丝，这样才有利于托槽数据的表达。亚历山大和 MBT 技术提倡在完成阶段使用细圆丝或将后部弓丝剪断，必要时进行垂直牵引，使咬合关系更紧密，但是这样会在一定程度上造成牙齿在三维空间少量"失控"。

（三）标准弓形

矫治弓丝在治疗过程中，特别是在治疗的中、后期，应具有基本形态以与牙弓一致。矫治弓丝的基本形态即为标准弓形。Andrews使用患者个体弓形。Roth 使用 Tru-arch 弓形。滑动直丝弓弓形见图 10-30。MBT 技术根据患者的牙弓形态推荐使用以下 3 种弓形：方形、卵圆形和尖圆形弓形（图 10-31）。

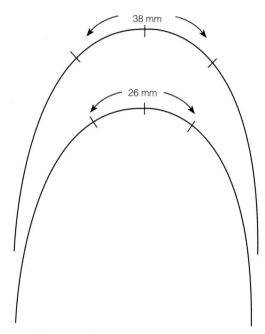

图 10-30　滑动直丝弓标准弓形（1∶1）
中号，适用于 80% 以上的病例；两侧的标志处为尖牙近中位置，以便焊接牵引钩。

应该强调的是，标准弓形只作为参考，需要根据患者牙弓形态进行适当调整。

弓丝形态存在种族差异，中国人直丝弓矫治器标准弓形见图 10-32。

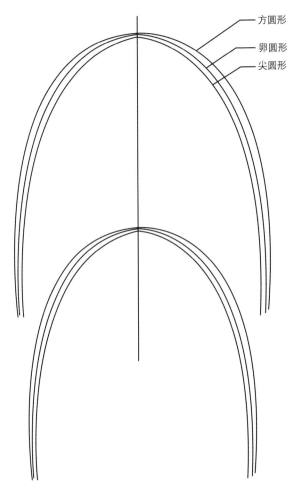

方圆形
卵圆形
尖圆形

图 10-31　MBT 技术采用的直丝弓标准弓形（1：1）

六、MBT 直丝弓矫治技术的矫治程序

　　MBT 直丝弓矫治器的治疗分为 3 个阶段。第一阶段：治疗早期，排齐牙列与整平牙弓。第二阶段：治疗中期，在关闭拔牙间隙（拔牙病例）或牙弓剩余间隙（不拔牙病例）的同时，矫正磨牙关

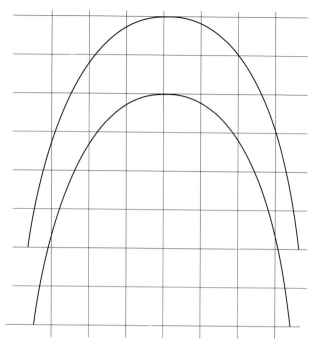

图 10-32　中国人直丝弓矫治器的标准弓形图（1∶1）

中等牙弓，适用于 65% 的患者。

系，建立正常的前牙覆𬌗、覆盖。第三阶段：治疗后期，牙齿位置
与𬌗关系的完善。

（一）第一阶段：排齐牙列与整平牙弓

1. 直丝弓矫治器排齐与整平阶段前牙的不利移动　直丝弓矫治
器的前牙托槽包含轴倾角，当前牙特别是尖牙位置不正、冠远中倾
斜时，第一根弓丝入槽后，切牙和尖牙将有可能发生前倾，覆盖加
大，同时覆𬌗也将加深（图 10-33 和图 10-34）。

如果在排齐的同时使用牵引力远中牵引尖牙防止前牙唇倾，由
于初始弓丝较软，即使使用较小的牵引力，也往往超过弓丝本身的
弹力，尖牙将向远中倾斜，第二双尖牙将向近中倾斜，这使得 Spee
曲线加深、双尖牙区开𬌗；尖牙向远中倾斜，使尖牙托槽槽沟近中
部位更加𬌗向，进一步加深覆𬌗，同时容易导致磨牙前倾、扭转，

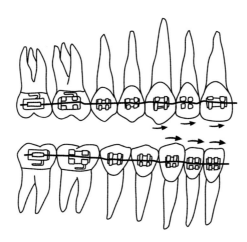

图 10-33　直丝弓矫治器治疗初期前牙唇倾

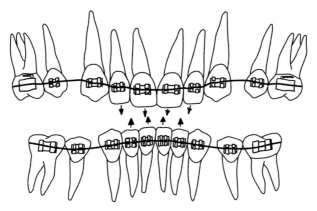

图 10-34　直丝弓矫治器治疗初期前牙覆殆加深

牙弓形态也可能改变（图 10-35）。

　　2. 前牙唇倾与覆殆加深的防止　为防止排齐时前牙唇倾与覆殆加深，MBT 直丝弓矫治器将尖牙向后结扎（laceback），用 0.010 英寸（0.25 mm）直径的结扎丝在牙弓最远中的磨牙颊面管至尖牙托槽之间进行"8"字形连续结扎（图 10-36），尖牙向后结扎之后再安放弓丝。所有拔牙、不拔牙病例，只要不希望尖牙牙冠前倾，都要采用此法。

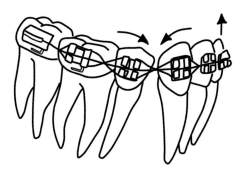

图 10-35　在初始弓丝上使用牵引力将使覆𬌗进一步加深

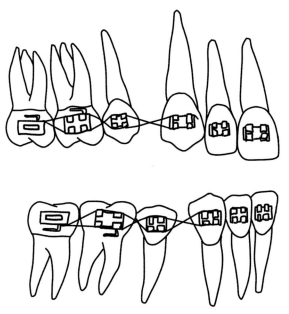

图 10-36　尖牙"8"字形向后结扎

　　"8"字形结扎后，牙周膜的弹性代偿将使尖牙稍稍向远中倾斜。由于结扎丝的力量并非持续，当弓丝入槽后，尖牙有足够的时间回弹而保持直立（图 10-37）。这种方法不仅防止了尖牙牙冠的前倾，而且，实际上尖牙将发生远中移动，前牙得以排齐，同时不会

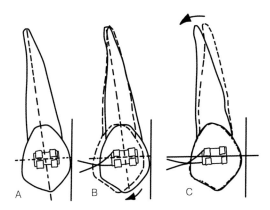

图 10-37　尖牙 "8" 字形向后结扎的作用

A. 原始牙位；B. 结扎使牙冠向远中少量倾斜；C. 牙齿在弓丝的作用下逐渐直立。

像弹性牵引那样造成尖牙牙冠远中倾斜以及前牙覆殆加深。

　　临床常规复诊时，将稍稍变松的结扎丝再次拧紧，或者重新更换结扎丝即可。在整个排齐整平阶段，不论弓丝更换与否，每次都要做这种处理，直至前牙排齐、开始关闭间隙为止。尖牙向后结扎在消耗很少支抗的情况下，不仅有效地防止了排齐过程中的前牙唇倾与覆殆加深，而且可以使尖牙后移，让前牙得到间隙，供拥挤的牙齿排齐。

　　3. 覆殆的控制要点　除使用尖牙 "8" 字形向后结扎、避免使用牵引力、循序地更换弓丝、保持柔和与持久的矫治力之外，前牙深覆殆的矫正有以下要点。

　　（1）根据患者垂直面型决定前、后牙的不同控制：低角病例升高后牙，高角病例压低前牙。

　　（2）根据需要，可以将弓丝做成摇椅形（图 10-38）。

　　（3）大多数深覆殆患者第二恒磨牙，特别是下颌第二恒磨牙，应尽早黏着颊面管。只有第二恒磨牙加入到矫治器系统，牙弓 Spee 曲线才可能完全整平。这一点对低角病例尤其重要。

　　（4）低角病例配合使用平面导板。

　　（5）大多数深覆殆患者在不锈钢方丝就位后 1～2 个月牙弓才能

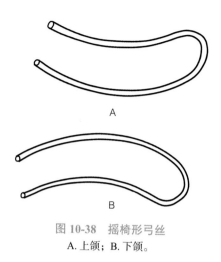

图 10-38　摇椅形弓丝
A. 上颌；B. 下颌。

完全整平。在牙弓未完全整平之前不要匆忙地转入关闭间隙，并且在以后的治疗过程中注意使用轻力。

（二）第二阶段：关闭牙弓间隙，矫正磨牙关系

1. 关闭曲法关闭牙弓间隙　直丝弓矫治器源于方丝弓矫治器，可以顺理成章地使用关闭曲法关闭牙弓间隙。间隙关闭过程中，应注意发现并处理可能影响牙齿移动的因素，调整控制支抗，保持矫治力的稳定，使间隙关闭能顺利完成。

2. 滑动法关闭牙弓间隙　滑动法关闭牙弓间隙由 Bennett 和 McLaughlin 于 1993 年提出，是 MBT 矫治技术的核心。该法吸收了 Begg 矫治技术的组牙移动方式，不单独后移尖牙，使用较柔和的力，在方丝上一次完成 6 个前牙的后移和控根，使牙弓间隙关闭。滑动法是直丝弓矫治技术特有的关闭牙弓间隙的方法。

（1）使用要点

1）弓丝：对于 0.022 英寸 ×0.028 英寸的托槽，使用 0.019 英寸 × 0.025 英寸的不锈钢方丝，既有足够的弓丝硬度，也有充分的余隙使弓丝在后牙托槽和颊管中滑动。更粗的弓丝虽然硬度好，但限制了自由滑动；较细的方丝或圆丝滑动虽好，但不易控制前牙的转矩和覆𬌗。

2）托槽完全直线化：托槽完全直线化是滑动法关闭牙弓间隙的前提条件。为此，在放入0.019英寸×0.025英寸的不锈钢方丝之前，使用0.019英寸×0.025英寸的镍钛方丝1个月，再放入不锈钢方丝1~2个月，两者都要将尖牙或牵引钩向后被动结扎。待不锈钢方丝能在托槽和颊面管内自由滑动时，再使用弹力牵引关闭间隙（图10-39）。

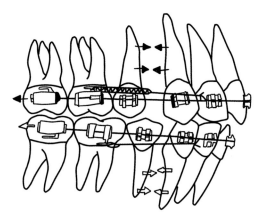

图 10-39 滑动法关闭牙弓间隙

3）牵引力与牵引方式：牵引钩位于尖牙托槽近中弓丝上。牵引力力值在50~150g之间，多数情况下为100g。牵引方式也很重要，镍钛螺簧能产生持续的轻力，为关闭间隙提供最有效、最稳定的牵引力，但它也可能压迫牙龈，同时不利于牙齿的清洁。

4）为防止覆𬌗加深，可将弓丝加适量摇椅形曲线。

5）在滑动法关闭牙弓间隙的过程中根据需要控制支抗。

（2）影响滑动的因素

1）牙弓整平不够：托槽槽沟完全直线化是使用滑动法关闭牙弓间隙的必要条件，否则残余的转矩、旋转或倾斜将加大滑动时的摩擦阻力。

2）3种滑动阻力：即使牙弓完全整平，一旦开始使用弹力牵引，直至间隙关闭，弓丝与托槽之间就存在3种摩擦阻力，即旋转阻力、倾斜阻力和转矩阻力（图10-40），对滑动产生不利影响。

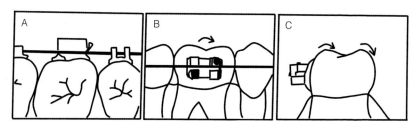

图 10-40 滑动阻力
A. 旋转阻力；B. 倾斜阻力；C. 转矩阻力。

3）矫治器部件损坏：由咬合力所造成的托槽与颊面管损坏、弓丝弯折，以及结扎丝、牵引钩形变等，均可影响弓丝自由滑动，此时需更换损坏的部件。

4）牙齿阻挡：对颌牙齿的干扰有时阻挡间隙的关闭，这种情况在下牙弓比较常见。此时需要重新黏着托槽，或者调磨相应牙齿的托槽结扎翼，有时甚至要暂时去除托槽，待干扰消除之后再重新黏着。另外，应当注意新萌出的磨牙有可能影响弓丝的向后滑动，颊面管后的弓丝应适时剪短，避免刺激颊黏膜。

5）软硬组织因素：拔牙区龈组织堆积，拔牙区骨质过薄，埋伏多生牙、下沉牙等，都可能造成滑动阻力增加，这些情况在使用其他方法关闭间隙时同样可以见到。

6）牵引力过小：常见于低角病例或间隙关闭接近完成时。在每次复诊时应当仔细检查上述情况是否存在并及时加以处理。

3. 滑动法与关闭曲法关闭间隙的比较

（1）滑动法弓丝上没有应力弱点，并且在口内不易变形，有利于控制切牙和尖牙转矩及尖牙轴倾角，有利于控制前牙覆𬌗。

（2）滑动法临床操作省时，患者感觉舒适。

（3）滑动法与关闭曲法关闭间隙的时间相近。

（4）目前直丝弓矫治技术关闭拔牙间隙采用滑动法，较关闭曲法更为普遍。

（三）第三阶段：完成阶段

完成阶段的目的是按照正常𬌗六项标准和功能𬌗目标对牙位与

殆关系进行精细调整。直丝弓矫治器为各阶段的治疗提供了方便，但受益最多的应当是完成阶段。与标准方丝弓矫治器相比，直丝弓矫治器在完成阶段仅需少量工作。

完成阶段临床上遇到的问题多因托槽位置误差、转矩控制不当、支抗控制失误所引起。完成阶段虽有许多问题需要考虑，但并非每一个病例都需要进行每一项工作。以下问题常常遇到：

1. 个别牙，包括支抗磨牙位置的调整；
2. 拔牙间隙两侧牙齿的根平行；
3. 前牙和后牙转矩的调整；
4. 牙弓近远中、垂直向（覆殆）、横向（中线）关系的调整；
5. 殆与关节功能的完善。

临床采用的手段为更换托槽，更换弓丝或小量弯制弓丝，以及使用弹力牵引。在完成阶段的全过程中要注意防止牙弓间隙的重新出现。

七、支抗选择与支抗控制

正畸治疗中支抗的控制对于治疗的成功至关重要，特别是在关闭牙弓间隙阶段。

（一）牙齿的支抗值

牙齿受到轻微的力并不发生移动，只有当力增大到一定程度时，牙齿的移动才能发生。牙齿的牙根（牙周膜）面积越大，使其移动所需要的力越大，其支抗作用也越强。牙齿的支抗值用该牙的牙根面积代表（表10-13）。

表 10-13 牙齿的支抗值——根面积（mm²）

	中切牙	侧切牙	尖牙	第二双尖牙	第一恒磨牙	第二恒磨牙
上颌	230	194	282	254	533	450
下颌	170	200	270	240	475	450

（二）支抗控制

支抗控制是对已选择确定的支抗的实施过程。临床上根据所选支抗的类型，采取各种矫治措施，调整前、后牙相对移动的比例，或者使希望移动的牙齿发生最大的移动，使不希望移动的牙齿发生最小的移动。

支抗控制中最常遇到的问题是如何增加后牙的支抗，有以下几个原则。

1. 使用适当的矫治力　根据牙齿支抗值的差异，使用低于支抗牙阈值、高于移动牙阈值的力。在这种较轻的力的作用下，支抗牙不发生反应而移动牙发生移动。力增加后，移动牙并不产生更多的移动，但若超过了支抗牙的阈值，支抗牙的移动将不可避免。

直丝弓矫治技术在治疗早期使用尖牙向后结扎的方法排齐前牙，使用 100～150 g 的颌内牵引力后移 6 个前牙，采用颌间牵引时力值也类似，并且镍钛材质的圆丝、方丝以及螺簧得到广泛应用。因此，整个矫治过程中，矫治力的使用比标准方丝弓矫治技术小得多。实践证明，尽管滑动法移动牙齿要克服摩擦力，而且同时完成 6 个前牙的后移和控根，关闭间隙却很有效，而且支抗也比预期的容易维持。

2. 减小矫治器系统内的阻力　为了使用较轻的矫治力移动牙齿，应尽可能减小弓丝与托槽之间的阻力，包括表面摩擦力和托槽与弓丝间成角所产生的力。托槽与弓丝之间成角越大，两者之间的力越大。

直丝弓矫治技术强调治疗早期牙齿的完全排齐与整平，滑动法关闭牙弓间隙时使用 0.019 英寸 ×0.025 英寸的弓丝，并注意消除影响滑动的各种因素，目的就是减小矫治器系统内的阻力。

3. 尖牙"8"字形向后结扎　使用尖牙"8"字形向后结扎，并利用前牙交互作用增加尖牙向后结扎的效果，有助于尖牙后移，是增强后牙支抗的一种方法。

4. 控制牙齿的移动类型　整体移动牙齿所需的力一般为倾斜移动所需力的 2 倍。因此，如果能使后牙可能发生的前移保持整体移动的形式，其支抗作用将增加。直丝弓矫治器较多地使用摇椅形唇弓，此种唇弓有类似于第二序列弯曲的作用，不仅可用于整平牙弓，也可在关闭间隙时增强磨牙的支抗。

在方丝上选择使用转矩是调整前后牙支抗比例常用的有效方法。切牙根舌向／冠唇向转矩使切牙的后移成为整体移动，因而切牙支抗作用增强，后移减少；相对之下，磨牙支抗被削弱，前移增多。相反，切牙根唇向／冠舌向转矩使切牙的后移为倾斜移动，支抗减弱，后移增多；磨牙支抗作用得以增强，前移减少（图10-41）。

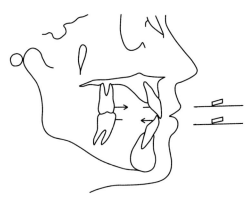

图 10-41　选择使用转矩改变前后牙移动比例

5. 增加支抗牙数并将需要移动的牙齿分开移动　当支抗牙与移动牙牙周膜面积比达到 4：1 时，支抗牙基本不动，比值越大，支抗牙越稳定。为增加该比值，可增加支抗牙的数目，例如在第二恒磨牙黏着颊管，使其尽早地加入矫治器系统，不仅是为了整平牙弓，而且也起到增强支抗的作用。关闭间隙时，首先远中移动尖牙，然后后移 4 个切牙，这样做治疗时间虽然延长，但却保护和增强了后牙的支抗。

在另一些情况下，需要增加前牙支抗，使磨牙有较多的前移。例如安氏Ⅲ类错𬌗拔牙矫治时，切牙的内收有一定限度，剩余的拔牙间隙要由后牙前移占据。此时可将前牙连续结扎成为一体，用滑动法逐个地前移后牙；为进一步增强前牙支抗，可使用方丝，对切牙加适量的根舌向 / 冠唇向转矩。

6. 利用颌间牵引调整支抗　Ⅱ类颌间牵引（图 10-42）的作用包括：①远中移动上牙；②近中移动下牙；③前移下颌；④对上颌有轻微的矫形作用，影响其向前生长；⑤下磨牙伸长；⑥上切牙伸长。

在第二阶段治疗中，对于安氏Ⅱ类错𬌗常配合使用Ⅱ类颌间牵引，其作用是保护和加强上颌后牙支抗，消耗和减弱下颌后牙支抗，使远中磨牙关系矫正为中性。相反，对于安氏Ⅲ类错𬌗多使用Ⅲ类颌间牵引（图 10-43），保护下颌后牙支抗，消耗上颌后牙支抗，有利于近中磨牙关系矫正为中性。应当注意的是，Ⅲ类颌间牵引比Ⅱ类颌间牵引有更大的垂直向分力，且直接承受垂直向分力的上磨牙比下磨牙更容易升高。

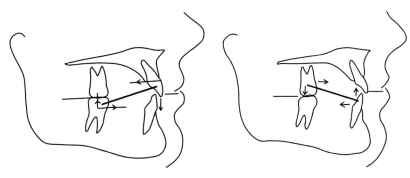

图 10-42　Ⅱ类颌间牵引产生的力　　　图 10-43　Ⅲ类颌间牵引产生的力

对于双牙弓前突和拥挤严重的安氏Ⅰ类错𬌗，上下颌都需要强支抗。此时可以使用种植体支抗，达到上下磨牙支抗都增加的效果。

八、方形弓丝的使用与转矩力

（一）影响转矩力的弓丝因素

弓丝的材质、截面尺寸、长度、扭转角度都对转矩力有重要影响。

1. 弓丝的材质　不同材质的方形弓丝有不同的刚度，产生的转矩力也不同。当弓丝的截面尺寸、长度和扭转角度相同时，刚度越大的弓丝产生的转矩力越大。表 10-14 为几种不同材质方形弓丝的刚度比较。不锈钢方丝的刚度是镍钛方丝的 8 倍以上，因而在其他条件相同时产生的转矩力要大得多；多股编织而成的方形弓丝（麻花方丝）刚度最低，产生的转矩力也最弱。

表 10-14　　不同材质、不同截面尺寸方形弓丝的刚度（cN/mm）

截面尺寸（英寸）	镍钛	β 钛	不锈钢	多股编织（D-Rect）
0.016 × 0.022	120	490	1 100	70
0.017 × 0.025	210	720	1 750	110
0.018 × 0.025	220	—	1 860	120
0.019 × 0.025	230	830	1 940	140
0.021 × 0.025	250	910	2 140	150

2. 弓丝的截面尺寸　同一材质的方形弓丝，其刚度与弓丝的横截面积有关。截面尺寸越大，刚度越大，扭转一定角度时产生的转矩力也越大（表 10-14）。

3. 弓丝的长度　弓丝的长度指托槽之间弓丝的长度。弓丝长度增加时，其刚度减小，转矩力也减小。因此，在其他条件相同时，窄托槽系统的转矩力较宽托槽要小；第二阶段附有关闭曲的方形弓丝，对前牙所施加的转矩力一般要比滑动法使用的弓丝所施加的力要小。

4. 弓丝的扭转角度　托槽上预置的转矩角度越大，弓丝与槽沟的水平夹角越大，入槽后产生的转矩力也越大。牙齿的唇（颊）舌向倾斜度影响托槽槽沟与弓丝所成的角度，因而也间接影响转矩力的大小。

（二）有效转矩

转矩力的产生依赖于弓丝与托槽的相互作用，若弓丝的尺寸明显小于托槽槽沟的尺寸，即使是方丝，仍然起不到控根作用。弓丝与槽沟之间存在空余间隙会使转矩明显减小（图 10-44）。

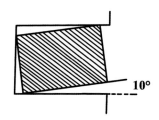

图 10-44   弓丝与槽沟的空余间隙

　　研究表明每 0.001 英寸的余隙将丧失 4° 的有效转矩。表 10-15 分别列出使用 0.018 英寸 × 0.025 英寸和 0.022 英寸 × 0.028 英寸两种不同托槽系列时，几种常用方形弓丝与槽沟之间的余隙和使用不同转矩角度时的有效转矩。为获得适当的有效转矩，需要弓丝尺寸与托槽的配合。因此，在使用方形弓丝之前，应了解所使用托槽的槽沟尺寸和转矩角，再选择适当尺寸的弓丝。为避免矫治力过大，目前临床上已不再使用尺寸与槽沟完全一致的方形弓丝，特别是不锈钢方丝。例如对于 0.022 英寸 × 0.028 英寸托槽，要使用 0.019 英寸 × 0.025 英寸的方丝关闭间隙，此时有效转矩将减小 12°。MBT 直丝弓矫治器正是考虑到这种转矩丢失而增大了上切牙托槽的转矩角。弓丝应完全进入所有托槽的槽沟并紧密结扎，否则有效转矩也会减小。此外，应有足够的时间（至少 3 个月）使方形弓丝行使作用。

表 10-15   有效转矩（度）

托槽规格 （英寸）	弓丝尺寸 （英寸）	余隙 （度）	托槽转矩角度				
			7°	10°	17°	25°	30°
	0.016 × 0.022	9.3	0	0.7	7.7	15.7	20.7
0.018 × 0.025	0.017 × 0.025	4.5	2.5	4.6	11.6	20.5	24.6
	0.018 × 0.025	2.0	5.0	8.0	15.0	23.0	28.0
	0.016 × 0.022	27.4	0	0	0	0	2.6
	0.017 × 0.025	17.7	0	0	0	7.3	12.3
0.022 × 0.028	0.018 × 0.025	14.8	0	0	2.2	10.2	15.2
	0.019 × 0.025	10.5	0	0	6.5	14.5	19.5
	0.021 × 0.025	3.9	3.1	6.1	13.1	21.1	26.1

（三）转矩方弓对牙齿三维方向的作用

1. 转矩方弓对牙齿近远中方向的作用　用方丝对切牙加以根舌向 / 冠唇向的转矩力为临床最常用的切牙控根形式，此时切牙牙根将向舌侧移动，牙冠将向唇侧移动。

由于牙冠的移动较牙根的移动容易得多，因此若没有对抗前牙牙冠唇向移动的力，转矩力的作用主要表现为切牙唇向倾斜，牙弓长度将增加，牙齿之间将出现间隙。如果将弓丝末端在磨牙颊面管之后回弯，或者将整个牙弓连续结扎在一起，切牙冠唇向移动将由后牙（主要是支抗磨牙）所对抗，转矩力的作用主要表现为牙根舌向移动；若间隙未完全关闭（第二阶段），磨牙支抗将丢失；若间隙完全关闭（第三阶段），牙冠近中方向的力将由整个牙弓分担，牙弓有近中移动的倾向。在多数情况下，为使切牙牙根舌向移动，方弓的末端都要回弯，使牙弓成为一个整体，并常常使用颌间牵引力，甚至口外力或种植支抗对抗后牙前移或牙弓近中移动的可能。

例外的情况为对于某些前牙反𬌗或者闭锁性深覆𬌗病例，弓丝的末端不回弯，能自由滑动，从而在转矩力的作用下起到切牙唇向倾斜、增加牙弓长度的作用。

2. 转矩方弓对牙齿垂直方向的作用　当方丝对切牙有根舌向 / 冠唇向转矩时，切牙将升高，后牙将压低，覆𬌗因此加深。这对于前牙开𬌗病例很有利，但对于前牙深覆𬌗病例却应当加以防止。

临床常用的方法是将弓丝前段调整在槽沟的龈向，例如使用关闭曲时在曲的前后臂处加人字形曲，或者将唇弓做成摇椅形，都可使前牙在受到根舌向 / 冠唇向转矩力的同时承受一个压低力。一般来说，弓丝每扭转 10° ~ 15°，弓丝的前段应离开切牙槽沟 1 mm。方丝对切牙存在根唇向 / 冠舌向转矩时，覆𬌗的改变与上述情况相反。

3. 转矩方弓对牙齿宽度方向上的作用　当前部弓丝受到转矩力后，无论转矩力是根舌向 / 冠唇向，还是根唇向 / 冠舌向，后部的弓丝都将扩大，使牙弓宽度增加。在弓丝的力与咬合力的共同作用下，上磨牙多发生颊倾，下磨牙却常发生舌倾。磨牙的倾斜破坏了后牙正常的生理位置，应当加以防止。为此，MBT 直丝弓矫治器对后牙托槽的转矩角进行了相应调整。另外，使用腭杆（上颌）或舌弓（下颌）能三方位控制支抗磨牙，不仅能防止后牙增宽、颊倾，而且也能避免或减少磨牙旋转、升高、近中倾斜的发生。

九、自锁托槽直丝弓矫治器

以矫治器系统内摩擦力来区分，传统固定矫治器分为两种类型：摩擦矫治器（如方丝弓矫治器）和"无摩擦"矫治器（如 Begg 矫治器）。直丝弓矫治器源于方丝弓矫治器，是一种有摩擦矫治器，能精确地控制牙位，但却需要较大的力移动牙齿。这是传统直丝弓矫治器的一个缺点。自锁托槽直丝弓矫治器的问世使直丝弓矫治器发展到一个新的阶段，从而能够较为精确地控制牙齿，又减小了矫治器系统的摩擦力。

（一）托槽构造与特点

自锁托槽直丝弓矫治器为 0.022 英寸系统。不同自锁托槽的设计各不相同。以滑盖式自锁托槽设计为例，其上附有一槽沟盖，滑盖可以在托槽上方水平移动，从而打开或盖上托槽槽沟。当弓丝纳入槽沟后，将滑盖关闭，即可将弓丝固定在槽沟之内。

自锁托槽体积小、无结扎丝、美观、舒适，很受患者欢迎。同时，自锁托槽以开闭方式更换弓丝，省时、省力，正畸医生乐于使用。但自锁托槽的优势并不仅限于此，由于不使用结扎丝或弹力结扎圈，弓丝上没有任何微小的弯曲，槽沟盖关闭之后，弓丝就像在一条均匀的管道内，大大减小了矫治器系统摩擦力引起的静力学或动力学阻力，由此引起矫治技术的变革。

（二）矫治技术的发展

为充分利用矫治器系统摩擦力低这一特点，自锁托槽直丝弓矫治器多采用滑动法。根据对支抗的不同要求，可采取不同的措施（以拔牙病例为例）。

1. 强支抗　强支抗为最大限度地后移前牙，并尽可能减少口外唇弓的使用，宜先滑动后移尖牙，再滑动后移 4 个切牙。弓丝的使用顺序为：

- 0.014 英寸镍钛圆丝（必要时）；
- 0.016 英寸镍钛圆丝；
- 0.018 英寸不锈钢圆丝；
- 0.019 英寸 ×0.025 英寸镍钛方丝；
- 0.019 英寸 ×0.025 英寸不锈钢方丝。

其中，0.019 英寸 ×0.025 英寸镍钛方丝为不锈钢圆丝替换成不锈钢方丝的过渡性唇弓，其作用比 0.020 英寸不锈钢圆丝更好。当弓丝更换成 0.019 英寸 ×0.025 英寸不锈钢方丝时，在此基础上，以镍钛螺簧颌内牵引尖牙向远中，牵引力 50～100 g，直至与第二双尖牙靠拢，然后将镍钛螺簧挂在磨牙带环与唇弓上焊接的牵引钩上，以 100 g 左右的牵引力后移 4 个切牙。

在间隙完全关闭之后，即进入第三阶段牙位与𬌗关系的精细调整。最后一根完成弓丝应该根据需要选择 0.016 英寸不锈钢圆丝，或者经热处理后的 0.019 英寸 ×0.025 英寸不锈钢方丝。

2. 中支抗 弓丝的使用顺序同前。在牙列排齐、前牙覆𬌗控制之后，在 0.019 英寸 ×0.025 英寸不锈钢方丝上，以 100 g 左右的牵引力，同时滑动后移 6 个前牙。

3. 弱支抗 当弓丝更换至 0.019 英寸 ×0.025 英寸不锈钢方丝时，可以将 6 个前牙结扎成一体，然后用 50～100 g 的颌内牵引力前移第二双尖牙；待第二双尖牙与尖牙靠拢后，将双尖牙与前牙结扎成一体，然后以 100～150 g 的颌内牵引力前移磨牙。

（三）优点与问题

自锁托槽是托槽与弓丝连接方式上的重大转变，代表了托槽发展的方向。这种托槽与弓丝的连接方式同传统的结扎方式相比有许多优点。

1. 自锁托槽使结扎时间节省 1/2 倍以上。

2. 自锁托槽因明显地减少了弓丝与槽沟之间的摩擦力，对第一阶段牙弓的排齐整平十分有利。只要弓丝能够稳妥入槽并沿槽沟滑动，牙齿排齐迅速。

3. 低摩擦力的自锁托槽特别适用于滑动法关闭牙弓间隙，无论是一步滑动还是分两步滑动，均能收到较好的效果。

4. 由于自锁托槽摩擦力较小，支抗控制稳定，减少了口外弓的使用。

5. 舒适且有利于口腔卫生的维护。

自锁托槽在减小矫治器系统摩擦力的同时，也带来了不易控制牙齿位置的问题。临床上移动牙的倾斜、旋转时有发生，为此有时仍需要以结扎丝通过垂直槽沟结扎弓丝。由于同样的原因，托槽特别是前牙托槽预置的轴倾角和转矩角的角度将有所丢失，有时要在弓丝上做必要的补偿处理。

与普通直丝弓矫治器相比，由于自锁托槽直丝弓矫治器摩擦力较小，对于前牙需要移动较大范围的拔牙病例，可以减小矫治力，并采用简单方法控制支抗，尽可能地减少了口外力的使用，同时对滑动法扬长避短，稳定、快速地移动牙齿、关闭间隙。

（贾绮林　曾祥龙）

第四节　Tip-Edge 矫治技术

1925 年，Angle 医生发明了 Edgewise 矫治器，形成了现代固定矫治技术。此后，固定矫治技术发展出了两大重要分支——Tweed 方丝弓矫治技术和 Begg 细丝弓矫治技术，并不断地演化和改进。1987 年，Kesling 医生在使用 Begg 矫治技术 30 年后，通过总结 Begg 细丝弓的差动力技术这个"软件系统"的经验，结合方丝弓托槽这个"硬件系统"的特点，创新性地提出了 Tip-Edge 差动直丝弓矫治技术。1988 年底，林久祥教授将 Tip-Edge 矫治技术和理念引入国内，开展了包括严重骨性Ⅱ类、骨性Ⅲ类错𬌗非手术治疗等大量疑难病例的矫治，从而使此技术在我国得到推广和提高。

一、Tip-Edge 矫治器的组成

（一）Tip-Edge 托槽

Tip-Edge 托槽的结构见图 10-45。

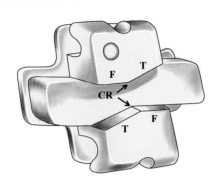

图 10-45　Tip-Edge 托槽

CR，中央嵴；T，倾斜控制平面；F，直立面（精调控制平面）。

1. Tip-Edge 托槽的组成结构和设计特点　Tip-Edge 托槽属于单翼托槽，其槽沟尺寸为 0.022 英寸 × 0.028 英寸。在设计上，它巧妙地切割掉方形槽沟对角线方向上的两个小角，从而具备了可动态增加垂直向空间（最大可达 0.028 英寸）、有利于牙齿自由倾斜移动的特点（当牙齿到位后，再通过辅簧或特殊结扎圈进行牙根的直立）。在临床上，从细到粗逐步更换弓丝（从 0.016 英寸到 0.022 英寸）的过程中，弓丝基本不会发生弯曲变形，从而可以最大限度地实现差动力系统的力学表达。

Tip-Edge 托槽底部的侧翼用以最大限度地控制牙齿旋转，甚至当牙齿倾斜时，也可以对旋转进行很好的控制。

在 Tip-Edge 托槽背面，设计了一个竖管，可插入直立簧（正轴簧）、旋转簧（扭转簧）或栓钉等，还可以穿入结扎线，以更好地使舌向错位牙得到矫正。

Tip-Edge 托槽中央嵴（见图 10-45 中的 CR）间的宽度可达 0.028 英寸，该宽度可使 0.016 英寸的初始圆形弓丝较容易地纳入倾斜牙齿的托槽槽沟内，同时减少了患者的不适。Tip-Edge 托槽槽沟的开放角度比一般情况下牙冠倾斜的角度要大，使尖牙可自由倾斜 25°，其他牙可自由倾斜 20°。因此，0.016 英寸的初始弓丝在严重倾斜的牙齿上也基本能完全入槽，而且进一步更换到 0.018 英寸的圆丝也较为便利。Tip-Edge 托槽槽沟的直立面（见图 10-45 中的 F）决定了在使用直立簧时，牙齿能达到的最终倾斜度。直立面在使用方丝时，还可以控制牙齿的转矩。另外，Tip-Edge 托槽还在槽沟中设置了类似于直丝弓托槽的轴倾角和转矩角。具体每个牙位的托槽角度设计见表 10-16。

表 10-16　Tip-Edge 托槽的预成角度值

	初始近远中冠倾角	最终冠倾角	最终根转矩角
上颌			
中切牙	20°，远中	5°	12°
侧切牙	20°，远中	9°	8°
尖牙	25°，远中	11°	-4°
第一双尖牙	20°，远中或近中	0°	-7°
第二双尖牙	20°，远中或近中	0°	-7°
下颌			
中切牙	20°，远中	2°	-1°
侧切牙	20°，远中	2°	-1°
尖牙	25°，远中	5°	-11°
第一双尖牙	20°，远中或近中	0°	-20°
第二双尖牙	20°，远中或近中	0°	-20°

临床上，在 Tip-Edge 托槽中使用 0.016 英寸澳丝时，前牙在轻力作用下即可进行远中和舌向的倾斜移动。由于牵引力很小（每侧 60～85 g），几乎不会对支抗磨牙产生干扰，从而保护了磨牙支抗。Tip-Edge 托槽的槽沟中央嵴（见图 10-45 中的 CR）与弓丝之间为点

接触，因此前牙将在0.016英寸澳丝产生的轻微压低力的作用下沿阻力最小的路线进行移动。

2. Tip-Edge托槽优于方丝弓托槽的特点 牙颌畸形患者的牙齿，尤其是牙冠向远中倾斜的牙齿，在方丝弓矫治技术中，当初始弓丝进入这些牙齿上的方丝弓托槽沟时，将产生不利的力偶，从而妨碍牙齿的远中移动，不利于打开咬合，并可能加重患者不适。

而Tip-Edge托槽的中部槽沟可自行增加至0.028英寸宽，允许牙齿倾斜移动，因此不会产生类似方丝弓矫治技术的不利的前牙力偶，更有利于牙齿远中移动，打开咬合，并减少不适感。

另外，Tip-Edge托槽比传统方丝弓矫治技术更好地解决了支抗问题。Tip-Edge技术可以使用轻力关闭间隙，不易造成弓丝变形；由于牙齿是倾斜移动，使得6个前牙甚至8个牙齿的向后移动比2个牙齿的整体移动更为容易。这不仅减少了支抗的需求，而且加强了垂直向的控制。

在差动牙运动中，支抗磨牙一般受力很小，基本不会产生移位。在关闭间隙时，通过相邻倾斜牙齿之间的相互直立作用，使磨牙的近中移动受限。Tip-Edge托槽的独特槽沟可使牙冠沿着适当的方向自由倾斜移动，从而产生差动牙运动。因此，在Tip-Edge差动直丝弓矫治技术中，可以应用轻力（60g）移动牙齿，并对牙齿的最终位置维持全面的三维控制。另外，这种对牙齿的三维控制不是连续不断的，而只是在需要时才有选择地加以使用。

3. Tip-Edge托槽优于Begg托槽的特点 Tip-Edge托槽内已经预成了外展弯和内收弯（第一序列弯曲）的补偿，这就免于Begg托槽所必需的磨牙和其他牙的补偿弯曲。这样，就将差动力及其机制应用到了直丝弓上。

Tip-Edge托槽为水平向放置弓丝，可使初始弓丝易于入槽，尤其便于扭转牙的弓丝入槽。Tip-Edge托槽可以进行弹力结扎，从而提供了一定程度的"缓冲"，使患者感觉更舒适，并减少托槽脱落的可能。

此外，Tip-Edge托槽槽沟预制了角度，可及时防止尖牙牙冠过度远中倾移。同时可自动增加前牙支抗，以利于后牙近中移动的调整。这种从自由倾斜移动到整体移动的自动改变是预制化的差动力技术的一个特点。

Tip-Edge 托槽也有利于差动直丝弓矫治技术的传授和学习。很多正畸医生熟悉方丝弓托槽，很少需要接受"硬件"（即托槽）的熟悉和再教育，从而可以节省更多的时间用于接受"软件"课程（即诊断、设计和力学机制）的学习。

（二）Tip-Edge 磨牙颊面管

为了结合直丝弓和 Begg 技术的优点，Tip-Edge 磨牙颊面管使用了双颊管（图 10-46）。它包括一个正常位置的 0.022 英寸 × 0.028 英寸预置角度的直丝弓方形颊管，以及其龈侧的一个内径 0.036 英寸的圆形颊管。在矫治的初始阶段，一般使用圆形颊管；在间隙关闭和牙根竖直阶段，则主要使用方形颊管。

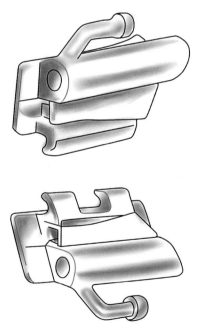

图 10-46　Tip-Edge 磨牙颊面管（左上磨牙、左下磨牙双管设计）

圆形颊管比较长，这样有利于支抗曲打开前牙咬合，并获得很好的磨牙支抗控制，同时减小了摩擦力。龈侧放置圆形颊管还可以减轻咬合创伤。

当支抗磨牙发生了严重的颊舌向倾斜，需要进行转矩控制时，还可使用扁圆形的磨牙颊面管。这种情况常常发生于第一恒磨牙丧失，需要用第二恒磨牙做支抗磨牙时。此时一般在 0.016 英寸的弓丝上做末端双折，再进入扁圆形磨牙颊面管进行转矩矫正。在 Tip-Edge 矫正的第Ⅲ期初，再用标准 Tip-Edge 磨牙颊面管替换扁圆形颊面管。

也有三管设计的上磨牙颊面管，以配合头帽口外弓的使用，但这种情形一般很少见。

（三）Tip-Edge 结扎皮圈

Tip-Edge 结扎皮圈用于保持弓丝就位和防止牙齿近中或远中倾斜（图 10-47）。该皮圈有一斜行横梁，两端各有一个舌向突起。结扎弓丝后，该舌向突起位于弓丝和托槽之间，以控制牙齿的近远中倾斜度。临床上，一般在矫治的第Ⅲ期使用 Tip-Edge 皮圈，以保持牙齿的直立；在矫治的第Ⅰ期和第Ⅱ期通常不使用 Tip-Edge 皮圈，而是常规使用弹力结扎皮圈和不锈钢结扎丝。

（四）正轴簧

正轴簧（又称直立簧）在近远中方向上直立牙齿非常有效，使差动牙运动的实施成为可能。正轴簧一般用 0.014 英寸的澳丝弯制

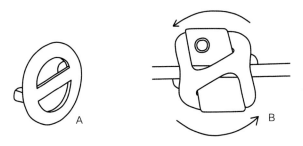

图 10-47　Tip-Edge 结扎皮圈
A. 结扎皮圈包括横梁和舌向突起；B. 结扎皮圈可保持牙齿直立。

而成，可分为顺时针直立和逆时针直立。

　　Tip-Edge 正轴簧的弯制方法有两种：一种为标准正轴簧，与 Begg 技术中的正轴簧是相同的，在托槽上固定后，一般螺圈位于托槽的龈方；另一种为侧方正轴簧（图 10-48），其螺圈正好位于托槽的唇侧表面，因而美观效果更好、更利于清洁。侧方正轴簧一般从托槽殆方插入其竖管。

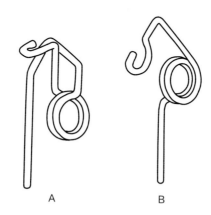

图 10-48　侧方正轴簧（A）和标准正轴簧（B）

（五）旋转簧（扭正簧）

　　Tip-Edge 旋转簧与 Begg 矫治器中的旋转簧（扭正簧）是相同的，一般从 Tip-Edge 托槽的龈方插入竖管中（图 10-49）。

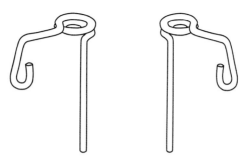

图 10-49　Tip-Edge 旋转簧

（六）牵引栓钉

矫正中需要在牙齿上挂牵引皮圈时，可使用这种牵引栓钉。一般从龈向插入 Tip-Edge 托槽竖管（图 10-50）。

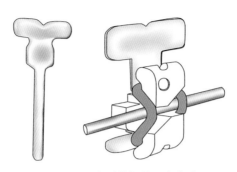

图 10-50 牵引栓钉及固定方式

（七）弓丝

1. 不锈钢圆丝 Tip-Edge 技术矫正理念的成功实施需要配备硬度较高的不锈钢弓丝，一般使用澳大利亚弓丝（Wilcock 公司，简称澳丝），其特点为较硬却弹力很大，硬度和弹性之间趋于平衡，应力衰减极慢，近乎零衰减。根据直径，澳丝分为 0.014 英寸、0.016 英寸、0.018 英寸、0.020 英寸和 0.022 英寸等不同规格。澳丝的零衰减特性将保证 Tip-Edge 技术能迅速打开前牙咬合，同时又能控制整体牙弓形态和保持磨牙支抗的稳定性。临床中根据矫治的需要来进行不同规格弓丝的更换。

2. 镍钛圆丝和多股麻花丝 这类弓丝弹性好、韧性大，力量轻而持续，可作为排齐牙齿的辅弓。一般与澳丝主弓配合使用，使牙齿排齐和打开咬合同时进行。

3. 方形弓丝（方丝） Tip-Edge 托槽不仅可以使用圆丝，而且可以使用方丝。所用的方丝规格一般为 0.021 5 英寸 × 0.028 英寸。这种全尺寸的方丝入槽后，将充满槽沟空间，以使预成的转矩度、轴倾度充分表达，并可与正轴簧协同产生最大限度的直立牙根作用。在这个过程中，转矩矫正和直立矫正是同步进行的，体现了

Tip-Edge 技术的特点和优势。

（八）控根辅弓与转矩条

Tip-Edge 控根辅弓与 Begg 矫治技术中使用的辅弓相同。

Tip-Edge 转矩条为一根 0.016 英寸 ×0.022 英寸的方丝镍钛辅弓，有预成角度，可置于托槽槽沟的深部（位于 0.022 英寸圆形主弓丝的舌侧），用于前牙的控根移动。此时最好使用深槽沟的 Tip-Edge 托槽。

二、Tip-Edge 矫治技术的治疗程序

Tip-Edge 差动直丝弓矫治技术原则上可以矫治所有类型的牙颌畸形，尤其在矫治安氏Ⅱ类和安氏Ⅲ类错𬌗的疑难病例时，常显示出独特的技术优势。

Tip-Edge 矫治技术一般把矫治过程分为 3 期（或 3 个阶段）。每一期都有特定的矫治目标，并且每一期的矫治过程都是上下牙弓同时进行。每一期上下牙弓的矫治目标完成后，再进入下一期。

（一）第Ⅰ期矫治

1. 第Ⅰ期矫治目标

（1）减小前牙覆盖和覆𬌗，打开前牙咬合至对刃。如果是前牙开𬌗的病例，则需要尽量关闭前牙开𬌗至对刃。

（2）解除拥挤，排齐前牙。当前牙有间隙时，则需要关闭前牙间隙。

（3）矫正磨牙反𬌗或锁𬌗等。

（4）调整磨牙关系（适用于生长发育期的儿童患者）。

上述 4 个矫治目标中，第一个目标"打开前牙咬合至对刃"最为重要，最后一个目标"调整磨牙关系"相对不重要。如果因为某些原因，磨牙关系尚未调整至Ⅰ类关系，而其他 3 个目标已经完成，也可以进入第Ⅱ期。但是，如果前牙咬合没有打开，则不应该进入第Ⅱ期。

2. 达到第Ⅰ期矫治目标的措施

（1）用高硬度的 0.016 英寸澳丝制作带牵引圈（尖牙近中小圈

曲）的唇弓。然后在磨牙颊面管的近中约 5 mm 处弯制足够量的后倾曲，以打开咬合和保持支抗磨牙的直立位置。

同时，对于安氏Ⅰ类或Ⅱ类错𬌗患者，每侧要维持 60 g 的Ⅱ类颌间牵引力，并要求患者每天 24 小时戴牵引皮圈，按时更换。如果是安氏Ⅲ类错𬌗畸形，则应进行持续轻力的Ⅲ类颌间牵引。适当的颌间牵引对于打开咬合是必不可少的措施，同时还可使 6 个前牙一起舌向或远中倾斜移动，以减少前牙覆盖。对于处在生长发育快速期的安氏Ⅱ类错𬌗儿童患者，使用Ⅱ类颌间牵引将有助于调整磨牙关系。

（2）可在每个拥挤前牙的近远中弯制垂直曲，以解除前牙拥挤。如果尖牙远中有间隙，也可用澳丝配合排齐辅弓来排齐前牙。排齐辅弓一般采用镍钛圆丝或多股麻花丝。

另外，也可使用性能良好的弹力线。将弹力线从舌向错位牙的托槽竖管中穿出，然后直接与主弓丝结扎，逐步加力使舌向错位牙排齐。

前牙排齐后，应立即进行尖牙结扎，即用结扎丝或结扎皮圈将尖牙结扎至其近中牵引圈上。如果前牙存在散隙，可应用链状皮圈来关闭间隙。

（3）改变上下唇弓的宽度，配合交互牵引，以矫正磨牙反𬌗或锁𬌗。必要时可先进行快速扩弓，保持并稳定一段时间后，再粘接 Tip-Edge 矫治器。

3. 第Ⅰ期矫治疗程　需要 6 周至 6 个月不等。一般可以每 4 ~ 6 周复诊一次。

（二）第Ⅱ期矫治

1. 第Ⅱ期矫治目标

（1）保持所有在第Ⅰ期所取得的矫治结果，包括：

1）前牙达到对刃关系；

2）前牙排列整齐且无间隙；

3）磨牙反𬌗或锁𬌗得到矫正；

4）对于处在生长发育期的儿童患者，磨牙关系可能调整至Ⅰ类关系。

（2）关闭后牙区间隙。

（3）必要时，调整磨牙关系至中性。

（4）矫正扭转双尖牙或双尖牙区其他错位。

2. 达到第Ⅱ期矫治目标的措施

（1）推荐使用 0.020 英寸高张力澳丝，弯制成带牵引圈的直丝唇弓。其支抗后倾曲的角度要适当减小，以维持前牙对刃，保持牙弓形态和磨牙直立。

（2）有时也可使用 0.022 英寸澳丝，例如需要扩大上颌牙弓，或拔除下第一磨牙且需要控制第二磨牙的病例。

（3）尖牙与牵引圈结扎，维持前牙区稳定。

（4）关闭间隙，同时进行颌间牵引和上下颌的颌内牵引，即"Z"字形牵引。如果需要前牙继续后移，则牵引力可维持在 60 g 左右。如果需要后牙前移来关闭剩余间隙、调整磨牙关系，则牵引力应增加到 170～280 g。必要时，可在尖牙托槽上加"制动闸"，阻止前牙后移。此阶段注意，应当避免使前牙过于舌倾。

（5）一旦剩余间隙全部关闭，应立即在双尖牙上粘接 Tip-Edge 托槽，利用辅弓、弹力线等来矫正双尖牙的错位（例如扭转）。可以配合使用旋转簧。

3. 第Ⅱ期矫治疗程　一般需要 6 周至 4 个月不等。在非拔牙病例矫治中，可以没有第Ⅱ期。

（三）第Ⅲ期矫治

1. 第Ⅲ期矫治目标

（1）保持第Ⅰ期和第Ⅱ期所取得的所有矫治结果，包括：①前牙保持对刃关系；②全部牙齿排齐，没有剩余间隙；③磨牙关系中性。

（2）使所有牙齿达到理想的轴倾度和转矩度。

2. 达到第Ⅲ期矫治目标的措施

（1）使用 0.0215 英寸 ×0.028 英寸的不锈钢方丝与侧方正轴簧协同作用，使牙齿的轴倾度和转矩度得到较好的矫正。然后使用 Tip-Edge 皮圈进行微调，使每个牙齿保持理想的轴倾度和转矩度。

（2）使用 0.022 英寸的澳丝与正轴簧及前牙控根辅弓相配合，矫正轴倾度和转矩度。然后再更换成 0.0215 英寸 × 0.028 英寸的不锈钢方丝进行轴倾度和转矩度的调整。最后放置 Tip-Edge 皮圈微调。

（3）使用 0.022 英寸的澳丝与正轴簧及前牙控根辅弓相配合，矫正轴倾度和转矩度。然后在澳丝上增加方丝转矩辅弓来替换前牙控根辅弓，下前牙则使用转矩条，对牙齿轴倾度和转矩度进一步调整（此方法需使用带深槽沟的 Tip-Edge 托槽）。最后装上 Tip-Edge 皮圈微调。

3. 第Ⅲ期矫治疗程　非拔牙病例需要 3 ~ 6 个月，而拔牙病例则需要 9 ~ 12 个月。

最后需要强调的是，在 Tip-Edge 技术中，差动牙运动是可以进行精确控制的。由于 Tip-Edge 托槽槽沟的特殊设计、辅弓和正轴簧的使用、主弓丝维持颊舌向和垂直向的控制等，使每个牙齿倾斜移动或转矩移动的量和方向都可以达到个性化，而不会对邻牙或支抗磨牙产生不利的影响；同时矫正过程较快，并可达到理想的程度。

（梁炜　林久祥）

第五节　多曲方丝弓矫治技术

多曲方丝弓（multi-loop edgewise arch wire，MEAW）矫治器是由多个曲组成的方丝弓矫治器。20 世纪 70 年代由美籍韩裔 Kim 医生设计的多曲方丝弓首先用于开𬌗的矫治，并获得了惊人的疗效，被广大正畸医生称为"妙"技术（因为与简称"MEAW"谐音）。近 40 余年来，多曲方丝弓矫治技术得到不断完善，形成了可以矫治不同错𬌗畸形，并对开𬌗、轻中度骨性反𬌗的非手术矫治以及下颌偏斜等难度大的畸形有特殊疗效的技术。同时，Kim 医生基于经典的头影测量诊断方法，明确了其对垂直向和矢状向错𬌗畸形的独特认识，从而丰富了口腔正畸诊断学的内容。

一、骨生长型的分析

（一）垂直向异常指数（ODI）

1. ODI 的概念　ODI 是 overbite depth indicator 的缩写，是反映错殆畸形垂直异常的指标。Kim 医生调查了 119 名正常殆和 500 名分别有开殆、正常覆殆、深覆殆 3 种垂直向关系的错殆畸形儿童，试图寻找错殆畸形与前牙覆殆的相关关系。研究发现，AB 平面与 MP 平面（下颌平面）的夹角、PP 平面与 FH 平面的夹角之和与切牙覆殆深度呈正相关，并将上述两个角度之和称为 ODI（图 10-51），即 ODI=AB-MP+PP-FH。在研究 ODI 与前牙覆殆相关关系的过程中发现：随 ODI 增加，前牙覆殆有增加的趋势；同理，ODI 减小时，前牙覆殆减小，显现开殆的趋势。

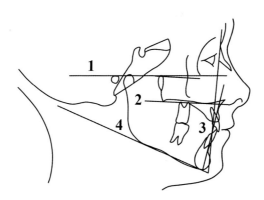

图 10-51　ODI

1.FH 平面；2.PP 平面；3.AB 平面；4.下颌平面。
当 PP 平面相对于 FH 平面向前、下倾斜时，所成角度为正值；
当 PP 平面相对于 FH 平面向前、上倾斜时，所成角度为负值。

2. ODI 与前牙覆殆的关系

（1）正常殆的 ODI：白种人、韩国人与中国人正常殆的 ODI 见表 10-17。

表 10-17　不同人种正常殆的 ODI

人种	研究样本（人）	ODI（度）
白种人	119	74.50 ± 6.07
韩国人	190	71.95 ± 5.29
中国人	50	72.83 ± 5.22

（2）开殆与开殆倾向：对中国人来说，当 ODI ＜ 72.83° 时，颌骨的垂直向特征表现为开殆或具有开殆倾向。

（3）深覆殆与深覆殆倾向：对中国人来说，当 ODI ＞ 72.83° 时，颌骨的垂直向特征表现为深覆殆或具有深覆殆倾向。

3. ODI 的临床意义

（1）ODI 作为描述垂直向不调的指标，可以明确错殆畸形垂直向上的问题，并进一步说明垂直向上的问题是发生在上颌还是下颌。两个 ODI 相同的病例，其上、下颌的垂直生长型未必相同。

（2）可以通过 ODI 确定错殆畸形垂直向上的问题是骨性的还是牙性的。例如，两位开殆患者的 ODI 分别为 50° 和 70°，尽管两者开殆的程度可能是相同的，但预后可能不同。前者的矫治难度较大而且预后欠佳。

（3）在诊断和矫治过程中，应密切关注有开殆倾向和深覆殆倾向的病例。例如，对一位 ODI 为 65° 的患者来说，尽管矫治前可能并未表现开殆，但随着矫治的进行，如果不能控制后牙的高度和倾斜度，有可能出现开殆。同理，对一位 ODI 为 85° 的患者来说，要关注治疗中可能会加深的覆殆，尤其是在内收前牙过程中。

（4）牙移动速度与 ODI 呈反比关系，即 ODI 值越小，牙齿移动速度越快。这是由于 ODI 偏小时，上、下颌平面倾斜度大，上、下磨牙的近中倾斜度也大，殆力的向前分力也加大，导致牙齿移动速度加快。这也是高角病例磨牙支抗易丢失的原因。

（二）前后向异常的指标——前后向不调指数（APDI）

1. APDI 的概念　APDI 是 anterior-posterior dysplasia indicator 的

缩写，是反映错𬌗畸形前后向异常的指标。Kim 医生通过 874 例错𬌗畸形患者的头影测量研究，发现面平面与 FH 平面、面平面与 AB 平面、FH 平面与 PP 平面所成角度之和与上、下第一磨牙间错位的距离有高度相关性，并将上述 3 个角度之和称为前后向不调指数，即 APDI= NP-FH+NP-AB+PP-FH（图 10-52）。

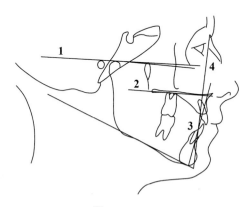

图 10-52　APDI

1. FH 平面；2. PP 平面；3. AB 平面；4. 面平面。

当 PP 平面相对于 FH 平面向前、下倾斜时，所成角度为正值；当 PP 平面相对于 FH 平面向前、上倾斜时，所成角度为负值。在矢状向上，当 B 点位于 A 点之后时，AB 与面平面所成角度为负值；在矢状向上，当 B 点位于 A 点之前时，AB 与面平面所成角度为正值。

2.　APDI 与骨面型的关系

（1）正常𬌗的 APDI：白种人、韩国人与中国人正常𬌗的 APDI 见表 10-18。

表 10-18　人种与正常𬌗的 APDI

人种	研究样本（人）	APDI（度）
白种人	102	81.37 ± 3.79
韩国人	90	81.04 ± 4.35
中国人	50	81.10 ± 4.04

（2）Ⅲ类错𬌗与Ⅲ类错𬌗倾向：对中国人来说，当 APDI ＞ 81.10° 时，磨牙关系偏于近中，表现为Ⅲ类错𬌗或具有Ⅲ类错𬌗倾向。APDI 越大，骨性Ⅲ类错𬌗的可能性越大。

（3）Ⅱ类错𬌗与Ⅱ类错𬌗倾向：对中国人来说，当 APDI ＜ 81.10° 时，磨牙关系偏于远中，表现为Ⅱ类错𬌗或具有Ⅱ类错𬌗倾向。APDI 越小，骨性Ⅱ类错𬌗的可能性越大。

二、减数与非减数矫治的鉴别

减数矫治与否应考虑以下因素：上下唇的突度、上下前牙的唇倾度、骨生长型（前后向以及垂直向不调）以及牙列拥挤度等。

（一）拔牙指数

Kim 医生以韩国人为例，根据上下中切牙夹角（UI-LI）的不同，建立了拔牙指数（extraction index，EI）的计算方法，以供临床参考。

1. 当 UI-LI ＞ 130° 时计算公式如下，举例见图 10-53。

$$EI=ODI+APDI+\frac{(UI\text{-}LI)-130}{5}-(上唇突度+下唇突度)$$

其中，UI-LI 表示上下中切牙夹角；当唇突点位于 E 平面前方时距离为正值，当唇突点位于 E 平面后方时，距离记为负值。

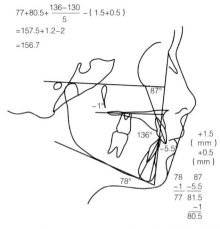

图 10-53　当 UI-LI ＞ 130° 时 EI 的计算方法举例

2. 当 UI-LI ＜ 130° 时计算公式如下，举例见图 10-54。

$$EI=ODI+APDI-\frac{130-（UI-LI）}{5}-（上唇突度+下唇突度）$$

关于公式的计算说明同前。

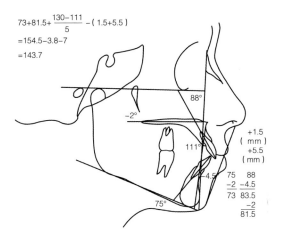

$$73+81.5+\frac{130-111}{5}-（1.5+5.5）$$
$$=154.5-3.8-7$$
$$=143.7$$

图 10-54　当 UI-LI ＜ 130° 时 EI 的计算方法举例

（二）拔牙指数的分析

当 EI ＞ 155 时，尽可能避免拔牙矫治；当 EI ＜ 155 时，拔牙矫治的可能性较大。

（三）判断是否进行减数矫治

结合 EI 和模型分析得到的牙弓拥挤度、𬌗曲线曲度以及牙弓宽度等，进一步判断减数矫治的必要性。

三、多曲方丝弓矫治技术特点

（一）MEAW 的组成与特点

MEAW 矫治技术提倡采用 0.018 英寸托槽系统。多曲弓丝用 0.016 英寸 × 0.022 英寸的不锈钢丝弯制。一般从侧切牙远中开始，由多个 L 形曲形成理想弓形。L 形曲的大小和形态如图 10-55 所示。如果由第二磨牙近中到另一侧第二磨牙近中，相邻牙之间都弯制

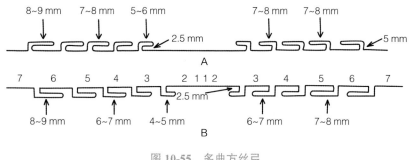

图 10-55　多曲方丝弓

A. 上颌；B. 下颌。

L 形曲的话，通常需要约 30 cm 的弓丝。L 形曲分为水平段和垂直段，其中垂直段可以缓解邻牙间矫治力的力值，使各牙间的矫治力尽可能互不影响；水平段可以控制牙齿垂直向的高度，并能控制牙齿颊舌向的转矩。

（二）MEAW 矫治技术的生物力学原理

弱而持续的矫治力可以减少患者不适，并使牙齿较快地移动。正常情况下，毛细血管的压强为 $20 \sim 30 \ \mathrm{g/cm^2}$。由此得出轻力一般为 $20 \sim 30 \ \mathrm{g}$，中等强度力值为 $100 \sim 200 \ \mathrm{g}$，重力为 $300 \ \mathrm{g}$。力学研究表明，弓丝的长度增加 1 倍，力值将降为原力值的 1/4。因此，增加两个牙间弓丝的长度便可获得弱的矫治力。由于多曲弓丝从一侧第二磨牙到另一侧第二磨牙的长度是无曲弓丝的 2.5 倍，相邻牙间的弓丝实际长度增加，与同样规格、同样性能和材质的无曲弓丝相比，矫治力衰减为无曲弓丝的 1/10。因此，多曲弓丝能够减小弓丝的形变率，保持持续的轻力。这种持续性的轻力也有助于控制后牙垂直高度。

（三）MEAW 矫治技术的特点

1. 牙齿同时移动　多曲的存在使所有牙按照矫治目标同时移动，而且相互间的干扰要比无曲的平直弓丝小得多。此外，相邻托槽间的弓丝实际长度增加，也大大提高了弓丝的形变能力。这样，在每个牙上产生的矫治力，即使是邻牙间，所受影响也较小。牙齿可以按照矫治目标同时移动，缩短矫治疗程。

2. 竖直牙齿　对于轻、中度的骨性开𬌗和骨性Ⅲ类错𬌗来说，矫治成功的关键是竖直近中倾斜的磨牙和前磨牙，使其牙长轴与𬌗平面垂直。MEAW矫治技术可以通过后倾曲同时向远中竖直后牙，且力值相对于无曲弓丝更小、更持续。后牙的竖直可以为牙弓提供间隙。当竖直后牙5°、10°、15°时，牙弓每侧可提供的间隙依次为1.5 mm、3.0 mm、4.5 mm（图10-56）。

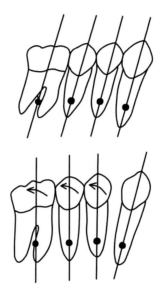

图 10-56　竖直磨牙和前磨牙可获得间隙

3. 重新建立𬌗平面　在远中竖直磨牙、前磨牙的过程中，开𬌗病例分离的两个𬌗平面合二为一，形成一个新的𬌗平面。当下颌不对称或上下牙弓不对称导致两侧𬌗平面高度不一致时，可以通过多曲弓丝压低𬌗平面高的一侧牙齿，伸长𬌗平面低的一侧牙齿，力求使整个牙弓的𬌗平面呈水平状态。在磨牙垂直向位置的调整方面，多曲弓丝比平直的无曲弓丝有优势。

4. 获得良好的𬌗关系　在矫治的精调阶段，可以利用多曲弓丝，在三维方向上控制牙齿位置，从而在短时间内获得良好的尖窝嵌合关系。

（四）MEAW 的制作

1. 制作 MEAW 前的牙殆准备

（1）排齐整平牙列，关闭所有间隙。

（2）检查托槽位置是否正确，如不正确，宜调整托槽位置，重新粘接。

（3）拍摄头颅侧位片。根据上切牙与上唇的位置关系，判断上切牙的垂直向位置，确定矫治后的理想殆平面；进而根据后牙牙轴与理想殆平面的倾斜度，判断上、下颌牙弓制作 MEAW 的必要性，并确定每个后牙应远中向竖直的角度。

（4）取研究模型，在石膏模型上制作 MEAW。

2. MEAW 的制作　MEAW 矫治技术建议使用 0.018 英寸托槽系统，弓丝为 0.016 英寸 × 0.022 英寸的不锈钢丝。首先使前牙区的牙弓弧度形态与模型的前牙区一致，L 形曲的垂直部分位于相邻两颗牙的中间，水平部分指向近中，按图 10-55 所示的曲的形态和大小要求，从侧切牙远中开始，由前向后依次弯制。每完成左右一对 L 形曲，需检查每颗牙的颊舌向倾斜度（即转矩）、弓丝形态的对称性，并确保弓丝入槽后，L 形曲不压迫牙龈。

在完成的弓丝上做后倾曲，后倾曲角度的大小依据每颗后牙所需竖直的角度而定。需要远中竖直的程度越大，后倾曲的角度也就越大。后倾曲一般从第一前磨牙近中开始，依次向后直至第二磨牙近中。完成后的多曲弓丝在上颌形成加强的纵殆曲线，在下颌形成反 Spee 曲线（图 10-57）。

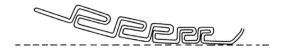

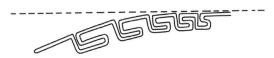

图 10-57　弯制后倾曲后的多曲方丝弓

四、多曲方丝弓矫治技术矫治前牙开𬌗

（一）开𬌗畸形的牙𬌗特征

开𬌗是指在正中颌位和非正中颌位时，上下颌部分牙齿在垂直向上无𬌗接触，其牙𬌗特征表现为：

1. 开𬌗区域的牙齿在垂直向上无𬌗接触，常见于前牙开𬌗。

2. 前牙开𬌗者，将第一磨牙的近中颊尖与切牙切缘相连，可分别形成上、下颌两个𬌗平面，而且由后向前呈分离状态（图10-58）。

3. 一部分前牙开𬌗表现为后牙牙长轴近中倾斜，与𬌗平面不垂直。

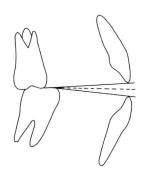

图 10-58　前牙开𬌗的特征

（二）MEAW 矫治技术治疗开𬌗的关键

1. 关于减数　如果需要减数矫治，尽可能拔除偏后的牙，如第三磨牙或第二磨牙。这是因为其中一部分前牙开𬌗不是由于前牙萌出不足，而是后牙牙槽骨垂直向发育过度造成的。拔除偏后的牙可以降低牙槽高度，有利于开𬌗的矫治。具体是拔除第三磨牙还是第二磨牙，应根据这些牙的发育情况和位置而定，但是拔除第一磨牙要慎重些。这是因为无论从咀嚼功能还是在𬌗关系的建立上，第一磨牙都具有其他磨牙无法替代的作用。如果拔除第一磨牙，第二磨牙将不可避免地向近中移动而且易发生近中倾斜，造成新的𬌗干扰，从而加重开𬌗。另外，上颌窦表面形成的骨皮质屏障将阻止上颌第二磨牙牙根的近中移动，因此很难将上颌第二磨牙竖直。当

然，是否行减数矫治以及减数磨牙还是前磨牙，还需结合前牙段拥挤度、唇倾度，后牙段的拥挤度，以及 ODI、APDI 和 EI 等综合分析决定。

2. 确定理想的殆平面 在使用 MEAW 矫治技术前，应确定理想的殆平面。上切牙切缘在开殆中可能位于唇线水平、唇线上方或下方。正常唇放松状态下，头颅侧位片上显示上切牙切缘应位于唇线下方 3~4 mm 处。因此，可通过上切牙切缘与唇线的关系来确定最终矫治后的理想殆平面（图 10-59），并根据此殆平面来调整后牙长轴与殆平面的关系，力求使分离的上、下两个殆平面合二为一，后牙长轴与理想殆平面垂直。

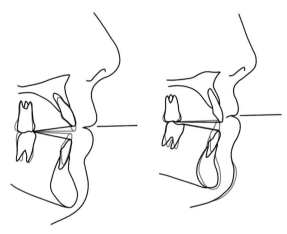

图 10-59 根据唇线位置确定理想殆平面

3. 关于后倾曲 后倾曲是远中竖直磨牙的重要手段。依次远中竖直后牙可以获得间隙，从而内收前牙，利用钟摆效应增加前牙覆殆。

4. 前牙段的垂直牵引 多曲弓丝上后倾曲形成的上颌加大的纵殆曲线与下颌的反 Spee 曲线在远中向竖直后牙的同时，还将产生压低切牙的力，这会加重前牙开殆。为了消除这一副作用，务必在前牙区做垂直牵引。垂直牵引常挂于上下颌第一个 L 形曲上，每侧的牵引力在闭口时约为 50 g，在中等程度张口时为 150 g。垂直牵引皮圈除吃饭、刷牙外，必须全天佩戴。也就是说，后倾曲与前牙区的垂直牵引必须同时使用，才能产生正确的效应。因此，患者的配合是 MEAW 矫治技术成功的关键。

（三）安氏 I 类开𬌗的矫治

1. 排齐牙齿、整平牙弓和关闭间隙　常规排齐牙齿、整平牙弓，行减数矫治以及矫治前有散在间隙的病例需在使用 MEAW 矫治技术前关闭间隙。在使用多曲弓丝前，可以用 0.018 英寸的不锈钢圆丝和 0.017 英寸 × 0.025 英寸的镍钛方丝作为过渡丝，保持牙弓的排齐整平状态。

2. 确定𬌗平面　排齐整平牙弓结束后，拍摄头颅侧位 X 线片，确定理想的𬌗平面。取研究模型，判断上下颌是否均需要做 MEAW。

3. 根据需要，在 0.016 英寸 × 0.022 英寸的多曲方丝上弯制后倾曲，远中竖直后牙，力求后牙长轴与𬌗平面垂直，并注意调整每颗牙齿在三维方向的位置。前牙区务必做垂直牵引。

（四）安氏 II 类开𬌗的矫治

1. 排齐牙齿、整平牙弓和关闭间隙　安氏 II 类错𬌗的上颌第一磨牙常表现为近中颊尖腭向扭转，必要时可以用镍钛推簧向远中推上颌第一磨牙，纠正该牙的近中腭向扭转。此外，可以颊向扩大上颌双尖牙区，使牙弓形态呈卵圆形。

2. 根据研究模型和头颅侧位片确定理想𬌗平面。

3. MEAW 的使用　根据唇齿关系和后牙倾斜度决定是否使用多曲弓丝。在安氏 II 类开𬌗矫治中，一般上颌用多曲弓丝远中向竖直后牙，下颌使用 0.017 英寸 × 0.025 英寸的无曲不锈钢丝，并做第二序列弯曲，弓丝前牙段做冠舌向转矩。用 II 类牵引调整前后向𬌗关系，必要时前牙段仍需做垂直牵引（图 10-60）。

（五）安氏 III 类开𬌗的矫治

1. 明确安氏 III 类开𬌗的病因机制　严重的骨性反𬌗、开𬌗需采用正畸 - 正颌联合治疗。对于轻度、中度的骨性反𬌗和开𬌗，在排除生长因素对矫治影响的前提下，采用 MEAW 矫治技术。

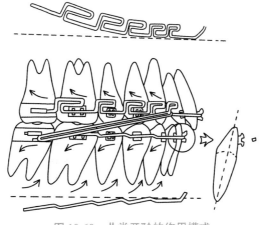

图 10-60　Ⅱ类开𬌗的作用模式

2. 常规方法解除牙列拥挤、排齐牙齿，行减数矫治以及矫治前有散在间隙的病例需在使用 MEAW 矫治技术前关闭间隙。

3. MEAW 的使用　在根据唇齿关系及后牙倾斜度确定使用多曲弓丝的前提下，对于安氏Ⅲ类开𬌗来说，一般下颌使用多曲弓丝竖直后牙，上颌使用 0.017 英寸 × 0.025 英寸的无曲不锈钢丝，并做第二序列弯曲，上颌弓丝的前牙段需要做冠舌向转矩。采用Ⅲ类牵引矫治𬌗关系，必要时前牙段做垂直牵引（图 10-61）。

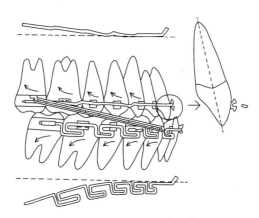

图 10-61　Ⅲ类开𬌗的作用模式

典型病例分析

患者 12 岁 5 个月，要求排齐牙齿，解决前牙反𬌗问题。无前牙反𬌗家族史，全身健康状况良好。

【临床检查】

1. 口内检查　磨牙关系呈近中尖对尖，尖牙关系呈近中。前牙覆盖 –0.5 mm，覆𬌗 –0.5 mm。上中线正，下中线左偏 1 mm。上牙弓拥挤 1 mm，下牙弓拥挤 2.5 mm。下颌不能后退。

2. 口外检查　患者下颌略左偏，直面型，下颌平面陡，面下 1/3 过长。双侧颞下颌关节触诊未及弹响和压痛。

3. X 线检查　骨性Ⅲ类错𬌗（ANB 角 –1.4°），下颌发育过度；高角垂直骨面型，下切牙舌倾。曲面体层片显示无缺失牙，4 个智齿正在发育。

【诊断】

安氏Ⅲ类，毛氏Ⅱ¹类 + Ⅰ¹类。

【矫治设计】

拔除两个下颌第三磨牙，0.022 英寸标准方丝弓矫治器（图 10-62）。

【矫治要点】

1. 常规排齐牙齿、整平牙弓。

2. 下牙弓获得间隙　患者矫治前的下后牙牙轴与𬌗平面呈近中倾斜的关系，因此可以通过竖直下后牙，为下牙弓的后移提供间隙，增加下牙弓对骨性Ⅲ类畸形的代偿能力。

3. 采用 MEAW　多曲弓丝具备同时远中竖直下颌磨牙和前磨牙的能力。在下颌每个 L 形曲的远中段弯制后倾曲，呈 2°~3°，可以远中向竖直下后牙。

4. Ⅲ类牵引必不可少　下颌多曲弓丝上的后倾曲在远中向竖直下颌磨牙、前磨牙的同时，会产生唇倾下切牙的副作用，这不利于前牙反𬌗的矫治，需要通过颌间牵引来抵消这一副作用。因此，下颌带有后倾曲的多曲弓丝放入下牙弓后，一定要做Ⅲ类牵引。

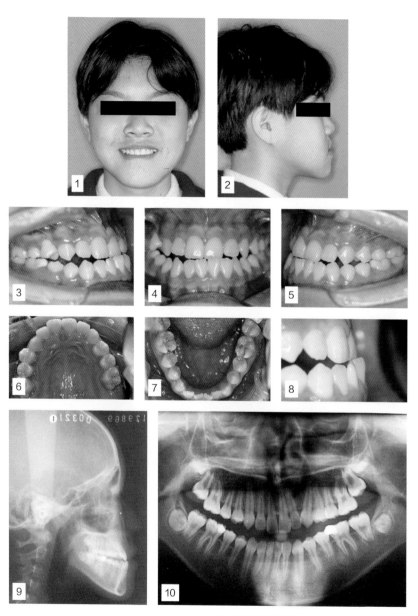

图 10-62 安氏Ⅲ类开𬌗的病例介绍
1 至 8. 矫治前的面相和𬌗相。
9 至 10. 矫治前的头颅侧位片和曲面体层片。

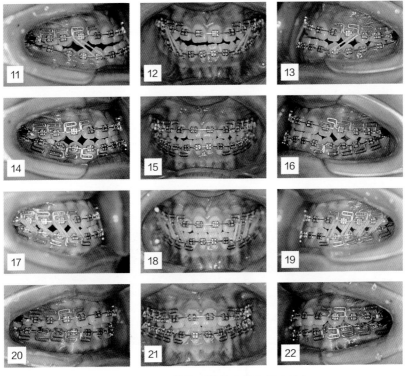

图 10-62　安氏 Ⅲ 类开𬌗的病例介绍（续）

11 至 13. 上颌采用 0.017 英寸 × 0.025 英寸多曲方丝弓，下颌采用 0.018 英寸镍钛丝排齐整平下牙弓，采用短距离 Ⅲ 类牵引。

14 至 16. 上、下颌均采用 0.017 英寸 × 0.025 英寸多曲方丝弓，采用短距离 Ⅲ 类牵引。

17 至 19. 侧方牙段组合型短距离 Ⅲ 类牵引。

20 至 22. 矫治 9 个月时，尖牙关系呈中性，前牙覆𬌗、覆盖正常。

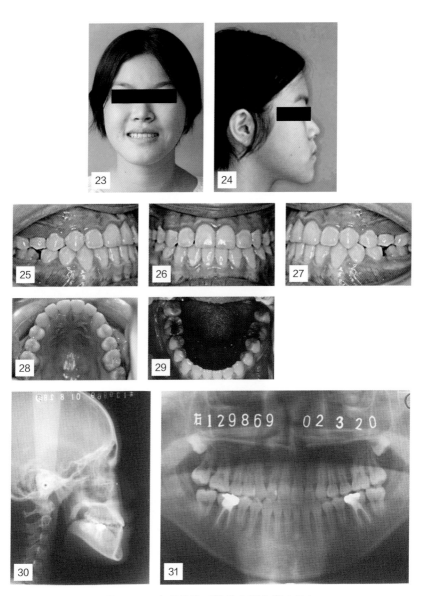

图 10-62 安氏Ⅲ类开𬌗的病例介绍（续）
23 至 29. 矫治后的面相和𬌗相。
30 至 31. 矫治后的头颅侧位片和曲面体层片。

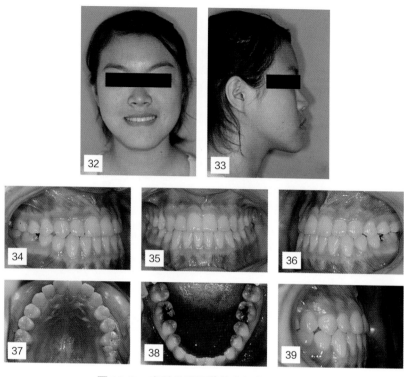

图 10-62 安氏Ⅲ类开𬌗的病例介绍（续）

32 至 39.矫治后 3 年的面相和𬌗相。

5. 采用短距离的Ⅲ类牵引 Ⅲ类牵引会产生上磨牙升高的效应，这不利于高角病例上磨牙垂直向的控制。采用短距离的Ⅲ类牵引，牵引力并不直接作用于上磨牙，同时上颌也用多曲方丝弓，即增加托槽间弓丝的长度，这样Ⅲ类牵引对上磨牙高度的影响也可以减小些。

（魏松）

第六节 舌侧矫治技术

经典的固定矫治技术将矫治器粘接于牙齿的唇面，能够精确地控制牙齿移动。经过 2~3 年的正畸治疗，获得协调、美观、稳定的矫治效果。但是，位于牙齿唇面的矫治器在"漫长"的治疗过程中也对患者面部的美观产生不利影响。随着成人正畸需求的增加，患者越来越关心正畸治疗中的牙齿美观，希望矫治器不会对自身的社会活动产生不利影响。塑料托槽、树脂托槽、陶瓷托槽应运而生，但是不管选择何种透明材料或者半透明牙色材料的托槽，难免从唇侧面可以看到矫治器。一些成人患者也会因此而放弃正畸治疗。而舌侧矫治器位于牙齿的舌侧面，从唇侧面完全不可见，可以达到真正的矫治器"隐形"效果，不影响患者的社会活动。同时，舌侧矫治器具有与方丝弓矫治器相似的基本结构和基本原理，同样使用方形槽沟和方形弓丝。实践已经证明，舌侧矫治技术具有与唇侧矫治技术相同的强大矫治效能。患者不仅能够得到完美的矫治效果，又能享受"隐形"的矫治过程。经过 40 多年的发展，舌侧矫治技术已经成为一项成熟的正畸技术，受到广大成人患者和正畸医生的喜爱。

自 1970 年开始，美国正畸医生 Craven Kurz 将改良的唇侧矫治器粘接于牙齿的舌侧面上，对一些简单的错𬌗畸形进行矫正。1976 年，Kurz 与 Alexander Wildman 一道，同 Ormco 公司合作研制非方丝弓的舌侧矫治器。1979 年，Ormco-Kurz 舌侧矫治器正式推出并投入生产。在 Ormco 第七代 Kurz 托槽的基础上，Kyoto Takemoto 医生和 Giuseppe Scuzzo 医生共同开发出了 STb 舌侧矫治器，全称为 STb Light Lingual System。同时，日本正畸医生 Kinya Fujita 经过多年实践，于 1979 年 12 月在《美国正畸学杂志》上发表文章，以舌侧矫治器和蘑菇形弓丝治疗错𬌗畸形，取得良好效果，证明了舌侧矫治技术的可行性和科学性。经过多年的改进和发展，目前舌侧矫治器具有与唇侧矫治器相同的矫治效能，可以对牙齿进行精确的三维控制。舌侧矫治技术已经非常成熟，是一种临床常规使用的隐形矫治技术。舌侧矫治器的优点有：

- 矫治器具有降低摩擦力的结构，有利于牙齿的快速移动。
- 矫治器体积小、高度低，患者舒适程度高，对语音影响小。
- 简化了技工室操作程序。
- 提高了疗效的可预测性，有利于获得高质量的矫治结果。

一、舌侧矫治器的组成与弓形

舌侧矫治器主要包括舌侧托槽，舌侧磨牙管、弓丝，以及牵引皮圈、链状皮圈、牵引扣等附件。

1. 舌侧托槽（图 10-63） 舌侧托槽是根据牙齿舌面形态特点专门设计的，槽沟多为 0.018 英寸的方形槽沟，可以使用方形弓丝对牙齿进行精确的三维控制。

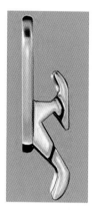

图 10-63　舌侧托槽

2. 弓丝 舌侧矫治技术使用的弓丝具有一定特点：由于舌侧矫治器托槽间距明显小于唇侧矫治器，相同材质和尺寸的弓丝会产生远大于唇侧正畸的力量，因此，舌侧矫治器通常使用弹性较好、直径较细的弓丝；由于局部空间小，而且局部操作困难，舌侧正畸中较少使用带有闭合曲的弓丝。

舌侧弓形与唇侧弓形不同。由于牙冠的唇舌向厚度不同，即使理想牙弓的唇面连线是光滑的弧形，牙齿舌面也不是光滑的弧形。

尖牙与第一双尖牙之间，弓形明显变窄；第二双尖牙与第一磨牙之间，弓形也有一定程度的变窄。因此，弓丝在尖牙和第一双尖牙之间、第二双尖牙与第一磨牙之间弯制第一序列弯曲。滑动法关闭间隙的时候，弓丝还要弯制一定的抗水平弯曲效应、抗垂直弯曲效应的弯曲。

舌侧矫治器的弓丝选择与唇侧矫治器相似，在治疗的不同阶段，根据使用目的不同，选择不同刚度和弹性的矫治弓丝。

3. 弓形 当牙齿的排列和咬合达到正常𬌗标准的时候，牙齿的唇面形成连续的光滑弧线，也就是唇侧正畸的标准弓形。但是，牙冠的唇舌径彼此之间并不完全相同。前牙的唇舌径最小，双尖牙的唇舌径稍大，磨牙的颊舌径最大。因此，尖牙与第一双尖牙之间、第二双尖牙与第一磨牙之间形成内收弯。因此，舌侧弓形是一种特殊的蘑菇状弓形（图10-64）。舌侧矫治器制作过程中，经过舌侧托槽个性化底板的补偿，舌侧弓形也可以去除内收弯，形成直丝化的舌侧弓形（图10-65）。

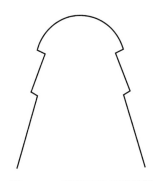 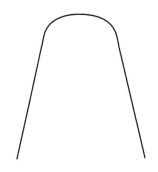

图10-64 蘑菇状的舌侧弓形　　　　图10-65 直丝化的舌侧弓形

二、舌侧矫治技术的适应证

舌侧矫治技术经过40多年的发展，已经形成完整的矫治体系，能够对牙齿移动进行精确的三维控制，具有强大的矫治效能，并且与唇侧矫治技术有相似的适应证。但是，针对不同的错𬌗畸形，使用舌侧矫治技术的治疗难度不尽相同。

（一）理想的不拔牙矫治病例

1. 安氏Ⅰ类错𬌗，轻度拥挤。
2. 安氏Ⅰ类错𬌗，存在散在间隙。
3. 轻度安氏Ⅱ类错𬌗，面型较好。
4. 轻度安氏Ⅲ类错𬌗，面型较好。

（二）理想的拔牙矫治病例

1. 安氏Ⅰ类错𬌗，Ⅱ度以上拥挤。
2. 轻度双颌前突，拔除4个第一双尖牙，不需要强支抗。
3. 仅需单颌拔除第一双尖牙的病例。

（三）难度较大的病例

1. 严重的骨性Ⅱ类错𬌗病例。
2. 减数矫治，拔除下颌磨牙的病例。
3. 多颗冠修复体的病例。
4. 上颌拔除第一双尖牙，下颌拔除第二双尖牙的病例。
5. 严重骨性Ⅱ类错𬌗的掩饰治疗病例。
6. 严重骨性Ⅲ类错𬌗的掩饰治疗病例。
7. 骨性深覆𬌗的病例。

三、舌侧矫治技术的禁忌证

舌侧矫治技术具有与唇侧矫治技术相同的强大矫治效能，能够治疗绝大部分的错𬌗畸形。所以，舌侧矫治技术的禁忌证也与唇侧正畸相似，主要包括：

1. 张口严重受限。
2. 患有严重的颞下颌关节紊乱。
3. 患有不能控制的牙周炎。
4. 不能维护口腔卫生的患者。
5. 心理障碍患者。
6. 多个氧化锆修复体，直接粘接效果不好的患者。

第十章 固定矫治器

7. 临床牙冠较短的病例。

四、舌侧矫治技术的应用

（一）舌侧矫治技术的检查诊断和矫治设计

1. 收集资料 舌侧正畸患者检查诊断和矫治设计所需的资料与唇侧正畸基本一致，包括临床检查、记存模型、X线片、面相和𬌗相等，必要的时候拍摄 CBCT，获得局部更清晰准确的影像学资料。在此基础上，对患者的错𬌗畸形做出正确的诊断。当然，采用舌侧矫治技术的患者均为成年人，生长发育基本完成。患者的牙周、牙体、牙齿缺失等状况均应得到考虑和关注。只有这样，才能制定科学的治疗方案，才可能取得满意的治疗效果。

2. 病例选择 病例的选择是舌侧矫治技术成功的关键之一。在选择病例时，患者的个性特点和治疗动机需要特别关注。舌侧矫治的早期阶段，说话时舌的位置和运动可能受限而影响发音；舌体两侧边缘接触舌侧矫治器，可能出现舌体暂时疼痛等刺激性症状。较强的治疗愿望和正常的心理状态有助于患者克服这些不适感，将正畸治疗坚持到底。

3. 牙周评估 舌侧正畸的患者多为成年人，口腔状况常常较儿童复杂。因此，治疗前牙周状况的评估以及牙周健康的维护，对于舌侧矫治患者就显得更为重要。牙冠过短的患者，舌面狭小的空间不利于托槽放置，舌侧托槽的放置还会增加局部清洁的难度，因此不适于行舌侧正畸治疗。而一些患者由于牙龈增生致牙冠变短，则可通过牙周医生的参与，消除牙周局部炎症，或通过牙周手术来延长临床牙冠。

（二）间接粘接

1. 个性化舌侧矫治器的制作

（1）患者进行完善的牙周治疗，保证牙周健康无炎症。

（2）以硅橡胶制取完整的全口牙齿模型，要求所有牙齿的舌面清晰准确，边缘伸展到膜龈联合处。

（3）灌制超硬石膏模型并固定于𬌗架。确定并记录咬合关系。

273

（4）在龈缘根方大约 5 mm 处切割石膏模型，得到完整的牙列模型和基底模型。

（5）切割牙列模型，得到单颗牙齿的石膏模型。

（6）在模型底座上制作蜡堤。

（7）在蜡堤上排牙，将石膏牙排列于治疗后理想的位置，达到个别正常𬌗的标准。模型表面涂布分离剂。

（8）根据牙弓的舌面形态，将 0.018 英寸 × 0.025 英寸的全尺寸不锈钢方丝弯制成舌侧弓形，弓丝与每颗牙齿舌面的距离近似相等。

（9）将舌侧托槽固定于弯制好的全尺寸弓丝。底板表面放置粘接树脂，调整舌侧弓丝及固定于其上的舌侧托槽，使舌侧托槽尽量接近牙齿的舌面。龈𬌗向上不干扰咬合，不直接刺激牙龈。

（10）光固化灯光照，使底板和牙面之间的树脂充分固化，形成个性化的托槽底板。

（11）以自凝树脂或者光固化树脂制作每颗牙齿的转移托盘。

（12）将托盘连同模型放入水中浸泡，便于取下托盘。

（13）修整打磨转移托盘。

（14）间接转移托盘完成后，用丙酮清洗托槽背面，清除暂时粘接剂和分离剂残余，然后临床备用（图 10-66）。

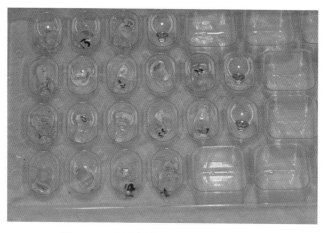

图 10-66　制作好个性化底板的舌侧托槽

2. 临床操作

（1）试戴舌侧矫治器，观察转移托盘是否可以完全就位。

（2）抛光牙面，充分清洁舌面（图 10-67）。

（3）冲洗牙面，放置干棉球隔湿。

（4）37% 的磷酸酸蚀牙面 20 秒，密切注意避免酸蚀剂接触刺激牙龈（图 10-68）。

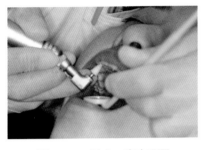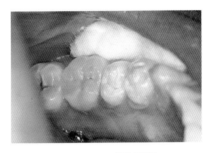

图 10-67　抛光、清洁牙面　　　　　图 10-68　酸蚀牙面

（5）以大量气水混合物冲洗牙面。

（6）放置干棉球隔湿，干燥酸蚀过的牙齿表面。

（7）将处理液涂布于酸蚀过的牙齿表面，光敏灯照射 20 秒。

（8）将光固化粘接树脂涂于转移托盘内的个性化托槽底板表面（图 10-69）。

（9）将转移托盘放入口内，使其完全就位。以探针去除多余的

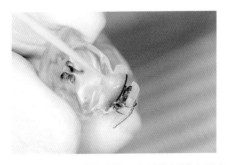

图 10-69　光固化树脂放置于个性化托槽底板表面

粘接剂，特别是避免龈方遗留粘接剂（图 10-70）。

（10）以光固化灯光照牙齿，使粘接树脂充分固化（图 10-71）。

（11）去除转移托盘。

（12）再次确认托槽位置粘接准确，以球钻去除托槽底板周围多余的粘接剂。

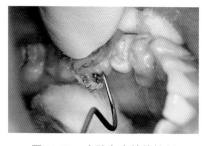
图 10-70　去除多余的粘接剂

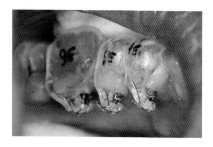
图 10-71　使光固化树脂固化

（三）舌侧矫治技术的治疗程序

1. 排齐整平阶段　见图 10-72。

（1）矫治目标

1）排齐牙列。

2）整平殆曲线。

3）打开咬合。

（2）临床步骤

1）以 0.012 英寸或者 0.014 英寸超弹镍钛圆丝或者热激活镍钛

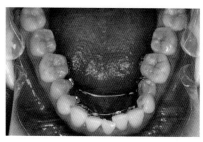

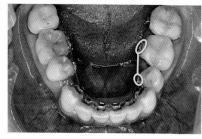
图 10-72　排齐牙列

圆丝作为初始弓丝，结扎入槽，直至弓丝出现形变。

2）以 0.016 英寸镍钛圆丝和 0.016 英寸 ×0.022 英寸镍钛方丝作为后续排齐弓丝，依次使用。

3）牙弓基本排齐、弓丝入槽后无明显形变时，前牙改用双重结扎，后牙依旧用传统结扎。

（3）技术要点

1）当局部存在严重拥挤，妨碍托槽正常粘接或者弓丝入槽结扎时，需要局部开展间隙后再粘接矫治器进行排齐。

2）前牙深覆𬌗的病例，粘接矫治器后，下前牙可能咬合于上前牙的托槽，有利于下前牙的压低和咬合打开。

3）随着排齐的进行，矫治弓丝可逐渐完全入槽，前牙进行双重结扎。

4）如果前牙彼此之间的转矩相差很大，则进入下一阶段前，可以使用 0.016 英寸 ×0.022 英寸的 β 钛丝进行转矩整平。

5）完全达到牙列排齐、𬌗曲线平直、前牙覆𬌗正常后，减数拔牙病例才可以进入到间隙关闭阶段。

2. 间隙关闭阶段　见图 10-73。

（1）矫治目标

1）关闭间隙。

2）内收前牙，减小前牙突度。

3）建立中性的尖牙关系。

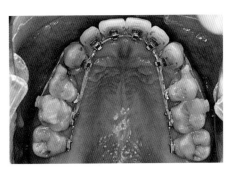

图 10-73　滑动法关闭拔牙间隙

4）建立中性的磨牙关系。

5）建立正常的覆𬌗和覆盖。

（2）临床步骤

1）采用0.016英寸×0.022英寸不锈钢方丝，弯制个体化的弓形。

2）前牙区以0.008英寸结扎丝进行"8"字结扎。

3）前牙区单个牙齿使用结扎丝进行双重结扎，后牙段常规结扎。

4）牙弓侧方使用滑动法，以链状皮圈轻力关闭间隙。

5）复诊时观察磨牙关系、尖牙关系，前牙覆𬌗、覆盖，前牙突度以及间隙减小量。必要时，可以配合使用颌间牵引。

（3）技术要点

1）开始关闭间隙前，确保已经达到第一阶段的治疗目标，即牙弓整体排齐、𬌗曲线整平工作全部完成。

2）为防止间隙关闭中出现水平弯曲效应，上颌弓丝后段宽度应逐渐增加，超过牙弓宽度。

3）为防止间隙关闭中出现垂直弯曲效应，上颌弓丝要弯制少量的摇椅形状。

4）避免使用圆丝或者镍钛丝关闭间隙。

3. 精细调整阶段　见图10-74。

（1）矫治目标

1）调整牙𬌗关系中所有的细节和问题。

2）建立个别正常𬌗。

（2）临床步骤

1）如果前牙没有达到正常覆盖关系，后牙没有达到中性尖牙关

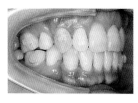 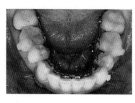 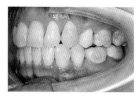

图 10-74　精细调整阶段，处理所有的牙齿排列和咬合细节问题

系和磨牙关系，可以配合使用颌间牵引进行纠正。

2）前牙覆𬌗如果没有达到正常，可以配合摇椅弓和固定平导帮助解决。

3）托槽粘接位置不够准确的，可以调整托槽位置后，以弓丝重新排齐。

4）如果托槽粘接位置准确，精细调整阶段可以使用 0.017 英寸 × 0.025 英寸 β 钛丝，促进预置于个性化托槽底板的牙齿三维数据充分表达。

5）个别牙齿垂直向咬合欠紧密，可以配合颌间牵引进行调整。

（3）技术要点

1）拔牙间隙关闭之初并不稳定，精细调整时拔牙间隙近远中牙齿需要用钢丝"8"字结扎，以防止间隙复发。

2）由于解剖的原因，上前牙舌面并不与弓丝平面垂直，任何水平方向上的弓丝弯曲都会引起牙齿在垂直方向不必要的移动，任何垂直方向上的弓丝弯曲同样会引起牙齿在水平方向不必要的移动。因此，通过在弓丝上添加微小弯曲进行调整时，都需要同时在水平方向和垂直方向上进行相应的调整。

4. 保持阶段

（1）矫治目标

1）拆除舌侧矫治器。

2）进入保持阶段，保持正畸前的问题不复发。

（2）临床步骤

1）以专用的舌侧去托槽钳去除托槽及粘接剂，抛光牙面。

2）留取记存资料，制作保持器。

3）牙周维护。

4）定期复查。

（3）技术要点

1）去除托槽时，以左手对被操作牙齿进行保护。

2）如果牙龈局部存在红肿等炎症表现，可以去除大部分易于去除的粘接剂，暂时遗留邻近牙龈的粘接剂，待患者加强口腔措施，局部炎症减轻后，再把剩余粘接剂全部除去。

3）舌侧矫治器去除后，建议配合必要的牙周维护治疗。

4）定期复查，评估患者佩戴矫治器的情况，以及牙齿排列和咬合关系的稳定情况。及时发现问题，及时处理。

典型病例分析

患者女性，成年，主诉：口唇前突，前牙前突，使用舌侧隐形矫治器。病史无特殊。

【临床检查】

1. 口外检查　面部左右基本对称，开唇露齿。面下 1/3 偏长。侧貌Ⅱ类软组织面型，口唇前突，颏部后缩。

2. 口内检查　口腔卫生一般，牙面少量软垢。46 大面积充填体。卵圆形牙弓，左右基本对称，上、下牙列Ⅰ度拥挤。双侧磨牙中性关系，尖牙中性关系。前牙覆盖、覆𬌗基本正常。上、下牙弓中线居中、一致（图 10-75）。

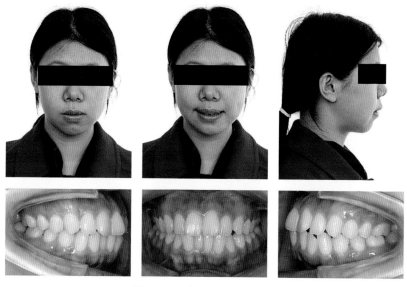

图 10-75　治疗前面相与𬌗相

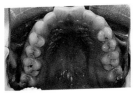
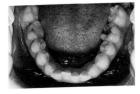
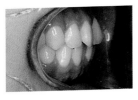

图 10-75　治疗前面相与殆相（续）

3. 影像学检查　Ⅱ类骨型，下颌后缩。高下颌平面角。上、下前牙唇倾、前突。口唇前突（图 10-76）。

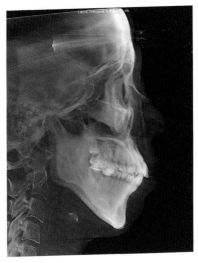

图 10-76　治疗前头颅侧位片

【诊断】

安氏Ⅰ类，毛氏Ⅰ^{1}类 + Ⅱ^{5}类。

【矫治设计】

1. 牙周基础治疗。

2. 减数拔除 14、24、34、44。

3. 排齐牙列，关闭间隙，内收前牙。

4. 使用舌侧矫治技术。

5. 维护口腔卫生。

患者治疗中𬌗相见图 10-77。

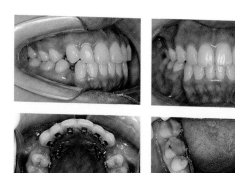
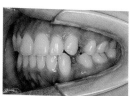
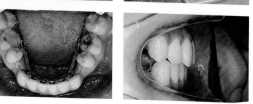

图 10-77　治疗中𬌗相

【矫治要点】

1. 患者为高角双颌前突，轻度的骨性Ⅱ类错𬌗，治疗目标是减小面下部突度。治疗中需要注意控制垂直向面高度。垂直向关系恶化会影响面部突度的改善。

2. 矫治骨性Ⅱ类关系时上颌的支抗需要较强。上颌采用 0.016 英寸 ×0.022 英寸不锈钢丝关闭曲法关闭间隙，减小了滑动摩擦力，有利于节省后牙支抗。

3. 由于舌侧矫治器施力点位于冠舌侧，所以对前牙的转矩控制需格外注意。治疗中使用关闭曲法关闭拔牙间隙，关闭曲的存在使得在弓丝前牙段不断调整转矩更加容易，可避免前牙转矩的失控。

患者治疗后的面相、𬌗相及头颅侧位片见图 10-78 和图 10-79。

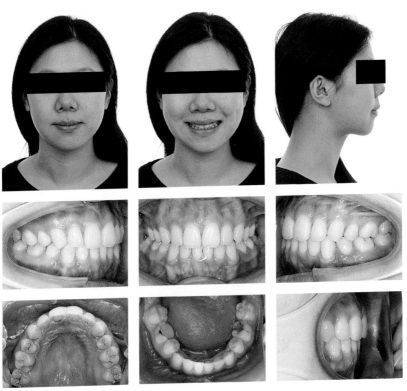

图 10-78 治疗后面相与殆相

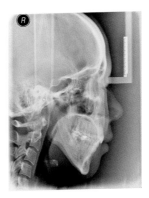

图 10-79 治疗后头颅侧位片

（贾培增）

第十一章

无托槽隐形矫治器

第一节　概述

　　无托槽隐形矫治技术于 20 世纪 90 年代末问世。其原理是采用工业 CT 扫描硅橡胶牙印模和计算机三维数字化系统虚拟实现牙齿模型，模拟错𬌗畸形的整个矫正过程，并制作出一系列透明树脂材质的可摘矫治器。患者通过定期依次更换矫治器来逐步实现牙齿移动，最终获得排列整齐、功能良好的牙列。

一、无托槽隐形矫治的优势

　　1. 美观且舒适度高　透明、美观是无托槽隐形矫治器受患者喜爱的重要原因，此外矫治器戴用较为舒适。

　　2. 前瞻性矫治设计

　　（1）前瞻性设计合理的牙齿分步移动：根据治疗目标和力学原则，设计牙齿移动的先后顺序。

　　（2）前瞻性设计诊断并解决牙齿大小不调问题：精准计算并虚拟邻面去釉，解决牙齿比例不调问题。

　　（3）前瞻性设计控制牙齿移动速度：每步牙齿最佳移位量为 0.1 ~ 0.4 mm 不等。可自行调整牙齿移动的步距。

　　3. 医患沟通的良好手段　三维设计方案模拟牙齿移动的整个过程，对比显示牙齿初始和矫治后咬合的变化差异，从而使医患沟通更为顺畅。

二、无托槽隐形矫治的局限性

1. 矫治疑难病例的局限性 对多数疑难病例的矫治尚无法达到和传统固定矫治器一样的矫治效果，如拔除磨牙、临床冠过短、骨性深覆𬌗或开𬌗及前牙转矩控制等。

2. 依赖患者配合度 矫治器戴用时间长短与矫治效果密切相关，对患者依从性要求较高。

第二节 力学特点

一、力的施加方式

托槽弓丝系统和隐形矫治器移动牙齿最根本的区别在于，托槽弓丝系统移动牙齿时使用的是"拉力"，而隐形矫治器使用的是"推力"。矫治器包裹在牙齿表面，其材质的弹性将推动牙齿向设计的位置移动。

二、牙齿三维移动控制

（一）垂直向移动

压低移动和伸长移动往往是一对方向相反、互为支抗的移动类型。

1. 压低移动 无托槽隐形矫治器作用于需压低牙齿的切端或𬌗面，而支抗牙上则需添加水平矩形或楔形附件。对于压低量较多的牙齿，还可采用种植钉支抗辅助压低（图 11-1）。

2. 伸长移动 在软件设计牙齿伸长时，需在该牙表面放置优化伸长附件或者水平矩形或楔形附件（图 11-2）。矫治器无法对光滑的牙齿表面施加伸长力。对于伸长量较多的牙齿移动，可以在相应牙齿上粘接牵引扣，采用局部弹力牵引来辅助矫治器效果的表达（图 11-3）。

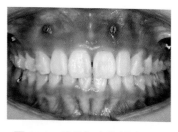

图 11-1　种植钉支抗辅助压低

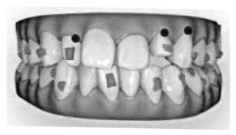

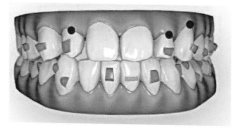

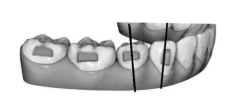

图 11-3　弹力牵引辅助伸长移动

图 11-2　附件辅助伸长牙齿（治疗前）及伸长后

（二）矢状向移动

1. 附件设计　优化控根附件或垂直矩形附件可控制牙根近远中向的轴倾度，特别是在拔除下切牙或前磨牙的病例中使用。

2. 虚拟人字形曲　关闭拔牙间隙时虚拟过矫正牙根轴倾度（图11-4）。

3. 序列移动牙齿　在被移动牙的两侧形成间隙，矫治器可以包裹进入邻间隙，从而对牙齿进行更有效的控制。在磨牙和前磨牙近远中移动时均可采用此设计方式（图11-5）。

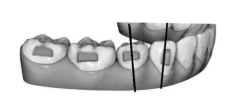

图 11-4　虚拟人字形曲

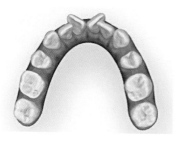

图 11-5　序列移动牙齿

（三）转矩控制

1. 牙齿虚拟位置预设　根据初始的错𬌗、治疗后的理想咬合以及软组织唇部突度来设计治疗后前后牙的转矩。长距离的牙齿移动易出现转矩丧失，因此，最终的咬合设计应额外增加前牙转矩。

2. 压力脊功能激活　设计的牙齿转矩移动达到一定阈值时，软件自动放置压力脊的功能将被激活，在需要的牙位近龈缘处的矫治器上添加压力脊，从而加强对该牙的转矩控制和表达。

（四）控制三维牙齿移动的影响因素

1. 矫治器包裹面积　矫治器包裹面积越大，控制效果越好。当牙齿临床冠长、表面积大时，矫治器的包裹会更好。

2. 附件　牙齿表面光滑的弧形结构使矫治器很难实现对牙齿的三维精准控制。针对不同的牙齿移动类型相应采用各种形状的附件，有利于矫治器在某一个方向上对牙齿的精准施力。

3. 矫治器材料　矫治器材料性能对牙齿的转矩控制力也十分重要。材料的弹性模量越大，则矫治器控制转矩的能力越强。

4. 三维软件设计牙齿移动的顺序　对于较难实现的成组牙齿移动，可以设计分步移动（图 11-6）；对于较难实现的三维方向牙齿移动，可以先设计一个维度的移动，再设计其他维度的移动。

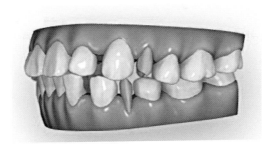

图 11-6　关闭间隙时先向远中移动尖牙，再内收切牙

第三节　适应证

对适应证的把控是无托槽隐形矫治获得成功的关键因素。具体而言，对无托槽隐形矫治的适应证简单归纳如下。

一、低难度矫治病例

1. 临床冠高度充足；
2. 有少量间隙需要关闭；
3. 在间隙足够的情况下纠正切牙的轻中度扭转；
4. 2 mm 的唇颊侧扩弓治疗（非末端磨牙扩弓）；
5. 拔除下切牙解除拥挤；
6. 单颗前牙反𬌗；
7. 开辟少量修复间隙。

二、中等难度矫治病例

1. 牙齿的控根移动；
2. 远中移动后牙 2 ~ 3 mm，并需要配合Ⅱ类颌间牵引；
3. 错𬌗畸形伴有轻中度牙周组织疾病；
4. 牙齿完全萌出的青少年患者（14 岁以上）；
5. 内收切牙关闭Ⅰ ~ Ⅱ度开𬌗（非拔牙），内收切牙关闭Ⅱ ~ Ⅲ度开𬌗（拔牙）；
6. 后牙压低 1 ~ 2 mm（前后有邻牙）；
7. Ⅱ度以下深覆𬌗。

三、高难度矫治病例

应考虑配合使用固定矫治器或单纯使用固定矫治器治疗。
1. 拔除前磨牙的病例不需要后牙整体前移或近中移动后牙超过 2 mm；
2. 中度或重度的牙齿异位萌出；
3. 前磨牙和下颌尖牙严重扭转（> 35°）；

4. 垂直向单纯伸长牙齿（＞2 mm）；

5. 牙齿临床冠短或萌出不全；

6. 末端后牙压低 2 mm 以上；

7. Ⅲ度深覆𬌗；

8. Ⅲ度以上开𬌗，高角骨型；

9. 错𬌗畸形伴有重度牙周组织疾病。

尽管无托槽隐形矫治的适应证范围在不断扩大，但基于目前矫治器的材料学特性，仍有一些错𬌗畸形不适于采用隐形矫治，或无法单纯采用隐形矫治达到理想效果。只有保证正确的错𬌗畸形诊断、可行的矫治方案设计以及合适的病例选择，才能最终取得良好的矫治结果。

第四节 临床应用

一、无托槽隐形矫治技术的工作流程

无托槽隐形矫治技术的工作流程（图 11-7）完全不同于传统的固定矫治技术。下面介绍它的基本工作步骤以及如何体现正畸医生在其中的核心作用。

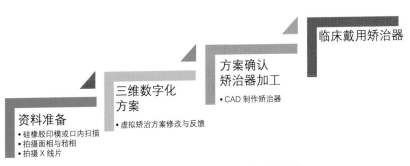

资料准备
- 硅橡胶印模或口内扫描
- 拍摄面相与𬌗相
- 拍摄 X 线片

三维数字化方案
- 虚拟矫治方案修改与反馈

方案确认矫治器加工
- CAD 制作矫治器

临床戴用矫治器

图 11-7 无托槽隐形矫治技术工作流程

（一）临床检查与诊断

该部分内容与正畸初诊患者常规临床检查内容相同。

（二）资料准备、提交及方案制定

医生需向制作矫治器的公司提交一套详细、准确的临床资料及矫治方案，其中包括：

1. 硅橡胶印模或口内扫描数字文件。

2. 牙𬌗及面部照片。

3. X 线片（头颅侧位片、曲面体层片，以及必要时的 CBCT 截图）。

4. 详细的正畸治疗方案。在填写矫治计划时，除列出矫治目标之外，还应具体描述一些特殊牙齿移动的方向、位移量或角度。方案叙述越明确，技师越能够准确理解医生的意图并能通过计算机来实现。

（三）三维数字化模型建立及虚拟矫治

根据治疗方案，技师可以在数字化模型上完成牙齿分割并进行三维空间上的独立移动，完成牙弓的排列和咬合重建，包括排齐牙列、矫正覆𬌗和覆盖、关闭间隙等，然后技师发布三维虚拟矫治方案。

（四）三维数字化方案的修正、反馈及矫治器加工

医生对三维数字化方案的虚拟矫治结果以及虚拟牙齿移动的合理性、可行性进行评估，将修改意见发回给技师，技师再将修改后的三维数字化方案发回给医生确认。医生还可与患者共同讨论虚拟方案及预期，最后在医患双方共同确认后，将按照虚拟三维数字化方案加工隐形矫治器。

（五）临床戴用矫治器

1. 附件粘接　可以在第一副隐形矫治器戴用前粘接附件，也可将粘接附件推迟到第二、三或四副矫治器戴用时，这样首诊时医生重点指导矫治器的戴入和摘取，以及进行口腔卫生宣教。

2. 矫治器更换频率　每一副隐形矫治器一般戴用 1～2 周不等，每天戴用至少 20 小时。

3. 复诊周期　简单排齐病例可以间隔 8 周左右；较为复杂的病例，如拔除前磨牙的病例，需要更为严密地监控，一般 4~6 周复诊。

4. 附加矫治器　在第一批矫治器戴用基本完成后，如果牙齿移动没有完全达到矫治目标，则需要加工附加矫治器进行进一步调整。

二、三维数字化方案的修改

1. 审阅初始咬合关系　对比数字化的咬合关系是否与患者的真实咬合一致。

2. 审阅矫治步骤和牙齿移动步骤　屏幕下方有滚动条显示主动、被动治疗以及过矫正的步数。评估单颗牙齿在三维空间中移动步骤以及多颗牙齿移动先后顺序的合理性。

3. 审阅最终咬合　检查最终咬合的建立是否达到治疗目标。最终咬合不一定是最理想的咬合，理想殆标准只能作为参考依据。对个别牙齿或咬合关系适当增加虚拟过矫正设计，从而获得满意的临床矫治结果。

4. 使用重叠工具进行对比　重叠工具可以对治疗前和虚拟治疗后的牙齿位置进行对比（图 11-8）。它可以用于评价以下几方面：

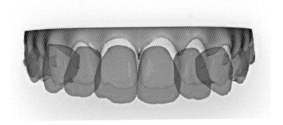

图 11-8　使用重叠工具进行对比

（1）上下切牙唇舌向位置；
（2）切牙唇倾或内收量；
（3）扩弓量；

（4）排齐过程中的往复移动；

（5）远中移动量或拔牙病例的支抗丧失量；

（6）压低或伸长量。

6. 审阅牙齿移动评估量表　查看治疗前后每颗牙齿在三维方向上的移动量，包括距离和角度。对于设计移动量大的牙齿，需考虑是否添加了适合的附件、是否需要通过一些辅助手段来实现，抑或减少牙齿移动量，以期获得较好的移动效果。

7. 审阅附件设计　三维设计软件会根据牙齿移动的需求及临床冠表面的形态和大小自动添加不同大小、不同形式的附件，临床医生也可以自行更换附件。

8. 审阅邻面去釉　邻面去釉（IPR）是正畸临床上常用的解除拥挤、排齐牙齿、改善 Bolton 比不调以及减小牙齿黑三角的方法之一（详见第十八章第三节）。

9. 审阅精密切割设计　在三维控制中拖拽或去除牵引钩或牵引扣预留设计（图 11-9）。

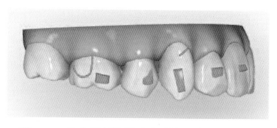

图 11-9　精密切割设计（牵引钩和牵引扣开窗）

三、附件的设计要点

通常而言，附件可以分为两类：传统附件和优化附件。

（一）传统附件

传统附件是辅助矫治器包裹牙齿的被动附件，它们是矫治器移动牙齿的"把手"。传统附件分为椭圆形附件、矩形附件和楔形附件（图 11-10）。

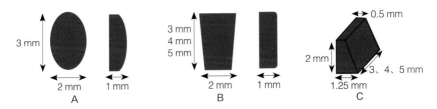

图 11-10 传统附件分类

A. 椭圆形附件；B. 矩形附件；C. 楔形附件。

1. 椭圆形附件 是用于固位或支抗的被动附件（现已很少使用）。
2. 矩形附件 是被动附件，可以垂直向或水平向放置（图 11-11）。

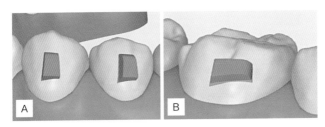

图 11-11 矩形附件的放置

A. 垂直矩形附件；B. 水平矩形附件。

（1）垂直矩形附件：可用于控根，在软件里同时放置控根优化附件和精密切割牵引钩冲突时可以使用。

（2）水平矩形附件：主要用在临床冠较短的磨牙或前磨牙上，也可以用于控根。

3. 楔形附件 该附件的楔形斜面是"加力面"。斜面为矫治器施加压力提供作用面。

（二）优化附件

优化附件是由三维数字化软件自动添加的，医生无权添加，只能删除或更换为传统附件。优化附件根据每颗牙齿的外形、长轴、施力方向、施力点和施力大小量身定制。矫治器与附件施力面紧贴以施加所需方向的矫治力，但是在非施力面一侧预留出一定空间，允许牙齿沿着受力方向移动。因此，牙齿上附件大小和矫治器上附件空泡大小不完全一致。

优化附件的主要形式包括：优化伸长附件、多颗前牙伸长附件、优化旋转附件、优化多平面附件、优化深覆𬌗附件、优化控根附件、成组牙内收附件、优化支撑附件等（图 11-12）。此外，还有一些精密切割设计，例如前牙唇舌侧压力脊、舌侧压力区、精密平导（图 11-13）。

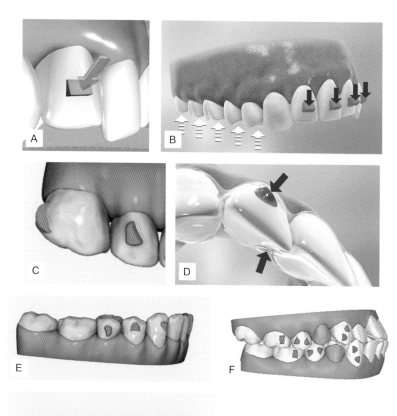

图 11-12　优化附件的主要形式

A. 优化伸长附件；B. 多颗前牙伸长附件；C. 优化旋转附件；D. 优化多平面附件；E. 优化深覆𬌗附件；F. 优化控根附件；G. 成组牙内收附件。

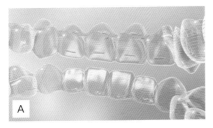

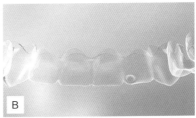

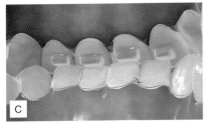

图 11-13　精密切割设计
A. 前牙唇舌侧压力脊；B. 舌侧压力区；
C. 精密平导。

四、矫治复诊检查要点

无托槽隐形矫治复诊的操作相对于固定矫治而言更为简便、省时。复诊检查主要从以下几方面进行。

1. 患者依从性　每次复诊时，常规询问患者是否按时戴用并定期更换矫治器。在治疗全程反复评估患者的依从性并强调其重要性。

2. 口腔卫生　评估牙齿健康和牙龈问题，以确保患者保持良好的口腔卫生。特别是有些患者戴用矫治器时喝碳酸饮料，往往会使牙齿发生脱矿。

3. 牙齿是否脱轨　牙齿的实际移动是否与虚拟设计的移动一致十分重要。一旦实际发生的牙齿移动相对于虚拟设计的移动滞后，则矫治器与牙齿之间的贴合度不佳，矫治器设计传递的矫治力就不能正常施加到牙齿表面，并表达出相应的牙齿移动。

4. 牙齿邻接点　使用牙线检查邻接点松紧度，特别是松解需要移动牙齿的近远中邻接点，以利于牙齿移动。

5. 本次复诊需要的操作　检查是否有邻面去釉、重粘附件或舌扣的需求。

6. 下一副矫治器贴合度　尝试戴入下一副矫治器并检查是否完全就位。

7. 交代隐形矫治器使用注意事项

（1）戴用时间：每一副矫治器戴用时间一般为 7~10 天，每天保证戴用 20 小时以上。

（2）丢失矫治器：应首先尝试戴入下一副隐形矫治器，如果可以完全就位，就继续戴用；如果就位欠佳，应戴回到丢失矫治器的上一副矫治器。如果两者都不行，则重新加工矫治器。

（3）牙齿表面粘接的树脂附件脱落时应尽早重新粘接。

（4）口腔卫生：每天清洁矫治器里的菌斑，不要喝碳酸类饮料或其他果汁饮料。

五、无托槽隐形矫治技术矫治各类错𬌗

（一）无托槽隐形矫治技术矫治安氏Ⅰ类错𬌗拥挤病例

错𬌗畸形中拥挤的治疗原则往往是减少牙量、扩大骨量。临床上，对于轻中度拥挤的病例，主要通过扩弓、唇倾前牙和邻面去釉这三种途径来解除拥挤，少数情况下也可以通过拔除一颗下切牙解除拥挤；对于重度拥挤病例，则需要对称拔除前磨牙。

1. 扩弓　以牙齿颊向移动的牙性扩弓为主要特征，具体的矫治原则如下。

（1）扩弓的区域：自尖牙、前磨牙至第一磨牙的任何区域，将弓形变为近似卵圆形，以提供间隙解除拥挤（图 11-14）。

（2）扩弓的量：每侧扩弓量不超过 2 mm 时表达效率较高。

（3）扩弓的转矩控制：可在软件设计时增加扩弓牙齿的根颊向转矩，以抵消牙齿倾斜的效应。切忌过度设定根颊向转矩，造成颊侧牙槽骨开窗。

2. 唇倾　根据初始切牙的唇倾度和唇侧牙周支持组织的情况，决定是否采用唇倾的方式排齐牙齿。不可设计过度的唇倾，以下切牙直立在牙槽骨中为宜。通过软件重叠工具明确唇倾的量是否在合理范围内。

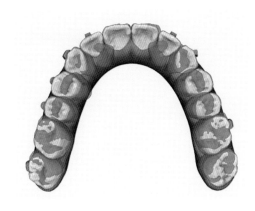

图 11-14　上颌扩弓重叠图
显示扩弓主要集中在前磨牙和尖牙区。

3. 邻面去釉　对于轻度拥挤或中度拥挤，可以采用扩弓结合邻面去釉的方式获得足够的间隙排齐牙列。对拥挤扭转的牙齿可分次进行邻面去釉，最大限度地保护相邻牙齿的邻接点解剖外形。

4. 拔除下切牙　不是常规方案，但对于某些错𬌗畸形的治疗，有可能是最省时省力的便捷方法。适应证包括：

（1）前牙 Bolton 比不调。

（2）上颌轻度拥挤，下前牙中度拥挤，磨牙呈中性偏近中关系。下前牙可能表现为某颗牙齿严重扭转或唇/舌向异位，造成牙周支持骨量丧失。

（3）先天缺失下切牙。当下颌已经先天缺失一颗下切牙，且对颌需要拔除两颗前磨牙时，可以选择再拔除一颗下切牙，以期获得良好的中线对齐。

（二）无托槽隐形矫治技术矫治安氏Ⅱ类和Ⅲ类错𬌗

1. 安氏Ⅱ类错𬌗的矫治　无托槽隐形矫治技术治疗不同安氏Ⅱ类错𬌗的适应证见图 11-15。

（1）下颌前导：处于生长期的骨性下颌后缩患者可以采用前导设计的无托槽隐形矫治器。在上下矫治器颊侧增加了"精密翼托"设计（图 11-16），也可以设计为双𬌗垫形式的矫治器（图 11-17）。这些设计都使下颌处于前伸位置从而矫治Ⅱ类关系，相当于功能矫

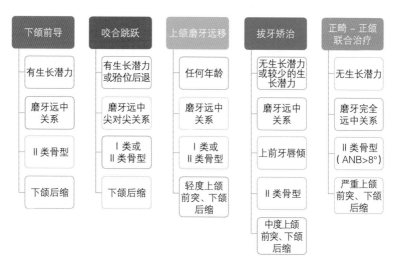

下颌前导	咬合跳跃	上颌磨牙远移	拔牙矫治	正畸-正颌联合治疗
有生长潜力	有生长潜力或𬌗位后退	任何年龄	无生长潜力或较少的生长潜力	无生长潜力
磨牙远中关系	磨牙远中尖对尖关系	磨牙远中关系	磨牙远中关系	磨牙完全远中关系
Ⅱ类骨型	Ⅰ类或Ⅱ类骨型	Ⅰ类或Ⅱ类骨型	上前牙唇倾	Ⅱ类骨型（ANB>8°）
下颌后缩	下颌后缩	轻度上颌前突、下颌后缩	Ⅱ类骨型	严重上颌前突、下颌后缩
			中度上颌前突、下颌后缩	

图 11-15　无托槽隐形矫治安氏Ⅱ类错𬌗的适应证

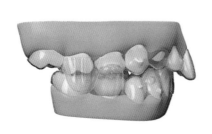

图 11-16　下颌前导矫治器

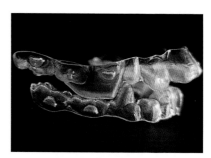

图 11-17　双𬌗垫式隐形功能矫治器

治器的治疗。与功能矫治器不同的是，在前导下颌阶段，隐形矫治器还可以同时排齐牙齿，从而提高了矫治效率，缩短矫治周期。

（2）咬合跳跃：在软件中模拟咬合跳跃时，需要全天戴用Ⅱ类牵引装置来实现虚拟的咬合跳跃结果。在软件中模拟Ⅱ类牵引的效果有两种不同的方式。

1）将Ⅱ类牵引的矫治效果分散到各步矫治器来完成，贯穿整个矫治过程。这将有助于复诊监控时判断实际治疗进度相对于模拟咬合跳跃是更快还是滞后。

2）将Ⅱ类牵引的模拟矫治效果在治疗最后阶段一次完成。它将帮助临床医生判断如果患者不配合戴用牵引装置，其最终咬合将会如何。

（3）上颌磨牙远移：是无托槽隐形矫治常规治疗Ⅱ类错𬌗的方式。无论是成年患者还是生长发育期患者，均可以通过序列磨牙远移矫治Ⅱ类错𬌗关系。序列远移也通常被称作Ⅴ型移动步骤（图11-18）。当第二磨牙远移一半时，第一磨牙开始远移。当第一磨牙远移一半时，第二前磨牙开始远移，此时第二磨牙已经停止移动。当第一磨牙停止移动时，第一前磨牙开始移动，然后是尖牙和前牙内收。由于每侧同时移动的牙齿只有两颗，其余牙齿均作为支抗牙，配合全天戴用Ⅱ类牵引装置，既节约支抗，也提高牙齿移动效率（图11-18）。如果需要更强支抗，可以使用种植钉支抗辅助完成全牙列的分步远移。

（4）拔牙矫治：对Ⅱ类错𬌗采用拔牙矫治时，往往单纯对称拔除上颌第一前磨牙，保留完全远中磨牙关系，或拔除上颌第一前磨牙、下颌第二前磨牙。详见后文"（五）无托槽隐形矫治技术矫治拔牙病例"部分。

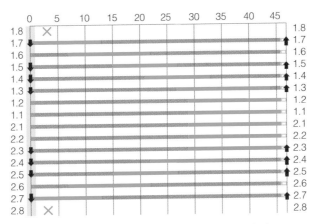

图 11-18　远中移动上颌磨牙的Ⅴ型移动方式
第二磨牙先远中移动，然后是第一磨牙远中移动，
再后是前磨牙远中移动，最后是前牙远中移动。

（5）正畸 - 正颌联合治疗：原则同第十四章。

2. 安氏Ⅲ类错𬌗的矫治　关于安氏Ⅲ类错𬌗病例的诊断和矫治原理，本书的其他章节有详细叙述，本节将针对无托槽隐形矫治技术中对不同安氏Ⅲ类错𬌗病例的矫治进行讲解。

图 11-19 简单归纳了隐形矫治各种安氏Ⅲ类错𬌗的适应证。

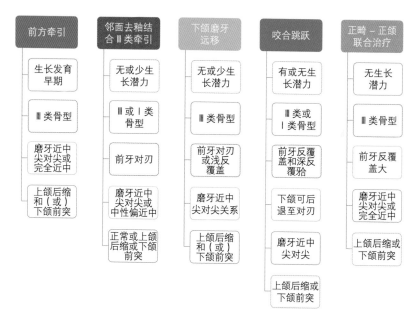

图 11-19　无托槽隐形矫治安氏Ⅲ类错𬌗的适应证

（1）邻面去釉结合Ⅲ类牵引：在牙性Ⅲ类错𬌗或轻度骨性Ⅲ类错𬌗非生长期患者中，可以采用隐形矫治非拔牙方式，结合下牙弓邻面去釉和Ⅲ类牵引。

（2）下颌磨牙远移：当骨性不调更严重但仍在牙齿代偿的范围内时，可以采取下颌磨牙序列远移或拔牙方式矫治。下颌磨牙序列远移采用的 V 型移动与前文上颌磨牙远移类似。必须注意的是，在下颌磨牙序列远移时，应拔除下颌第三磨牙，且最好选择在戴入矫治器之前两周拔除。远移下颌磨牙时需要采用Ⅲ类牵引增强支抗。

为了更好地远移下颌牙列，可尝试在下颌骨两侧的外斜线区域使用种植钉，获得良好的下颌牙列远移效果，充分改善前牙覆盖关系。

（3）咬合跳跃：对于治疗前下颌存在功能性后退的Ⅲ类错𬌗，可以在软件中设计Ⅲ类牵引模拟咬合跳跃达到中性关系。患者需全天戴用Ⅲ类牵引装置。

（4）正畸-正颌联合治疗：原则同第十四章。

（三）无托槽隐形矫治技术矫治深覆𬌗病例

矫治深覆𬌗的生物力学机制包括：①唇倾直立或舌倾的上切牙和（或）下切牙；②颊向直立上后牙和（或）下后牙；③压低上切牙和（或）下切牙；④选择性地伸长前磨牙。

1. 深覆𬌗矫治的软件功能

（1）优化深覆𬌗附件：在前磨牙上放置优化深覆𬌗附件或水平矩形附件来发挥支抗或者伸长前磨牙的作用。优化深覆𬌗附件分为主动型和被动型。

1）主动型优化深覆𬌗附件：在附件龈方设计了"主动加力面"，矫治器的伸长力将会通过"主动加力面"传递至前磨牙区以伸长后牙，从而有助于整平 Spee 曲线（图 11-12 E）。

2）被动型优化深覆𬌗附件：通常放置于第一或第二前磨牙，为前牙压低提供支抗。

（2）压力区或压力点：压力区是指设计在隐形矫治器上、对应上下切牙舌隆突的凹陷，可使压低力方向通过牙长轴，减少不必要的唇倾移动（图 11-13 B）。

（3）精密平导：精密平导的深度一般不超过 3 mm，覆盖过大时精密平导就失去作用了。精密平导的突出特点是动态设置。在牙齿移动的整个治疗过程中，精密平导的位置会随之调整，以维持与下前牙接触（图 11-13 C）。

2. 深覆𬌗矫治方案设计

（1）前牙美学设计：对于深覆𬌗矫治中压低前牙，设计时需根据微笑时上前牙的暴露程度来决定，可以单独压低上前牙或下前牙，也可同时压低两者，并且压低量也需要根据患者微笑时的露齿情况来设计。对于露龈笑明显的患者，隐形矫治需结合种植钉支抗辅助压低。

（2）矫治步骤设计：上下切牙舌倾和过度萌出时，为避免压低时切牙根尖受到来自唇侧骨皮质的阻力，需要按顺序进行，即唇倾→压低→内收，从而提高深覆𬌗矫治的可预测性。

对于尖牙和切牙压低步骤，通常软件中默认的方式是同时压低6颗前牙。对于较为严重的深覆𬌗，也可以分步压低尖牙和切牙。

（3）过矫治设计：在三维软件中模拟终末咬合的覆𬌗设计为0 mm或1 mm开𬌗。这一过矫治方式与固定矫治技术中采用反Spee曲线的弓丝解除深覆𬌗极为类似。

（四）无托槽隐形矫治技术矫治开𬌗病例

开𬌗矫治的生物力学机制包括：①相对伸长，即前牙舌倾移动时会发生相对伸长。②绝对伸长，即通过前牙垂直向伸长关闭开𬌗。③压低后牙，即对于骨性高角开𬌗，可以通过压低后牙矫治开𬌗，同时下颌骨发生逆时针旋转。

1. 开𬌗矫治的软件功能　当切牙需要进行大于0.5 mm的绝对伸长时，软件会在切牙上自动生成前牙的优化伸长附件。如果是多颗前牙伸长，软件会自动添加多颗前牙伸长附件在需要伸长的前牙上。如果开𬌗的解除是通过相对伸长实现，即前牙舌向移动，那么就不需要使用附件了。

2. 开𬌗矫治的软件设计

（1）压低后牙设计

1）单纯依靠矫治器本身压低：可以实现的后牙压低量小于1 mm，需要在被压低牙齿的相邻牙上放置支抗附件，被压低的后牙不需要使用附件。

2）种植钉辅助压低：当压低量较大、末端牙压低或压低牙数量大于1颗时，则需要通过种植钉来辅助压低后牙。

（2）前牙伸长设计：以后牙作为支抗，在前牙区施加伸长力，对后牙产生的反作用力为压入力，有利于开𬌗的矫治。

（3）矫治步骤设计：对于大多数前牙开𬌗病例，前牙开𬌗在前牙伸长和后牙压低的交互作用力协同下得以解除。在较为严重的前牙开𬌗病例中，可以通过序列压低后牙来提高治疗的可预测性。序列压低后牙的顺序为：先压低上颌第二磨牙，接着压低第一磨牙，然后压低第二前磨牙。此时最好联合应用种植钉支抗，防止被压低的牙齿在作为支抗时重新被伸长。

（五）无托槽隐形矫治技术矫治拔牙病例

1. 无托槽隐形拔牙矫治适应证

（1）安氏Ⅰ类或轻度安氏Ⅱ类错𬌗的中度或重度拥挤病例；

（2）上下切牙唇倾；

（3）近中倾斜的尖牙；

（4）浅覆𬌗或开𬌗；

（5）上颌单颌拔牙，下颌不拔牙；

（6）初始上颌磨牙远中倾斜。

2. 无托槽隐形拔牙矫治疑难病例：应考虑使用固定矫治器治疗。

（1）超过35°的扭转，舌侧萌出的牙齿需要额外转矩，以及牙根移动超过6 mm。

（2）治疗前牙根倾斜方向远离拔牙间隙，如尖牙过于远中向直立。

（3）深覆𬌗或舌倾的切牙。关闭拔牙间隙时，切牙转矩容易丧失并导致覆𬌗加深。

3. 三维数字化方案设计要点

（1）间隙关闭的3种模式

1）交互内收：它是一种高效的移动步骤，可用于拔除第一或第二前磨牙的中支抗或弱支抗病例。在治疗初期，仅拔牙间隙两侧的牙齿相向移动，前后牙均作为支抗推动拔牙间隙两侧的牙齿进入拔牙间隙。矫治到半程时，拔牙间隙关闭，前牙继续内收，后牙近中移动，进入拔牙区的中段牙齿将作为支抗。

2）前牙整体内收：在拔除第一前磨牙且支抗丧失不超过2 mm的病例中，软件将自动在尖牙至第二磨牙上应用成组牙内收附件或使用水平矩形附件。关闭拔牙间隙时两侧尖牙先行远中移动约2 mm，然后6颗前牙整体内收。

3）蛙跳式移动：尖牙远中移动至拔牙间隙的 1/3 左右，接着 4 颗切牙内收。然后依次重复尖牙远中移动、切牙内收的循环，通过 3 个循环完成拔牙间隙的关闭。在移动步骤图上显示的图形类似"青蛙"，因而得名。该方式有利于减小尖牙的倾斜移动，增强切牙转矩的控制，但缺点是矫治器数量多，治疗时间长。

（2）切牙舌倾、转矩不足的设计

1）预置根舌向转矩：治疗初期对直立的切牙预置根舌向转矩，为内收阶段做准备。

2）切牙回收时使用压力脊来维持切牙转矩（图 11-20）。

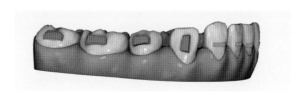

图 11-20　关闭间隙时前牙区压力脊设计有利于维持转矩

（3）拔牙间隙处牙根平行度的设计

1）在间隙两侧牙齿上使用优化控根附件。

2）关闭间隙时缺隙两侧保持 15° 的人字形曲，使牙根斜向拔牙区（图 11-4）。

3）必要时在精调开始之前，在拔牙区倾斜的牙齿上粘接片段弓，矫正牙根平行度，以减少附加矫治器的数量。

（4）支抗的设计

1）附件使用：磨牙无近中移动或近中移动量少于 2 mm 时，软件将自动添加成组牙内收附件（图 11-12 G）。也可以选择其他类型附件，如垂直矩形附件、水平矩形附件、水平楔形附件等对磨牙近远中向轴倾度进行有效控制。

2）支抗牙"预备"：在治疗初始阶段首先对磨牙进行远中直立，有利于建立良好的支抗牙初始角度（图 11-21）。

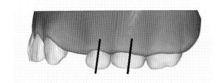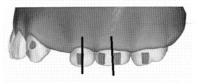

图 11-21　拔牙病例中支抗磨牙的"预备"

（5）覆𬌗控制设计

1）蛙跳式压低移动：先将尖牙远中移动并压低，接着 4 个下切牙内收时也伴随压低。通过 3 个循环完成覆𬌗控制（图 11-22）。

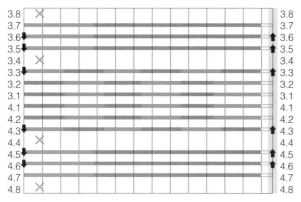

图 11-22　蛙跳式内收并压低前牙
第一循环先尖牙远中移动，再切牙内收；
第二循环先尖牙远中移动，再切牙内收；依此完成 3 个循环。

2）在切牙和尖牙舌侧使用平导设计辅助深覆𬌗矫治（图 11-23）。

3）前牙覆𬌗过矫正设计：软件设计终末位置时在前牙区适当设计开𬌗或 0 mm 覆𬌗（图 11-24），磨牙区设计咬合接触为"重接触"𬌗关系，即为"虚拟过矫正"。

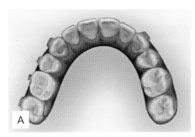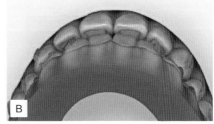

图 11-23　平导设计

A. 尖牙平导设计；B. 切牙平导设计。

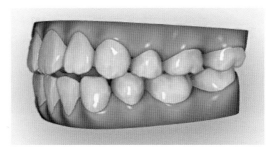

图 11-24　终末咬合设计 1 mm 开𬌗

（刘妍）

第三篇　错𬌗畸形的正畸治疗

第十二章

错𬌗畸形的早期矫治

第一节　概述

一、早期正畸治疗的概念

早期正畸治疗是指在儿童的生长发育阶段，尤其是生长发育高峰期及之前的阶段，对可能导致错𬌗畸形的病因进行预防，对已出现的错𬌗畸形进行阻断和矫治，为日后牙颌面发育创造更有利的环境。早期治疗的目标是：①维持牙颌面正常生长发育的环境；②尽可能消除造成错𬌗畸形的病因；③防止已发生的畸形进一步加重；④改善不良的颌骨形态、生长型和颌骨间位置关系；⑤建立相对正常的口颌功能；⑥改善儿童的社会心理发育。早期治疗后，患者多需在恒牙初期接受综合性的正畸治疗（二期治疗），以巩固早期治疗的效果，同时让牙齿排列整齐，使牙颌面关系更协调。适时、适度和恰当的早期正畸治疗能起到事半功倍的疗效，不仅可以降低日后正畸治疗的难度，而且对儿童口颌系统的生长发育及其心理的健康成长也起到十分重要的作用。

儿童的错𬌗畸形一般分为牙性畸形和骨性畸形。前者通过牙齿的移动或改变口腔不良习惯进行矫治，后者则需要进行生长改良治疗。在进行早期治疗前，应对患者存在的问题进行诊断分析，判断是牙性畸形还是骨性畸形，还是两者兼而有之；其次要明确畸形的严重程度。

二、早期正畸治疗的有利因素与不利因素

在早期正畸治疗阶段，儿童的牙列和颅颌面骨骼正处于生长发育期，在这一阶段进行正畸矫治既有其有利因素，又有其不利因素。

（一）有利因素

1. 早期矫治可充分利用生长发育的潜力，以及对矫治力反应好、适应性强等自身优势，有利于畸形的矫正。

2. 早期矫治可降低某些复杂牙颌畸形的治疗难度，改善骨性畸形的上下牙弓及颌骨的不调关系，有利于后期的正畸治疗，甚至可以免除后期的正畸以及正颌外科治疗。

3. 早期矫治选择的矫治方法和矫治器较为简单，疗程多不长。

4. 早期矫治及时消除了畸形，防止畸形给儿童造成的生理和心理伤害，有益于儿童身心健康成长。

（二）不利因素

1. 早期矫治时，牙颌面正处于发育调整阶段，牙颌畸形表现不充分，给准确诊断造成困难，也易造成误诊或过度矫治。

2. 早期矫治后，儿童仍处于生长发育期，一些骨性畸形或生长型的表达可能会延续，因此畸形复发的可能性大，矫治周期也可能延长。

3. 早期矫治所涉及的有关生长发育的知识较多，所使用的矫治器种类也较多，对医师的理论知识和临床技术要求较高。不当的早期矫治，例如一些矫治器设计不当或戴用不当，反而影响牙颌面生长发育，甚至造成牙齿健康损害。

三、早期正畸治疗的时机

错殆畸形早期矫治时机的把握非常重要，通常应根据牙龄、骨龄及患儿合作程度综合判断。替牙障碍等问题，如果已影响到恒牙的正常萌出，应及时进行治疗。口腔不良习惯一旦发现也应查明原因，在去除病因的基础上及时纠正。对于骨性牙颌畸形，依据不同类型，矫治时机也不同。上颌发育不足所致的前牙反殆畸形就需要

尽早治疗，乳牙期矫治效果优于替牙期，替牙早期矫治效果优于替牙晚期，一般应在 8 岁前开始矫治。后牙反殆伴有上牙弓狭窄也需要尽早治疗。前牙深覆盖下颌后缩畸形，一般在生长发育高峰期前 0.5 ~ 1 年开始治疗较好。前牙覆殆会随着生长发育有变浅的趋势，所以前牙深覆殆不用过早矫治，一般在生长发育高峰期前 0.5 ~ 1 年开始治疗即可。

四、早期正畸治疗常用的矫治器种类

1. 简单矫治器

（1）不良习惯的阻断：对于吮指、咬唇或咬物、吐舌等口腔不良习惯，可以通过戴用腭刺、腭屏、唇挡、颊屏等进行纠正。

（2）间隙保持：对于替牙期的障碍，如乳牙或恒牙早失，为维持正常的牙弓长度及恒牙正常萌出，可戴用间隙保持器或舌腭弓等维持牙间隙。

（3）可摘矫治器：对于某些牙源性的殆关系不调，也可使用可摘矫治器进行纠正。前牙反殆可使用上颌殆垫舌簧矫治器，前牙深覆殆可使用上颌平面导板。

2. 固定矫治器　如采用 2 × 4 技术矫治前牙反殆时使用，再如使用固定矫治器开展牙列间隙等。

3. 功能矫治器　功能矫治器通过颌骨位置改变产生的肌力纠正牙颌关系不调，同时还能阻断不良的唇舌习惯，引导颌骨的正常生长。目前功能矫治器多用于下颌后缩畸形的早期治疗。常用的矫治器有肌激动器、双殆垫矫治器和 Herbst 矫治器等。

4. 矫形力矫治器　通过矫形力，促进或抑制颌骨生长发育，从而矫正由颌骨关系不调所致的牙颌面畸形。一般用于骨性牙颌畸形的生长改良治疗。常用的矫形力矫治器分为口内的腭中缝开展矫治器以及口外使用的口外弓矫治器、前方牵引矫治器和头帽颏兜矫治器等矫正装置。

（胡炜）

第二节　口腔不良习惯的矫治

口腔不良习惯是发生于口腔的、不正常的、对牙颌面生长发育有害的异常行为习惯。这些异常的习惯可表现为多种形式，如吮指、伸舌、咬唇、口呼吸等。

一、舌习惯

异常的舌活动有伸舌、吐舌、舔舌、顶舌等。引起舌活动异常的因素较多，包括解剖因素如舌系带过短、舌体肥大、扁桃体肥大等，以及局部刺激如替牙和龋齿等。还可以继发于其他口腔不良习惯，如吮指、口呼吸等。

（一）临床表现

舌习惯的诊断主要依靠临床检查。存在开殆或者上下切牙夹角显著减少的患者，都应该检查舌的功能和姿势。让患者自然闭唇，轻轻拉起口角，可发现舌体位于开殆区域的上、下牙切端或殆面上。前牙开殆间隙呈现与舌体外形一致的楔形。同时由于舌体放置于上下牙之间，颊肌张力增大，导致上牙弓狭窄。前牙开殆使后牙继续萌出，导致下颌向后下旋转。除此之外，还应该检查患者是否有其他相关疾病，如扁桃体肥大、舌体肥大、舌系带过短等。

（二）治疗

首先针对患者的病因选择治疗方法。对于存在扁桃体增生、舌体肥大及舌系带过短者，应先行相应的治疗，训练正常的舌姿势。必要时再配合矫治器治疗破除异常舌习惯，常用的矫治器为舌刺（图 12-1）。

戴用舌刺的最佳时间为 7~12 岁，戴用时间一般在 6 个月以上。应向患者讲明，戴舌刺并不是惩罚性的，而是帮助纠正不良的舌习惯，使舌在姿势或功能运动中保持在正确位置。舌刺可附于活动矫治器上，埋于腭侧基托的前缘，也可粘于前牙或结扎于唇弓上。

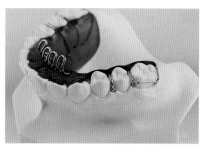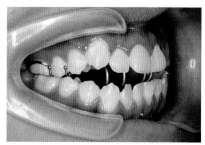

图 12-1　舌刺

二、吮指习惯

几乎所有的婴儿都有不同程度的吮指习惯，绝大多数发生在6 个月至 2 岁。如果吮指习惯一直延续到 3 岁以后，并对牙颌的发育产生不良影响，产生不同的错𬌗畸形，则被认为是吮指不良习惯。

（一）临床表现

1. 吮拇习惯　可出现上切牙前突、下切牙舌倾、前牙开𬌗，吮吸时颊肌的收缩力可使上牙弓缩窄、腭盖高拱，可有后牙伸长，下颌向后下旋转。

2. 吮咬示指习惯　示指的放置多将下颌引导向前而使下颌过度前伸，造成前牙对刃或反𬌗。

（二）治疗

婴儿期时，可在吮吸的拇指或示指上涂黄连素等苦味药水，或在手指上戴指套以阻断其习惯。儿童期时，则应通过讲清道理，调动儿童自身的积极性，使其自行改正不良习惯。当吮指习惯造成的牙𬌗不良影响较重时，需要使用矫治器进行治疗。一般在 4 ~ 6 岁时进行矫治，戴用时间一般在 6 个月以上，在不良习惯破除后仍需戴用 3 ~ 4 个月。常用的矫治器有以下几种：

1. 舌刺或舌栅　在上颌活动矫治器前部埋以 4 ~ 6 根舌刺或舌栅，提醒患者不再吮吸手指（图 12-2）。

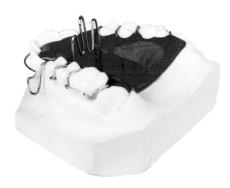

图 12-2 舌栅

2. 前庭盾（图 12-3） 用于 6 岁以上儿童。有深覆殆或安氏Ⅱ类错殆倾向的患者，前庭盾上可合并前牙平面导板。有开殆或安氏Ⅲ类错殆倾向的患者，则合并舌刺或舌栅。

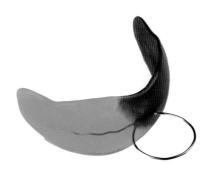 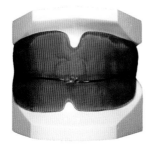

图 12-3 前庭盾

三、唇习惯

唇习惯包括咬下唇或上唇，较常见的是咬下唇习惯。

（一）临床表现

1. 咬下唇 咬下唇习惯增加了上颌向前的作用力，抑制了下牙弓的向前生长，出现上颌前突、上前牙唇倾，下牙弓扁平、下颌后缩，前牙深覆盖。上前牙的过度唇倾破坏正常的唇齿关系，引起上唇过短、开唇露齿及上切牙覆盖下唇。

2. 咬上唇　咬上唇时下颌常前伸，上前牙唇侧肌张力过大，抑制了上牙弓前段的发育，形成前牙反𬌗。

（二）治疗

针对不良唇习惯可进行心理诱导治疗，对于效果不好且造成错𬌗的患者需配合矫治器矫治。常见的破除唇习惯的矫治器包括以下几种：

1. 唇挡（图 12-4）　可做在活动矫治器上，也可与固定矫治器联合使用。连接唇挡的弓丝插入带环的圆管中，在圆管前弯制 U 形曲，便于调整唇弓。唇挡应离开前牙唇面 2 ~ 3 mm。依唇挡的位置不同，可分为高位唇挡、中位唇挡和低位唇挡。

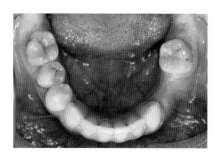 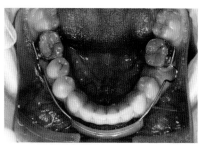

图 12-4　唇挡

（1）高位唇挡与切牙切缘平齐，唇部把唇挡推起可产生磨牙远中倾斜的作用。

（2）中位唇挡位于切牙唇面与下唇之间，可使切牙唇向移动和磨牙向远中移动，最适合纠正不良唇习惯。

（3）低位唇挡位于切牙牙根唇面，具有使磨牙远中移动的作用。

2. 开窗前庭盾　先按常规方法制作前庭盾，然后在前庭盾的前牙区开窗，远中至尖牙远中邻面，上下缘至龈缘部。该矫治器不仅可以纠正不良唇习惯及吮指习惯，还可对唇肌功能进行训练。如制作时已取得切对切𬌗蜡，在下颌前移位置上制作，还可调整上下颌骨关系。在开始戴用的 1~2 周内，注意调磨压痛点，逐步延长戴用时间，适应后可全天戴用。

四、口呼吸

患者常因慢性鼻炎、鼻窦炎、鼻甲肥大、鼻中隔偏曲、腺样体肥大、扁桃体肥大等鼻咽部疾病使鼻呼吸道阻塞，因而长期习惯于部分或全部口呼吸。

（一）临床表现

1. 鼻部表现　由于气道阻塞，影响了鼻的正常发育，外观上可见鼻根内陷，鼻翼萎缩，鼻底向下发育不足，硬腭下降不足而腭盖高拱。临床检查应了解鼻及呼吸道是否通畅。可让患者闭口，做深吸气、呼气，用棉花纤维或双面镜判断是否有鼻及呼吸道阻塞。

2. 唇部表现　张口呼吸使唇失去封闭作用，出现上唇缩短、外翻，自然状态下不能闭合。

3. 牙弓表现　对于鼻炎或腺样体肥大引发的口呼吸习惯，由于唇部功能降低，使上颌前牙区过度向前生长，造成上颌前突、上切牙唇倾。同时，舌体位置下沉，颊肌张力增加，出现牙弓狭窄。下颌因舌和降颌肌群的共同作用而向后、向下旋转，表现为长面型、颏后缩。对于扁桃体肥大引起的口呼吸习惯，由于患儿习惯性下颌前伸，舌体位置靠前、向下，会造成下颌前突、前牙反𬌗、上牙弓狭窄等问题。

（二）治疗

对于存在口呼吸的患者，应首先消除诱发口呼吸的病因，如引起气道阻塞的慢性炎症与增生，同时提醒患者不用口呼吸。对于已去除口呼吸病因而仍存在口呼吸不良习惯的患者，需要纠正口呼吸不良习惯，常用的矫治方法有以下几种：

1. 快速扩弓　牙弓狭窄的患者使用快速扩弓的方法（图 12-5）能在短期内获得显著的改善，一般需要保持 6 个月以上，牙弓狭窄可得到矫正。

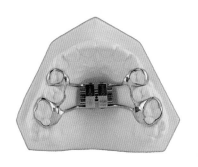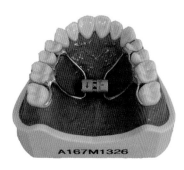

图 12-5　上颌扩弓装置

2. 前庭盾　置于口腔前庭部分，边缘延展至前庭沟底，双侧延伸至第一磨牙，前部与牙齿接触，后部离开后牙 2 ~ 3 mm，并应在前牙切对切的𬌗蜡基础上制作。初戴时，可在前庭盾的切牙区磨出几个小孔（呼吸孔），随着治疗进展，逐渐封闭呼吸孔。戴此矫治器时，还可以进行唇功能训练，同时还有诱导下颌向前的作用，使得口周肌力平衡，达到矫正错𬌗的目的。

（黄一平）

第三节　替牙障碍的治疗

替牙期由于牙齿替换时间或萌出位置异常等原因，可导致恒牙错位萌出。替牙障碍需密切观察、及时处理，治疗的目的是维持后继恒牙萌出位置，缓解拥挤。常见的替牙障碍有乳牙早失、乳牙滞留、恒牙早萌、恒牙迟萌或阻生、恒牙异位萌出等。

一、乳牙早失

乳牙列完整是正常咀嚼功能的基础，可以促进颌骨正常发育，保持恒牙胚在颌骨内的正确位置，引导恒牙萌出。乳恒牙的替换遵循一定的时间规律。乳牙早失后，会出现邻牙向缺失牙间隙倾斜和

（或）对颌牙齿过长，导致牙列不齐。研究表明乳牙缺失后，缺隙在最初 6 个月内减少的量最多。

（一）概述

1. 病因　有些乳牙未到正常替换时间而过早脱落，主要原因为龋齿、外伤、医生处理不当而过早拔除等。

2. 诊断　根据临床病史、口腔检查和牙齿 X 线检查，即可明确诊断。X 线片显示后继恒牙牙根形成小于 1/2，牙冠𬌗面有较厚的骨质覆盖。

3. 治疗　戴用缺隙保持器，保持牙弓长度，以便后继恒牙有足够的萌出间隙。

4. 缺隙保持器适应证

（1）乳牙早失，后继恒牙牙根形成小于 1/2，牙冠上覆盖较厚的骨组织。

（2）后牙没有良好的尖窝关系，间隙有缩小趋势。

（3）缺牙加重现有的错𬌗（如牙列拥挤、安氏 II 类错𬌗下颌乳牙早失、安氏 III 类错𬌗上颌乳牙早失）。

（4）一侧或双侧多数乳磨牙早失，影响患儿咀嚼功能。

（5）所有后继恒牙胚均存在。

5. 提示

（1）确诊乳牙早失时 X 线片不可缺少，可见后继恒牙牙根发育小于 1/2，牙冠𬌗面覆盖较厚的骨组织；同时结合临床，确诊乳牙早失。

（2）缺隙保持器要求能保持牙弓长度，不妨碍牙和牙槽骨发育，能恢复部分咀嚼功能。

（3）乳牙早失最好做到早发现、早处理，预防才是最好的治疗。

（二）乳磨牙早失

1. 个别乳磨牙早失　个别乳磨牙早失可使用丝圈式保持器。丝圈与邻牙有良好接触以保持缺隙宽度；丝圈要足够宽，不能妨碍恒牙萌出；丝圈应离开牙槽嵴黏膜 1~2 mm，不妨碍牙槽骨宽度发育；由于放置带环的牙齿易脱矿，丝圈式保持器的带环最好放

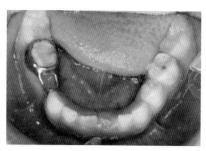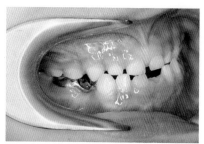

图 12-6　丝圈式保持器

在乳磨牙上。需要注意的是，丝圈式保持器不能预防对颌牙的伸长（图 12-6 ）。

2. 多个乳磨牙早失　多个乳磨牙早失严重影响患儿的咀嚼功能，妨碍颌骨的发育，导致偏侧咀嚼以及下颌骨前伸用前牙咀嚼，进而引发单侧后牙反𬌗或前牙反𬌗。当多数乳磨牙早失时，一般用活动义齿式缺隙保持器（图 12-7 ），维持缺牙间隙，同时防止对颌牙伸长，并可以部分恢复咀嚼功能。需要注意的是，保持器上的尖牙卡环不能影响乳尖牙向远中移动，卡环上不做𬌗支托，以免影响牙槽骨的高度发育。对于恒切牙已萌出的患者，还可以选择使用舌弓保持（图 12-8 ）。一般在乳磨牙或两侧第一恒磨牙上置带环，内焊不锈钢丝与恒切牙舌隆突接触，保持牙弓长度，防止后牙的前移。当

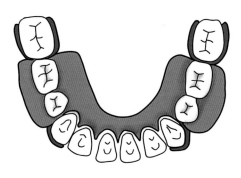

图 12-7　多数乳磨牙早失用活动义齿式缺隙保持器

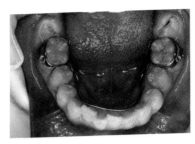

图 12-8　下切牙萌出者用舌弓
保持间隙

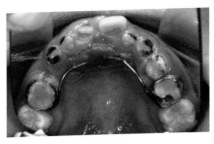

图 12-9　Nance 弓保持间隙

前牙覆𬌗较深时，有时上颌舌弓会妨碍前牙的咬合。此时，可改成 Nance 弓或腭杆进行保持（图 12-9）。

（三）下颌乳尖牙早失

下颌乳尖牙早失后，下切牙向远中移动，使下牙弓前部变短，与上牙弓不匹配，造成深覆𬌗。下颌乳尖牙早失后，可用下颌第一恒磨牙附带固定舌弓，在缺失牙位置放置 2 根阻挡丝，分别放置在下颌第一乳磨牙近中和下颌第二切牙远中，使之不向缺牙间隙移动。

（四）第二乳磨牙早失

远中靴型缺隙保持器用于第一恒磨牙萌出前第二乳磨牙早失（图 12-10）。第二乳磨牙可以帮助引导第一恒磨牙在正常位置萌出，而第一恒磨牙被称为"𬌗的钥匙"，它的位置直接影响上下第一恒磨牙的咬合关系，对整个牙列咬合关系至关重要。第二乳磨牙早失使第一恒磨牙近中倾斜，建议在拔除第二乳磨牙后即刻粘接该保持器。此保持器远中有一引导面伸入牙槽中，与第一恒磨牙近中边缘嵴下方 1 mm 处接触，以引导第一恒磨牙正常萌出。大部分患者能

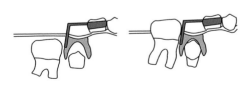

图 12-10　远中靴型缺隙保持器

很好地适应该保持器。但应注意，由于增加了感染机会，对患有亚急性心内膜炎者慎用。

二、恒牙早萌

恒牙一般在牙根形成 2/3 时开始萌出。若恒牙牙根形成不足 1/3 时即开始萌出，即为恒牙早萌（premature eruption of permanent tooth）。早萌的恒牙容易松动，宽大的根尖孔靠近牙龈，还会导致新生恒牙感染或脱落，临床上常需做阻萌器，延迟这类恒牙的萌出。常用的阻萌器可在丝圈式保持器上加焊一通过早萌牙𬌗面的阻萌丝。

提示：

1. X 线检查可见牙根形成小于 1/3。

2. 定期观察恒牙牙根形成情况，当牙根形成 1/2 以上时，拆除阻萌器，让牙齿自然萌出。

三、恒牙迟萌或阻生

乳牙脱落后，继替恒牙牙根已基本形成但仍未萌出者为恒牙迟萌（delayed eruption of permanent tooth）或阻生（impacted permanent tooth）。

（一）病因

1. 乳牙早失后，邻牙向缺隙侧移位，使牙弓长度变短，间隙不足，后继恒牙阻生。

2. 乳磨牙根尖周感染，根骨粘连，妨碍后继恒牙萌出。

3. 有多生牙、囊肿、牙瘤、萌出道上致密骨组织覆盖、牙龈纤维组织增生等，形成萌出道上的软硬组织阻力。

4. 牙弓长度不足，造成第三恒磨牙阻生。

5. 恒牙萌出道异常或缺乏萌出力而使恒牙阻生。

（二）诊断

X 线片显示牙齿牙根大部分或全部形成，位置异常，部分或全部在牙槽骨中。

（三）预防与矫治

1. 乳牙早失的间隙控制 尽早去除滞留乳牙、残根、残冠，以及位于萌出道上的多生牙、牙瘤、致密的软硬组织等。

2. 必要时外科开窗引导阻生牙或迟萌牙萌出

（1）上前牙阻生：上前牙阻生多见于上中切牙和上尖牙，可位于牙列的唇侧或舌侧。结合 CBCT 可以明确阻生牙的位置、形态、与邻牙关系等。在开窗牵引阻生牙之前，需要先开展出足够间隙，在开窗暴露阻生牙冠后粘接附件，牵引阻生牙萌出。

上中切牙阻生时，常伴有冠唇向或腭向的倾斜。若不能及时发现、及早矫治，牙根多会由于抵在坚硬的唇侧或腭侧骨板上，出现弯根、短根，远期效果不良。但也有观点认为，通过正畸矫治将弯根的中切牙排入牙列，可以保持局部牙槽骨高度，对成年种植或修复有利。若能及早发现并矫正中切牙位置异常，解除骨板对牙根发育的压力，牙根形态及长度将会得到改善。

（2）第二前磨牙阻生：多由第二乳磨牙早失、第一恒磨牙近中移位造成。如果患者需要减数治疗，则可以根据情况选择拔除第一前磨牙，为第二前磨牙萌出提供间隙；或者直接拔除第二前磨牙。若患者不需要减数治疗或暂不能确定是否拔牙，可以用口外弓或固定矫治器结合螺旋推簧远中向移动第一恒磨牙。

（3）第三恒磨牙阻生：第三恒磨牙阻生非常常见，一般选择拔除。

四、异位萌出

恒牙萌出过程中，由于牙量、骨量不调或恒牙牙胚过大，牙冠萌出位置异常，甚至导致邻牙的牙根吸收，为恒牙的异位萌出（ectopic eruption of permanent tooth）。最常见的恒牙异位萌出是第一恒磨牙对第二乳磨牙的影响，侧切牙对乳尖牙牙根以及恒尖牙对侧切牙、中切牙或第一前磨牙牙根的影响。

1. 第一恒磨牙的异位萌出　第一恒磨牙牙冠萌出但近中倾斜，牙冠卡在第二乳磨牙远中邻面的倒凹区。可在软组织局部麻醉下，用 0.5 mm 黄铜丝穿过第一恒磨牙和第二乳磨牙之间的龈下接触点后，结扎加力，远中向移动第一恒磨牙。

2. 第二恒磨牙的萌出道异常（图 12-11）　可在第一恒磨牙带环

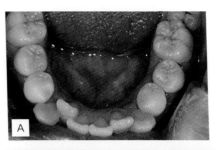
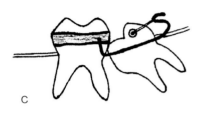
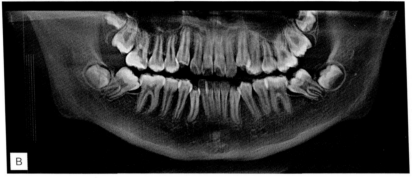

图 12-11　第二恒磨牙异位萌出的口内相（A）、曲面体层片（B）
及矫治器示意图（C）

上焊接向后的牵引钩，第二恒磨牙粘接舌侧扣等附件，通过皮圈远
中向移动第二恒磨牙，纠正异常的萌出道。

　　3. 恒侧切牙异位萌出　恒侧切牙的异位萌出常导致乳尖牙早
失。若双侧乳尖牙早失或乳尖牙的早失未引起牙弓中线的偏斜，可
用固定舌弓保持间隙；若已经引起牙弓中线偏斜，则应及时拔除对
侧乳尖牙，然后用舌弓保持。

第四节　骨性错𬌗的生长改良

　　如果患者存在颌骨间关系不调，最理想的办法是通过生长改良
来矫治，即通过刺激或限制颌骨的生长，为上、下颌骨创造不同的
生长率、生长量和生长方向，从而达到矫治颌骨间关系不调的目

的，使患儿的骨性问题在生长发育中得以解决。功能矫治器或矫形力矫治器是进行生长改良的常用治疗工具。生长改良治疗期望在治疗中发生异常颌骨的矫正而不是牙齿的变化。

无论用什么矫治器进行生长改良，患者必须处于生长发育期之中。乳牙期患儿处于生长发育较迅速的阶段，在这个时期进行生长改良所需的矫治时间较短，但是矫治后容易复发，因为颌骨仍按原来的方式生长。如果患儿开始治疗的时间过早，则在替牙期时仍需继续治疗，将人为延长治疗时间。所以，对于一般颌骨畸形的患者，生长改良开始的时间应在替牙期，常在青春期前 1~3 年，此时生长改良的结果能够较稳定地维持。对于骨骼畸形严重者（上颌后缩、上颌骨狭窄等），应较早治疗，解除颌间关系的异常。存在骨骼畸形的患者多数需要在恒牙期进行二期治疗。第一期治疗是通过生长改良消除或减轻颌骨间关系不调，第二期治疗是矫正余留下来的牙齿问题以及对颌间关系做进一步调整。

一、下颌发育不足的矫治

典型病例分析

患者，男性，11 岁。主诉：上牙前突，下巴靠后。

【临床检查】

临床检查结果见图 12-12。

1. 口内检查　恒牙列，4 颗第二恒磨牙口内未见；右侧磨牙远中关系，尖牙完全远中关系，左侧磨牙中性关系，尖牙远中尖对尖关系；前牙覆盖Ⅲ度，覆骀Ⅲ度，下前牙与上前牙腭侧黏膜有咬合接触；上前牙唇倾，有散在间隙，下颌 Spee 曲线 4 mm；上下牙弓卵圆形。口腔卫生一般，牙龈未见明显肿胀，双侧上中切牙腭侧牙周组织少量退缩。

2. 口外检查　面型基本对称，凸面型，颏唇沟明显，面下 1/3 高度未见明显异常。颞下颌关节无压痛，未及弹响。

3. X 线检查　ANB=4°，SNA=81°，SNB=77°，Ⅱ类骨型。

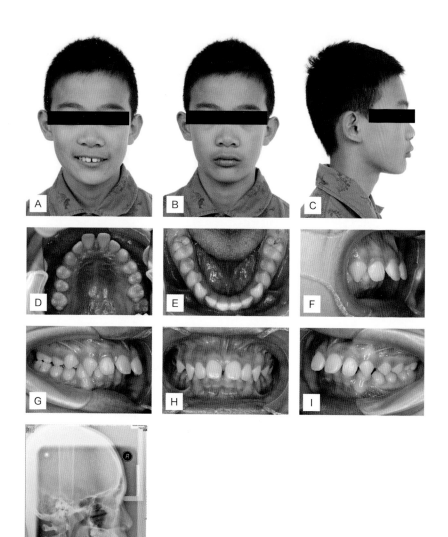

图 12-12　患者矫治前面相（A 至 C）、验相（D 至 I）及 X 线头颅侧位片（J）

【诊断】

安氏 II^1 类错殆，下颌骨后缩。

【诊断依据】

单侧磨牙远中关系，前牙覆盖 III 度，覆殆 III 度。头颅侧位片 ANB=4°，SNA=81°，SNB=77°。

【矫治方案】

分阶段矫治：

第一阶段：功能矫治器 Twin-Block 前移下颌骨，刺激下颌骨生长。

第二阶段：固定矫治。

【矫治要点】

1. 骨性 II 类错殆发病机制　主要表现为上颌前突、下颌后缩或上颌前突合并下颌后缩，其中下颌骨过小或位置后缩占多数，因此需要通过引导下颌骨前移、促进下颌骨生长，使下颌骨产生超过其自然生长量的矫治效果。本例患者下颌骨位置靠后，SNB 角为77°，提示需要通过矫治器的作用前移下颌骨，刺激髁突，促进下颌骨生长。

2. 矫治时机　不同学者对生长改良开始时间与生长发育高峰期关系的看法不尽相同。有学者认为，最佳的矫治时期是正处于或稍晚于青春发育高峰期，此期下颌骨长度及下颌升支高度的增长量更大。也有一些学者认为，应该在生长发育高峰期前 1~2 年开始并持续到恒牙早期。还有学者认为，年龄小的患者反而更适合矫正。总之，进行生长改良的患者必须处于生长发育中。多数学者认为功能矫治器对恒牙列早期和混合牙列都有效。本例患者处于 Cvs 4 期和恒牙列早期，是功能矫治的适宜时期。

3. 切牙的轴倾度和位置　患者上前牙唇倾无拥挤，有大量散隙，覆盖 III 度，不会影响下颌骨前移。而当患者为安氏 II^2 类或 II^1 类错殆伴前牙拥挤，影响下颌骨前移时，需先直立或排齐上前牙，加大覆盖，为下颌骨前移创造条件。

4. 调整量　矫治下颌骨发育不足时，下颌骨一次性前移量为

4～6 mm，后牙垂直向打开 4～5 mm。

5. 生长型　生长型对矫治器的选择和设计有影响。垂直生长型患者比较难以忍受相同力值的矢状方向上的前伸加力，可以考虑分次加力，逐渐前伸下颌。患者 MP/FH 为 30°，均角，允许对下颌骨做适量前移。

6. 常用的矫治下颌骨发育不足的矫治器　包括活动型的 Activator、Bionator、Twin-Block 和 Frankel Ⅱ，或者固定型的 Herbst 矫治器等。本例患者采用 Twin-Block 矫治器，这种功能矫治器通过牙齿固位，固位力相对较强，体积相对较小，上下颌分体，对于口腔功能影响相对较小，可以全天戴用。

患者矫治后面相、𬌗相及 X 线片见图 12-13，头影测量重叠图见图 12-14。

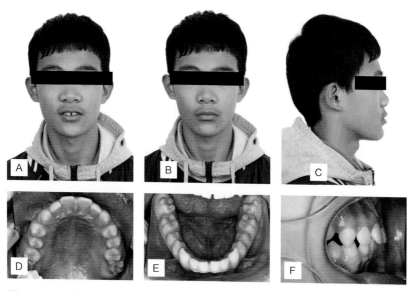

图 12-13　患者矫治后面相（A 至 C）、𬌗相（D 至 I）及 X 线头颅侧位片（J）

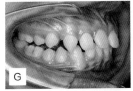
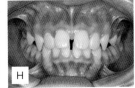
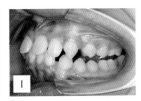

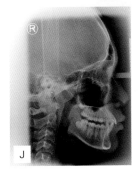

图 12-13 患者矫治后面相（A 至 C）、殆相（D 至 I）及 X 线头颅侧位片（J）（续）

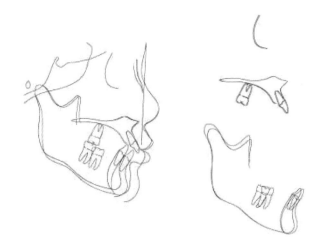

图 12-14 头影测量重叠图
蓝线为治疗前，红线为治疗后。

二、上颌骨发育过度的矫治

上颌骨向前下方生长，且安氏Ⅱ类错𬌗患者的上颌发育过度，常有垂直向及矢状向的问题，这两点均会造成安氏Ⅱ类错𬌗。因为在上颌向前、向下移动时，下颌将向后、向下旋转，表现出对下颌向前生长的限制。早期治疗的目的即为限制上颌的生长，以使下颌向前生长，与上颌相适应。常用的矫治器是口外弓。

典型病例分析

患者，男性，10岁。主诉：上牙前突。

【临床检查】

临床检查结果见图 12-15。

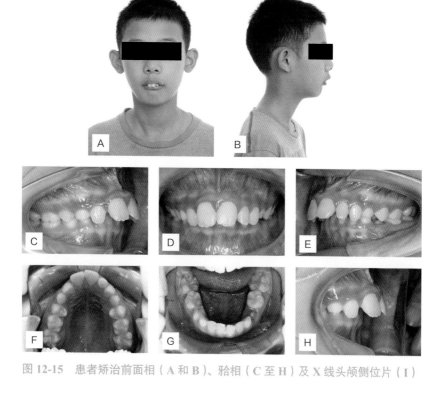

图 12-15　患者矫治前面相（A 和 B）、𬌗相（C 至 H）及 X 线头颅侧位片（Ⅰ）

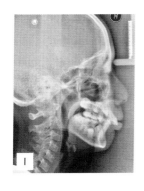

图12-15 患者矫治前面相（A 和 B）、殆相（C 至 H）及 X 线头颅侧位片（I）（续）

1. 口内检查 替牙殆，53、63、84、55、65、75、85未替换，17、27、37、47口内未见。右侧后牙远中关系，尖牙远中关系；左侧后牙中性关系，尖牙完全远中关系。前牙覆殆Ⅲ度，下切牙切缘咬在上前牙腭侧牙龈；覆盖Ⅲ度。上牙弓尖圆形，下牙弓卵圆形，上牙弓相对下牙弓较窄。

2. 口外检查 面部基本对称，凸面型，鼻唇角过锐，下颌骨相对后缩。开唇露齿，上切牙切端咬在下唇上。颞下颌关节区无明显压痛，开闭口未及弹响。

3. X线检查 ANS=4°，SNA=83°，SNB=79°，上颌骨发育过度。

【诊断】

安氏Ⅱ[1]类错殆。

【矫治方案】

采用上颌螺旋快速扩大器开展上牙弓（图12-16）；上牙列直丝弓矫治器调整上牙弓形态，同时使用口外弓抑制上颌骨向前生长（图12-17）。唇肌功能训练。

【矫治要点】

1. 替牙期安氏Ⅱ类下颌后缩患者需要注意上下牙弓宽度不调的问题 患者为凸面型，鼻唇角较锐，提示上颌相对下颌前突和（或）上前牙过于唇倾。另外，上牙弓为尖圆形，相对下牙弓较窄；后牙覆盖正常。这一现象往往给人以上下牙弓宽度协调的假象。在进行模型分析时，如果将下颌位置前移至后牙中性关系，后牙覆盖将减

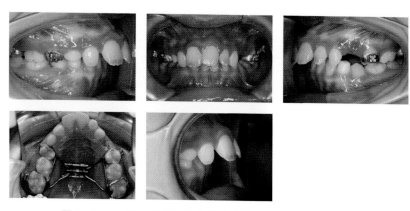

图 12-16　上颌螺旋快速扩大器快速扩弓 2 周，保持 6 周后

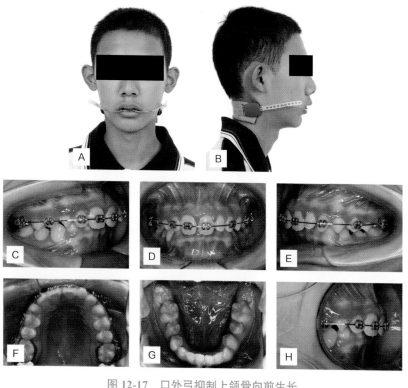

图 12-17　口外弓抑制上颌骨向前生长

少，甚至出现对刃、浅反覆盖情况。大量文献表明，过窄的上牙弓会使下颌后缩以建立后牙覆盖关系。这种情况下，如果不首先解决宽度问题而单纯前移下颌骨，后牙咬合是不稳定的，将导致矫治的失败。所以本例患者首先要解决宽度不调问题。对于生长发育期儿童，可以通过施加横向矫形力打开腭中缝。在替牙早期（6～8岁）使用慢速扩弓法，因为这时不需要太大的矫形力即可打开腭中缝；在替牙后期或恒牙初期（9～12岁）多用快速扩弓法，即在2～3周之内扩宽腭中缝10 mm左右。本例患者首先采用快速扩弓，扩宽上牙弓宽度，利于后期下颌骨位置的自行调整。对患者矢状向上的不调则采用口外弓＋颈带牵引来矫治。

2. 口外弓＋颈带控制上颌骨生长　对于口外弓能否抑制上颌骨发育，目前观点不一，但将上牙弓联扎为一个整体＋口外弓，可以抑制上牙弓向前发育，控制前牙覆盖。本例患者经口外弓矫治后，上颌骨生长方向为向下、向后，SNA由治疗前的83°减少为82°，SNB由79°改为80°（可能有测量误差的影响），ANB减少了2°。

3. 口外力的大小　矫治器戴用时间为每天12～14小时，力量为每侧350～450 g。过大的矫治力（超过1 000 g）会对牙齿及支抗结构造成伤害而不增加对颌骨生长改良的效果，因而不被提倡。

4. 口外力作用的方向　依患者的垂直向关系而定。低位牵引时牵引力向远中、向下，会使磨牙远中移动并伸长，同时使下颌向下、向后旋转，加重下颌后缩和垂直生长型表现；高位牵引时牵引力向上、向后，将会限制上颌骨的垂直向生长，适用于高角的Ⅱ类错𬌗患者。因此，需要依据患儿生长型选择适当的牵引方式。口外力通过以头帽或颈带作为支抗的口外弓作用于上颌第一磨牙上。根据支抗部位分为高位牵引、颈牵引与联合牵引。高位牵引施于牙齿及上颌以向后上的力量，颈牵引为向后下方的力，联合牵引根据两部分的分力大小而定。只有作用力线经过牙齿与上颌的抗力中心时，才不发生旋转。磨牙的抗力中心在根中根颈1/3交界处，上颌骨的抗力中心位于双尖牙区牙根之上。

5. 口外弓后段宽度的调整　在Ⅱ类错𬌗患者使用口外弓时，应将内弓对称性调宽约 2 mm，对上颌产生一些扩弓作用。扩宽的上牙弓有利于下颌骨位置自行调整前移，并避免下牙弓前移后后牙段的覆盖问题。内弓仅在磨牙颊面管处与牙齿接触，其他部位均离开牙面 3～4 mm。口外弓调整后要能产生理想的力且与颊部距离几个毫米。应用时还应注意不断调整口外弓的位置，因为牵引有时会改变其位置。

患者矫治后面相、𬌗相及 X 线片见图 12-18，头影测量重叠图见图 12-19。

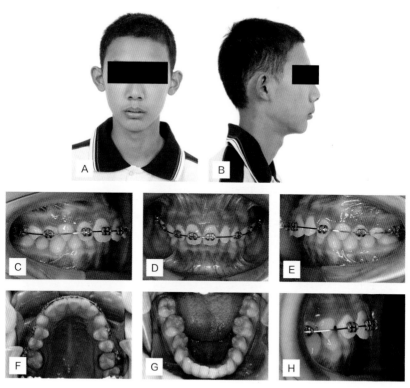

图 12-18　患者口外弓矫治后面相（A 和 B）、𬌗相（C 至 H）及 X 线头颅侧位片（I）

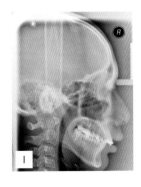

图 12-18　患者口外弓矫治后面相（A 和 B）、𬌗相
（C 至 H）及 X 线头颅侧位片（I）（续）

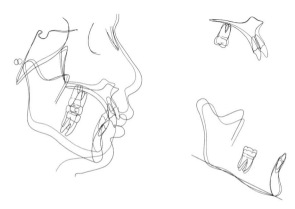

图 12-19　患者矫治前后头影测量重叠图
蓝线为治疗前，黑线为治疗后。

三、上颌骨发育不足的矫治

错𬌗畸形在人群中的发病率调查显示，骨性Ⅲ类错𬌗畸形在黄
种人中的发病率高达 14%，在白种人中的发病率约为 4%。Ⅲ类错𬌗
也是最难矫治的一类错𬌗。其发病机制主要是上颌骨发育不足（占
42%～63%）、下颌骨发育过度或两者兼有。上颌前方牵引是矫治生
长发育期以上颌发育不足为主的骨性Ⅲ类错𬌗畸形的有效方法。

典型病例分析

患者，女性，10 岁。主诉：地包天。

【临床检查】

临床检查结果见图 12-20。

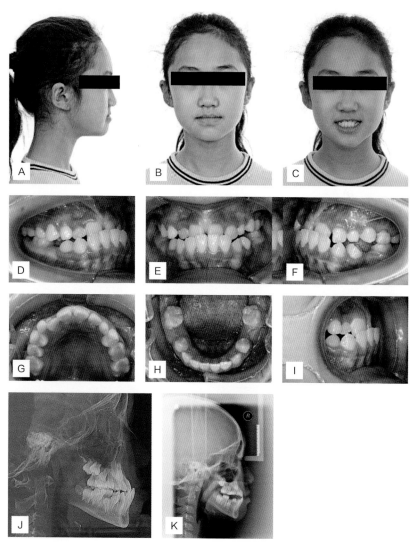

图 12-20　患者矫治前面相（A 至 C）、骀相（D 至 I）及 X 线头颅侧位片
　　　　　［正中关系位（J）和下颌后退至切牙对刃位（K）］

1. 口内检查 替牙𬌗，53、63、65 未替换，35、45 及 4 颗第二磨牙口内未见；双侧后牙近中关系，53、43 为近中关系，63、33 为近中关系；12、11、21、22 与 33、32、31、41、42、43 反𬌗，反覆盖 3 mm，反覆𬌗Ⅱ度；下颌骨可以后退至切牙对刃。口腔卫生情况一般，牙龈未见明显炎症。

2. 口外检查 面部基本对称，面中 1/3 凹陷，凹面型，鼻唇角钝，下唇位于上唇前方。面中和面下 1/3 高度基本协调。无开唇露齿、露龈微笑，以及颏唇沟过浅。颞下颌关节区无压痛，开闭口未及弹响。下颌骨可以退至切牙对刃。

3. X线检查 ANB=−3°，SNA=79°，SNB=82°。上颌骨发育不足。

【诊断】

骨性安氏Ⅲ类错𬌗畸形。

【矫治方案】

上颌快速扩大＋前方牵引，促进上颌骨发育，矫正前牙反𬌗（图 12-21）。

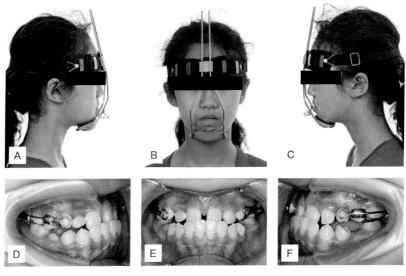

图 12-21 患者上颌快速扩大＋前方牵引矫治器矫治中

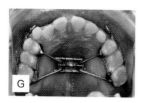
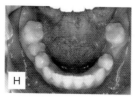
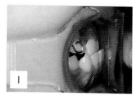

图 12-21　患者上颌快速扩大＋前方牵引矫治器矫治中（续）

【矫治要点】

1. 上颌快速扩大＋前方牵引是矫治生长发育期上颌骨发育不足的有效方法　上颌快速扩大可以打开生长发育期上颌骨周围的 4 条骨缝（额颌缝、颧颌缝、颧颞缝、翼腭缝），沉积新骨；上颌前方牵引可牵张上颌骨前部的骨膜，利用生长潜力增加上颌骨的生长量。患者临床表现为前牙反𬌗，SNA=79°，ANB=−3°，鼻唇角钝，上颌骨发育不足，是上颌快速扩大＋前方牵引的适应证。

2. 上颌快速扩大＋前方牵引的时机　骨性Ⅲ类错𬌗往往随生长发育逐渐加重。早期学者认为，最佳矫治时机应该在 6～8 岁（即混合牙列早期），于生长发育高峰期前进行上颌前方牵引，可以最大限度地利用患者的生长发育潜能，矫治畸形。但也有学者认为，上颌前方牵引可以成功地矫治混合牙列晚期上颌发育不足的骨性Ⅲ类错𬌗畸形患者。结合头颅侧位片和口内检查，本例患者处于生长发育高峰期（Cvs 3）替牙晚期，是做上颌前方牵引的适宜时期。

3. 上颌前方牵引的方向　上颌前方牵引可牵张上颌骨前部的骨膜，促进上颌骨向前生长；同时扩展额颌缝、颧颌缝、颧颞缝、翼腭缝 4 条骨缝，出现新骨沉积。上颌前方牵引的理想方向应是向前、向下，从而产生最佳的矫形效果。当上颌前方牵引的方向为前下方，角度与水平面成 30°～40°，牵引力线同时经过上颌复合体和上颌牙弓的阻抗中心时，上颌复合体及上颌牙弓将水平前移，不发生明显的旋转变化。

4. 前方牵引　前方牵引通过前移上颌骨、上颌牙列，以及抑制下颌骨向前生长、改变其生长方向来完成。下颌骨受到来自颏兜的向下、向后的力量，发生顺时针旋转，用垂直向的过量生长部分抵消矢状向的生长量，从而有利于改善上下颌骨矢状向上的不调。这一机制对于垂直生长型的Ⅲ类错𬌗患者会医源性地增加面下 1/3 高度，使患者面部更长，垂直向上的问题更为严重，应当引起注意。本例患者为均角，可以利用前方牵引的顺时针效应矫正上下颌骨关系不调。

　　患者矫治后面相、𬌗相及 X 线片见图 12-22，头影测量重叠图见图 12-23。

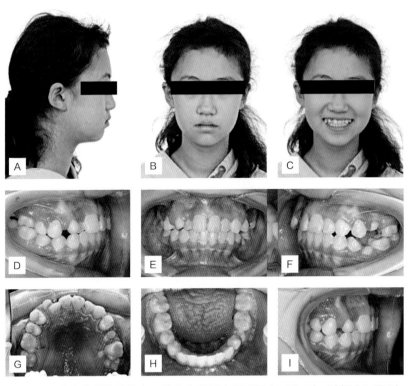

图 12-22　患者上颌快速扩大 + 前方牵引矫治后面相（A 至 C）、𬌗相（D 至 I）及 X 线头颅侧位片（J）

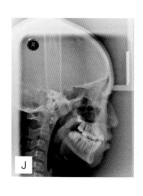

图 12-22   患者上颌快速扩大 + 前方牵引矫治后面相
（A 至 C）、𬌗相（D 至 I）及 X 线头颅侧位片（J）（续）

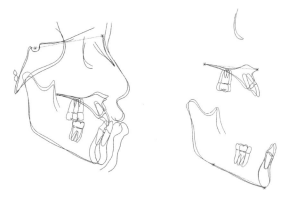

图 12-23   患者矫治前后头影测量重叠图
蓝线为治疗前，红线为治疗后。

【提示】

1. 上颌前方牵引的方向与上颌骨骨缝方向一致，即向前下方。

2. 前方牵引面具矫治器   这种矫治器可以矫正上颌发育不足造成的Ⅲ类错𬌗畸形，矫治效果一般在 6 个月即可表现出来，其通过上颌骨前移（2 mm 左右）、上颌牙列前移、下颌骨后下旋转、抑制下颌骨向前生长、改变下颌骨生长方向来完成。对于治疗前即有前下面高过大的患者应慎用。前方牵引面具矫治器最适合在上颌恒中切牙萌出时所处的发育期使用。利用牵引面具矫正时，牵引在建立 4 ~ 5 mm 的覆盖关系后才能停止，因为有一定的复发可能。矫治结束之后，一般距固定矫治器的戴用还有较长一段时间，此阶段可戴用活动保持器或功能调节器Ⅲ型（FR3）进行保持。前方牵引面具矫治器的治疗详见第九章。

3. 功能矫治器　功能矫治器 FR3 是治疗上颌发育不足所致的安氏Ⅲ类错殆很有效的口内装置，且较前方牵引装置隐蔽，患者除用餐及刷牙外全天均可戴用。FR3 所产生的矫治效果与前方牵引面具矫治器相同，只是矫治效果比牵引面具要慢，一般治疗需 1~2 年。但是，由于 FR3 带有唇挡和颊屏，对软组织作用的调节比面具矫治器强，尤其适用于存在上颌肌肉兴奋亢进的Ⅲ类错殆患者，以及前方牵引矫治结束后的保持阶段。功能矫治器的应用见第八章。

四、垂直向发育过度的矫治

上下颌骨的生长发育在长、宽、高三个方向上都有可能出现异常。相对于矢状向，上下颌骨垂直向上的异常治疗难度更大。如果畸形程度超过了正畸和生长改良的范围，只能考虑在成年后手术矫正。由于替牙期儿童颌骨解剖结构的特殊性，种植体支抗等方法一般不被采用。

上颌基骨的倾斜度相对稳定，但在某些环境因素影响下，也会出现改变。如长期口呼吸患者的上颌骨前部向前上旋转，垂直生长型患者上颌骨前部则会由于自然代偿而向后下旋转。

下颌骨的旋转取决于生长方向和面部骨骼前（骨缝和牙槽骨）后（髁突）生长量的相互关系。Bjork 将下颌骨的旋转分为两种方式：①下颌联合和下颌角的改建，即基质间旋转；②神经肌肉包膜内的下颌骨旋转，即基质内旋转，或功能机制再定位。在头颅侧位片上观察到的下颌骨旋转是包括以上两种旋转方式的全旋转。

骨性开殆或长面综合征的患儿面上部和上颌高度一般是正常的。但问题远非那么简单，这些患者上颌后部向下倾斜、前牙开殆且几乎均有后牙的过度萌出。许多人下颌升支较短、下颌平面较陡，前后面高比例失调。理想的治疗是控制垂直向生长，使下颌向前、向上旋转。但是，垂直向的生长发育持续的时间较长，能持续到青春期后期。所以，即使替牙期的生长改良是成功的，积极的保持仍需持续若干年。

1. 上颌磨牙的高位牵引　一个处理垂直向过度发育的方法就是保持上颌的垂直位置，而用高位牵引头帽限制上磨牙的萌出。牵引的方式同Ⅱ类错殆的矫治。

2. 上颌殆垫加高位牵引头帽　在口外弓的舌侧加平面导板或另外戴用塑料殆垫与整个牙列牙齿接触。这种矫治器对于垂直向发育过度、上牙龈过多露出的患者较为有效。但是，需要患者在较长的治疗时间内很好地合作。

3. 有殆垫的功能矫治器　戴用有后牙殆垫的功能矫治器，利用功能矫治器对上颌生长的限制作用及殆垫限制后牙萌出的作用达到矫治目的。在戴用功能矫治器后进行固定矫治器排齐时，也要戴用一个后牙殆垫矫治器，因为固定矫治器排齐牙列时，不能抑制后牙的继续萌出。

4. 高位牵引加有殆垫的功能矫治器　在有殆垫的功能矫治器双尖牙区的殆垫内埋入颊面管，在调整下颌向前移动的同时，控制磨牙的萌出，抑制上颌骨的向前生长。两个矫治器的联合使用，使口外力作用点更接近于上颌骨的抗力中心，而不仅是作用于上颌第一磨牙上。同时，口外力的使用对功能矫治器效果的维持是有效的。

（周彦秋）

第十三章

恒牙期错𬌗畸形的矫治

第一节　牙列拥挤

牙列拥挤最为常见，在 60%～70% 的错𬌗畸形患者中都可见到拥挤的存在。牙列拥挤多发生在前牙部位，但也见于后牙部位。牙列拥挤表现为唇舌向、近远中向、高低位等各个方向的错位，后牙部位拥挤可造成后牙反𬌗和锁𬌗，甚至阻生。牙列拥挤破坏了牙弓的正常形态，导致上下牙列咬合紊乱而影响正常口腔功能；妨碍局部牙齿的清洁，好发龋齿、牙周病；影响正常发育。

一、病因及分类

造成牙列拥挤的机制为牙量、骨量不调，牙量（牙齿总宽度）相对大，骨量（牙槽弓总长度）相对小，牙弓长度不足以容纳牙弓上的全数牙齿。牙量、骨量不调受遗传与环境两方面的影响。

人类演化过程中，咀嚼器官的减弱以肌肉最快、骨骼次之、牙齿最慢，这种不平衡的退化构成了人类牙列拥挤的种族演化背景。过大牙、多生牙以及一些颌骨发育不足造成的牙列拥挤与遗传因素有明显的关系。环境因素中乳恒牙的替换障碍及一些口腔不良习惯也是造成牙列拥挤的病因。

牙列拥挤可以分单纯拥挤和复杂拥挤两类。

1. 单纯拥挤　表现为牙齿因间隙不足而排列错乱，并因此影响牙弓形态与咬合关系。单纯拥挤可视为牙性错𬌗，一般不伴颌骨与牙弓间关系不调，也少有口颌系统功能异常，磨牙关系中性，患者面形基本正常。

2. 复杂拥挤　除牙量不调造成拥挤之外，还存在颌骨、牙弓间关系不调，并影响到患者的面形，有时还伴有口颌系统功能异常。复杂拥挤时拥挤本身只是一个症状，并不是错𬌗的主要方面。

二、诊断及鉴别诊断

（一）诊断

牙列拥挤者，只要存在牙量大于骨量的临床表现，即可诊断。

1. 牙列拥挤的分度　牙列拥挤根据其严重程度分为 3 度。

- 轻度拥挤（Ⅰ度拥挤）：牙弓中存在 1～4 mm 的拥挤。
- 中度拥挤（Ⅱ度拥挤）：牙弓拥挤在 4～8 mm 之间。
- 重度拥挤（Ⅲ度拥挤）：牙弓拥挤超过 8 mm。

2. 牙列拥挤程度的确定　牙列拥挤程度的确定依赖模型测量。替牙列使用 Moyer 分析法，恒牙列直接由牙冠总宽度与牙弓弧长之差得出。

本节主要讲解恒牙期的牙列拥挤。

（二）鉴别诊断

需要区别单纯拥挤和复杂拥挤，这与后述矫治的目标位置、相应的间隙分析或矫治设计有密切关系。

单纯拥挤可视为牙性错𬌗，一般不伴颌骨与牙弓间关系不调，患者面形基本正常。复杂拥挤时，除牙量不调造成拥挤之外，还存在颌骨、牙弓间关系不调，并影响患者的面形，尤其以矢状向的不调为主要方面，同时可能还兼有宽度和高度的不调。

鉴别依据是头影测量结果。单纯拥挤时，代表上下颌骨矢状向位置的 ANB 角处于正常范围内，表明上下颌骨相对于颅底处于协调的位置，视为骨性Ⅰ类错𬌗。而复杂拥挤时，代表上下颌骨基部位置的测量项目如 SNA、SNB、ANB 角超出正常范围，诊断为骨性Ⅱ类错𬌗——上颌发育过度或下颌发育不足或者两者兼而有之，或者骨性Ⅲ类错𬌗——上颌发育不足或下颌发育过度或者两者兼而有之。这时拥挤本身只是一个症状，并不是错𬌗的主要方面，但在错𬌗矫治中拥挤同样需要矫治。在复杂拥挤矫治中，因骨性颌骨关系不调，需要考虑配合前牙位置和唇倾角度的补偿，这在矫治设计中应有所体现。上下牙弓或颌骨明显的宽度不调伴有拥挤时更为复杂，常常需要手术开展，这种情况不在本节讨论范围内。上下牙弓或颌骨高度不协调、诊断为高角（MP/SN 大于 40°）或低角（MP/SN 小于 29°）患者，如果在一定范围内，应作为拥挤矫治中确定矫治目标和设计支抗时需要考虑的因素；如果超出范围，需要配合手术改善的，不在本节讨论范围。

三、治疗

拥挤是最常见的错𬌗表现，需要区分单纯拥挤和复杂拥挤。间隙计算的内容包含拥挤度、整平 Spee 曲线和调整前牙位置（唇倾角度）。有矢状向和垂直向骨性不调的患者需要设定代偿性的前牙唇倾角度，进行间隙分析。间隙分析设定了目前牙齿位置与目标牙齿位置之间差距，由此决定拔牙设计和支抗设计；后牙区的错𬌗优先解决。

（一）确定牙齿移动的目标位置

明确诊断，区分单纯拥挤与复杂拥挤。明确患者拥挤的类型，最主要是要确定矫治目标、确定牙齿移动的目标位置。

骨性Ⅰ类、单纯拥挤的患者，参考的矫治目标和牙齿移动的目标位置是正常𬌗的排列和头影测量标准，以此进行间隙分析和计算，确定拔牙与否、支抗设计和实施。当然，在确定前牙目标位置和唇倾角度时，还要考虑患者的垂直向骨骼类型，做相应的代偿。比如，高角患者的前牙唇倾角度相较于正常值可以稍直立，而低角患者的前牙唇倾角度可以稍唇倾，这样的牙轴代偿是考虑到与其面型的协调做出的调整。

骨性Ⅱ类和Ⅲ类患者伴有拥挤时，则需要根据是否配合正颌手术，分别进行术前正畸或者掩饰治疗，相应的牙齿移动目标位置不同，间隙分析和计算也不同。

骨性Ⅱ类伴有拥挤的患者，若确定行掩饰治疗，上下前牙应有代偿性牙齿倾斜，牙齿移动的目标位置相比正常殆而言，上颌前牙偏直立，下颌前牙偏唇倾，由此进行间隙分析。而骨性Ⅲ类伴有拥挤的患者，若确定行掩饰治疗，上下前牙应有代偿性牙齿倾斜，牙齿移动的目标位置应在正常殆的基础上，上颌前牙唇倾，下颌前牙直立或舌倾，由此进行间隙分析。

术前正畸治疗的牙齿移动目标则要去除上下前牙存在的代偿性牙齿倾斜，调整上下颌基骨 - 牙齿的协调关系。因此，在头影测量分析中选择上颌或下颌为参考平面和点的指标，确定牙齿需要移动的目标。

（二）间隙分析和计算

牙弓间隙分析是在牙齿移动目标位置确定的基础上，分析现有牙弓的牙齿位置与矫治后牙齿的目标位置之间的差距，应包括牙齿拥挤度测量、切牙倾斜度测量以及 Spee 曲线曲度测量。

1. 拥挤度测量　即牙量与现有牙弓长度之间的差。具体测量方法请见第二章。注意牙弓后段的测量应包括对第二、第三磨牙的考虑。

2. 切牙倾斜度测量　切牙倾斜度取决于前面确定的牙齿移动的目标位置。在间隙分析中，依据 Tweed 分析法测量 FMIA 的最终值，下切牙的轴线应通过矫治前下切牙的实际根尖位置。矫治后切牙与治疗前切牙切缘间水平距离的 2 倍即为下切牙变化后额外需要提供的间隙量，同样以 mm 为单位。当下切牙需要内收时，在牙弓间隙中应减去此量，反之则应相加。在牙弓间隙的分析中，还应根据患者面型和发育情况，对下切牙的倾斜度加以适当的矫正。

切牙的唇倾度在复杂拥挤患者的间隙分析中有较大的不同。复杂拥挤的病例存在上下颌骨的骨性不调，因而前牙代偿性矫治时应将前牙的唇倾度按前述的目标位置进行适当调整，比如Ⅱ类骨型患者的下切牙要适当加大唇倾度，Ⅲ类骨型患者的下切牙要适当减小唇倾度。这些代偿性的调整都会影响相应间隙分析的数值。

另外，在确定目标位置时，垂直生长型也应该纳入切牙唇倾度的影响因素中。垂直生长型不同的患者，切牙需要一定程度的代偿性唇倾或直立，这也会影响间隙分析的结果。

3. Spee 曲线曲度测量 正常𬌗的 Spee 曲线一般较为平直，对深覆𬌗患者需压低下切牙，减小 Spee 曲线的曲度，在牙弓中需要额外的间隙。一般 Spee 曲线的曲度每减小 1 mm，在牙弓中即需要 1 mm 间隙。Spee 曲线的测量为两侧单独测量，把两侧测量值相加除以 2 即为患者 Spee 曲线曲度值。

需要明确的是，整平 Spee 曲线并不意味着要将其完全变为平直，保持一定的（2 mm）生理曲度在很多病例中是恰当的。

经过分析后，排齐牙齿所需的间隙量为：拥挤度＋下切牙内收量 ×2+ 需整平 Spee 曲线的曲度。该值减去现有牙弓间隙即为间隙缺乏的量。

（三）确定拔牙与否

经过间隙分析与计算，得到了牙齿达到移动目标位置与现有牙齿位置的间隙差距。然后，就需要设计如何消除这种差距、解除拥挤，实现牙齿既定移动目标的方案。其中，首先要回答是否需要拔牙。

解除拥挤的矫治原则为增大骨量或减小牙量。增大骨量可采用扩弓、推磨牙向后、促进颌骨生长发育的方法，减小牙量可采用减数或邻面去釉的方法。本节主要涉及恒牙的矫治，早期生长改良的内容不在讨论范围内，参见相关章节。

1. 增大骨量

（1）横向扩弓：是相对增大骨量的方法。Nance 指出扩弓最多可得到 2.6 mm 间隙。上颌骨性或较为明显的牙性牙弓狭窄可表现为后牙反𬌗，常常需要配合使用上颌的横向扩弓装置；下颌的骨性狭窄相对少见，常常为牙性的牙弓狭窄，即双尖牙及磨牙区牙齿的舌向倾斜、覆盖大或正锁𬌗。

（2）唇向扩弓：适用于牙齿轻度拥挤，前牙唇倾度不大，覆𬌗偏深者。前牙切端唇向移动 1 mm 则为牙弓提供 2 mm 间隙，同时因倾斜移动前牙的钟摆效应，前牙切端相对龈向移动，覆𬌗有所减小。

（3）推磨牙向后：若两侧牙弓间隙差 2 ~ 3 mm，特别是磨牙前移造成的错殆，可考虑用推磨牙向远中的方法开拓间隙。推磨牙向后一般选择在上第二恒磨牙未萌且牙根发育在 1/2 左右时进行，可采用种植体支抗、口外弓、摆式矫治器等方式。

种植体支抗应用越来越成熟，但也要考虑到局部骨量对种植体植入安全性和稳定性的影响，施力推磨牙的方便性，以及磨牙后区域的骨量对推磨牙的限制等。

具有代表性的推上磨牙向远中的口内矫治器为摆式矫治器，其后移磨牙的弹簧曲由 β 钛丝或带曲的不锈钢丝制成，并用改良的 Nance 弓或腭托增加支抗，不需要使用口外唇弓。

2. 减小牙量

（1）邻面去釉：邻面去釉能提供间隙的解剖学基础是牙齿邻面釉质存在正常的生理磨耗。牙齿邻面釉质的厚度一般在 1 mm 左右，最厚的地方也不会超过 1.5 mm。不同于传统或不规范的"片切"，邻面去除釉质的厚度仅仅为 0.25 mm。在两侧第一恒磨牙之间，每个牙齿邻面去釉最多可得到 5 mm 的牙弓间隙。

邻面去釉须严格掌握适应证：

1）牙弓间隙不足小于 5 mm，特别是低角病例；

2）牙齿较大，或上下牙弓牙齿大小比例失调；

3）口腔健康状况好，少有龋坏；

4）尽可能选择成年患者。

同时，操作需要遵从临床规范，尽量维持牙与牙之间邻接关系和牙齿的自洁作用。

（2）减数治疗：如果通过前述邻面去釉或者相对扩大骨量的方式无法使牙齿移动至目标位置，那么一般而言，当间隙分析需要 6 mm 以上的间隙时，首选通过拔牙获得足够间隙。不过，考虑到隐形矫治中不宜设置过多的后牙前移，隐形矫治器进行矫治时可能会将非减数矫治的范围扩大，有些间隙需要大于 8 mm 的重度拥挤也能通过推磨牙向后、一定程度的唇向和颊向开展牙弓以及适当的邻面去釉来获取间隙。

减数的牙位：临床上常以第一、第二双尖牙作为减数的主要对象。这是因为：①双尖牙位于前后牙段的交界，可以就近为拥挤错位牙齿的矫正提供间隙；②就拔牙后的咬合功能而言，由于咀嚼中心位于第一恒磨牙附近，拔除双尖牙对咬合功能影响较小；③拔除双尖牙对美观无明显影响。

回答拔牙与否的问题，首先要看之前间隙计算得出的需要间隙是否可以通过非拔牙的手段（相对增加骨量和邻面去釉）得到。当然，还要结合面部软组织侧貌、磨牙关系和中线调整等因素，增加或减少拔牙倾向。最后，还要评估非拔牙排齐是否会造成其他高度、宽度等方面不协调的变化。

（四）支抗设计与控制

明确了拔牙设计后，就需要考虑支抗问题。在减数治疗病例中，矫治设计还需要确定所需支抗、拔牙部位以及对支抗的控制。

1. 减数治疗病例的支抗分类　拔牙病例中，关闭拔牙间隙由间隙两侧的牙齿相向移动完成。弱支抗是指允许后牙段前移达拔牙间隙的 2/3；中支抗是指后牙前移不超过拔牙间隙的 1/2；强支抗是指不超过 1/4 的拔牙间隙由后牙前移来关闭，拔牙间隙主要以前牙的后移占据。而这种前牙需要占据拔牙间隙的比例，正是取决于之前的间隙计算。一个拔除的双尖牙大小为 8 mm 左右，通过目标位置与现有位置的差距得出来的间隙分析数据（单位也是 mm）可以理解为整个牙弓需要的间隙量，其 1/2 的长度与拔除双尖牙宽度的比例决定了应该设计的支抗类型。

以上通过间隙分析得到的支抗类型还需要考虑：

（1）前牙回收时牙齿移动的类型：前牙回收需要较多的控根移动时，需较大的力量完成，相对后牙的支抗压力较大，则相比前牙倾斜回收时需要增加支抗。

（2）垂直生长型：高角患者牙齿相对容易移动，后牙支抗较易丢失，需要加强支抗设计和控制；低角患者牙齿相对难以移动，后牙支抗不易丢失。

（3）上颌与下颌的后牙支抗差异：下颌后牙相对支抗较强。

以目前的矫治措施而言，只有种植体和口外弓（上颌）可以作为强支抗，其他增强支抗的方式都属于中支抗的范畴，当然效力又有强弱之分。

2. 支抗类型决定拔牙位置　第一和第二双尖牙是最常被选作拔牙的部位，而到底是拔除第一双尖牙还是第二双尖牙，则是依据间隙计算得出的支抗类型。拔除第一双尖牙时，前部牙段有 6 颗牙，对应的后牙段两侧各有 3 颗牙；而拔除第二双尖牙时，前部牙段有 8 颗牙，对应的后牙段两侧只各有 2 颗牙。因此，拔除第二双尖牙相对减弱了后牙的支抗，更有利于后牙前移，是中支抗或弱支抗的设计。

3. 支抗的控制　首先，无论设计的是哪种支抗类型，矫治中都需要控制系统内的摩擦力，即注意在牙弓整平、排齐的基础上，选用稳定弓丝控制弓形这样在间隙关闭的过程中才能更好地控制支抗。其次，颌间Ⅱ类或Ⅲ类牵引常常作为调整上下颌支抗的方式：对于需要较弱支抗的牙颌，可不采取任何控制磨牙前移的措施，通过作用于后牙的牵引辅助后牙前移，而对于需要较强支抗的牙颌，则应采取必要措施防止后牙前移，包括使用轻力颌内牵引，Ⅱ类或Ⅲ类牵引作用于前牙辅助内收前牙，钢丝上弯制末端后倾曲，磨牙颊面管前放置奥米伽曲、Nance 弓，以及采用口外支抗和种植体。

（五）后牙段的错𬌗需要优先矫治

正畸牙齿移动通常都以后牙区作为稳定的支抗部位来移动前部的牙齿，而且从前述的间隙分析可以知道，所需间隙都是以磨牙前面的牙列作为基本单位计算的，因而把后牙区默认为基本正常，没有间隙不调。但实际上错𬌗在后牙也会有各种不调的表现，比如宽度不调，表现为后牙的多牙反𬌗或锁𬌗，再比如后牙拥挤，表现为局部的间隙不足、单颗牙反𬌗或锁𬌗等。这些后牙区的错𬌗在矫治过程中也会影响到前牙间隙的分析和拔牙间隙的利用。比如上颌牙宽度狭窄，通过横向扩弓协调了上下颌的宽度后，能增加上颌前牙段的间隙，有利于排齐拥挤牙列。再比如后牙的拥挤，通常没有计算在需要间隙中，由此进行了拔牙和支抗设计后，在排齐牙列过程中（镍钛丝的作用），后牙有可能前移，占据拔牙间隙，则造成支抗丢失。因此，在后牙存在错𬌗的情况下进行间隙分析和计算时，要把后牙矫治需要的间隙考虑在内；而从支抗控制的角度，应尽可能先行解除后牙宽度不调和拥挤，从而更好地控制支抗。

典型病例分析

患者，女性，19 岁。主诉：牙列不齐。

【临床检查】

临床检查结果见图 13-1 和表 13-1。

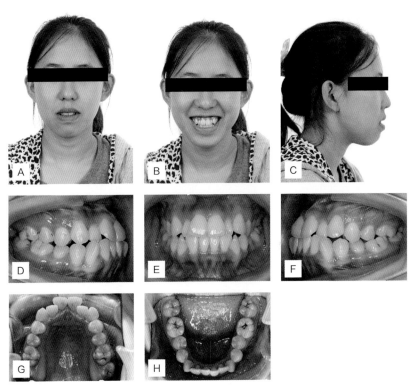

图 13-1　患者治疗前面相（A 至 C）、𬌗相（D 至 H）及 X 线片（I 和 J）

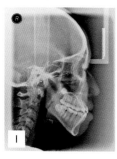
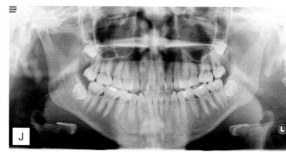

图 13-1　患者治疗前面相（A 至 C）、殆相（D 至 H）及 X 线片（I 和 J）（续）

1. 口内检查　恒牙列。双侧磨牙完全近中关系，尖牙中性偏近中。前牙覆殆、覆盖浅，上下牙列中度拥挤，上中线右偏 1 mm。上下牙弓宽度基本协调。上切牙唇倾较明显，下切牙直立、舌倾，Spee 曲线深。双尖牙区咬合不实，后牙牙轴近中倾斜。口腔卫生较好。

2. 口外检查　正面观面部基本对称，长面型，面下 1/3 高度较大，上下唇闭合时颏肌紧张，微笑露龈。侧面观凸面型，颏部明显后缩。双侧颞下颌关节触诊未及弹响及压痛。

3. X 线检查　恒牙列，上下智齿均未萌，牙根刚开始发育，下颌双侧智齿牙冠偏近中倾斜。SNA=86.9°，SNB=83.4°，ANB=3.5°，U1/SN=113.2°（↑），L1/MP=78.8°（↓），MP/SN=44.6°（↑），MP/FH=41.2°（↑）。

【诊断及问题列表】

该患者的磨牙关系是完全近中关系，属于安氏Ⅲ类错殆。虽然 ANB 角为 3.5°，在骨性Ⅰ类的范围，但 MP/SN 为 44.6°，MP/FH 为 41.2°，是典型的高角。上下前牙有明显的代偿——上切牙唇倾、下切牙直立至舌倾，符合高角患者Ⅲ类骨型特征。

该患者存在的主要问题：①骨骼方面：上下颌骨矢状向位置尚可，但呈明显的垂直生长型，下面高大，颏部后缩。②牙齿方面：上下牙列中度拥挤，上切牙唇倾，下切牙直立至舌倾，覆殆、覆盖浅，双尖牙区咬合不实，下颌 Spee 曲线深，后牙前倾。③软组织方面：露龈笑，侧貌凸，颏肌紧张，颏部后缩。

表 13-1　患者头影测量结果

测量项目	测量值	均值	标准差
SNA（度）	86.9	82.8	4.0
SNB（度）	83.4	80.1	3.9
ANB（度）	3.5	2.7	2.0
MP/SN（度）	44.6	32.5	5.2
FMA（MP/FH）（度）	41.2	31.1	5.6
FH/NP（度）	86.1	85.4	3.7
NA/PA（度）	8.5	6.0	4.4
U1/SN（度）	113.2	105.7	6.3
U1/NA（度）	26.3	22.8	5.7
U1-NA（mm）	5.0	5.1	2.4
L1/MP（度）	78.8	92.6	7.0
L1/NB（度）	26.9	30.3	5.8
L1-NB（mm）	6.1	6.7	2.1
U1/L1（度）	123.3	125.4	7.9
Pg-NB（mm）	−1.5	1.0	1.5

【矫治要点】

1. 该病例虽然 ANB 角是正值，但符合高角患者Ⅲ类骨型特征，诊断为：骨性Ⅲ类，垂直生长型。牙型：安氏Ⅲ类，毛氏Ⅱ⁵+Ⅰ¹+Ⅳ。患者坚持非正颌手术治疗、排齐牙列、改善咬合，因此该病例的牙齿移动目标位置参考骨性Ⅲ类前牙代偿性倾斜——上前牙唇倾、下前牙舌倾，同时结合高角病例需要进行的代偿倾斜——上下前牙相对正常骨面型要更为直立。病例目前已经具有Ⅲ类骨面型的前牙代偿特征——上前牙唇倾和下前牙直立，进一步舌倾下前牙的量有限，因而也限制了上前牙的回收和直立。综合而言，该病例前牙移动的目标位置应尽量维持现有的前牙唇倾代偿，在此基础上排齐上下牙列，调整磨牙关系，改善咬合。

2. 间隙分析与计算应把需要的间隙表述为具体的毫米数值。根据之前设定的牙齿移动目标位置，该病例的拥挤度上颌为 2 mm，下颌为 6 mm。切牙倾斜度为尽量维持现有角度和位置。该患者覆𬌗很浅，又是高角，因此 Spee 曲线需要尽量维持。综合而言，该病例间隙分析与计算主要结果为拥挤度——上颌为 2 mm，下颌为 6 mm。

3. 该病例排齐牙列需要的间隙为上颌 2 mm 和下颌 6 mm。从数量的角度看，理论上不拔牙并非不能排齐牙列：要在上颌获得 2 mm 可采取邻面去釉，但不适合前牙唇倾（目标为维持现有前牙位置），不适合推磨牙向远中（磨牙已经是近中关系，同时也增加后牙升高风险）；在下颌获得 6 mm 间隙，可通过邻面去釉配合一定程度远中直立后牙（同时改善磨牙关系）来完成。但这种不拔牙的方案会增加该患者垂直向控制的难度，因为高角病例后牙升高易导致下颌向下后旋转，对面型不利，也容易造成前牙开𬌗。若采用拔牙矫治方案，则后牙允许有一定程度的前移，有利于垂直向控制。综合而言，该病例适宜选择拔牙矫治。

4. 该病例的支抗设计参考间隙分析与计算的结果。上颌需 2 mm 间隙意味着前牙需要利用的拔牙间隙 2 mm，而剩余拔牙间隙需要后牙前移关闭，同时调整磨牙关系，也有利于垂直向控制，因而上颌需要弱支抗设计；下颌的拔牙间隙中 6 mm 用于前牙排齐，剩余间隙需要有控制地前移后牙关闭，因而下颌需要中支抗设计。因此，该病例采用上颌拔除第二双尖牙、下颌拔除第一双尖牙的拔牙和支抗设计。在治疗过程中，还要特别注意垂直向的控制。比如利用拔牙间隙排齐下颌牙列时，因后牙存在近中倾斜的情况，直接用镍钛丝排齐容易造成前牙唇倾，背离了"维持前牙代偿性舌倾状态"的目标位置，也容易导致前牙出现开𬌗，因此治疗中必要时需要利用前牙区短的Ⅲ类牵引，辅助稳定前牙位置。

该病例治疗中口内情况见图 13-2，治疗后面相、𬌗相和 X 线表现见图 13-3，治疗后头影测量结果见表 13-2。

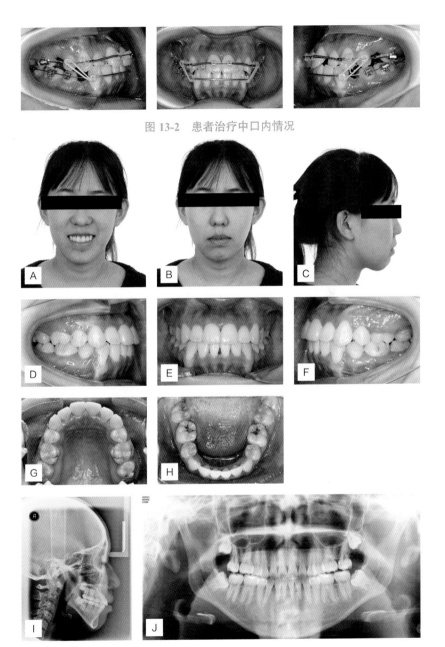

图 13-2 患者治疗中口内情况

图 13-3 患者治疗后面相（A 至 C）、𬌗相（D 至 H）及 X 线片（I 和 J）

表 13-2　患者治疗后头影测量结果

测量项目	测量值	均值	标准差
SNB（度）	84.7	80.1	3.9
ANB（度）	3.6	2.7	2.0
MP/SN（度）	43.4	32.5	5.2
MP/FH（度）	41.2	31.1	5.6
FH/NP（度）	86.2	85.4	3.7
NA/PA（度）	8.7	6.0	4.4
U1/SN（度）	114.4	105.7	6.3
U1/NA（度）	26.2	22.8	5.7
U1-NA（mm）	5.0	5.1	2.4
L1/MP（度）	78.8	92.6	7.0
L1/NB（度）	26.9	30.3	5.8
L1-NB（mm）	6.1	6.7	2.1
U1/L1（度）	123.3	125.4	7.9
Pg-NB（mm）	−1.5	1.0	1.5

（李小彤）

第二节　双牙弓前突的矫治

双牙弓前突（bimaxillary dentoalveolar protrusion）是临床上很常见的一类错𬌗畸形，也是很多以"龅牙"为主诉前来就诊的患者常存在的问题。口内检查可见磨牙关系为中性，牙列轻度拥挤甚至不拥挤，前牙覆𬌗、覆盖基本正常，后牙咬合关系可以很稳定。但是由于上下切牙的矢状向位置前突，从而导致开唇露齿及侧貌凸的不美观面型，成为患者寻求正畸治疗的主要原因。

一、病因及分类

双牙弓前突可以分原发性和继发性两类。

（一）原发性双牙弓前突

原发性的双牙弓前突与种族演化及遗传相关，前突的牙槽嵴可以提供更大的牙弓周径来容纳牙齿，使牙齿能够在基本不拥挤的状态下排齐。因此，在原发性双牙弓前突的情况下，上下切牙的前突可以不伴前倾，牙齿呈现很直立的状态，这种类型的双牙弓前突在临床上被认为是骨性因素占比更高的类型，矫治难度也更大，有些病例可能需要正畸 - 正颌联合治疗。

（二）继发性双牙弓前突

继发性的双牙弓前突，上下切牙多呈现前倾为主的前突状态，有可能由口腔不良习惯所致，如舔牙、不当吹管类乐器笛头、替牙期鼻咽部气道阻塞导致长期张口呼吸等，使得上下切牙在不平衡的口周肌力作用下发生前倾、前突。乳磨牙早失导致恒磨牙前移，也可造成双牙弓前突。还有些是医源性的不当正畸治疗造成的双牙弓前突，常见于不拔牙而勉强排齐拥挤度很大的牙列，导致前牙明显唇倾、前突。

二、诊断及鉴别诊断

（一）诊断

1. 口内检查　磨牙呈中性关系，前牙覆殆、覆盖基本正常（少数情况下也可以呈现开殆或深覆殆），牙列轻度拥挤或不拥挤，上下切牙前突，伴或不伴前倾。

2. 口外检查　侧貌凸，上下唇部突出，开唇露齿或用力闭唇时明显颏肌紧张致出现颏唇窝，鼻唇角小，颏部显得后缩，鼻、唇、颏关系异常。

3. X线头影测量　代表上下颌骨基部位置的测量项目（如 SNA、SNB）常在正常范围内，ANB角可以在正常范围内（骨性 I 类），也可以超出正常范围（骨性 II 类多见，偶见于轻度骨性 III 类）。主要的测量异常值是与上下切牙突度和唇倾度相关的骨性测量数据，以及与唇部突度相关的软组织测量数据，包括上下切牙突度增大（如 U1-AP、L1-AP 线距）、唇倾度增大（如 U1/PP、L1/MP

角度）以及上下唇突度增大（如上下唇突点到审美平面E线的距离）。

（二）鉴别诊断

主要与骨性双颌前突相区别，鉴别依据是头影测量结果。双颌前突时，代表上下颌骨矢状向位置的SNA角与SNB角都大于正常，表明上下颌骨相对于颅底都处于前突的位置。

典型病例分析

患者，女性，19岁。主诉：牙突，嘴突。

【临床检查】

临床检查结果见图13-4。

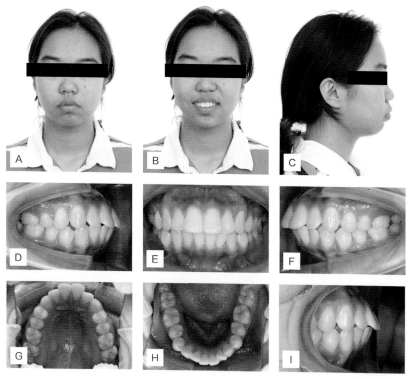

图13-4　患者治疗前面相（A至C）、𬌗相（D至I）及X线片（J和K）

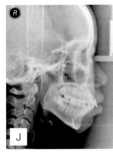
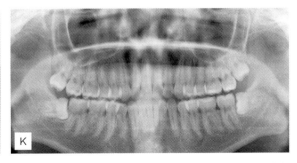

图 13-4　患者治疗前面相（A 至 C）、𬌗相（D 至 I）及 X 线片（J 和 K）（续）

1. 口内检查　恒牙列。双侧磨牙呈中性关系，尖牙呈中性偏远中关系。覆盖 5 mm，覆𬌗 1 mm，上中线右偏 1 mm。上下牙列轻度拥挤，上下牙弓宽度协调，呈卵圆形，下颌 Spee 曲线平。上下切牙唇倾明显。口腔卫生较好，牙龈无明显红肿。

2. 口外检查　面部基本对称，面下 1/3 高度基本正常，上下唇前突，无开唇露齿。唇闭合时颏肌紧张，凸面型，鼻唇角减小，颏部显后缩。双侧颞下颌关节触诊未及弹响和压痛。

3. X 线检查　恒牙列，右上智齿已萌出，左上智齿垂直阻生，下颌两侧智齿水平阻生。SNA=86.1°，SNB=76.1°（↓），ANB=9.9°（↑↑），U1-AP=13.1 mm（↑），U1/PP=121.5°，L1-AP=8.4 mm（↑），L1/MP=109.2°（↑↑），MP/FH=30.4°。上唇突点到 E 线的距离为 5.3 mm（↑↑），下唇突点到 E 线的距离为 8.7 mm（↑↑）。

【诊断及问题列表】

明确诊断是进行矫治设计的基础。该患者的磨牙关系呈中性，因此属于安氏 I 类错𬌗；ANB 角为 9.9°，因此属于骨性 II 类；MP/FH 为 30.4°，所以属于均角。诊断该患者为双牙弓前突的主要依据是磨牙中性关系，上切牙前突（U1-AP 为 13.1 mm），下切牙前突、前倾（L1-AP 为 8.4 mm，L1/MP 为 109.2°），上下唇明显位于 E 线前方（上唇突出 5.3 mm，下唇突出 8.7 mm）。

该患者主要的问题列表可以分为骨骼、牙齿、软组织三方面。①骨骼方面：上颌牙槽突前突，下颌骨性后缩。②牙齿方面：上下牙列轻度拥挤，上切牙前突，下切牙唇倾，前牙覆盖 5 mm，上中线右偏 1 mm。③软组织方面：侧貌凸，上下唇前突，颏肌紧张，颏部后缩。其他问题还包括智齿阻生。

【矫治关键点】

1. 矫治设计要点

（1）手术治疗与非手术治疗的选择：进行矫治设计时，首先要明确的一点是该患者是否需要正畸 - 正颌联合治疗。先看上下颌骨情况：该患者 ANB 角为 9.9°，属于骨性Ⅱ类。进一步分析后可以发现，SNA 角为 86.1°，接近正常值上限；SNB 角为 76.1°，略低于正常值下限。所以上颌骨和下颌骨本身的发育并不算明显异常，但由于两者偏离正常值的方向相反，造成了两者差值 ANB 角明显增大的情况。再看上下切牙情况：上切牙唇倾度非常接近正常值上限（U1/PP 为 121.5°），突度显著增大（U1-AP 为 13.1 mm）；下切牙唇倾度及突度都明显增大（L1-AP 为 8.4 mm，L1/MP 为 109.2°）。换言之，该患者存在明显的牙性前突。综上，该患者可以通过正畸治疗来改善"牙突、嘴突"的主诉。

（2）治疗间隙的获得：明确了可以行非手术治疗之后，接下来就是确定正畸方案。前牙内收需要间隙，拔牙、扩弓、邻面去釉、推磨牙向远中都可以提供间隙，但每种方法能够提供的间隙量和适应证是不同的。拔牙能够提供的间隙量最大，扩弓和推磨牙向远中次之，邻面去釉最少。扩弓适用于牙弓狭窄的患者，邻面去釉对于年轻恒牙来说易造成敏感并增大患龋可能性。该患者牙弓不狭窄，牙列拥挤度很小，但牙齿突度大，要明显内收前牙来改善突度，需要拔牙矫治才能提供足够间隙。

（3）支抗类型的选择：对于双牙弓前突病例，最常采用的拔牙方式就是拔除 4 颗第一前磨牙，后牙强支抗设计。强支抗可分为口外强支抗和口内强支抗两类。常见的口外强支抗有头帽 J 钩（在经典 Tweed 矫治技术中常用），以及高位、低位或联合牵引口外弓

（在经典直丝弓矫治技术中常用）；常见的口内强支抗主要有种植钉支抗。

如果在矫治设计时没有考虑到磨牙的支抗设计，或在矫治过程中没有用好支抗控制手段，那么在关闭拔牙间隙时就会发生支抗磨牙明显前移的情况。上颌磨牙前移常表现为磨牙前倾、近中舌向扭转、远中尖下垂；矢状向上，磨牙关系从中性变成远中，前牙无法充分内收导致唇突度改善不明显；垂直向上，磨牙伸长导致下颌骨后旋，颏部更加后缩，最终造成侧貌凸的问题依然存在。

2. 治疗要点　双牙弓前突时，虽然上下切牙常存在唇倾度大的情况，但依然要注意在内收切牙过程中的转矩控制。若控制不好，容易出现切牙牙冠舌倾、前牙覆𬌗加深、露龈微笑加重等情况。可以通过在切牙区弓丝加正转矩、弓丝整体加摇椅形、前牙区种植钉支抗控制覆𬌗等方法加强前牙内收过程中的转矩控制。

该患者治疗中口内情况见图 13-5，治疗后口内、口外情况及 X 线表现见图 13-6，治疗前后头影测量结果见图 13-7。

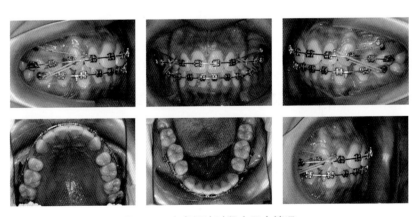

图 13-5　患者矫治过程中口内情况

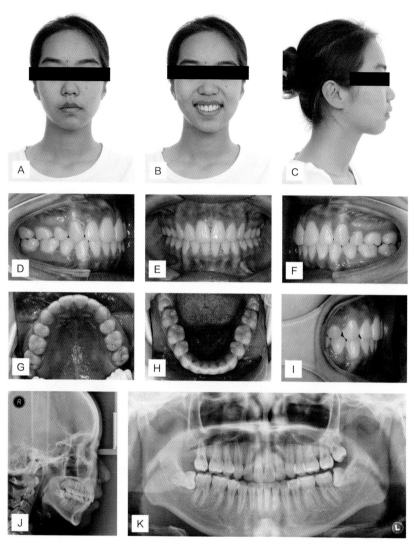

图 13-6 患者治疗后面相（A 至 C）、殆相（D 至 I）及 X 线片（J 和 K）

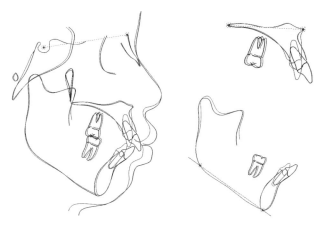

图 13-7 治疗前后头影测量重叠图
黑线为治疗前，红线为治疗后。

（陈斯）

第三节 安氏 Ⅱ 类错殆的矫治

安氏 Ⅱ 类错殆又称远中错殆，即下牙弓或下颌处于远中位置。在正中殆位时，下颌可后退至上下第一恒磨牙的近中颊尖相对，甚至上第一恒磨牙的近中颊尖咬合于下第一恒磨牙与第二前磨牙之间。除磨牙远中错殆关系以外，根据上前牙的唇倾度以及上下前牙的覆盖关系，安氏 Ⅱ 类错殆又分为两个分类。安氏 Ⅱ 类错殆第一分类（Ⅱ¹）：上切牙唇倾，可伴有深覆盖、深覆殆、上唇发育不足和开唇露齿等，是临床上"嘴突"的最典型错殆代表。安氏 Ⅱ 类错殆第二分类（Ⅱ²）：上切牙舌倾，其典型表现为内倾型深覆殆，患者往往表现为直面型。虽然安氏 Ⅱ¹ 类与 Ⅱ² 类错殆均表现为远中错殆，但两者病因及临床表现差别较大，故本节将分别阐述。

一、安氏Ⅱ¹类错殆的矫治

（一）诊断及鉴别诊断

1. 诊断

（1）口内检查：磨牙远中关系，前牙覆盖大，常伴有深覆殆。上牙列轻度拥挤，甚至表现为前牙区散在间隙。上切牙明显唇倾，下前牙拥挤。

（2）口外检查：侧貌凸，上唇部突出，开唇露齿或用力闭唇时明显颏肌紧张致出现颏唇窝，鼻唇角小，颏部显得后缩，鼻、唇、颏关系异常。

（3）X线头影测量：SNA角偏大或正常，SNB角常偏小，ANB角可以在正常范围内（骨性Ⅰ类）或超出正常范围（骨性Ⅱ类多见）。主要的测量异常值是与上下切牙突度和唇倾度相关的牙性测量数据，以及与唇部突度相关的软组织测量数据，包括：上下切牙唇倾度增大（如U1/SN、L1/MP），也可以表现为上切牙直立（骨性Ⅱ类畸形多见）；上切牙突度增大（如U1/NA），上唇突度增大（如上唇突点超出审美平面E线）；下颌平面角常超出正常范围，表现为高角（MP/SN、MP/FH），但也可以表现为均角，甚至是低角。

对于处在生长期的青少年患者，安氏Ⅱ¹类错殆的检查和治疗设计中最重要的考虑便是患者的生长型和生长潜力，这方面的内容也已在第六章中详细介绍，这里不再重复。

2. 鉴别诊断　应将牙性Ⅱ类畸形与骨性Ⅱ类畸形相鉴别，依据主要是头影测量结果。骨性Ⅱ类时，代表上下颌骨矢状向相对位置的ANB角大于正常，原因可为上颌骨相对于颅底处于前突的位置，或下颌骨相对于颅底处于后缩的位置，或两者兼有。

（二）诊断关键点——下切牙位置的重要性

虽然安氏Ⅱ¹类错殆矫治的最显著改变是上切牙位置，但是真正治疗成功的关键却是下切牙的位置和尖牙的殆关系，因为下唇、舌、下颌功能等与治疗稳定性密切相关的因素都直接与下牙弓的位置相关。因此，必须了解下切牙的位置是否正确，并考虑牙轴倾斜度及其与唇舌的位置关系。许多安氏Ⅱ[1]类错殆的患者下切牙前后位置并不需要改变，仅仅需要解除拥挤或减小深覆殆；对于由吮指或唇造成的下切牙舌向倾斜，则需使其唇向倾斜；而对于一些骨性Ⅱ类病例，其治疗前即存在明显的下切牙唇倾，矫治中需加以直立。因此，对安氏Ⅱ[1]类错殆进行矫治设计时应全面了解下牙弓的情况，综合考虑以下因素：

1. 下牙弓的位置和形态；
2. 下牙弓拥挤程度；
3. 是否存在牙间隙及其关闭方向；
4. 下切牙倾斜度，需要舌倾还是唇倾；
5. 牙弓垂直向的发育情况。

（三）治疗目标

解除牙列拥挤，减小前牙覆盖和覆殆，改善后牙咬合关系。由于磨牙中性关系和完全远中关系都可以达到良好的后牙尖窝交错，因此，对于安氏Ⅱ[1]类错殆，矫治后的磨牙关系达到理想的中性关系或尖窝交错良好的完全远中关系均可。拔牙模式可以考虑减数4颗前磨牙，或者仅减数上颌2颗前磨牙。

（四）治疗关键点

1. 支抗设计　安氏Ⅱ[1]类错殆本身就存在下颌磨牙位于上颌磨牙更远中的位置，如果在矫治设计时仅考虑到拔除上下颌各2颗前磨牙，而没有考虑到磨牙的支抗设计，或在矫治过程中没有用好支抗控制手段，那么在关闭拔牙间隙时就会发生上颌支抗磨牙前移的情况，导致远中磨牙关系不能得到解决。上颌磨牙前移常表现为磨牙前倾、近中舌向扭转、远中尖下垂；矢状向上，磨牙关系远中，前牙无法充分内收导致唇突度改善不明显；垂直向上，磨牙伸长导致下颌骨后旋，颏部更加后缩，最终造成侧貌凸的问题依然存在。因此，对于大部分病例，需要加强上颌支抗，将上颌的拔牙间隙更多地用于排齐牙列与内收前牙，避免上颌磨牙过多前移，同时下颌采用中支抗或弱支抗，近中移动下颌磨牙，最终建立磨牙及尖牙中性关系。

加强支抗可采用口外支抗和口内支抗两种方式。常见的口外强支抗有头帽 J 钩（在经典 Tweed 矫治技术中常用），以及高位、低位或联合牵引口外弓（在经典直丝弓矫治技术中常用）；常见的口内强支抗主要有横腭杆、Nance 弓、种植钉支抗等，其中种植钉支抗是目前公认的强支抗。

2. 矢状向矫治要点　安氏 II¹ 类错𬌗的矢状向矫治主要包括减小前牙覆盖和纠正磨牙关系两方面。

（1）减小前牙覆盖：可通过上下颌矢状关系的改善和上下前牙位置及角度的变化来实现。

上下颌矢状关系能否改善取决于患者下颌骨的生长型和生长潜力。对于水平生长型伴有下颌后退位的患者，平面导板即可在减小深覆𬌗的同时矫正深覆盖，但如果下颌不处于后退位，平面导板只能解决深覆𬌗问题，无法解除深覆盖；对于平均生长型者，功能矫治器和口外弓矫治器有助于抑制上颌骨向前的发育并刺激下颌骨的正常生长潜力，从而矫正骨性 II 类关系，减小深覆盖。

（2）矫正后牙远中关系：最常用的方法是口外弓、II 类颌间牵引功能矫治器、不对称拔牙等。

1）口外弓：配合矫形力可以限制上颌骨的生长，改变其生长方向，使上齿槽座点 A 从向前、向下的正常生长方向改变为向下的生长，从而减小上颌的突度。推磨牙向后是口外弓的另一个重要功能，一般配合 300 g 左右的牵引力，通过远移上颌磨牙改善磨牙远中关系。

2）II 类颌间牵引（II 类牵引）：II 类牵引可以抑制上磨牙前移，促进下磨牙前移，进而矫正磨牙远中关系。在 II 类牵引力的作用下，下牙弓的前移量要大于上牙弓的后移量，因此，如果希望远移上磨牙，应在上牙列增加滑动杆，使 II 类牵引力首先作用在上第一磨牙上，而下牙弓以粗方丝弓连成一整体支抗。在上磨牙远移后，将滑动杆调节至推第二双尖牙，直至关闭上牙弓间隙。

3）功能矫治器：功能矫治器的生长改建作用仅仅适用于生长期的青少年患者，且其治疗作用只是改变了颌骨生长的表达，而不改变颌骨的生长型。因此，功能矫治器的治疗应开始于生长高峰之前，并在整个生长期加以维护。

4）拔除上颌第一前磨牙、下颌第二前磨牙：可以通过前移下后牙、内收上前牙的方式来矫正Ⅱ类关系，配合Ⅱ类牵引，在矫正磨牙关系的同时也减小了前牙覆盖，这一方式在Begg矫治技术中得到了最好的体现。但必须注意的是，Ⅱ类牵引的垂直向分力会伸长下磨牙和上前牙，导致殆平面角加大。如果磨牙的伸长超过了下颌升支的垂直向生长，则下颌会产生向下、向后的旋转，从而加重Ⅱ类骨面型。因此，要严格控制Ⅱ类牵引的时间及力值，长期使用大的Ⅱ类牵引力不利于Ⅱ类骨面型的改善。

3. 垂直向矫治要点　垂直向矫治要点为减小切牙覆殆。对于前牙深覆殆的病例，若不先减小覆殆，则不可能充分减小深覆盖，更无法达到理想的尖牙、磨牙中性关系，因此减小深覆殆是治疗早期的任务之一。具体方法有：

（1）上前牙平面导板：适用于低角和平均生长型的Ⅱ类深覆殆患者。作用机制为压低并唇倾下前牙，促进后牙的萌长，从而减小深覆殆、增加下面高。

（2）摇椅形唇弓：配合直丝弓矫治器使用，机制为压低并唇倾前牙、伸长前磨牙、直立磨牙等。

（3）片段弓技术压低上下前牙：片段弓技术的原理是将后牙用粗方丝连成后牙片段，左右两侧用舌、腭杆连成一整体，形成后牙强支抗单位，压低辅弓一般采用0.018英寸×0.025英寸不锈钢丝，压低辅弓不必入槽沟。为防止切牙在压低时唇倾，可后抽辅弓使之产生舌向力或调节压低辅弓的着力点，使压入力接近前牙段的抗力中心。即使采用这样的强支抗，后牙也可能有轻度的伸长，但远小于切牙的压入量。

（4）前牙区种植钉支抗：主要用于前牙深覆殆伴露龈笑的病例。通过对上前牙施加较轻的持续压低力（30 g左右），在压低上前牙的同时促进牙周组织改建，改善微笑时上前牙区牙龈的暴露量，同时改善深覆殆。

4. 内收前牙过程中的转矩控制　虽然安氏Ⅱ[1]错𬌗患者上下切牙存在唇倾，但依然要注意在内收切牙过程中的转矩控制。控制不好的情况下容易出现切牙牙冠舌倾、前牙覆𬌗加深、露龈微笑加重等问题。可以通过在切牙区弓丝加正转矩、弓丝整体加摇椅形、前牙区种植钉支抗控制覆𬌗等方法加强前牙内收过程中的转矩控制。

典型病例分析

患者，男性，24 岁。主诉：牙不齐，嘴突。

【临床检查】

临床检查结果见图 13-8。

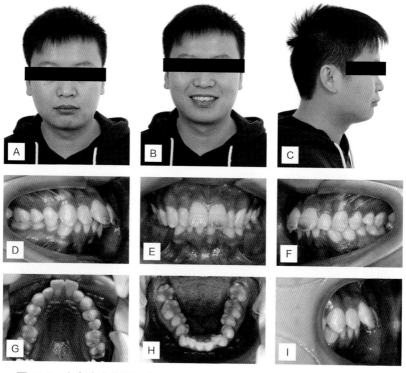

图 13-8　患者治疗前面相（A 至 C）、𬌗相（D 至 I）及 X 线片（J 和 K）

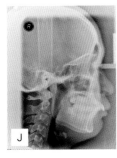
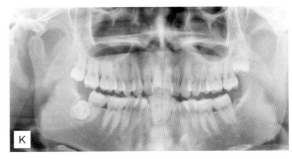

图 13-8 患者治疗前面相（A 至 C）、𬌗相（D 至 I）及 X 线片（J 和 K）（续）

1. 口内检查 恒牙列，氟斑牙。右侧磨牙及尖牙关系呈远中尖对尖，左侧基本呈中性关系。覆盖 7 mm，覆𬌗Ⅲ度，下中线右偏 1 mm；25、35 正锁𬌗。上牙列轻度拥挤，下牙列重度拥挤，上下牙弓宽度协调，呈卵圆形，下颌 Spee 曲线深。上下切牙唇倾明显。口腔卫生一般，牙龈略红肿。

2. 口外检查 面部基本对称，面下 1/3 高度基本正常，上下唇前突，唇闭合时颏肌紧张，凸面型，鼻唇角减小，颏部后缩。双侧颞下颌关节触诊未及弹响和压痛。

3. X 线检查 恒牙列，18、28 垂直阻生，48 水平颊向阻生。SNA=83.1°，SNB=77.6°（↓），ANB=5.5°（↑），U1-AP=13.1 mm（↑↑），U1/SN=120.5°（↑），L1-AP=8.4 mm（↑），L1/MP=105.2°（↑↑），MP/FH=29.2°。上唇突点到 E 线距离 5.3 mm（↑↑）。

【诊断及问题列表】

明确诊断是进行矫治设计的基础。该患者的磨牙关系是远中尖对尖，上前牙唇倾（U1/SN），因此属于安氏Ⅱ[1]类错𬌗；ANB 角为 5.5°，因此属于骨性Ⅱ类；MP/FH 为 29.2°，所以属于均角。

该患者主要的问题列表可以分为骨骼、牙齿、软组织三方面。①骨骼方面：轻度骨性Ⅱ类。②牙齿方面：上牙列轻度拥挤，下牙列重度拥挤；上切牙前突，下切牙唇倾，前牙覆盖 7 mm，下中线右偏 1 mm。③软组织方面：侧貌凸，上下唇前突，颏肌紧张。其他问题还包括智齿阻生。

【矫治方案】

采用滑动直丝弓矫治技术；减数 14、24、34、45；上颌种植钉加强支抗，防止关闭间隙过程中上磨牙近中移动；排齐整平牙列，下颌摇椅弓辅助打开咬合；内收上前牙改善覆𬌗、覆盖，配合短期Ⅱ类颌间牵引，近中移动右下磨牙，建立尖牙、磨牙中性关系。

【矫治要点分析】

1. 下颌不对称拔牙　本病例双侧磨牙关系不对称，下前牙区拥挤度大且下中线右偏。因此，下颌选择不对称拔除前磨牙：左侧拔除第一前磨牙，方便前牙区排齐、左移下中线；右侧拔除第二前磨牙，弱支抗，方便磨牙近中移动，有助于建立磨牙中性关系。

2. 上颌支抗设计　患者侧貌凸，上切牙唇倾，前牙覆盖大，磨牙远中关系。因此，上颌减数第一前磨牙的间隙均应用于前牙内收，治疗中要避免上磨牙近中移动。而患者无法配合应用头帽口外弓等加强支抗的方法，因此为患者选择了更加适合的种植钉支抗，植入于上颌第一磨牙与第二前磨牙根间区，操作方便，矫治效果良好。

患者矫治过程中口内情况见图 13-9，治疗后口内、口外情况及 X 线表现见图 13-10。

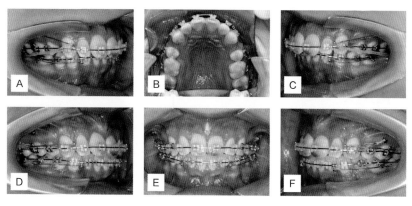

图 13-9　患者矫治过程中口内情况

A 至 C. 0.019 英寸 ×0.025 英寸不锈钢方丝滑动法关闭间隙，摇椅弓配合Ⅱ类牵引改善磨牙关系；D 至 F. 精细调整咬合。

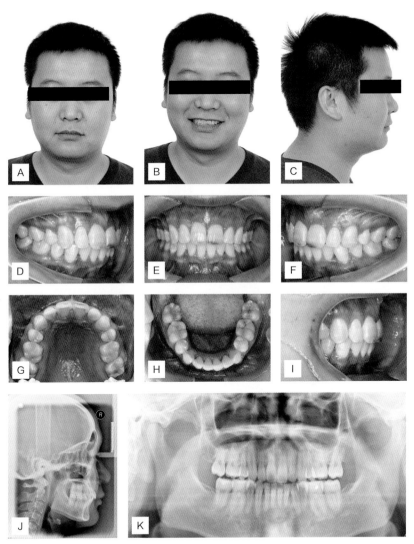

图 13-10　患者治疗后面相（A 至 C）、𬌗相（D 至 I）及 X 线片（J 和 K）

二、安氏Ⅱ²类错𬌗的矫治

（一）诊断及鉴别诊断

1. 诊断

（1）口内检查：磨牙远中关系，前牙常表现为闭锁性深覆𬌗，上牙列可有不同程度拥挤，下牙列往往表现为重度拥挤，下颌 Spee 曲线深。上切牙明显舌倾，下切牙直立。上颌前牙区牙槽骨常表现为发育过度。

（2）口外检查：侧貌直，面形较好，鼻、唇、颏关系大多无明显异常。

（3）X 线头影测量：SNA、SNB、ANB 等均可在正常范围内（骨性Ⅰ类多见）或超出正常范围（骨性Ⅱ类）。主要的测量异常值是与上下切牙突度和唇倾度相关的牙性测量数据，包括：上下切牙唇倾度减小（如 U1/SN、L1/MP），上切牙突度减小（如 U1/NA），上下切牙角度增大（U1/L1）；垂直向关系一般表现为低角（MP/SN 减小）。

2. 鉴别诊断　安氏Ⅱ²类与Ⅱ¹类错𬌗的最主要区别在于上前牙的唇倾度和前牙覆盖关系。在安氏Ⅱ²类错𬌗中，上前牙直立甚至舌倾，前牙闭锁𬌗。严重的骨性Ⅱ类病例，上下前牙区牙槽骨垂直向发育过度，下切牙切缘可以咬伤上颌腭侧切牙乳头处牙龈，下切牙切缘及唇侧以及上切牙腭侧存在明显的牙齿磨耗，甚至牙冠明显变薄。此外，还应将牙性Ⅱ类畸形与骨性Ⅱ类畸形相区别，具体同本节前文安氏Ⅱ¹类错𬌗矫治的鉴别诊断。

（二）治疗目标

解除牙列拥挤，减少前牙覆𬌗，改善前牙舌倾，改善后牙咬合关系。由于安氏Ⅱ²类错𬌗患者的面形较好，切牙由舌倾矫正至唇倾时会给牙弓提供一部分间隙，所以对于轻、中度拥挤病例，拔牙应慎重，甚至有些病例需要将其上下前牙唇倾后矫治成安氏Ⅱ¹错𬌗再判断面型来决定是否减数。但对于重度拥挤病例，为了避免下前牙过度唇倾，多需减数正畸。对于成人严重的骨性Ⅱ²类错𬌗，

只能通过正畸 - 正颌联合治疗才能获得满意的咬合与面形。

（三）治疗关键点

1. 前牙闭锁性深覆殆的矫治　减小切牙覆殆的方法参见安氏Ⅱ¹类错殆中的深覆殆矫治。唇倾上下切牙通常有助于覆殆的减小，不同的是，通过前牙唇向开展或通过尺寸较大的不锈钢方丝产生根舌向转矩来实现目标时，后者难度更大，但稳定性大于前者。必要时可以对上前牙应用转矩簧或门型辅弓等辅助控根。此外，很多安氏Ⅱ²类错殆病例初期无法对下牙列粘接固定矫治器，可以考虑先矫治上牙列，唇倾上前牙，增大前牙覆盖后再开始矫治下牙列。或者，在治疗初期通过配合平面导板，在改善深覆殆的同时解除前牙区的咬合干扰，矫治初期即粘接下牙列托槽，早期排齐牙列。

2. 磨牙远中关系的矫治　对于后牙远中关系的矫正，参见安氏Ⅱ¹类错殆的矫治。值得注意的是，部分安氏Ⅱ²类错殆患者的下颌在解除前牙锁结关系后，会发生前移位，必要时可以配合Ⅱ类颌间牵引。

3. 前牙的转矩控制　安氏Ⅱ²类错殆患者的上下切牙在治疗前即处于直立甚至舌倾的位置，对于骨性Ⅱ类的正畸掩饰治疗病例，前牙的转矩控制是治疗难点。若控制不好，容易出现上切牙根部骨开窗或骨开裂、牙冠舌倾、前牙覆殆加深、露龈微笑加重等情况。需要在治疗早期先改善前牙舌倾，治疗过程中做好控根移动。可以通过应用压低辅弓、在切牙区弓丝加正转矩、摇椅形唇弓、前牙区种植钉支抗控制覆殆等方法加强前牙的转矩控制。部分病例拥挤度大或上颌突度较大，需要进行减数治疗，在内收前牙改善突度的同时更要做好前牙的转矩控制。

典型病例分析

患者，女性，23 岁。主诉：牙不齐。

【临床检查】

临床检查结果见图 13-11。

1. 口内检查　恒牙列。双侧磨牙、尖牙呈远中尖对尖关系。前

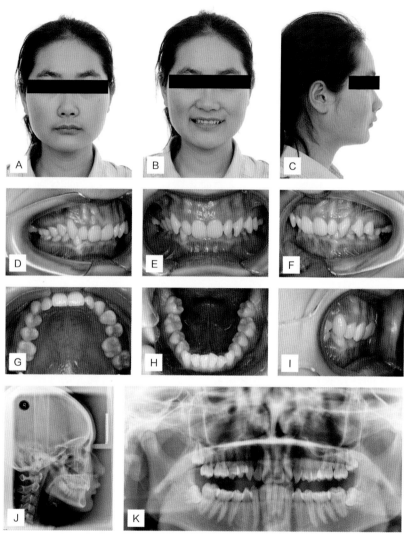

图 13-11　患者治疗前面相（A 至 C）、𬌗相（D 至 I）及 X 线片（J 和 K）

牙闭锁性深覆𬌗，下中线右偏 1 mm。上下牙列轻度拥挤，17、47、24、25、34、35、27、37 正锁𬌗，下颌 Spee 曲线深 5 mm。上下切牙舌倾明显。口腔卫生较好，牙龈无明显红肿。

2. 口外检查　面部基本对称，面下 1/3 短，无开唇露齿，侧貌尚可，颏部发育良好，颏唇沟深。双侧颞下颌关节触诊未及弹响和压痛。

3. X 线检查　恒牙列，18、28、38、48 近中阻生。SNA=82.1°，SNB=76.7°（↓），ANB=5.4°，U1/SN=93.7°，U1/L1=135.4°（↑），L1-NB=2.0 mm（↓↓），L1/MP=86.6°（↓），MP/SN=28.6°。

【诊断及问题列表】

该患者的磨牙关系是远中尖对尖，前牙闭锁性深覆𬌗，因此属于安氏 II² 类错𬌗；ANB 角为 5.4°，因此属于骨性 II 类；MP/SN 为 28.6°，所以属于低角。

该患者主要的问题列表可以分为骨骼、牙齿、软组织三方面。①骨骼方面：上颌无明显异常，下颌略后缩，可能跟下颌位置靠后有关；低角。②牙齿方面：上下牙列轻度拥挤，上下切牙舌倾，前牙重度深覆𬌗；多颗后牙正锁𬌗，上颌牙弓略宽；下颌 Spee 曲线深；上颌侧切牙偏小，上下前牙 Bolton 不调。③软组织方面：侧貌直面型，鼻、唇、颏关系协调。其他问题有 4 颗智齿阻生。

【矫治方案】

不拔牙矫治；下前牙少量邻面去釉，改善 Bolton 不调；唇倾上下前牙，改善前牙转矩；配合使用上颌平面导板及上下颌摇椅弓，打开前牙咬合；后牙交互牵引纠正锁𬌗；II 类颌间牵引辅助改善磨牙关系，建立尖牙、磨牙中性关系。

【矫治要点分析】

本病例为前牙闭锁性深覆𬌗伴多颗后牙反𬌗的较疑难安氏 II² 类错𬌗患者。在治疗初期先粘接上颌托槽，同时佩戴平面导板，改善前牙深覆𬌗；尽早粘接下牙列托槽，早期排齐牙列，唇倾上下前牙。同时配合后牙区交互牵引，纠正锁𬌗，促进后牙伸长并建𬌗；配合 II 类颌间牵引，改善磨牙关系。最后结束于中性尖牙及磨牙关系，建立良好的尖窝交错咬合，以利于长期稳定。

患者矫治过程中口内情况见图 13-12，治疗后口内、口外情况及 X 线表现见图 13-13。

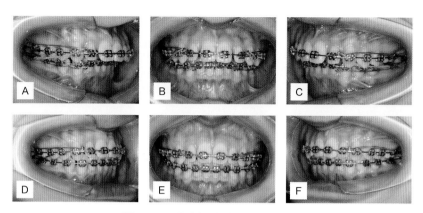

图 13-12 患者矫治过程中口内情况

A 至 C. 0.019 英寸 × 0.025 英寸不锈钢方丝滑动法关闭散隙，Ⅱ类牵引改善磨牙关系；
D 至 F. 精细调整咬合。

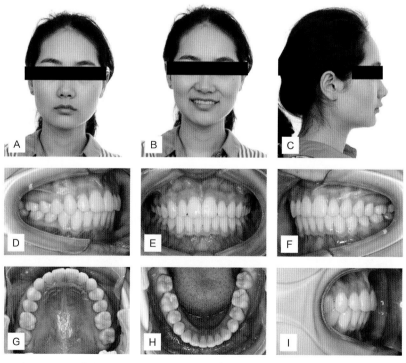

图 13-13 患者治疗后面相（A 至 C）、𬌗相（D 至 I）及 X 线片（J 和 K）

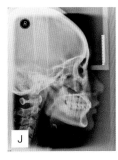
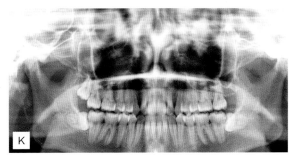

图 13-13　患者治疗后面相（A 至 C）、𬌗相（D 至 I）及 X 线片（J 和 K）（续）

（王雪东）

第四节　安氏 Ⅲ 类错𬌗的矫治

一、病因

安氏 Ⅲ 类错𬌗又称近中错𬌗，即下牙弓或下颌处于近中位置。在正中𬌗位时，下颌前移至上颌第一磨牙的近中颊尖与下颌第一磨牙远中颊尖相对，甚至上颌第一磨牙的近中颊尖咬合于下颌第一磨牙与第二磨牙之间；前牙常表现为对刃或反𬌗，是临床上"地包天"的最典型错𬌗代表。安氏 Ⅲ 类错𬌗的病因较为复杂，是我国儿童常见的一种错𬌗畸形。安氏 Ⅲ 类错𬌗对口腔功能、颜面美观和心理健康有较严重的影响，并随患者的增龄而逐渐加重。

（一）先天因素

安氏 Ⅲ 类错𬌗有明显的家族聚集倾向。在一些单基因的遗传综合征中，安氏 Ⅲ 类错𬌗可以是该综合征的表征之一，如先天愚型（唐氏综合征）、颅骨 - 锁骨发育不全综合征（Scheuthauer-Marie-Sainton 综合征）、克鲁宗综合征（Crouzon 综合征）、虹膜 - 牙齿发育不全综合征（Rieger 综合征）等。在一些先天性疾病中，唇腭裂是安氏 Ⅲ 类错𬌗的重要病因之一。由于唇腭裂影响骨缝和骨表面的增生，同时手术瘢痕组织对颌骨发育有一定限制，唇腭裂伴有的错殆畸形中，最多见的是上颌骨发育不足造成的前牙反殆。此外，先天性梅毒可引起上颌骨发育不足，先天性巨舌症可造成下颌发育过大，上颌多颗恒牙先天缺失可导致上颌发育不足，常伴有安氏Ⅲ类错殆及前牙反殆。

（二）后天因素

1. 全身性疾病　垂体功能亢进可表现为肢端肥大、下颌前突。

2. 慢性扁桃体炎等呼吸道疾病　为保持呼吸道通畅和减小压迫刺激，舌体常向前伸并带动下颌向前，形成前牙反殆、下颌前突。

3. 乳牙与替牙期局部障碍　乳磨牙邻面龋、上颌乳切牙早失、多数乳磨牙早失、上颌乳切牙滞留等常影响正常牙齿萌出方向，造成的早接触和殆干扰都易诱发下颌关闭路径向前及侧方移位，进而形成安氏Ⅲ类错殆。

4. 口腔不良习惯　伸舌、吮示指、咬上唇等不良习惯和不正确的人工喂养也可造成安氏Ⅲ类错殆、前牙反殆、下颌前突等。

二、诊断及鉴别诊断

（一）诊断

1. 口内检查　磨牙近中关系，前牙覆盖小，甚至表现为对刃或反殆；上牙列常有拥挤，上切牙常表现为唇倾，下前牙多表现为直立或舌倾。

2. 口外检查　侧貌直或凹面型，下唇突出，鼻唇角大，颏部显得前突，鼻、唇、颏关系异常。

3. X线头影测量　SNA角偏小或正常，SNB角常偏大，ANB角可以在正常范围内（骨性Ⅰ类）或小于正常范围（骨性Ⅲ类）。主要的测量异常值是与上下切牙突度和唇倾度相关的牙性测量数据，以及与唇部突度相关的软组织测量数据，包括：上切牙唇倾度增大（如 U1/SN、U1/PP）、下切牙唇倾度减小（如 L1/MP）、上唇突度减小、下唇突度增大（如上下唇突点到审美平面 E 线的距离）。

（二）鉴别诊断

主要应将非骨性Ⅲ类与骨性Ⅲ类相区别，鉴别依据是临床检查及 X 线头影测量结果。

1. 家族史　非骨性Ⅲ类伴前牙反𬌗患者一般没有家族史，而骨性Ⅲ类伴前牙反𬌗患者常有家族史。但临床上不能通过简单地询问家族史来区别患者错𬌗的类型并估计预后。

2. 下颌功能性移位　指在牙尖交错位时前牙为反𬌗关系，而至正中关系位时，下颌可以后退至前牙对刃位。骨性Ⅲ类伴前牙反𬌗者一般不存在下颌功能性移位，下颌往往不能后退至前牙切对切，即肌位牙位不调。非骨性Ⅲ类错𬌗者具有下颌功能性移位，且移位的程度会决定治疗的难易程度。

3. 面型　非骨性Ⅲ类伴前牙反𬌗者在正中𬌗位时，往往表现为侧面凹面型，而下颌后退至切对切关系时，面型明显改善，变为直面型。骨性Ⅲ类伴前牙反𬌗者表现为明显的凹面型，即便下颌能功能性后退，依然会表现为凹面型，甚至表现为月牙形侧貌。

4. 下颌平面角　非骨性Ⅲ类伴前牙反𬌗患者多表现为正常或低的下颌平面角，而骨性Ⅲ类伴前牙反𬌗患者常为高角。这主要是下颌向前、向下过度生长的结果。然而，临床上也会见到均角甚至低角的骨性Ⅲ类伴前牙反𬌗病例，因此，下颌平面角对于鉴别骨性与非骨性Ⅲ类的意义有限。

5. 磨牙关系　非骨性前牙反𬌗的磨牙关系为中性，也可为轻度近中，下颌功能性后退后，磨牙关系多变为中性；而骨性前牙反𬌗的磨牙多为明显的近中关系（半个牙尖以上的近中关系），即使存在下颌功能性后退，磨牙依然为近中关系。

6. 尖牙关系　非骨性前牙反𬌗的尖牙关系多为中性，也可为轻度近中，下颌功能性后退以后，尖牙为Ⅰ类咬合关系或轻度的Ⅱ类咬合关系；而骨性前牙反𬌗则为明显的尖牙近中关系，即便下颌存在功能性后退，依然为近中关系。

7. 前牙覆𬌗、覆盖关系　非骨性Ⅲ类伴前牙反𬌗者反覆盖较小，一般不会超过 3 mm，且下颌功能性后退后，切牙往往能达到切对切的关系；骨性Ⅲ类伴前牙反𬌗者反覆盖较大，多能超过 3 mm，即便下颌能后退，切牙也很难达到切对切关系。

8. 上下切牙的代偿　非骨性Ⅲ类伴前牙反𬌗一般没有上下切牙的代偿，上下切牙的牙轴基本正常；骨性Ⅲ类伴前牙反𬌗存在明显的切牙代偿，表现为上切牙唇倾、下切牙舌倾。

9. X线头影测量　对于下颌可以功能性后退的患者，正中𬌗位的 ANB 角参考价值不大，应参考正中关系位的 ANB 角，ANB 角小于 0° 时，往往为骨性Ⅲ类伴前牙反𬌗。Wits 值小于 −1 时多为骨性Ⅲ类伴前牙反𬌗，同样对于下颌可以功能性后退者，应以正中关系位为准。通常来讲，SNA 角小于正常值表明上颌后缩，SNB 角大于正常值表明下颌前突，但二者需要与 ANB 角结合分析。下颌平面角、上颌前牙和下颌前牙轴倾度也是鉴别骨性与非骨性Ⅲ类伴前牙反𬌗的重要参考标准。

三、治疗目标

解除牙列拥挤，纠正前牙反覆盖，改善前牙覆𬌗，改善后牙咬合关系。拔牙模式大多为拔除上颌第二前磨牙及下颌第一前磨牙，以利于建立磨牙及尖牙中性关系。由于解除牙列拥挤在安氏Ⅰ类错𬌗的矫治中已有论述，故下面的典型病例中仅介绍与安氏Ⅲ类错𬌗有关的治疗原则。

四、治疗关键点

（一）矫治方案的制定

不同发育时期的安氏Ⅲ类错𬌗患者治疗目的和方法各不相同。在制订矫治计划时要综合家族史、生长发育阶段、临床检查、X 线头影测量等资料，全面分析患者的现状，估计治疗难度，预测发展。

1. 替牙期及恒牙早期　这一部分内容可参考第十二章，但需要注意的是，替牙期Ⅲ类错𬌗的治疗复杂而多变，首先要区别患者现有Ⅲ类错𬌗属于牙性、功能性还是骨性，并预估错𬌗的发展趋势。此期是Ⅲ类错𬌗矫治的关键期。但无论是哪种类型的Ⅲ类错𬌗，首先要解除前牙反𬌗以利于上下颌骨的生长趋向正常，防止骨性Ⅲ类错𬌗的发生、发展。牙性反𬌗可选择𬌗垫舌簧矫治器，功能性反𬌗可选择 FR3

等功能矫治器，轻中度骨性反𬌗最常用的矫治方法是前方牵引（Delair面弓）等生长改良方法。但对于存在明显骨性Ⅲ类趋势、下颌生长超过上颌者，由于现有的治疗手段难以抑制下颌生长（颏兜的效果也不明确），尤其对于同时存在明显偏𬌗的病例，有时我们不得不选择观察，待生长发育基本停止后再决定是否行正畸-正颌联合治疗。

2. 恒牙期　即使起初是功能性Ⅲ类错𬌗，此期也或多或少都伴有骨畸形。由于恒牙期颌骨和牙的发育大部分已完成，很难通过改变生长来调整颌骨关系，矫形力已不常使用，而只能采用掩饰性治疗方法，通过牙齿位置的改变建立适当的覆𬌗、覆盖关系。因此，常常需要减数前磨牙，采用固定矫治器，配合Ⅲ类颌间牵引，以利于建立中性磨牙关系。

（二）前牙区拥挤的解决策略

1. 替牙期Ⅲ类错𬌗　除重点纠正前牙反𬌗以外，拥挤和拥挤趋势的存在与否是制订矫治计划时应当考虑的另一个重要因素。只要拥挤不影响反𬌗的矫正，不要急于减数，特别是上颌减数。临床经验证明，替牙期及某些恒牙早期伴有上牙列拥挤的Ⅲ类错𬌗病例，在反𬌗矫治的同时或稍后，拥挤可能得以缓解。

2. 恒牙早期Ⅲ类错𬌗的减数策略

（1）与其他类型的错𬌗相反，Ⅲ类错𬌗病例的拔牙与否不取决于下颌而取决于上颌。如果上牙弓明显拥挤，不拔牙不能排齐，或排齐后上前牙过于唇倾，则尽管下牙弓并不拥挤，最终也可能选择拔除4颗前磨牙。

（2）上牙弓拥挤度：如果上牙弓明显拥挤，生长潜力又不大，可以减数4颗前磨牙，在矫治反𬌗的同时配合Ⅲ类颌间牵引调整磨牙关系。如果上牙弓不存在拥挤，可以减数下颌2颗前磨牙，矫治前牙反𬌗，建立磨牙完全近中关系。在治疗中要避免长时间使用大力值的Ⅲ类颌间牵引，以防止下前牙过度舌倾和上前牙过度唇倾，因为过度代偿的切牙对功能、美观和稳定都不利。

（3）牙弓突度：我国表现为"双牙弓前突型"的Ⅲ类错𬌗并不少见。对这一类患者，即使牙弓中不存在拥挤，也可减数4颗前磨牙，在矫治前牙反𬌗的同时，减少牙弓突度，调整磨牙关系，得到较满意的功能和面形。

（4）下颌功能性移位：Ⅲ类错𬌗患者的下颌能否后退至前牙对刃位不仅是临床区分牙性与骨性错𬌗的重要参考，也会直接影响矫治方案的制定。对于下颌可以后退至前牙对刃位的Ⅲ类错𬌗患者，应慎重拔牙，因为这类患者往往在下颌后退至前牙对刃位后侧貌明显改善。若上下颌拥挤度不大，可选择拔除下颌第三磨牙，应用传动矫治技术配合Ⅲ类颌间牵引改善前牙反𬌗，建立中性磨牙关系；或选择下颌外斜线区植入种植体支抗，整体远移下牙列矫治Ⅲ类错𬌗。

3. 严重骨性Ⅲ类错𬌗应慎重减数　对于恒牙早期Ⅲ类错𬌗伴明显骨性不调，上颌后缩、下颌前突，明显凹面型者，建议观察至生长发育结束，选择在成年之后做正颌手术。对于这部分病例，不要过早行减数掩饰性正畸，否则将影响正颌术前正畸及手术效果。

典型病例分析

患者，男性，11岁。主诉：地包天。

【临床检查】

临床检查结果见图13-14。

1. 口内检查　恒牙列早期。双侧磨牙完全近中关系。前牙反覆盖3 mm，反覆𬌗3 mm，上中线右偏4 mm。上牙弓略窄。上下切牙唇倾明显。45釉质发育异常，24、35反𬌗，下颌可后退至将近对刃位。

2. 口外检查　面部基本对称，面下1/3高度基本正常，凹面型，上颌后缩，鼻旁区凹陷，下颌略前突。双侧颞下颌关节触诊未及弹响和压痛。

3. X线检查　13阻生。SNA=76.1°（↓），SNB=79.1°，ANB=−3.0°（↓），U1/SN=110.5°，L1/MP=98.2°（↑），MP/SN=35.5°。

【诊断及问题列表】

明确诊断是进行矫治设计的基础。该患者的磨牙近中关系，属于安氏Ⅲ类错𬌗；ANB角为−3.0°，属于骨性Ⅲ类；MP/SN为35.5°，属于均角。

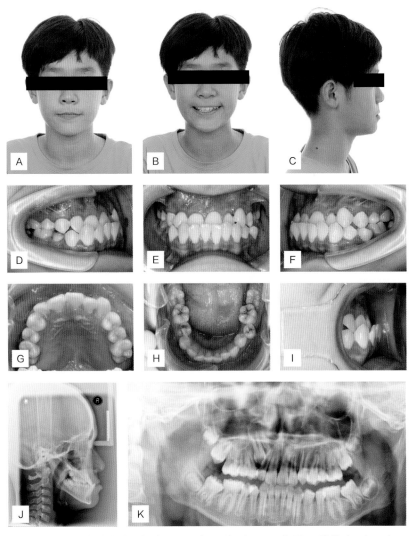

图 13-14 患者治疗前面相（A 至 C）、𬌗相（D 至 I）及 X 线片（J 和 K）

该患者主要的问题列表可以分为骨骼、牙齿、软组织三方面。①骨骼方面：上颌发育不足。②牙齿方面：上下前牙反𬌗，后牙区覆盖小，上牙弓略窄。③软组织方面：侧貌凹，上颌后缩。

【矫治方案】

双期矫治。第一期：上颌快速扩弓＋前方牵引（Hyrax 扩弓器＋Delair 面弓），改善宽度不调，促进上颌生长，纠正前牙反𬌗，改善侧貌。第二期（具体方案于一期矫治后决定）：上颌前方牵引纠正前牙反𬌗后，变成凸面型；双侧磨牙变成远中尖对尖关系，13 位于牙弓唇侧，上牙弓重度拥挤，下牙弓中度拥挤；减数 14、24、35、45；排齐整平，建立磨牙、尖牙中性关系；改善侧貌。

【矫治要点】

本病例为生长发育高峰期前就诊的骨性Ⅲ类错𬌗畸形患者，主要表现为上颌发育不足，所以为患者设计了双期矫治的方案。希望利用生长发育潜力，促进上颌生长，改善骨性不调。第一期矫治效果良好，但患者上颌存在严重拥挤，考虑上下牙列拥挤度及磨牙关系，并且下颌第三磨牙的牙胚正在发育中，因此第二期矫治按安氏Ⅱ类错𬌗的治疗原则处理，最终获得中性的尖牙及磨牙关系，建立正常覆𬌗、覆盖及良好的后牙尖窝交错关系。由此可见，矢状向不调的矫治需要融会贯通，应结合生长发育潜力选择最佳的矫治时机和方法。

患者一期矫治过程中口内、口外情况见图 13-15，一期矫治结束

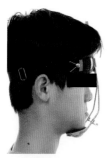
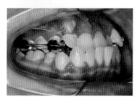
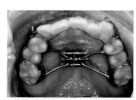
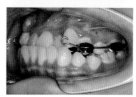
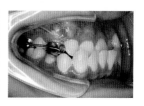

图 13-15　患者一期矫治过程中侧面相和口内情况

后口内、口外情况及 X 线表现见图 13-16；二期矫治过程中口内情况见图 13-17，治疗后口内、口外情况及 X 线表现见图 13-18。

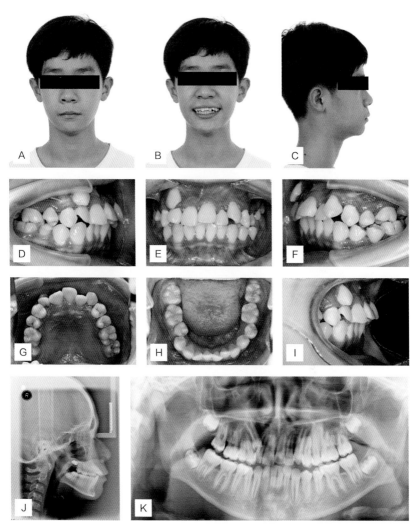

图 13-16　患者一期矫治结束后面相（A 至 C）、殆相（D 至 I）及 X 线片（J 和 K）

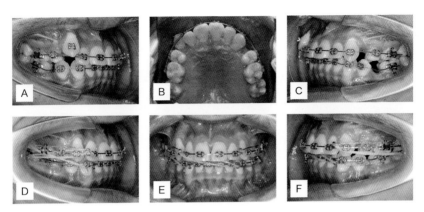

图 13-17　患者二期矫治过程中口内情况

A 至 C. 镍钛圆丝初步排齐牙列；D 至 F. 0.019 英寸 ×0.025 英寸不锈钢方丝滑动法关闭间隙，颌间牵引调整磨牙关系及牙列中线。

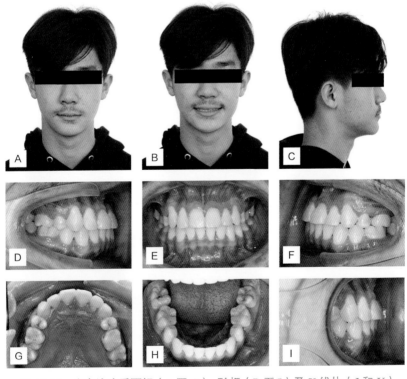

图 13-18　患者治疗后面相（A 至 C）、𬌗相（D 至 I）及 X 线片（J 和 K）

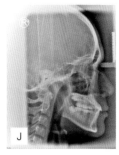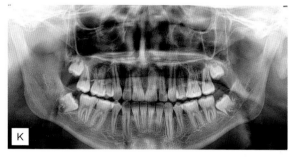

图 13-18　患者治疗后面相（A 至 C）、殆相（D 至 I）及 X 线片（J 和 K）（续）

（王雪东）

第五节　宽度不调的矫治

宽度不调（transverse discrepancy）即横向不调，是指上下牙弓或上下颌骨的宽度不调。宽度不调在临床较为常见，常与其他错殆畸形相伴存在。

一、病因、危害及分类

（一）病因

1. 牙性因素　替牙障碍，可能导致上后牙腭向、下后牙颊向萌出，引起后牙反殆；也可能形成个别牙正锁殆，以第二恒磨牙较为常见。另外，过度后推第一恒磨牙也可能导致第二恒磨牙正锁殆。

2. 功能性因素　例如偏侧咀嚼、长期托腮、长期吮指习惯，都可能导致多数后牙反殆或锁殆。

3. 骨性因素　由上下颌骨间宽度发育不协调造成。例如唇腭裂患者、长期口呼吸患者，上颌骨过窄、下颌骨过宽造成后牙反殆。另外，一侧多数乳磨牙重度龋坏或早失会引起后牙长期废用，在废用侧易出现多数后牙的正锁殆。

（二）危害

1. 个别后牙反𬒔或锁𬒔　可能对咀嚼功能影响不大，但对颞下颌关节、颌骨发育产生影响。

2. 多数后牙反𬒔或锁𬒔　对功能、颌面部发育及颞下颌关节均有影响。

（1）单侧多数后牙反𬒔，其下颌多偏向反𬒔侧，导致颜面不对称畸形。

（2）双侧多数后牙反𬒔，上颌骨宽度发育受限制，上牙弓狭窄，面部狭长而左右对称。

（3）单侧多数后牙正锁𬒔，由于锁结关系影响下颌侧方运动，只能偏侧咀嚼，导致咀嚼功能降低，患侧大量废用性牙石；可导致下颌肌肉功能异常，形成颜面不对称；颞下颌关节多有损害。

（4）双侧后牙正锁𬒔，常伴有下颌骨偏小畸形、下颌骨后缩、上颌骨巨大。

（三）临床表现和分类

在毛燮均错𬒔分类法中，宽度不调根据机制和症状可有以下3个分类：

1. 毛氏Ⅲ类1分类　上牙弓宽于下牙弓，后牙深覆盖或正锁𬒔。主要机制是上颌/上牙弓宽度较大，或下颌/下牙弓宽度较小，或二者兼而有之。

2. 毛氏Ⅲ类2分类　上牙弓窄于下牙弓，后牙对𬒔、反𬒔或反锁𬒔。主要机制是上颌/上牙弓宽度较小，或下颌/下牙弓宽度较大，或二者兼而有之。

3. 毛氏Ⅲ类3分类　上下牙弓均狭窄。主要机制是上下颌或上下牙弓的宽度均过小。

二、检查诊断与治疗原则

（一）检查诊断

横向不调的检查诊断原则及相关要求与其他错𬒔畸形大致相同，但是需要注意其中有一个在其他类错𬒔不常进行的检查，就是一般需要拍摄头颅后前位 X 线片（头颅正位片）并进行测量分析，其测量方法如下。

1. 正中矢状参考线的确定　为了进行横向对称性的估计，需要将正中矢状线作为参照线，常用的确定方法有 3 种：

（1）连接两侧蝶眶点，过鸡冠中心点做该线的垂线。

（2）连接左右颧突点，过鸡冠中心点做该线的垂线。

（3）连接鸡冠中心点和前鼻棘点的直线（唇腭裂患者一般不用此方法）。

2. 常用测量项目

（1）在上、中、下面部，一般由 5 条基本线来确定面部两边的大小是否相等（图 13-19）。这 5 条基本线与正中矢状参考线的关系，可以确定颜面不对称的位置和程度。

• 上面：额宽距（Mf-Mf）、眶宽距（Bo-Bo）。

• 中面：颧弓横距（Bz-Bz）、上颌宽距（Mx-Mx）。

• 下面：下颌角宽距（Go-Go）。

（2）中线结构点的偏斜程度：通过测量上下颌中切牙点、颏点等至正中矢状参考线的距离，可以确定颜面不对称的程度。

（3）两侧结构点的水平非对称率和垂直差异：如图 13-20 所示，以下颌角部位的测量为例，从两侧下颌角点分别向正中矢状参考线做垂线，距离分别为 G 和 K；两条垂线的垂足的距离为 D。

• 下颌角水平非对称率 $Q = 100\% \times |G\text{–}K|/G$。一般认为，非对称率小于 10% 属于正常范围，大于 10% 则属于异常。

• 两侧下颌角垂直向差异：即为图中距离 D。

（4）下颌的综合长度和升支高度：骨骼畸形严重的颜面不对称患者，下颌两侧的综合长度（Cd-Me）和升支高度（Cd-Go）的差异也较大（图 13-21）。

（5）上第一恒磨牙颊舌向位置的估计：连接 Bo 点和 Mx 点，并将该连线延长至上第一恒磨牙。该线常近似于上第一恒磨牙颊侧轮廓的切线。从磨牙颊尖到该线距离的正常值范围为 –2 ~ +2 mm（上第一磨牙颊尖位于连线内侧为负值）。如果该值小于 –2 mm，表明是

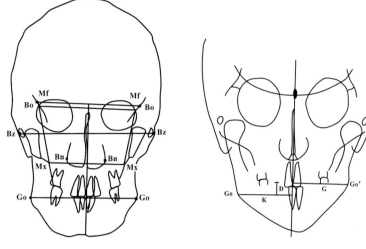

图 13-19　头颅正位片的标志点及平面　图 13-20　两侧结构点的水平非对称率和垂直差异

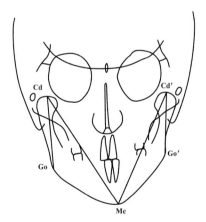

图 13-21　下颌的综合长度和升支高度

Cd-Go 和 Cd′-Go′ 为升支高度，Cd-Me 和 Cd′-Me′ 为下颌综合长度。

骨性后牙反𬌗。

（二）矫治原则

1. 按照毛氏分类法

（1）毛氏第Ⅲ类第 1 分类：矫治原则为缩小上牙弓宽度，或扩

大下牙弓宽度，或两者并用

（2）毛氏第Ⅲ类第 2 分类：矫治原则为扩大上牙弓宽度，或缩小下牙弓宽度，或两者并用。

（3）毛氏第Ⅲ类第 3 分类：矫治原则为扩大上下牙弓宽度，或用肌能训练矫治方法，并加强营养及咀嚼功能，促进颌骨和牙弓的发育。

2. 对于严重的颜面不对称畸形，要首先考虑正颌外科手术治疗。特别是对于半侧颜面萎缩和半侧颜面肥大、严重唇腭裂的患者，确定正颌手术的时机和制订矫治计划需要正颌外科医师和正畸医师共同参与。

三、矫治方法

对于横向不调，应该尽早开始矫治，以免对生长发育、颞下颌关节及口颌系统功能造成不良影响。横向不调往往和其他畸形同时存在，并可能互相影响。一般的矫治原则是首先解决横向不调的问题，然后进行其他畸形的矫治。在临床治疗中一般优先进行牙弓狭窄或过宽、后牙锁殆等的处理，然后解决牙列拥挤及长度、高度方面的错殆问题。

（一）后牙反殆的矫治

在乳牙期和替牙期，如果后牙反殆较轻，对功能的影响较小，可以暂时不进行矫治。但乳牙期和替牙期较严重的后牙反殆需要及时进行矫治，避免影响颌面部横向的生长发育。在恒牙期，个别后牙的反殆如果不影响功能，可以与其他错殆畸形一起在综合矫正中同时解决。

1. 单侧后牙反殆的矫治　临床上可以使用活动矫治器或固定矫治器进行矫正。

简单的一侧后牙反殆可以使用殆垫加后牙舌簧的活动矫治器。注意在后牙反殆解除后逐渐调磨殆垫（一般每次调磨 0.5 ~ 1 mm），直至建立咬合。如果发现因长期反殆而牙尖未经正常磨耗，则在矫治过程中可以分次、少量调磨反殆侧磨牙的过锐牙尖，防止咬合干扰。

一侧后牙反𬌗伴随其他较复杂问题时应当使用固定矫治器：

（1）可通过不锈钢弓丝起到颊向扩展上颌牙弓或者缩窄下颌牙弓的作用；

（2）可通过上下颌后牙间的交互牵引矫治后牙反𬌗；

（3）可以配合使用上颌扩弓矫治器调整上颌牙弓宽度，解除后牙反𬌗。

2. 双侧后牙反𬌗的矫治　双侧后牙反𬌗多由上颌骨的发育异常所致。对于生长发育期的患者，可以采用快速或慢速腭开展的方法，打开腭中缝，增加上颌的宽度。

也可以使用扩大牙弓的方法，如分裂基托、四角簧矫治器等，调整上颌牙弓的宽度。当后牙反𬌗不严重时，可以在固定矫治器上配合使用颊侧的扩弓辅弓（如扩大弓形的 0.020 英寸澳丝或 0.018 英寸 ×0.022 英寸钢丝，插入辅弓颊面管中）。在扩弓的同时容易造成上后牙舌尖下垂，需要予以控制；可在方丝弓上加后牙负转矩以压低上舌尖。必要时也可适当调磨早接触的未经磨耗的牙尖。

（二）后牙锁𬌗的矫治

后牙锁𬌗可以出现在各个年龄段，以替牙末期及恒牙期较为常见。后牙锁𬌗对咀嚼功能、颌面发育等影响大，应尽早矫治以免产生不良的影响。存在锁𬌗的患者一般要优先进行锁𬌗的矫治，再考虑其他畸形的矫治。矫治时一般先适当抬高后牙咬合，解除后牙锁𬌗关系，以便进一步矫正。

1. 单个后牙的锁𬌗　一般均需要在除锁𬌗牙以外的牙齿上制作𬌗垫，以抬高咬合解除干扰；同时在锁𬌗的上下牙之间进行交互牵引。在矫治过程中逐渐磨减𬌗垫至锁𬌗牙建立咬合关系，并适当调磨锁𬌗牙齿未经生理磨耗的过锐牙尖，必要时需配合牙齿的脱敏治疗。对于个别成年患者，若锁𬌗牙齿严重过长而无法压低（上颌窦底过低），则可能需做较多的调磨，甚至因此需行牙髓治疗。

2. 多个后牙的正锁𬌗　一侧多个后牙正锁𬌗，需要用扩弓装置扩大相对狭窄的下牙弓，用弓丝缩窄相对过宽的上牙弓。锁结严重者需要戴用下颌单侧殆垫矫治器，即在健侧下颌后牙上做殆垫，使锁殆牙脱离牙尖锁结，同时使用交互牵引或扩弓 / 缩弓装置。由于健侧使用了殆垫，加大了颊肌的张力，有助于锁殆侧的上后牙向舌侧移动，有助于锁殆的矫正。

锁结关系解除后，要对殆垫进行分次调磨，同时调磨锁殆牙的过高牙尖，必要时配合脱敏措施。

在矫治锁殆时都需要考虑间隙问题，间隙不足则需要先开展间隙；如果存在严重拥挤，则需要配合减数拔牙。特别是需要进行牙弓缩窄或局部缩窄时，缩窄牙弓之前应创造出足够的间隙。

（三）横向不调常用的矫治器

1. 活动矫治器

（1）可摘式螺旋扩大矫治器（图 13-22）：需要患者配合调整螺旋开大器，一般每周扩弓 2～3 次，每次 0.25 mm。牙弓的扩大以后牙颊倾为主。活动矫治器的固位力稍有不足，但只要患者认真戴用，仍能达到较好的效果。

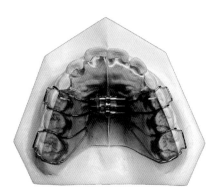

图 13-22　可摘式螺旋扩大矫治器

（2）分裂基托矫治器：通过调整两侧基托连接部分的菱形曲来控制每次扩弓的量。

（3）Crozat 矫治器（图 13-23）：金属支架式矫治器，由粗细不

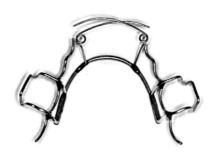

图 13-23 Crozat 矫治器

等的不锈钢丝制作而成，无基托覆盖，体积小。可用于扩大上颌和下颌牙弓。

2. 快速腭开展和慢速腭开展

（1）快速腭开展（rapid palatal expansion，RPE）：快速腭开展是临床常用的、非常有效的扩弓方法，属于矫形力矫治。RPE 矫治中既有牙齿的变化，又有颌骨的变化。一般用于青少年时期，年龄越大，骨缝的阻力越大，颌骨的变化越小。矫治可以从替牙中晚期开始，在 15～17 岁仍有少量打开腭中缝的可能。

RPE 矫治常用 Hyrax 矫治器（图 13-24）或 Haas 矫治器（图 13-25），前者只有金属结构，后者有金属结构和塑料部分（与腭黏膜紧贴）。

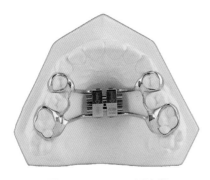

图 13-24 Hyrax 矫治器

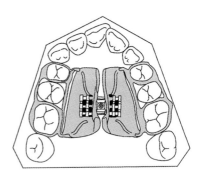

图 13-25 Haas 矫治器

　　相比其他扩弓方式，RPE 使磨牙更趋向于整体移动。在最初的少量牙齿移动后，上颌骨因腭中缝被打开而扩大。快速腭开展时，一般每天调节螺旋开大器 1/4 ~ 1/2 圈（每天 0.25 ~ 0.5 mm），连续加力 2 ~ 3 周。临床经验表明，如果扩弓 10 mm，其中将包括 8 mm 颌骨变化、2 mm 牙齿变化；保持 6 个月后，颌骨的改变约为 5 mm，牙齿的改变约为 5 mm。

　　快速腭开展时，腭前部打开快且幅度较大，上中切牙会出现明显间隙；在随后几周，随着牙槽嵴上纤维的牵拉，中切牙间隙会自动减小。

　　另外，在临床上要强调，调节螺旋开大器时，要将扩弓的"钥匙"用粗线安全地系于手指上，避免患者误吞"钥匙"。

　　（2）慢速腭开展：是指相对于快速腭开展而言，更缓慢地加力。也是使用相同的扩弓装置，一般以每周 1 mm 的速度扩弓，10 ~ 12 周可以获得 10 mm 左右的开展量（其中产生的变化骨骼和牙齿各占一半，均约 5 mm）。一般认为，以较慢的速度进行腭开展能达到和快速腭开展同样的效果，腭中缝组织能更好地适应、产生的损伤小，并且比快速腭开展效果稳定。适用于乳牙期和替牙早期的患者。

　　3. 正颌手术辅助 RPE　成年患者的腭中缝结缔组织很薄，中缝细胞活跃性下降，腭中缝弯曲，两侧骨架之间有骨组织交叉。这时若需扩大腭中缝，只能借助正颌手术。可以用骨皮质切开甚或 Le Ford Ⅰ型截骨术，并联合使用 RPE 装置（如 Hyrax 螺旋扩弓器）。

　　4. 两角簧、三角簧和四角簧矫治器（Bi/Tri/Quad-Helix）

　　（1）两角簧矫治器：一般用于下颌牙弓的扩大，也可用于辅助矫治严重正锁殆。

　　（2）三角簧矫治器：一般用于唇腭裂患者的牙弓扩大。

　　（3）四角簧矫治器：产生的牙齿倾斜移动相对较少；能产生一些差别性的扩弓，可以扭转磨牙。临床加力时，先口外调整矫治器，使每侧扩大磨牙宽度的 1/2，再口内粘接带环（图 13-26）。

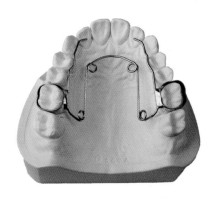

图 13-26　四角簧矫治器

5. 固定矫治器　单纯用固定矫治器来扩弓，有效扩弓的量较为有限。可以使用较粗的澳丝、粗不锈钢圆丝或者不锈钢方丝作为扩弓辅弓来进行扩弓。

固定矫治器扩弓时，需要使用较粗的方丝来控制后牙转矩。固定矫治器可以产生不对称扩弓的效果，但在牙弓扩大一侧要加上根颊向转矩来控制牙齿。

使用固定矫治器时，可以采用上下后牙间的交互牵引来矫正单个或多个后牙反𬌗或正锁𬌗（图 13-27）。在交互牵引的支抗牙上，应该使用较粗的方丝，以减少后牙转矩变化，避免明显伸长。对于舌倾的磨牙，可以使用扩大弓形的方丝，适当增加冠唇向转矩；对于颊倾的磨牙，可以将方丝的弓形缩小，适当增加冠舌向转矩；再配合交互牵引，可以达到良好的矫正效果。治疗中要观察咬合干扰，必要时增加对侧后牙𬌗垫，适当调磨未经磨耗的牙尖。

6. 功能矫治器　在使用功能矫治器时，可以加入螺旋扩大器或者各种弯曲来主动扩弓，例如 Herbst 矫治器和 Twin-Block 矫治器。

7. 舌体功能训练和鼻呼吸的建立　日本的近藤悦子医生认为，在横向不调患者的矫治中，通过使用可摘螺旋扩弓装置，同时进行

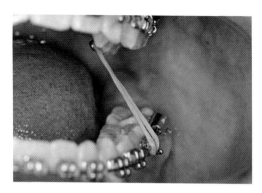

图 13-27　上下第一磨牙间的交互牵引

舌体上抬训练和正常吞咽动作训练，可以从功能上改变牙弓和牙槽弓的形态，不需要扩大腭中缝即可获得与正常肌功能协调一致的牙弓及牙槽弓的形态。通过舌体上抬训练，可以直立舌向倾斜的下颌磨牙，扩大固有口腔的空间，纠正不良舌习惯及口呼吸习惯。这种肌功能训练方法能使矫正后的牙弓形态保持长期稳定性。

8. 种植体支抗　在正锁𬌗的矫治中，最理想的是同时使牙齿竖直和压低。这在种植体支抗（TAD）的辅助下可以较好地实现。例如在上颌磨牙腭侧和下颌磨牙颊侧分别植入微螺钉支抗，可以同时实现竖直并压低磨牙，从而矫正后牙正锁𬌗，达到较为理想的矫治效果。

另外，通过腭部种植体支抗和螺旋扩弓器相连接来进行快速扩弓，可在青少年时期获得 6～9 mm 甚至更多的腭中缝扩大。在成年患者，腭部种植钉辅助螺旋扩弓器有可能实现 4～6 mm 的扩弓；但由于牙弓扩大易引起牙龈萎缩，往往需要结合植骨和牙龈手术。TAD 辅助扩弓的另一优势是可以同步在牙齿唇侧面粘接托槽进行矫正。

9. 正畸 - 正颌联合治疗　对于重度牙弓狭窄、中重度颜面偏斜的患者，要优先考虑正颌手术。对于横向不调合并前后向和（或）垂直向不调的骨性错𬌗畸形成年患者，正畸 - 正颌联合治疗往往是最佳方案。

四、复发和并发症

（一）复发及预防措施

横向不调进行扩弓矫治后容易复发，并且复发率有可能高达40%。各种形式的扩弓装置和方法都不能完全避免复发。复发的因素很多，一般由磨牙的腭（舌）向倾斜复位引起，另外还包括牙槽骨的变形、牙周膜纤维的牵拉等。

为了防止横向扩弓后的复发，一般可适当进行过矫正，同时要增加保持的时间。例如快速腭开展（RPE），一般认为要用扩弓器保持6个月，以使新生骨组织在打开的腭中缝处沉积，再换活动保持器。一般认为，固定保持器相对于活动保持器而言，能更好地减少扩弓后的复发趋势。

（二）横向不调矫治的并发症

1. 牙弓的过度扩大有可能引起后牙正锁𬌗。因此，临床上进行快速扩弓时，要计算好扩弓的量，并嘱患者按时复诊。如果形成后牙正锁𬌗，再行缩弓处理，则造成牙齿过度往返运动。

2. 过度扩弓可能引起牙周组织的损伤。在牙弓扩大的过程中，如果牙齿过快穿越牙槽骨，颊侧骨板吸收破坏明显，将引起不同程度的骨开窗和骨开裂，造成牙龈明显退缩。对于成年患者，尤其是已有牙周损害的患者，过度扩弓易增加牙龈退缩的风险。

3. 横向扩弓易引起上磨牙舌尖下垂，由此造成的𬌗干扰若不及时处理，将引起咬合创伤，从而加重牙周损害，并可能诱发颞下颌关节不适。

4. 横向扩弓有可能增大上下颌平面角，增加面下部高度，从而加重前牙开𬌗，在临床中要予以关注。

5. 上下磨牙进行交互牵引时，要严格要求患者每次将更换的牵引皮圈及时从口内拿出。因为橡皮圈有可能弹回后套在磨牙上，并向牙根方向滑入，直至牙齿发生异常松动、产生严重的牙周损伤才被发现；而X线片和一般牙周检查可能都发现不了牙齿异常松动的原因。相对安全的交互牵引方法是尽快在下第二磨牙粘接颊管，并放入弓丝；或在下第二磨牙粘接舌侧扣，然后用结扎丝与下第一磨牙进行连扎。

6. 正颌手术辅助的快速腭中缝开展要控制好开展的量，否则可能引起鼻中隔偏曲。

典型病例分析

患者，男性，20 岁。主诉：反咬合、偏颌。

【临床检查】

临床检查结果见图 13-28。

1. 口内检查　恒牙列。双侧磨牙近中关系。前牙反覆盖 3 mm，反覆殆 3 mm，下颌不能后退。上下牙列轻度到中度拥挤，上下牙弓宽度不协调，右侧后牙反殆，上中线右偏 3 mm。下颌 Spee 曲线深度 2 mm。上切牙唇倾，下切牙舌倾。口腔卫生一般。

2. 口外检查　上颌后缩，下颌前突，下颌右偏 5 mm，面下 1/3 高度稍长，凹面型。双侧颞下颌关节触诊未及明显弹响和压痛。

3. X 线检查　恒牙列，下颌两侧智齿阻生。SNA=78°，SNB=82°，ANB=−4°，U1/SN=115°，L1/MP=80°，MP/FH=32°（图 13-28）。

【诊断及问题列表】

明确诊断是进行矫治设计的基础。该患者的磨牙关系呈近中，属于安氏 Ⅲ 类错殆；ANB 角为 −4.0°，属于骨性 Ⅲ 类；MP/FH 为 32°，属于高角。

该患者主要的问题列表可以分为骨骼、牙齿、软组织三方面。①骨骼方面：上颌发育不足，下颌发育过度，严重骨性 Ⅲ 类，下颌骨性右偏。②牙齿方面：前牙反殆，上前牙唇倾，下前牙舌倾，牙齿拥挤，上牙弓窄，下牙弓宽，右侧后牙反殆。③软组织方面：侧貌凹，上颌后缩，下颌前突。

【矫治设计】

1. 正畸 - 正颌联合治疗，改善侧貌和下颌偏斜。

2. 直丝弓固定矫治技术。

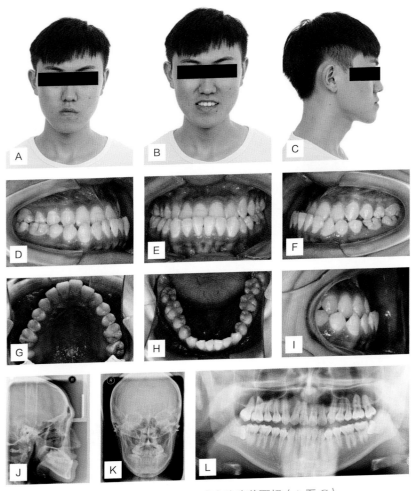

图 13-28　患者正畸 - 正颌联合治疗前面相（A 至 C）、
　　　　　 𬌗相（D 至 I）和 X 线片（J 至 L）

3. 术前正畸　排齐牙列，协调上下牙弓，去代偿。
4. 术后正畸　精细调整咬合关系。

【矫治过程】

疗程 18 个月。

1. 使用 0.012、0.014、0.016 英寸镍钛圆丝排齐牙齿，使用 0.016 英寸 ×0.022 英寸、0.019 英寸 ×0.025 英寸镍钛方丝进一步排齐、整平牙弓。

2. 使用 0.018 英寸 ×0.025 英寸、0.019 英寸 ×0.025 英寸不锈钢方丝进一步整平牙弓。按照正颌手术要求，协调上下牙弓，适当扩大上牙弓、缩小下牙弓。

3. 正颌手术纠正骨性不调，采用 Le Fort Ⅰ型截骨术 + 双侧下颌升支矢状劈开截骨术（BSSRO）+ 颏成形术。

4. 术后调整咬合关系。

5. 长期保持。

【矫治效果】

上下牙列整齐，覆𬌗、覆盖正常，磨牙中性关系，上下中线基本正中，后牙尖窝关系良好，侧貌明显改善，下颌偏斜得到纠正（图 13-29）。

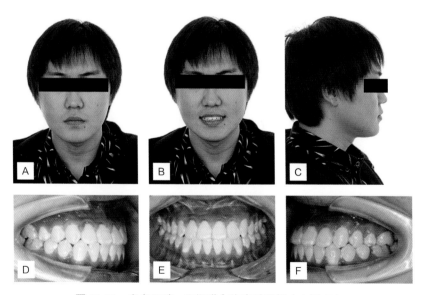

图 13-29　患者正畸 - 正颌联合治疗后面相（A 至 C）、𬌗相（D 至 I）和 X 线片（J 至 L）

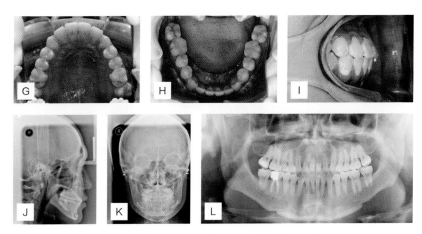

图 13-29　患者正畸 - 正颌联合治疗后面相（A 至 C）、
殆相（D 至 I）和 X 线片（J 至 L）（续）

【矫治关键】

1. 诊断设计的关键　患者为严重骨性Ⅲ类，骨性偏颌，右侧后牙反𬌗，颜面不对称，需要正颌 - 正畸联合治疗。正畸医生要和正颌外科医生共同制定治疗方案。

2. 术前正畸　矫治过程中要根据牙齿移动情况，取研究模型和正颌外科医生讨论，进一步调整措施。此患者需要排齐牙齿、整平牙弓，去除下前牙舌倾代偿（因正颌手术设计为适当旋转上下颌骨，因此没有减数拔牙）；协调上下牙弓宽度，适当扩大上牙弓（特别是牙弓中段）、缩小下牙弓。使用 0.019 英寸 × 0.025 英寸不锈钢方丝，适当调整上下颌弓形，注意扩弓、缩弓时要控制好后牙转矩。

（梁炜）

第六节 深覆𬌗的矫治

一、病因及分类

1. 前部牙齿萌出过度或牙槽生长过度，或者后部牙齿萌出不足或牙槽生长不足，或者二者兼有。当患者前牙萌出过度时，上下前牙垂直向咬合过多，自然引起前牙的深覆𬌗畸形，通常为牙性深覆𬌗。

2. 下颌为前旋转生长类型，导致前面高减小，尤其是面下 1/3 高减小，上下前牙咬合过深而出现前牙深覆𬌗畸形，此为骨性前牙深覆𬌗畸形。

3. 各种因素导致的咬合高度降低，形成前牙深覆𬌗畸形。常见的原因包括后牙过度磨耗、多数后牙龋坏或缺失、多数后牙先天缺牙、多数后牙阻生、双侧后牙锁𬌗等。

二、临床表现

1. 牙及牙列　上下前牙在垂直向咬合过深，上前牙覆盖下前牙过多，或者下前牙咬合在上前牙腭侧过多。前牙可以是正常唇倾度，也可能唇倾过度或呈闭锁关系。通常下颌 Spee 曲线曲度较大。

2. 颌骨　上颌形态可能正常或者前突，下颌骨发育不足，下颌后缩，下颌角可能较小。下颌骨向前、向上旋转，下颌平面角减小，呈低角畸形。

3. 软组织　面下 1/3 过短，面前高减小，颏唇沟明显。对于上下切牙严重闭锁患者，深覆𬌗可能引起创伤性牙龈炎、急性或慢性牙周炎，导致牙槽骨吸收，牙齿松动。

三、矫治原则和方法

1. 生长改良治疗　恒牙列早期的患者处在生长发育期，使用生长改良的方法除了可以改变颌骨矢状关系，还可以起到调整垂直向生长的作用，促进垂直向错𬌗畸形的矫治。例如，下颌后缩伴前牙深覆盖、深覆𬌗的骨性Ⅱ类患者，可以采用低位口外弓矫形治疗或肌激动器、双𬌗垫矫治器等功能矫治器来进行治疗，在矫治下颌后缩的同时，促进下面高的发育，对深覆𬌗也起到很好的矫治作用。对于骨性Ⅲ类低角病例，在采用上颌前方牵引治疗时，可使上颌骨下移，下颌骨向后旋转，使前牙深覆𬌗也得到改善。

2. 唇倾上下前牙　唇倾上下前牙可以减小前牙覆𬌗。这种方法使用较为局限，只能用于上下前牙舌倾或直立的患者，牙轴正常者慎用，而牙轴唇倾者则禁用。

3. 升高后牙　伸长磨牙只适用于后部牙齿萌出不足和（或）牙槽生长不足的患者，即患者下颌平面角较小的低角患者，对下颌平面角正常者慎用。而对于下颌平面角过大者（高角患者），则要避免伸长后牙。

需要指出的是，对于生长发育期的恒牙列早期患者，一般升高后牙可以获得比较好的治疗效果。而对于成年深覆𬌗患者，由于牙列处于口颌肌群的稳定平衡系统当中，升高后牙治疗效果的长期稳定性值得怀疑。

升高后牙一般可以采用平面导板。必要时可以配合固定矫治器，结合后牙垂直牵引，加强后牙升高的效果。

对于由后牙广泛过度磨耗、多数后牙缺失或先天缺牙等情况所致的成人前牙深覆𬌗畸形，升高后牙实际是通过咬合重建的过程实现的。首先需要通过咬合重建恢复后部咬合高度，再配合固定矫治或数字化无托槽隐形矫治。需要注意的是，由于要配合矫治器的使用，咬合重建宜采用树脂牙冠或树脂𬌗面来完成。

4. 压低前牙　适用于前部牙齿、牙槽过度发育形成的深覆𬌗。对于生长发育期患者，一般选择均角或高角病例。对于成年患者，低角深覆𬌗多伴有强大的咀嚼肌群，过大的𬌗力使后牙升高难以实现，并且治疗效果稳定性差，因此，即使对于低角深覆𬌗成年病例，也往往考虑设计前牙的压低治疗，以缓解严重的深覆𬌗畸形。

关于选择压低上前牙还是下前牙，需要考虑的因素包括患者年龄、唇齿关系、前牙微笑弧形态、纵𬌗曲线深度等。

需要指出的是，压低前牙整平牙列需要间隙，在设计时要考虑间隙的获得方式。间隙的来源无外乎以下几个方面：患者生长因素、前牙唇向倾斜、前牙邻面去釉、减数治疗。需要结合患者的具体情况加以考虑。

压低上下前牙时，一般采用固定矫治器的摇椅形弓、多用途唇弓或者压低辅弓就可以达到效果。多用途唇弓或压低辅弓一般采用 0.016 英寸 × 0.022 英寸的不锈钢方丝弯制。

上颌前部牙齿、牙槽过度发育形成的深覆𬌗往往伴有露龈微笑，上切牙垂直向暴露过多。应用 J 形钩口外力装置进行高位牵引可以压低上前牙，改善唇齿关系和笑线，同时对前牙深覆𬌗也起到矫治作用。

对于成人比较严重的低角深覆𬌗，可以考虑设计微型种植体支抗来压低上下前牙，达到矫治深覆𬌗的目的，一般效果会更好。在上颌前牙，种植体支抗可以在中切牙和侧切牙或侧切牙和尖牙之间植入，通常行开放式牵引；在下颌前牙，种植体支抗可以在正中联合部位植入，通常行闭合式牵引。

5. 正畸 - 正颌联合治疗 严重的骨性前牙深覆𬌗患者，尤其是短面综合征患者，需要考虑采用正畸 - 正颌联合治疗方法，升高后部牙槽，增加下面高，或者通过上下颌前部的根尖下截骨术，减小前牙覆𬌗。

典型病例分析

患者，男性，30 岁，主诉下前牙经常咬伤上前牙腭侧牙龈，要求调整咬合关系。上颌粘接直丝弓矫治器 2 个月后，下颌开始固定矫治，排齐牙列。4 个月后下颌更换至 0.018 英寸镍钛丝，在下颌中切牙之间前庭沟处，于局部麻醉下切开黏膜，在正中联合部位植入一颗微螺钉（1.6 mm × 9 mm，慈北医疗器械有限公司）。以直径 0.30 mm 结扎丝连接微螺钉头部，并穿出黏膜形成牵引钩形状。1 周后开始加力，以微螺钉种植体支抗行闭合式牵引压低下切牙。10 个月后下切牙压低良好，前牙覆𬌗正常，去除支抗钉。固定矫治 20 个月后，进入保持阶段。患者治疗前后的面相、𬌗相及 X 线片见图 13-30 至图 13-34，头影测量结果见图 13-35 和表 13-3。

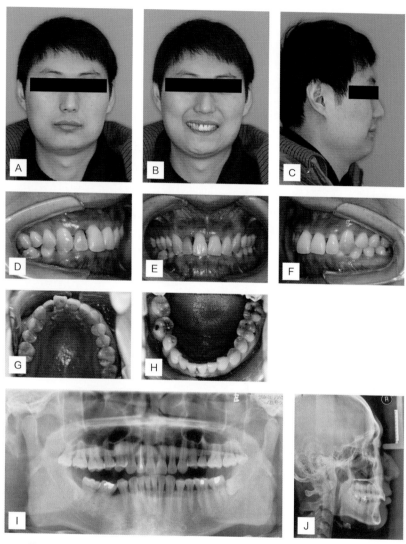

图 13-30　患者治疗前面相（A 至 C）、殆相（D 至 I）和 X 线片（J）

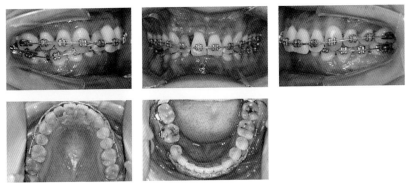

图 13-31 患者治疗中殆相
微螺钉种植体支抗闭合式牵引开始压低下前牙。

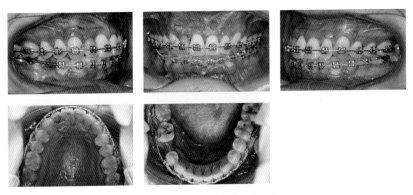

图 13-32 患者治疗中殆相
微螺钉种植体支抗压低下前牙达到覆殆正常。

【矫治要点】

1. 成人由于缺乏生长发育的支持，深覆殆的矫治一般以压低前牙为主。可以应用压低辅弓或多用途唇弓，前牙区的种植体支抗更是很好的辅助。但是，治疗前也应评价患者的唇齿关系，笑线较低的患者还应考虑是否需要正颌外科手术辅助治疗，避免前牙压低后微笑时牙齿暴露不足。

2. 应用种植体支抗压低下前牙时，支抗螺钉可以放在双侧尖牙

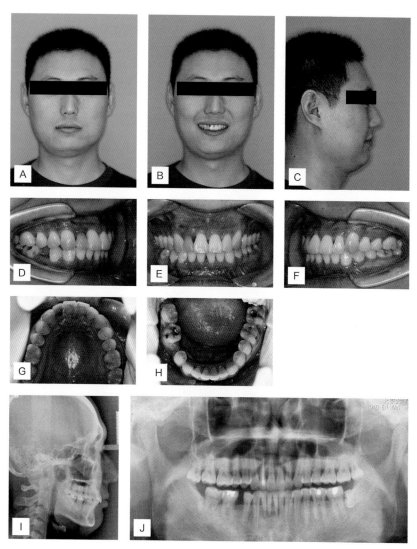

图 13-33　患者治疗后面相（A 至 C）、殆相（D 至 H）和 X 线片（I 和 J）

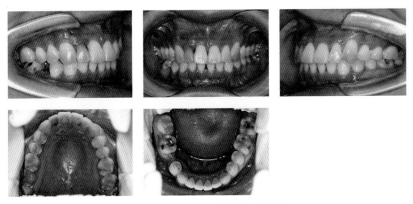

图 13-34　患者保持半年后船像

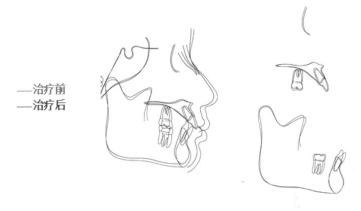

—治疗前
—治疗后

图 13-35　治疗前后头影测量重叠图

和侧切牙之间的膜龈结合部位行开放式牵引，也可以放在下颌正中联合部位行闭合式牵引。相比较而言，后者支抗钉的稳定性要高一些。如果下颌前牙段有显著的垂直向过度发育，双尖牙区可以暂不粘接托槽，待前牙段压低后，再行全牙列矫治。

表 13-3　患者治疗前后头影测量结果对比

测量项目	正常值		测量值	
	均值	标准差	治疗前	治疗后
SNA（度）	82.8	4.0	87.6	85.6
SNB（度）	80.1	3.9	83.3	82.1
ANB（度）	2.7	2.0	4.3	3.5
MP/SN（度）	32.5	5.2	19.9	19.2
MP/FH（度）	31.1	5.6	14.3	16.2
MP/OP（度）	25.0	6.0	15.3	11.4
OP/SN（度）	14.4	2.5	4.5	7.8
U1/SN（度）	105.7	6.3	112.6	110.3
U1-NA（mm）	5.1	2.4	4.2	4.7
U1/NA（度）	22.8	5.7	25.1	24.7
L1-NB（mm）	6.7	2.1	3.4	6.0
L1/NB（度）	30.3	5.8	20.5	33.1
U1/L1（度）	125.4	7.9	130.3	118.8
L1/MP（度）	92.6	7.0	97.4	111.8
Y（度）	66.3	7.1	68.3	68.5
OB（mm）	2.5	2.0	5.8	1.8
OJ（mm）	2.5	2.5	6.1	3.5

第七节　前牙开𬌗的矫治

一、病因及分类

1. 前部牙齿萌出不足或牙槽发育不足，上下前牙没有咬合接触，自然引起前牙的开𬌗畸形，通常为牙性开𬌗，如吐舌等不良习惯可以导致前牙开𬌗。前牙萌出正常，双侧后牙萌出过度，也会导致上下前牙没有咬合接触，从而造成前牙开𬌗畸形。

2. 下颌呈后旋转生长型，导致下颌升支发育不足，前面高增加，后面高减小，而上下前牙对颌骨类型代偿不足，没有咬合接触而出现开殆畸形，此为骨性开殆畸形。

3. 下颌第三磨牙前倾或水平阻生，第二磨牙向殆方过度萌长，形成前牙开殆畸形。这是牙弓后段拥挤在垂直方向的一种表现。

4. 过大舌体、舌系带过短、舌体位置靠下等，也会形成前牙开殆畸形。

5. 青少年颞下颌关节骨关节病引起的下颌髁突骨吸收会导致下颌升支变短，下颌向后下旋转，进而导致前面高增加、后面高减小，使上下前牙没有咬合接触，出现开殆畸形。

二、临床表现

1. 牙及牙列　前牙或部分后牙在垂直向没有咬合接触。磨牙可呈中性关系、远中关系或者近中关系。上颌纵殆曲线曲度增大，下颌纵殆曲线曲度平或呈反曲线。上下颌殆曲线不一致，呈现双曲线。

2. 颌骨　上颌形态可能正常或宽度发育不足，腭盖高拱，其位置向前、向上旋转。下颌骨发育不足，下颌升支短，下颌角大，下颌骨向下、向后旋转，下颌平面角增大。

3. 软组织　上下唇闭合不全，软组织颏后缩，面下 1/3 过长，前面高增加，颏部紧张，颏唇沟不明显。

三、矫治原则和方法

1. 解除不良习惯　对处于生长发育快速期的儿童期开殆患者而言，多数前牙开殆是由不良习惯如吐舌习惯、吮指习惯、咬物习惯等引起的，可以通过舌刺等不良习惯破除矫治器进行治疗。不良习惯破除后，由于患者处于生长发育期，随着生长发育的持续进行，开殆畸形会自动消除。舌刺矫治器分为固定舌刺矫治器和活动舌刺矫治器。

2. 生长改良治疗　后牙萌出过多或者后部牙槽过度发育的高角病例，如果患者是恒牙列早期，处于生长发育期，也可以考虑一些生长改良的矫形治疗方法。例如采用口外力高位头帽牵引，或后牙殆垫结合垂直颏兜牵引，以压低后部牙齿、牙槽，减小下颌平面角和前下面高。

3. 伸长或直立内收前牙　用于矫治前牙萌出不足或前部牙槽发育不足导致的开𬌗畸形，可通过前牙的垂直牵引伸长上下前牙，使上下前牙建立正常的咬合关系。一般采用固定矫治器即可进行治疗。

如果上前牙唇倾，牙列前突且牙列中存在拥挤，上下唇前突，可以通过拔除双尖牙来进行矫治。拔除双尖牙后，内收上下前牙时，前牙舌向倾斜，开𬌗畸形自然得以矫治。必要时可进行垂直牵引。

4. 远中直立磨牙，调整倾斜𬌗平面　骨性开𬌗畸形通常伴有下颌的后旋，𬌗平面倾斜度较大，下颌平面角较陡，前下面高增加，后面高减小。向远中直立磨牙，或向远中移动已经近中倾斜的牙齿，改变倾斜的𬌗平面，可以矫治前牙开𬌗。解除后段牙弓拥挤是治疗的前提，通常需要拔除第三磨牙，为第二、第一磨牙的直立提供足够的间隙。根据牙列远中直立移动的量和后牙段拥挤程度，有些患者需要拔除第二磨牙以直立第一磨牙，然后将第三磨牙前移。单纯设计拔除第一磨牙矫治开𬌗的情况比较少见，一般见于第一磨牙为龋患牙，或者先天性发育不良。

多曲方丝弓技术（multiple loops edgewise arch wire，MEAW）通过牙列的远中直立，调整倾斜的𬌗平面，是矫治前牙开𬌗的一种有效手段。唇弓由每侧 5 个弯曲组成，弯曲为水平垂直曲，从第二磨牙延至侧切牙区，高度约 2.5 mm，水平长度 5 ~ 8 mm 不等。该弓丝可以在三维方向上控制每个牙齿的移动。在唇弓置入牙列后，同时需要配合以前牙区的垂直牵引，可以使开𬌗得到矫正，而磨牙关系的调整则主要通过上下颌间的 Ⅱ 类或 Ⅲ 类牵引来完成。

5. 磨牙的压低治疗　由于大部分骨性开𬌗畸形是后部牙槽发育过度所致，所以此时压低磨牙是矫治前牙开𬌗的核心内容。

可以采用上颌横腭杆控制磨牙的垂直向位置。双侧磨牙带环舌侧焊横腭杆，或者放置横腭杆插栓。横腭杆宜远离腭黏膜大约 5 mm，利用舌肌的力量控制或压低上颌磨牙。

应用口外弓高位牵引头帽可以对上颌磨牙进行垂直向控制。高位牵引头帽用颅顶作支抗，通过口外牵引力，使口外力通过上颌第一磨牙的抗力中心上部，以压低磨牙，改善𬌗平面，矫治前牙开𬌗。高位牵引头帽每天戴用 10 ~ 14 小时，力量为每侧 300 ~ 450 g。

应用主动或被动式殆垫进行后牙的垂直向控制。后牙殆垫覆盖过度萌出的后牙，咬合时仅后牙区的殆垫接触，通过咀嚼压力，使上下颌后牙都得以压低，这种方法对生长发育期患者会更加有效。有些患者可以采用后牙殆垫配合垂直头帽牵引，压低磨牙的效果会更明显。

对于高角骨性开殆畸形病例，实现后部牙槽的压低是治疗的核心思想。但是大多数临床方法仅仅局限于磨牙的垂直向控制，真正有效实现磨牙压低的方法是借助于微螺钉骨性支抗手段。支抗钉的植入位置通常设计在上颌磨牙间的颊侧和腭侧，每侧各一颗。在配合使用上颌横腭杆和下颌舌弓的情况下，支抗钉可以设计为单独放在上颌的颊侧或腭中缝区域，以及下颌的颊侧。支抗钉的植入高度应尽量偏向口腔前庭沟位置，以获得有效的压低作用距离。

6. 正畸 - 正颌联合治疗　严重的前牙开殆畸形，殆平面严重倾斜，下颌平面陡峭，面下 1/3 高度明显增加，为明显的骨性开殆畸形，多表现为长面综合征。牙列中仅有少数牙齿咬合接触，磨牙多为 II 类或者 III 类咬合关系。上下前牙有代偿性伸长。该类开殆畸形是典型的手术治疗适应证，单纯的正畸治疗难以达到治疗目的，只能采用正畸 - 正颌联合治疗。

典型病例分析

患者，男性，16 岁。主诉：前牙不能咬合。

【临床检查】

右侧磨牙、尖牙远中关系，左侧磨牙中性关系；除第二磨牙以外，牙列广泛开殆，前牙开殆 9.0 mm。上下前牙轻度拥挤。下牙列中线右偏 1.5 mm。下颌双侧第一磨牙大面积树脂充填体。长面型，侧貌见下颌后缩，下颌平面陡，颏部形态不良，颏唇沟浅。唇闭合功能不全。开闭口运动无弹响，双侧耳屏前无压痛。患者治疗前口内、口外情况及 X 线片见图 13-36。

【诊断】

安氏 II 类亚类，毛氏 IV[2] 类。骨性 II 类，高角开殆。

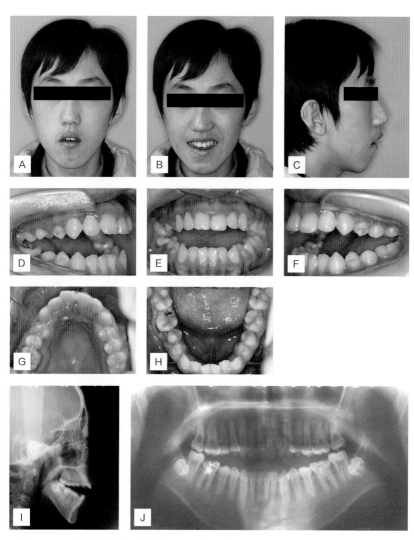

图 13-36　患者治疗前面相（A 至 C）、𬌗相（D 至 H）和 X 线片（I 和 J）

【矫治设计】

拔除下颌第一磨牙，采用直丝弓固定矫治技术；采用微螺钉种植体支抗压低后部牙齿、牙槽，建立前牙正常覆𬌗。患者治疗中𬌗相见图 13-37 和图 13-38。

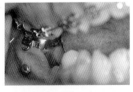
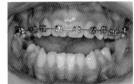
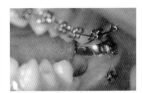

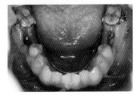

图 13-37　患者治疗中殆相
微螺钉种植体支抗压低下颌第二磨牙。

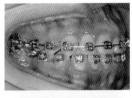
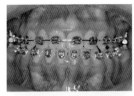
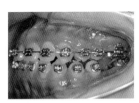

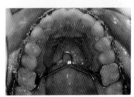
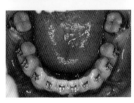

图 13-38　患者治疗中殆相
微螺钉种植体支抗压低上颌
磨牙，前牙覆殆达到正常。

【矫治关键点】

1. 高角开殆畸形的患者，正畸治疗的关键是垂直向的良好控制。治疗中需要做好后牙垂直向控制，还包括设计中拔除后牙、压低后牙、后牙近中移动等手段的使用。

2. 该患者存在除第二磨牙之外的牙列广泛开殆，为了解决牙弓后端拥挤的问题，降低后部牙齿、牙槽高度，最佳的矫治设计是拔除下颌第二磨牙。由于下颌第一磨牙存在大面积充填体，牙体缺损严重，预后不良，矫治设计被迫选择拔除下颌第一磨牙，这样增加了治疗的难度。

3. 本病例治疗的关键是后牙及后部牙槽的垂直向控制。治疗设计使用微螺钉种植体支抗压低后部牙齿、牙槽，产生类似正颌手术的某些治疗效果，下颌骨发生向前、向上的逆时针旋转，前牙建立正常覆𬌗，同时产生面高减小和颏点前移的显著效果。颏点位置前移使患者的软组织面突角显著减小，有利于Ⅱ类高角骨面型的改善。

4. 本病例上颌应用腭部的微螺钉压低两侧的后牙，当然从设计上也可以将微螺钉种植体放在后牙颊侧的牙槽骨或同时放在颊、腭侧的牙槽骨作支抗。当在后牙的一侧使用微螺钉种植体支抗进行压低治疗时，为了防止磨牙颊倾或舌倾，考虑在上颌使用腭杆或下颌使用舌弓是非常必要的。主弓丝除了选择较粗的不锈钢方丝外，还可以在弓丝后端加入相应转矩，以抵抗单侧压低时牙齿的倾斜作用。

患者治疗后口内、口外情况及 X 线片见图 13-39，治疗前后头影测量结果见图 13-40。

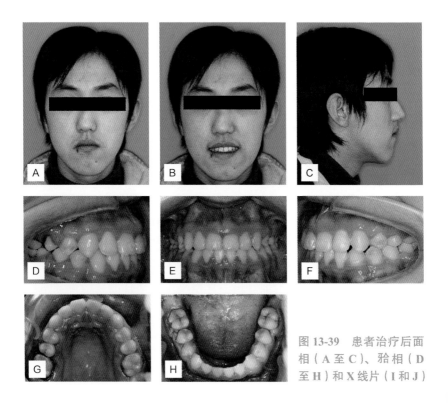

图 13-39　患者治疗后面相（A 至 C）、𬌗相（D 至 H）和 X 线片（I 和 J）

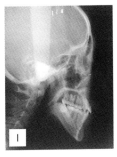
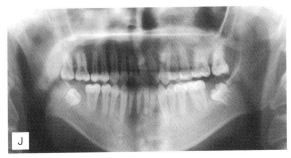

图 13-39　患者治疗后面相（A 至 C）、殆相（D 至 H）和 X 线片（I 和 J）（续）

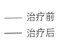

—— 治疗前
—— 治疗后

治疗前后头影测量数据比较

测量项目	治疗前	治疗后	正常殆恒牙期均值
SNA（度）	76.0	76.0	82.8 ± 4.0
SNB（度）	69.5	74.0	80.1 ± 3.9
ANB（度）	6.5	2.0	2.7 ± 2.0
WITS（mm）	−4.0	−7.0	−1.5 ± 2.1
U1/PP（度）	117.0	116.0	114.1 ± 3.9
L1/MP（度）	75.0	75.50	92.6 ± 7.0
U1/L1（度）	126.0	132.0	125.4 ± 7.9
SN/MP（度）	60.0	55.0	32.5 ± 5.2
FH/MP（度）	47.0	41.5	31.1 ± 5.6
L1-APo（mm）	3.5	3.0	4.9 ± 2.1
Li-E（mm）	3.8	1.3	0.6 ± 1.9
ANS-Me（mm）	86.0	82.0	72.1 ± 5.0

图 13-40　患者治疗前后头影测量

（寻春雷）

第八节　阻生牙的矫治

　　牙齿因为骨、牙、纤维组织阻挡或原发性的萌出障碍等原因而不能萌出到正常位置称为阻生牙。轻微阻生时牙齿可能萌出延迟或错位萌出；严重阻生时可能导致牙齿埋伏于骨内，故称埋伏牙。阻生牙可能单独存在，也可能存在于各类错殆畸形中。临床上，每颗牙齿都有阻生的可能。常见的阻生牙按发生率由高到低的排列顺序依次为：第三磨牙、上尖牙、上中切牙、下第二磨牙、上侧切牙、上前磨牙以及下切牙。其中，上尖牙阻生的患病率为 1.5% ~ 2.2%。

　　阻生牙尤其是埋伏牙的矫治具有一定的难度，特别是埋伏牙的位置和根骨粘连的特征性表现，使埋伏牙的矫治成功与否具有不确定性。正畸医生在关注阻生牙治疗必要性的同时，应综合考虑正畸治疗方案的整体性和局部问题之间的轻重缓急关系。此外，阻生牙的矫治，特别是唇向异位阻生、埋伏牙的治疗，涉及正畸、牙槽外科、牙周科、牙体科等多学科的联合治疗。

一、病因及危害

（一）病因

　　阻生牙的发生具有一定遗传性。此外，先天性疾病如颅骨 - 锁骨发育不全综合征以及原发性的萌出障碍等原因，可能导致单颗或多颗牙齿埋伏于骨内。后天环境因素也可能引起牙齿阻生，如萌出顺序和方向异常、萌出间隙不足、牙根发育异常以及囊肿等。

（二）危害

　　1. 邻牙的牙根吸收　　上尖牙是常见的阻生牙，其近中倾斜的萌出路径导致压迫相邻切牙的牙根，造成切牙牙根吸收。这种牙根受损的特点是无痛，如果不拍摄 X 线片，很难尽早发现。这种吸收呈进行性发展，造成邻牙的松动，给矫治设计带来难度（图 13-41）。

　　2. 阻生牙的囊性变　　埋伏于骨内的阻生牙导致周围骨组织变异，形成囊肿，进一步损坏周围的骨组织，甚至波及邻牙周围的牙槽骨，最终伤及邻牙的支持组织（图 13-42）。

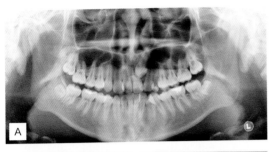

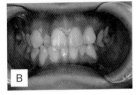
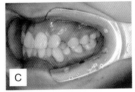
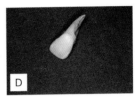

图 13-41 左上尖牙阻生导致邻牙牙根吸收

A. 左上尖牙近中倾斜阻生，其牙冠位于左上中切牙和侧切牙的牙根之间。

B 和 C. 左上乳尖牙滞留，左上中切牙Ⅲ度松动。

D. 设计拔除左上中切牙，可见该牙牙根的远中部分已大部分吸收。

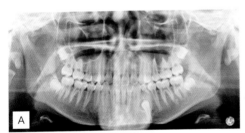
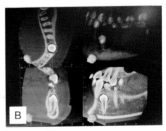

图 13-42 左下第一前磨牙阻生埋伏，其冠周形成囊肿

A. 曲面体层片显示左下第一前磨牙埋伏于骨内，左下第一乳磨牙滞留。

B. CBCT 显示埋伏的左下第一前磨牙牙根发育完成，其牙冠周围形成囊肿。

3. 加大了矫治设计方案的难度和矫治的风险 阻生牙的存在有可能破坏了正畸医生常规的矫治设计思路，其能否顺利牵出存在一定的不确定性。此外，阻生牙伤及邻牙牙根，也给整体的正畸治疗带来更大的风险。

二、诊断

阻生牙的诊断并不难。鉴于阻生牙的危害和矫治难度，其早期诊断更具有临床意义。

（一）临床检查

1. 视诊　恒牙生理性的萌出规律、顺序和时间是正畸医生判断的重要依据。如果有以下情况，提示可能有牙齿阻生，需要进一步的检查。

（1）一侧恒牙已正常萌出，另一侧的同名恒牙未萌，而且该侧相应的乳牙依然存在，没有任何脱落的迹象（如松动）。

（2）已经萌出的牙齿唇（颊）侧或腭（舌）侧的牙槽黏膜或附着龈有异常的隆起。

（3）邻牙有移位，如上侧切牙倾斜、扭转、伸长，与对侧同名牙位置差异明显。

2. 触诊　在牙齿应该替换的年龄，乳牙无脱落迹象，触诊时有以下情况，提示阻生可能存在。

（1）在继承恒牙应该萌出的位置摸不到牙冠外形的隆起。

（2）在已经萌出的牙齿唇（颊）侧或腭（舌）侧的牙槽黏膜或附着龈上可扪及隆起。

（3）无龋病、外伤、𬌗创伤、叩痛、牙周病理性特征等诱因的恒牙松动。

（二）影像学检查

绝大多数情况下，曲面体层片可以诊断阻生牙；此外，头颅侧位 X 线片可以判断切牙是否阻生。需要注意的是，牙槽骨内萌出方向异常（如倾斜）的恒牙，特别是与正常萌出方向的邻牙有重叠的影像，都提示阻生的可能。例如，X 线片显示恒尖牙与恒侧切牙牙根重叠，即恒尖牙牙冠覆盖着侧切牙牙根，侧切牙牙根显示不清，则高度怀疑恒尖牙有阻生的可能。

CT 的应用使阻生牙的诊断和定位更加简洁、明确，CBCT 几乎可以替代以往为了定位阻生牙所需的所有二维影像平片。CT 影像可以进行三维重建，使阻生牙的诊断和定位过程更加直观。此外，

CBCT 可以明确判断阻生牙的牙齿发育、阻生牙周围骨组织的情况（如阻生牙的牙根长度、牙根有无弯曲、牙冠形态、多生牙和囊肿等），阻生牙与邻牙牙根和牙冠的邻接关系，以及阻生牙邻牙牙根的受损情况。需要说明的是，阻生牙的根骨粘连可以通过 CBCT 及其根尖片是否有牙周膜进行诊断，但是影像学检查也难以保障 100% 的诊断准确率。迄今为止，微小区域的根骨粘连是难以在 CBCT 等高端影像学技术图像上显示的。但是在临床上，即使是微小的根骨粘连，也会造成正畸牵引的失败，这一点需要跟患者事先沟通。

三、治疗

阻生牙不能顺利萌出，严重者埋伏于骨内，其牙根一旦完全形成，根尖孔闭合，自行萌出的能力就几乎丧失。阻生牙的危害，尤其是对邻牙的侵害，也使矫治方案的制定趋于复杂，矫治风险增加，矫治难度加大。因此，阻生牙的早期发现、预判和处理尤为关键。此外，阻生牙的局部性治疗和错𬌗畸形的整体性治疗之间的关系，需要正畸医生综合考虑和协调；其治疗也需要正畸科、牙槽外科、牙周科等多学科之间的沟通与协作。

（一）阻生牙的早期处理

1. 萌出路径轻度异常　如果阻生牙的牙根基本在正常牙位的骨内，而牙冠近中或远中倾斜，位于邻牙甚至邻牙牙根的附近，则视为萌出路径轻度异常。此时，阻生牙的牙根未完全形成是早期处理的重要时机。尽早拔除处于正常牙弓内的乳牙对阻生牙的萌出路径将产生积极的影响。例如，当 X 线片显示阻生的近中倾斜的恒尖牙与正常萌出的恒侧切牙牙根重叠时，拔除上颌乳尖牙，恒尖牙的萌出路径会自行改善，甚至可以顺利萌出到正常位置，特别是恒尖牙的牙根尚未完全形成时，其萌出路径自行调整的能力更强（图 13-43）。Ericson 和 Kurol 发现，如果上颌恒尖牙牙根覆盖侧切牙牙根小于后者的 1/2，则拔除乳尖牙后萌出路径恢复正常的概率达到 91%；当侧切牙的牙根被覆盖大于 1/2 时，早期拔除乳尖牙后，恒尖牙的萌出路径有 64% 的概率恢复正常。

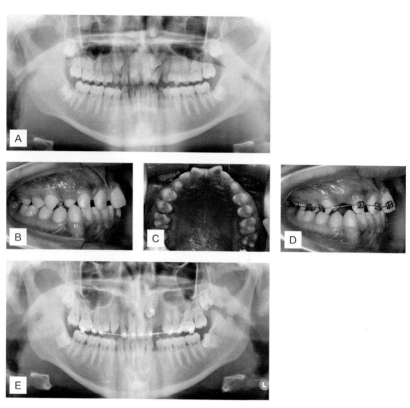

图 13-43　拔除滞留的右上乳尖牙后，阻生的右上恒尖牙自行萌出

A. 曲面体层片显示右上乳尖牙滞留，右上恒尖牙牙冠轻度近中倾斜阻生。B 和 C. 右上乳尖牙滞留。D. 拔除右上乳尖牙，观察右上恒尖牙的萌出。E. 两年后的曲面体层片显示右上恒尖牙自行改变了萌出方向，顺利萌出。

　　2. 萌出路径中度异常　如果阻生牙牙冠与牙根均异位，例如 X 线片显示阻生牙与邻牙完全重叠，则视为萌出路径中度异常。此种情况原则上需要尽早处理，使其与正常邻牙分开，具体方法见后述。但是，如果该患者是一个明确的减数矫治病例，则需要结合 CBCT 精准定位、明确牙根及牙周情况，并在常规减数矫治方案和折中矫治方案之间权衡利弊，不排除放弃将异位的阻生牙回归原位的可能性。

　　图 13-44 所示病例 13 岁，恒牙𬌗，53 和 63 滞留，前牙对刃，轻度骨性Ⅲ类，双牙弓轻度前突。13、23 埋伏，牙冠分别位于 11、21 牙

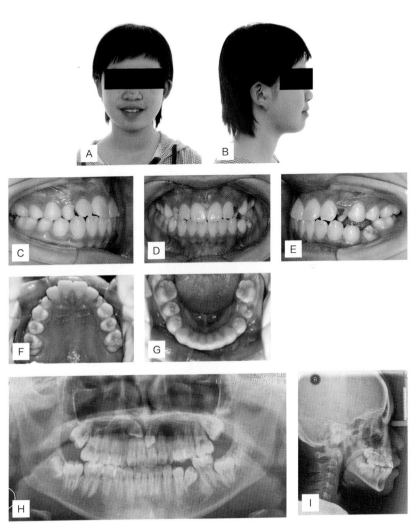

图 13-44　阻生牙与邻牙牙根重叠时的考量

A. 矫治前正面微笑相。B. 矫治前侧面相。C. 矫治前右侧𬌗相，53 滞留。D. 矫治前正𬌗相。E. 矫治前左侧𬌗相，63 滞留。F. 矫治前上颌𬌗面相。G. 矫治前下颌𬌗面相。H. 矫治前曲面体层片显示 13、23 埋伏阻生，其牙冠分别位于 11、21 牙根的根方。其中 11、21 牙根有不同程度的吸收。I. 矫治前头颅侧位片显示前牙唇倾。

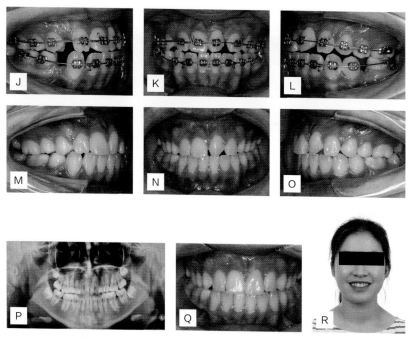

图 13-44 阻生牙与邻牙牙根重叠时的考量（续）

J. 矫治中右侧殆相。K. 矫治中正殆相。L. 矫治中左侧殆相。M. 矫治后右侧殆相，23 代替 21。N. 矫治后正殆相。O. 矫治后左侧殆相。P. 矫治后曲面体层片。Q. 23 牙冠修复后。R. 23 牙冠修复后的微笑相。

根的根方，导致 21 牙根大部分吸收，11 牙根轻度吸收。矫治设计采用减数矫治。由于 21 牙根大部分吸收，决定减数 21，将阻生的 23 放在 21 的位置，矫治后再修复其牙冠；13 异位阻生，决定减数 13。最终的减数设计方案为：减数 53、63（滞留乳牙），以及 13、21、35 和 44。

3. 萌出路径重度异常　萌出方向完全不对，呈现水平、倒置等特征，其存在多数与其他牙齿无关。但是在多颗相邻牙齿埋伏阻生的情况下，其中的一颗埋伏牙往往阻碍其他埋伏牙的萌出路径。对于单独存在的埋伏牙，需要综合考虑整体的矫治方案，以及该埋伏牙的位置、牙根的形态和长度、牵引的难度等相关因素，决定是否尽早处理；对于多颗相邻牙齿的埋伏阻生，需要尽早处理最影响其他牙萌出的埋伏牙。如图 13-45 所示，患者 8 岁，主诉"左上前牙不萌出"。对该病例的矫治设计和实施详见图 13-45。

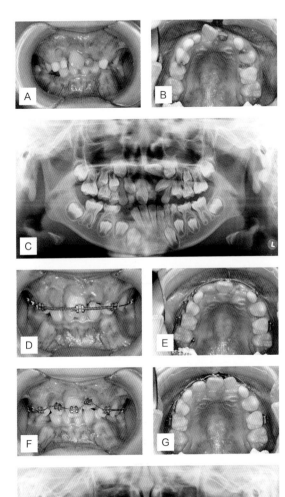

图 13-45 多颗相邻牙阻生时的考量

A. 矫治前正𬌗相，11 全部萌出，但 21 未见。B. 矫治前上颌𬌗面相。C. 矫治前曲面体层片显示 21 水平埋伏阻生，22 近中倾斜埋伏，其中 22 位于 21 的𬌗方，并有可能阻碍 23 的萌出。因此，矫治设计为首先牵引 22 进入牙列，然后考虑 21 的阻生问题。D. 矫治中正𬌗相，为 22 萌出创造空间，并提供支抗。E. 矫治中上颌𬌗面相。F. 矫治中正𬌗相，22 已牵引出并排齐。G. 矫治中上颌𬌗面相，正在排齐 22。H. 22 逐渐靠近上牙列，远离埋伏的 21。

4. **萌出间隙不足**　如果是萌出间隙不足所致的阻生，需要尽早扩大间隙。

5. **囊肿**　如果有囊肿在埋伏牙的冠方，应尽早手术去除囊肿，并短期放置碘条，防止创面黏膜愈合，观察埋伏牙萌出情况。有时随着囊肿的切除，埋伏牙可以自行萌出，必要时需要牵引助萌。

（二）阻生牙的治疗与错殆畸形整体性治疗之间的关系

阻生牙涉及 1 颗牙或多颗牙，属于口颌系统局部的问题，而错殆畸形是在长、宽、高三维方向以及牙量、骨量不调等的整体问题。除因萌出间隙不足或萌出路径及方向轻度异常而致萌出受阻外，阻生牙还会因为严重的异位、低位、萌出方向严重异常等埋伏于骨内。其中一些埋伏牙存在诸如畸形、弯根、短根等牙体先天发育障碍的问题。正畸医生在面对阻生牙时，往往要回答以下问题：其一，阻生牙是否值得牵引治疗？其二，如果进行牵引治疗，是否会对其他牙齿、殆关系、疗程等产生不利的影响？以下因素是正畸医生在决定阻生牙矫治时应该考虑到的。

1. **牙弓上容纳阻生牙的间隙**　如果间隙足够，或预计通过非减数的矫治可以获得足够的间隙，则通常矫治阻生牙；如果间隙不够，需要减数矫治，那么是按正常的矫治设计方案选择减数的对象还是减数阻生埋伏牙则需要考虑其他因素。判断恒牙期患者容纳阻生牙的间隙情况并不难，但是对于替牙期患者，判断和预测容纳阻生牙的间隙则有一定难度。

2. **阻生牙是局部问题还是错殆畸形整体性问题的一部分**　如果是单纯的局部问题，阻生牙往往需要正畸治疗；如果同时还存在颌骨、牙弓三维方向上的不调和（或）牙量、骨量不调的问题，需要减数矫治的话，还需要考虑其他一些因素，来决定是矫治阻生牙还是拔除阻生牙。

3. **阻生牙的位置和萌出方向**　对于腭向异位的阻生牙，如果其他因素支持保留该牙，则可以尝试保留，进行正畸牵引助萌。尽管牵引的难度和阻力很大，但是阻生牙一旦进入牙弓，其牙周组织状况通常较好。如果阻生牙处于严重唇向错位的状态，其唇侧骨组织、附着龈缺如，即使正畸牵引使其勉强进入牙弓，其牙周组织状况、美观及预后均欠佳。

当萌出方向严重异常（如呈水平和倒置等）时，如早期发现，牙根正在形成中，则应尽早通过正畸牵引改变萌出方向，尤其是对于萌出方向严重异常的上中切牙。如发现时牙根已完全形成，甚至牙根弯曲，则往往需要放弃该牙的矫治。有时阻生牙远离牙弓，但萌出方向正常，且没有任何阻碍其萌出的因素（如囊肿、多生牙或邻牙牙根），尤其是如果阻生牙根尖已完全形成，则高度怀疑根骨粘连（图13-46），大多需要放弃矫治该埋伏牙。

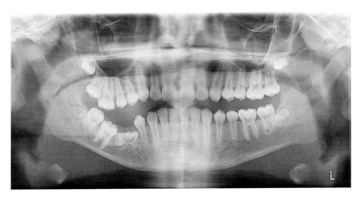

图 13-46　根骨粘连
46埋伏于下颌下缘处，牙根发育完成，萌出方向正常，
牙槽骨与对侧相比发育严重不足。

4. 阻生牙的牙体形态　有些阻生牙发育不良，如畸形、牙根弯曲、牙根短小等，即使矫治牵出使其进入牙列，也可能因松动等原因而无法保留，那么以前所做的治疗就显得徒劳。

5. 阻生牙所处位置的美观和功能　上颌切牙与尖牙在美观和功能上都非常重要，如果这些牙阻生埋伏，原则上应尽可能保留，进行正畸牵引，以保持该部位的骨量。

6. 患者（或家长）的主观意愿　阻生牙的矫治对正畸医生来说是一项富有挑战性的工作，成功与否具有一定的不确定性。如果患方不愿意治疗阻生牙，则正畸医生需要告知其危害。在此前提下，可以尊重患方的意愿，放弃阻生牙的治疗或拔除该牙。

（三）阻生牙的后期处理

对于牙根正在发育中的阻生牙来说，如果萌出方向不是严重异常，在去除阻生牙萌出路径的障碍（如多生牙、牙瘤、邻牙牙根、囊肿等）后，部分阻生牙可以自行萌长，但大部分需要由牙槽外科医生行开窗或翻瓣手术暴露阻生牙牙冠，由正畸医生在暴露的牙冠上粘接附件，然后进行牵引。正畸医生需要事先确定牵引方向，选择适宜的支抗，按照矫治计划完成阻生牙的牵引，并预测和评估阻生牙进入牙列后牙龈组织（附着龈）的恢复或建立。

1. 阻生牙治疗中牵引方向的确定　阻生牙的定位是确定牵引方向的前提。由于 CBCT 等影像学技术的发展，阻生牙的定位已经非常精准。当阻生牙的牙冠与邻牙牙根非常接近时，确定牵引方向的原则是阻生牙的移动不能压迫邻牙的牙根，即在不影响邻牙牙根的前提下向目标移动，简单地说就是："避根方能前行"（这里的"前"是指"目的地"的方向）。例如，上尖牙阻生，其牙根位于正常的上尖牙位置，但其牙冠近中倾斜，位于上中切牙和侧切牙之间，而且偏唇侧。常规的牵引方向是上尖牙的牙冠向远中，但是如果先向远中的话，上尖牙的牙冠势必与侧切牙的牙根接触，继续勉强地向远中移动则将挤压侧切牙的牙根，使其向腭侧移位，进而带来侧切牙的腭侧与下切牙早接触，上侧切牙因𬌗创伤而松动。因此，上尖牙的移动方向应该设计为先稍向唇侧，避开侧切牙的牙根，然后依次向远中、再向腭侧和𬌗方移动。图 13-47 所示病例的牵引方向设计为：先唇向移动 23 牙冠，使其避开 22 牙根，再水平远中移动 23 牙冠（同时近中移动 22 牙根使其竖直），再𬌗向并腭向移动 23 使其进入牙弓。

与其类似的情况还有上尖牙近中倾斜埋伏阻生，但上尖牙的牙冠位于中切牙和侧切牙之间牙根的腭侧。按照上述牵引方向的确定原则，此时上尖牙的移动方向应先向腭侧，避开侧切牙牙根，再依次向远中、唇向和𬌗方移动。

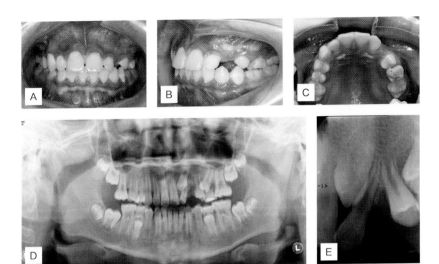

图 13-47 23 阻生病例矫治前殆相和 X 线片

A. 矫治前正殆相；B. 矫治前左侧殆相，23 未萌；C. 矫治前上颌殆面相；D. 矫治前曲面体层片，显示 23 牙冠异位，近中倾斜阻生，其牙冠位于 21 和 22 之间；E. 矫治前根尖片，显示 22 根远中倾斜，位于 23 的位置。

2. 阻生牙治疗中支抗的选择　绝大多数情况下，阻生牙的牵引选择颌内支抗（含种植钉支抗），少数情况下要借助颌间支抗。阻生牙、埋伏牙的错位程度往往大于常见畸形中牙齿的错位程度，常表现为多个方向上的错位，而且需要克服骨阻力和黏膜阻力（尤其是腭黏膜），因此原则上按照强支抗的设计原则来建立支抗系统。

（1）替牙期阻生牙矫治中支抗的设计：对替牙期患者来说，乳、恒牙交替过程中牙齿的坚固程度差，因此难以像恒牙期患者一样，通过增加牙齿数目来达到增加支抗的目的。此外，靠近阻生埋伏牙的邻牙也难以提供强支抗的支持。因此，埋伏牙矫治中支抗的设计要遵循"少用邻牙、多用硬腭组织、多用磨牙、连接两侧磨牙"等原则。基托、横腭弓、舌（腭）弓、Nance 托是主要的支抗装置，通过包埋、铸造、焊接等方式从基托、舌（腭）弓引出的连接体（由大于 0.9 mm 的不锈钢丝弯制而成）是最终的牵引钩，以此与埋伏牙上的附件相连，进行牵引（图 13-48）。

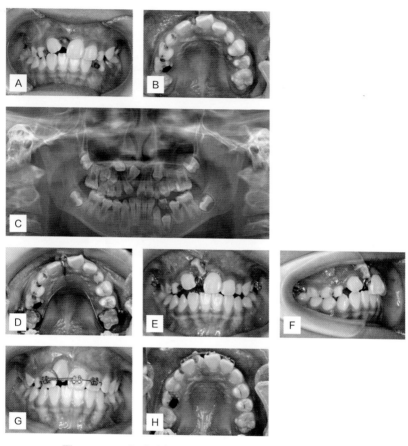

图 13-48　11 阻生病例，采用 Nance 托作为支抗进行牵引

A. 矫治前正𬌗相，11 未萌，近鼻底的唇侧黏膜下可扪及隆起的牙冠。B. 矫治前上颌𬌗面相，替牙期，51 滞留，11 未萌，间隙不足。C. 矫治前曲面体层片，显示替牙期，11 倒置阻生，12 近中倾斜。D. 矫治中以 Nance 托为支抗，由基托包埋的牵引钩延伸至 11 的牙槽黏膜处，供牵引用。E. 11 开窗后粘接附件，用弹性链状圈将附件与牵引钩相连，𬌗向牵引 11。F. 右侧𬌗相显示链状圈连接 11 附件和牵引钩。G. 9 个月后，11 大致牵引到正常位置，12、21、22 粘接托槽，采用 0.016 英寸镍钛丝片段，12 与 21 托槽之间放置推簧扩大 11 间隙。H. 上颌𬌗面相，显示推簧扩大 11 间隙。

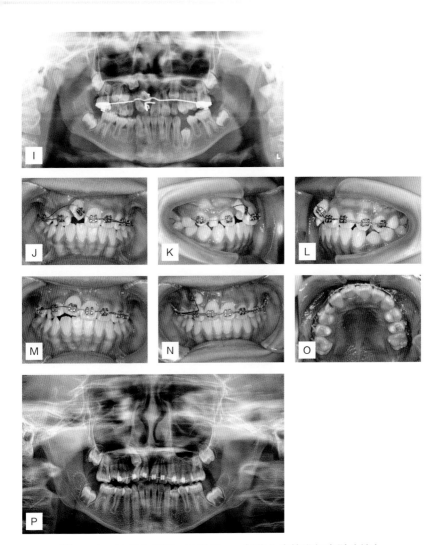

图 13-48　11 阻生病例，采用 Nance 托作为支抗进行牵引（续）

I. 曲面体层片，显示 11 殆向移动过程中，其倒置状态已经矫正。J. 11 间隙基本够用，常规采用固定矫治器排齐 11、整平牙弓。K. 矫治中右侧殆相。L. 矫治中左侧殆相。M. 11 排齐、牙弓整平中。N. 正面殆相，11 基本排齐。O. 上颌殆面相，11 基本排齐。P. 曲面体层片，11 基本排齐。

（2）恒牙期阻生牙矫治中支抗的设计：对于严重低位的埋伏牙来说，替牙期的支抗设计原则继续沿用。固定矫治器可以用整个牙弓作为支抗，但是最好使用较大尺寸的不锈钢方丝作为主弓。此外，种植钉支抗可以承担牵引阻生牙的工作，这就消除了对牙弓本身支抗不足的担忧。如果用颌间支抗辅助牵引埋伏牙，则种植钉支抗还可以起到间接增加支抗的作用。

3. 阻生牙治疗步骤　阻生牙的矫治通常包括支抗系统的建立、外科开窗暴露阻生牙牙冠、粘接附件、正畸牵引等过程。

（1）支抗系统的建立：如果是固定矫治器作为主要支抗系统，则需要排齐牙列（阻生埋伏牙除外），并为阻生牙创造间隙，然后用0.018 英寸 ×0.025 英寸或 0.019 英寸 ×0.025 英寸的不锈钢丝作为稳定的弓丝，在磨牙颊面管的近中弯制阻挡曲（stop loop），以保持牙弓长度，从而建立良好的牙弓支抗系统。以上工作完成后，可以开始下一步的开窗术。

如果阻生牙与邻牙牙根接触，而且邻牙牙根阻碍阻生牙的移动，则阻生牙需要首先稍做唇或舌向移动，避开邻牙牙根。此时，若用固定矫治器作为支抗系统，则排齐整平牙列时暂时不要排齐与阻生牙相接触的邻牙，以避免邻牙受力后产生不良影响。

严重低位的埋伏牙需要辅助的支抗系统。将特制的 Nance 托、横腭弓或舌（腭）弓等装置粘接固定于牙弓，延伸出的连接体牵引钩可以满足开窗后的施力要求。

（2）外科开窗或翻瓣术暴露阻生牙牙冠：如果间隙足够或经前期正畸后间隙足够，则唇侧埋伏阻生的牙齿有可能自行萌出，因此不必急于开窗牵引。埋伏牙自行萌出越多，唇侧骨组织和牙龈组织就越丰富，可极大地减少开窗、机械牵引所致的骨组织和牙龈组织缺如。一般在前期正畸排齐整平牙列、扩展间隙 6 个月后，若观察未见任何萌出迹象，再考虑外科开窗或翻瓣。

外科开窗或翻瓣的目的是暴露阻生牙的牙冠，这需要切开患牙表面的牙龈或牙槽黏膜组织；对于埋伏较深的牙齿来说，还需要去除部分骨组织以减小阻生牙萌出和牵引的阻力。去除的骨量以能粘接附件的大小为度，而且要暴露牙冠切缘区域，切忌暴露釉牙骨质界。

开窗术中软组织的处理对埋伏阻生牙牵出后牙龈组织的美学形态修复非常关键，过多地切除软组织会导致未来牙周组织的健康和美学形态受损。除非阻生牙的牙冠表面仅有一侧薄薄的牙槽黏膜存在而且接近牙弓，可以去除表面的牙槽黏膜，否则，对于其他情况的埋伏牙，需要采取翻瓣闭合助萌术或翻瓣根向复位术。前者较常用，尤其是对于埋伏较深的牙齿，在翻瓣、去骨（必要时）暴露牙面后粘接附件，然后再将黏膜瓣原位缝合，通过附件引出的连接丝或链进行牵引。缺点是如果粘接的附件在施力过程中脱落，则需要重新开窗。后者多用于唇侧阻生前牙的牵引。在常规翻瓣暴露牙冠后，缝合时将黏膜瓣根向移位缝合于阻生牙的牙颈部，牙冠充分暴露，目的是在牵引阻生牙过程中减小唇侧软组织张力，有利于唇侧龈缘美观的修复。

（3）粘接附件：外科开窗后，宜即刻粘接附件。粘接步骤同常规托槽的粘接。对于埋伏较深的阻生牙来说，可以选择 Begg 托槽、带翼的纽扣或预成的带金属链的纽扣作为附件。充分止血是粘接成功的必要条件。为保证附件粘接的牢固性，多余的粘接剂不必急于去除，以消除粘接瞬间任何触碰附件的可能性。待常规粘接牢固后，用链状圈、金属长结扎丝或弹力线等的一端与附件相连，另一端引至创口黏膜表面，以便与主弓丝相连加力（使用预成带链的纽扣更加方便）。

（4）正畸牵引：这是阻生牙得以移动的最关键步骤。在颌内支抗（含种植体支抗）、颌间支抗的保障下，用弱而持续的弹力牵引阻生牙。弹力来源于弹力圈（线）、不锈钢丝弯制的不同形式的曲等。待阻生牙牙冠暴露于牙槽黏膜外后，再重新粘接托槽，按常规排齐牙齿。

采用悬梁臂是一项简单易行的牵引阻生牙的方法。它充分利用了力臂长则力轻的"跳板"原理，尤其适用于在水平方向上唇向或舌（腭）向移动阻生的前牙和前磨牙。例如，左侧上尖牙牙冠近中倾斜埋伏阻生，其牙冠位于左侧上侧切牙牙根的唇向。矫治策略是：

开窗后先适量唇向移动上尖牙，使其牙冠避开上侧切牙牙根，待上尖牙牙冠稍微暴露后，再远中移动上尖牙牙冠。主弓丝为 0.018 英寸（或 0.019 英寸）×0.025 英寸不锈钢方丝，悬梁臂由 0.014 英寸或 0.016 英寸的澳丝弯制。悬梁臂分水平段和垂直段两部分，具体做法是：

1）在上颌左侧第二前磨牙托槽远中将弓丝末端舌向弯曲 90°，然后将澳丝向近中延伸，形成水平段；在相当于阻生的上颌左侧尖牙粘接附件处将弓丝向唇侧弯曲 90°，形成垂直段。水平段和垂直段一般应处于同一个水平面上。

2）测量阻生的尖牙附件相应处的主弓丝到阻生牙附件的直线距离，并在垂直段上标记这一距离。

3）在标记处弯制小圈曲并剪断剩余的澳丝，至此悬梁臂制作完成（图 13-49）。将悬梁臂的水平段固定于主弓丝上，其末端舌向弯曲 90° 的一小段放在主弓丝的龈向。

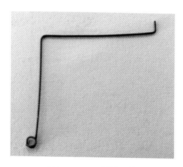

图 13-49 悬梁臂

4）将悬梁臂的水平段与主弓丝结扎固定后，再拨动悬链臂的垂直段使其靠近阻生牙附件，并用结扎丝将附件与悬梁臂的小圈曲结扎，至此完成悬梁臂的牵引加力。左侧阻生的上尖牙牙冠将受到唇向的力，逐渐从唇侧黏膜处露出。此阶段复诊间隔时间控制在 2 ~ 3 周，密切关注上尖牙牙冠的暴露程度，切忌阻生牙的牙冠暴露太多，影响阻生牙唇侧的牙龈组织厚度。待阻生的上尖牙稍露出后，就可以拆除悬梁臂，改为向远中牵引左上尖牙了。

下面以图 13-50 所示病例说明矫治过程：排齐整平上牙弓，换用 0.019 英寸 × 0.025 英寸不锈钢丝在 16、26 颊管近中弯制阻挡曲，并将阻挡曲向后结扎（tie back）。用 0.014 英寸澳丝弯制悬梁臂，其水平段位于 22、24、25 的唇侧，并将水平段结扎固定于 24、25 的主弓丝唇侧。注意：水平段绝对不要与 22 托槽结扎！将悬梁臂的垂直段与 23 开窗后粘接的附件结扎固定。一个多月后，阻生的 23 牙冠明显唇向移动。拆除悬梁臂，用 Nance 弓作为支抗，远中牵引 23。待 23 牙冠跨过 22 位于 23 正常的近远中位置后，再殆向移动 23，并常规控根排齐 23。

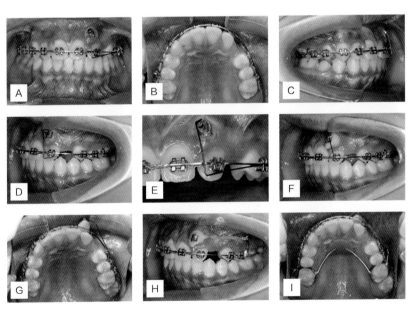

图 13-50　图 13-47 所示病例矫治中阻生牙的矫治过程

A. 矫治中正殆相，0.019 英寸 × 0.025 英寸不锈钢丝作为主弓。B. 矫治中上颌殆面相。C. 矫治中上颌右侧殆相，将上磨牙颊管与阻挡曲结扎。D. 矫治中上颌左侧殆相，23 开窗后，用悬梁臂适量唇向移动阻生的 23。E. 悬梁臂的垂直段与 23 的附件结扎。注意悬梁臂的水平段不要与 22 结扎。F 和 G. 1 个多月后，23 明显唇向移动。H 和 I. 用 Nance 弓增加上磨牙支抗，远中牵引 23。

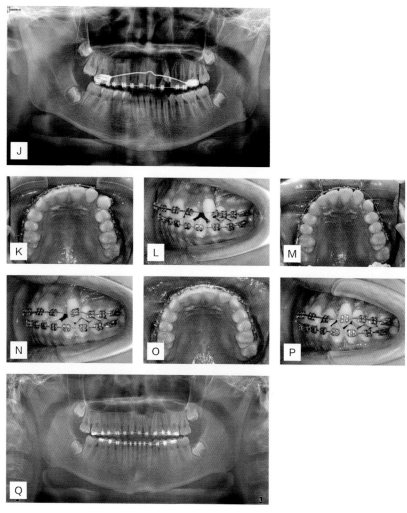

图 13-50　图 13-47 所示病例矫治中阻生牙的矫治过程（续）

J. 曲面体层片显示 23 牙冠向远中移动，但 22 牙根仍偏远中，占据 23 的位置，需要对 22 和 23 进一步行控根治疗。K 至 N. 对 22 和 23 常规排齐，并行近远中向控根移动。O 和 P. 23 进入牙弓并基本排齐。Q. 曲面体层片显示 23 阻生牙的矫治顺利完成。

4. 阻生牙牙龈组织的恢复和建立 阻生牙的治疗通常是有创性治疗，初期治疗需要切开牙槽黏膜，甚至部分骨组织，从而或多或少带来牙周软组织和骨组织的损伤。腭侧黏膜组织较厚、质韧，因此腭侧阻生的牙齿软组织缺少的程度以及对美观影响的程度都较小，这里不再赘述。重点放在唇侧阻生的前牙，因为开窗所致唇侧骨组织的缺如以及阻生牙过于偏唇向的黏膜下阻生都会造成最终牙龈组织的附着水平降低，影响牙龈形态的美观。因此，对于唇侧阻生的前牙，特别需要正畸医生与外科医生沟通，并注意以下问题：

（1）减少去除的骨量：尽量减少阻生牙唇面骨组织的去除量，以能满足粘接附件为度。忌去除骨量至釉牙骨质界。

（2）减少去除的软组织：暴露牙面多以翻瓣闭合助萌或翻瓣根向复位的术式保护黏膜和牙龈软组织量。

（3）减少阻生牙的唇向移动量：在不影响邻牙牙根的情况下，尽量减少阻生牙的唇向移动量，在牵引助萌过程中，适时地改变牵引方向。

（4）牙周膜龈修整：在阻生牙矫治完成后，与牙周科医生会诊，评估能否通过膜龈手术来恢复缺如的唇侧牙龈组织。

（魏松）

第十四章

正畸－正颌联合治疗矫治
严重骨性牙颌畸形

第一节　概述

单纯正畸治疗主要解决的是牙齿排列问题，对于严重的骨性牙颌畸形（包括各种先天畸形、发育畸形及外伤引起的牙颌畸形）成年患者，由于已出现明显的牙齿代偿，无法通过单纯的正畸治疗来掩饰颌骨和面部的畸形，此类患者应行正畸－正颌外科联合矫治。联合矫治一般在生长发育完成后进行，男性约20岁，女性约18岁。

正畸－正颌联合治疗的基本程序为：①全身疾病治疗；②牙周、牙体等口腔综合治疗；③术前正畸治疗；④正颌外科手术治疗；⑤术后正畸治疗。

第二节　术前正畸的诊断设计

术前正畸治疗目的是去除牙齿的代偿和咬合干扰，利于正颌手术移动骨块，尽可能多地改善牙颌畸形，并有利于术后颌骨位置的稳定。正颌外科手术要将上下颌骨截断，将骨块移动到正确的位置，矫正异常的颌位关系，达到矫正颌骨畸形的目的。如果没有进行术前正畸，牙齿的代偿没有去除，就会限制颌位调整时颌骨的移动量，进而使颌骨畸形的改善程度受限。而且，排列不齐的牙齿会在手术拼对颌骨位置时因咬合干扰影响术中的颌骨移位，同时对术后的稳定性也有较大的影响。

一、术前正畸的检查诊断

（一）检查手段

严重的骨性牙颌畸形患者不仅表现为牙殆关系的畸形，更重要的是颌骨三维形态和位置关系的畸形。因此，在临床检查中除了要进行常规的检查外，还要特别注意模型测量分析以及通过模型拼对发现咬合干扰的来源。术前 X 线检查也很必要，包括头颅侧位片、头颅正位片、曲面体层片等，可以分析牙颌面畸形的三维表现，以确定其发生机制。还需要拍摄颞下颌关节片，对髁突及下颌升支等进行诊断分析。目前 CBCT 已常规在临床使用，通过拍摄大视野 CBCT，可以对上下颌骨、牙殆结构及颞下颌关节进行三维方向的分析和诊断，便于分析牙颌面畸形的形成机制，有助于治疗方案的制定。常规的面殆相也是术前检查的必备资料，在条件允许的情况下还可以拍摄三维面相，更好地反映面部软组织形态。

（二）与正颌外科医生协商治疗方案

对于特殊病例，正畸医生有必要与正颌外科医生一起对患者进行检查、评价和制定治疗方案。正畸医生制定初步方案，并和正颌外科医生协商，从而使术前正畸更好地配合正颌手术。对于某些术前正畸不易完成或不能完成的矫治，也可以和正颌医生协商，请正颌医生通过手术帮助解决。有时手术方式的改变可以轻松解决术前正畸中的难题。因此，只有正畸医生与正颌医生经过协商取得一致意见后进行正畸－正颌联合治疗，才能取得更好的疗效。

（三）数字三维诊断技术的应用

随着 CBCT 和三维影像技术以及相应的三维诊断分析软件的不断成熟，现在已可以通过这些三维资料在计算机上进行正颌手术的模拟。这样可以更直观地设定术前正畸的目标，明确手术部位、术式和颌骨移动量以及面部软组织在术后的变化。目前计算机模拟还与现实存在较大差异，需要不断添加临床资料数据对预测系统进行完善。只要数据量足够大，日后数字诊断和模拟将会愈发接近临床，为正畸－正颌联合治疗提供更多的帮助。

二、去代偿治疗中的设计思路

严重的骨性牙颌畸形表现为牙颌面三维方向的不调，其牙齿代偿机制与牙颌畸形高度相关。去代偿治疗是术前正畸的一个主要步骤，针对不同方向上的牙颌畸形，去代偿矫治的方式也不相同。

（一）矢状向不调

1. 骨性下颌前突和（或）上颌后缩（骨性Ⅲ类牙颌畸形）　此类牙颌畸形表现为面中部凹陷，面下部前突和过长，前牙反𬌗，下颌不可后退。一般反覆盖越大，牙齿代偿越明显，主要表现为上前牙唇倾和下前牙舌倾。在术前正畸时，就应舌向移动上颌前牙、唇向移动下颌前牙，使反覆盖加大，利于颌骨畸形的矫正。例如一个严重下颌前突的患者，前牙反覆盖为 2 mm，下切牙代偿性舌倾，而下颌的位置经测量分析为前突 8 mm，外科手术设计拟将下颌后移 8 mm，则这时上下前牙将有 6 mm 的深覆盖关系。因而对于这名患者，术前正畸应唇向开展下切牙，改变牙长轴的舌倾，同时内收唇倾的上前牙，增大其反覆盖的程度，这样在下颌后移手术后才能有良好的前牙覆盖关系（图 14-1）。

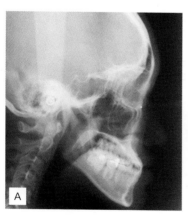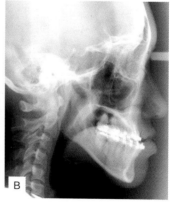

图 14-1　上颌后缩患者矫治前（A）和术前去代偿后（B）去代偿使上前牙内收，前牙反覆盖增大

　　依据上前牙需要的内收量和上牙列的拥挤度决定上牙列是否需要拔牙矫治，以及选择何种支抗控制方式。如果上牙列中重度拥挤，或上前牙唇倾明显需要大量内收，多需要拔除上颌第一前磨牙并在上后牙实施强支抗控制（可能需要植入支抗钉增强上后牙支抗，配合Ⅱ类颌间牵引）。若此时下牙列不拔牙，则术后磨牙关系变为完全远中。需要注意关闭上颌间隙后上下牙弓宽度的协调性。因下颌没有拔牙，牙弓相对较窄，上颌拔除前磨牙后磨牙区牙弓宽度相对较宽，这就需要在关闭上牙列拔牙间隙时缩窄上牙弓宽度，同时适度扩大下牙弓宽度。此外，有些病例在内收上前牙时可能会遇到困难，尤其是当上下牙齿有明显的咬合创伤时，更不易实现上前牙的内收。这时可使用下颌𬌗垫抬高咬合，避免前牙的咬合创伤；也可在正颌手术中进行颌骨分块，协助关闭间隙和上前牙去代偿。

　　如果上牙列轻度拥挤或上前牙轻度唇倾，同时上颌第三磨牙已萌出，上颌后部骨量充分，可在上颌颧牙槽嵴处植入支抗钉进行上牙列整体后移。若此时下牙列不拔牙，则术后磨牙关系变为中性关系。上述情况下，如果上颌第三磨牙阻生，上颌后部骨量不足，也应考虑拔前磨牙，采用后牙中支抗，内收上前牙或解除上牙列拥挤。

　　下牙列是否需要拔牙取决于下牙列的拥挤度和下前牙舌倾程度，以及下颌前部牙槽骨的骨量。这类患者多数情况为下牙列轻中度拥挤，下前牙舌倾，可不拔牙矫治，唇向开展下切牙提供间隙，同时去除下前牙的代偿性舌倾。但也有少数患者下前牙较为唇倾或严重拥挤，这时需要在下颌拔前磨牙，利用拔牙间隙排齐下牙列，直立下切牙。

　　2.　骨性下颌后缩和（或）上颌前突（骨性Ⅱ类牙颌畸形）　此类牙颌畸形表现为明显的下颌后缩，伴有或不伴有上牙弓前突，多数有露龈笑。前牙深覆盖，深覆𬌗。牙齿的代偿表现为上前牙直立和下前牙唇倾。在术前正畸时应内收下前牙，进一步增大前牙覆盖。为了达到这一目的，多需要拔除下颌第一前磨牙。应依据下切牙区域牙槽骨的骨量决定下前牙的内收量，内收下切牙时不采用整体内收方式，多为下切牙的可控性倾斜移动。下牙列拔牙后，若上牙列不拔牙，则在术后出现磨牙完全近中关系，上颌第二磨牙没有了对颌牙。因而，在这种情况下，上颌需要配合拔除第一前磨牙，但不需要内收上切牙，只利用拔牙间隙排齐前牙即可。术中适度前移上后牙和远中移动上前牙，关闭上牙列间隙，术后磨牙关系变为中性（图 14-2）。

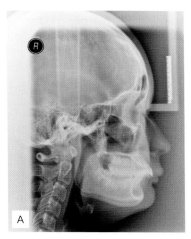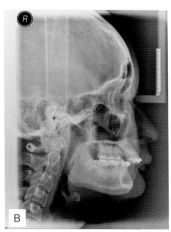

图 14-2 下颌后缩患者矫治前（A）和术前去代偿后（B）去代偿使下前牙内收，前牙覆盖增大

3. 双颌前突 双颌前突表现为上下颌前颌骨突出，上切牙较为直立，上唇突，下切牙多较为唇倾。这类患者需要拔除上下第一前磨牙，上前牙不需要术前去代偿，维持上前牙的唇倾度即可。手术中利用拔牙间隙，后移上颌前部骨段。下前牙多需要在术前去代偿，其方式、方法同骨性下颌后缩畸形的去代偿治疗。

（二）垂直向不调

1. 骨性开𬌗 此类牙颌畸形多表现为长面综合征，前面高过长，面下 1/3 过长，下颌平面角大，前牙开𬌗，后部牙槽过长等。牙齿的代偿表现为上颌补偿曲线较明显，而下颌 Spee 曲线较平坦。以往文献中强调术前正畸中不要在整平牙列时伸长前牙，甚至还要压低前牙。临床实践表明压低前牙的必要性不大，在术前正畸中不要试图整平纵𬌗曲线，尽可能维持上下颌牙列的纵𬌗曲线即可。

2. 骨性深覆𬌗　此类牙颌畸形多表现为短面综合征，前面高过短，面下 1/3 过短，下颌平面角小，前牙深覆𬌗，后部牙槽高度不足，多伴有前牙深覆盖。此类畸形的去代偿是整平过深的下颌 Spee 曲线，多使用上颌平面导板协助固定矫治器打开前牙深覆𬌗。依据下牙列的拥挤度、下切牙的唇倾度以及覆𬌗的深度决定是否拔牙。若下牙列中度以上拥挤或下切牙较为唇倾，需拔除第一前磨牙矫治，此时上颌也要配合拔除第一前磨牙以协调术后的咬合关系。

（三）水平向不调

水平向不调多为颜面不对称畸形，可以分为下颌不对称畸形和上下颌均不对称畸形。临床表现为颜面不对称，下颌颏部向一侧偏斜，下颌体和升支两侧长度不一致，𬌗平面偏斜，上牙弓狭窄等。牙齿代偿表现为偏斜侧上颌后牙颊倾、下颌后牙舌倾，偏斜侧的对侧后牙倾斜度基本正常。偏斜侧很可能出现后牙反𬌗。术前正畸去代偿就是要矫治偏斜侧后牙的颊舌向倾斜度，直立上颌后牙，颊向移动下颌后牙，增大偏斜侧后牙的反覆盖。术前正畸结束时，偏斜侧的后牙由正常覆盖变为后牙反𬌗，或反覆盖增大（图 14-3）。

多数颜面不对称患者表现为上下牙列中线不一致。少数患者表现为上下牙列中线一致，表现出较多的代偿性改变。虽然后者中线

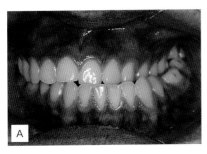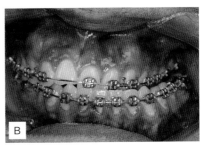

图 14-3　下颌偏斜患者矫治前（A）和术前去代偿后（B）去代偿使左侧反覆盖增大

一致，但上下中切牙的牙轴倾斜。术前正畸的去代偿治疗是竖直倾斜的中切牙，使上下中线变为不一致。

第三节　术前正畸

术前正畸与成年人的常规正畸治疗有许多相似之处，但也有其自身的特殊性。

一、排齐牙列

牙殆畸形的正畸治疗，第一阶段均为排齐和整平牙列。排齐和整平牙列是难以分割开的两个治疗过程。为了便于描述，先只讲牙列的排齐。正颌外科在排齐牙列阶段的术前正畸与一般的正畸治疗相似。在排齐阶段，不仅需要将错位牙排入牙弓，还要兼顾前牙间的位置关系、牙弓宽度和牙弓形态。错位牙若由于萌出间隙不足而偏离其萌出道，会使牙冠错位较牙根多。这种情况下，在排齐时要倾斜移动牙齿，使错位的牙冠倾斜至牙弓正常的位置，整体移动多不必要。但在下前牙区域，由于牙列拥挤，往往会出现下侧切牙牙冠远中倾斜，牙根近中倾斜。为了排齐下牙列，多需要进行一定的控根移动，纠正呈斜轴的下侧切牙。

对于伴有牙列拥挤的骨性牙颌畸形，需要提供一定的间隙才能排齐牙列。根据牙列拥挤的程度，可以采用扩大牙弓、推磨牙向远中、邻面去釉和拔牙的方法提供间隙。这些方法的应用与牙列拥挤的治疗完全一致。但骨性畸形有其特殊性，表现为这类患者多存在牙齿的代偿性倾斜，尤其是切牙。故而在排齐牙列时，应考虑前牙的倾斜度。对于已经唇倾的前牙，在排齐时应防止前牙唇倾加重，这就需要提供较多的间隙，此时多选择拔牙矫治。而对于舌倾的前牙，则在排齐时尽可能使其唇倾一些，恢复正常的牙齿轴倾度。由于唇倾切牙可以为牙弓提供一定的间隙，因此对于后一种情况，轻中度拥挤时很可能不需要拔牙矫治。不过，对于高角病例，在唇倾下切牙前要检查其唇侧牙槽骨厚度，若牙槽骨较薄，应先进行牙周翻瓣植骨增加唇侧骨量，然后再行牙列唇倾排齐。

排齐牙列阶段矫治器弓丝的选择原则与前面的论述一致，即由软到硬、由细到粗、由圆丝到方丝。

二、整平牙列

牙列整平多与牙列排齐同时进行。对于正颌手术患者，则要根据患者的具体情况来改变牙齿垂直向关系。一般而言，对于垂直向高度异常的患者，采用手术的方式，通过牙骨段垂直向位置移动改变牙齿垂直向关系效果良好且结果稳定。所以在术前正畸治疗时，不必盲目整平牙列，有些患者术后整平牙列效果会更好。

患者的面型往往决定了牙列整平的方式。长面型者前牙开𬌗，在术前正畸治疗时不强调牙列的整平，一般是维持矫治前上颌的补偿曲线和下颌的 Spee 曲线。短面者则需增加面高，因此不宜压低下前牙，而应升高前磨牙，所以术前正畸时可以使用平面导板帮助后牙升高。此外，手术后会更有利于伸长后牙，整平牙列。

严重骨性下颌前突的患者，下颌位置靠前，上颌第二磨牙因缺乏对颌牙会出现过长。这时牙列整平要特别注意整体压低过长的上颌第二磨牙。以往对这类病例的治疗因忽视了对上牙列的整平，尤其是对过长上颌第二磨牙的压低，导致术中咬合干扰，术后咬合不稳定。压低过长的上颌第二磨牙可以使用种植体支抗钉协助，也可采用改型腭杆和固定矫治器相配合进行压低。

三、纠正牙列中线

牙列中线的位置影响矫治后的美观效果，同时对拔牙方案及手术计划的确定也有影响。所以，应综合面中线、牙列中线和基骨中线来全盘考虑。

1. 面中线　面中线又称美观中线。在临床检查时可在患者眉间点、鼻尖点、鼻下中点、人中点和颏点做记号，并用细线连接这五点，即产生面中线。多数骨性牙颌畸形患者的这五点连线会偏向一侧。

2. 牙列中线　　上下颌牙列中线定义为中切牙近中接触点。若上下颌中线偏离，应做详细记录，并且在治疗时通过手术（骨骼移动）或正畸治疗（牙齿移动）使上下颌中线一致。

3. 基骨中线　　上下颌基骨中线又称上下颌的解剖中线。牙𬌗模型上颌的腭中缝可以作为上颌基骨的参考中线，以此判断上牙列中线是否有偏斜。同时使直尺垂直于腭中缝，进而观察两侧上颌第一磨牙前后向位置是否一致，有助于判断上颌磨牙是否前移。下颌基骨因缺乏稳定的骨性标志，不能准确确定基骨中线。

多数骨性牙颌畸形患者均存在不同程度的颜面不对称畸形，表现为面上 1/3 基本对称，面中 1/3 开始出现不对称（表现为鼻部和人中的偏斜），面下 1/3 不对称明显加重（表现为颏部偏斜和两侧下颌骨体部大小以及升支高度不对称）。严重时两侧眼睛的高度也不一致（表现为平视前方时眶下缘不在一条水平线上），两侧后牙的𬌗平面也可表现为不在同一水平面上。因此，术前正畸设计和确定手术方案时要考虑如何纠正面中线。此时的参考点应更多地关注面上 1/3 的标志点，以及双侧眼睛水平向位置是否一致，而鼻部和人中已不能很好地反映面中线。

通常情况下，对于牙列中线不正的患者，要明确是牙性不对称还是骨性不对称。如果是牙性不对称，可以通过拔牙、单侧推磨牙向远中或者邻面去釉等方法纠正牙列中线，使其与基骨中线一致。如果是骨性不对称，则在术前正畸中使牙列中线与颌骨的中线一致即可，术中通过颌骨位置的移动实现上下中线一致。

四、协调牙弓宽度

牙颌畸形患者的上下牙弓宽度不调较为常见。在开始治疗前，要明确上下牙弓宽度不调的程度，程度严重者多为骨性不调，例如一侧后牙的反𬌗。个别后牙的反𬌗或锁𬌗可为牙性不调。上下颌模型的拼对可以清晰反映出牙弓宽度的协调性。术前正畸力争做到上下牙弓宽度协调，为正颌手术做好准备。

最常见的上下牙弓宽度不调为上牙弓狭窄。程度较轻者可通过四角圈簧、固定式螺旋扩弓器或活动式螺旋扩弓器扩展上后牙牙弓宽度加以解决（图 14-4）。程度较重者则需要扩展上颌骨的宽度。由于成人的腭中缝已完全骨化，加上颧上颌复合体的阻碍作用，很难通过快速腭扩展来打开腭中缝。目前可使用种植钉支持的上颌扩弓器开展腭中缝，但这种方法的成功率不稳定。也可采用手术辅助快速腭扩展法，即通过手术截开部分上牙弓两侧的皮质骨，减小颌骨对腭扩展的抵抗力，然后利用快速腭扩展装置，在短期内打开腭中缝，增加上牙弓宽度。手术辅助上颌快速扩弓还可通过截开腭部骨板，进一步消除骨阻力，然后利用快速腭扩展装置扩弓，该法类似于骨牵引延长成骨术，每日扩弓速度可达 1 mm（图 14-5）。少数情况下，上牙弓的宽度可在手术中通过切开腭中缝以及上颌骨分块来扩展，但这种方式的缺点是术后容易复发。

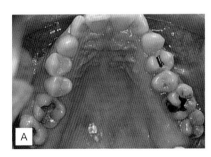
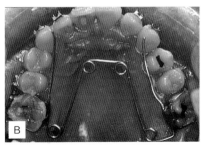

图 14-4　上牙弓狭窄矫治前（A）和术前四角圈簧扩弓后（B）

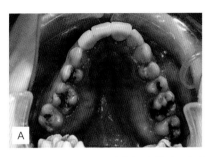
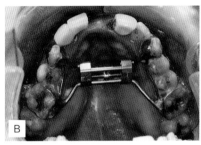

图 14-5　上牙弓狭窄矫治前（A）和术前手术辅助上颌快速扩弓后（B）

少数上下牙弓宽度不调是由于下牙弓过宽所致，此时单纯正畸治疗多难以解决，一般需要手术治疗。问题在于是缩窄过宽的下牙弓，还是扩宽正常的上牙弓。缩窄下牙弓较为复杂，因为髁突间宽度无法通过手术缩窄。一般情况下，宽的下牙弓通过手术缩窄极为有限。而要扩展上牙弓后部，即使扩宽 10 mm，也不成问题。故在处理下牙弓过宽所致的后牙反𬌗时，多采用手术扩展上牙弓。

个别牙的反𬌗或锁𬌗可通过交互牵引解除，严重时也可在种植钉辅助下解除干扰。对于颜面不对称患者，由于后牙的代偿性移位，要在术前正畸中先进行去代偿，调整后牙牙冠的颊舌向倾斜度，加大反𬌗程度，再通过手术解除后牙反𬌗。

五、解除牙齿移动中的咬合干扰

术前正畸与常规正畸有很多不同之处，其中之一就是如何处理好牙齿移动中的咬合干扰。术前正畸治疗中，上下颌骨处于不正确的位置关系，因此在牙齿移动时会产生各种咬合干扰，较为常见的是以下两种情况。

1. 骨性下颌前突畸形患者上牙列去代偿，内收上前牙时存在咬合干扰。这种情况多出现在牙齿代偿较明显的患者，矫治前前牙覆𬌗、覆盖正常，但侧貌为凹面型。为了手术改善面型，需要将正常覆𬌗变为反𬌗，这时就面临上前牙内收中的咬合干扰。此外，对于这类骨性牙颌畸形患者，内收上前牙时还会遇到上尖牙与下前磨牙之间的干扰，尤其是在低角患者中常见。

2. 颜面不对称患者，后牙代偿性倾斜（上后牙颊倾和下后牙舌倾），致使偏斜侧后牙为正常覆盖关系。术前正畸需要舌向移动偏斜侧的上后牙，颊向移动偏斜侧的下后牙。这时也会在后牙移动时产生咬合干扰。

临床中可采用后牙𬌗垫解除咬合干扰，也可在后牙区使用水门汀垫高，解除咬合干扰。采用𬌗垫的方式较为传统，可有效分散𬌗力，患者可仅在进食和睡眠时佩戴𬌗垫，因而对咬合的影响小，同时还有利于颞下颌关节的稳定。𬌗垫多需要在单颌戴用，在完成牙齿移动后摘除。后牙垫高法应在尽可能多的后牙垫高，不要仅垫高个别后牙。因为垫高个别后牙会使𬌗力分配不均衡，还有可能对颞下颌关节不利。同时，被垫高的个别牙齿会因为咬合作用发生龈向位移，进而失去垫高后牙解除咬合干扰的作用。

六、去除术中的咬合干扰

咬合干扰会影响术中颌骨骨段的移动，影响手术疗效。这些咬合干扰还会影响术后牙𬌗关系的稳定，容易导致牙颌畸形在术后复发。因此，消除咬合干扰是术前正畸的主要目的。这样做有利于术中颌骨骨段的拼对，有助于减少术后畸形的复发。

咬合干扰表现为在手术前模型外科模拟手术移动颌骨后，上下牙齿存在干扰。一般多发生在牙列拥挤部位、后牙反𬌗或锁𬌗、牙弓宽度不协调和上下颌牙量不调。有些咬合干扰还与后牙过长有关，例如骨性下颌前突患者，由于下牙列位置靠前，上颌第二磨牙没有对颌牙而出现过长。此外，上下颌牙量不调也是导致咬合干扰的因素之一。例如上牙量较小，为了获得正常的前牙覆盖，尖牙关系就要偏向远中。术前正畸进行牙列的排齐和整平，协调牙弓宽度等措施可以有效消除咬合干扰。协调上下颌牙量也有助于获得良好的𬌗关系。手术前取研究模型进行拼对检查可以及时发现牙齿的咬合干扰，及时进行牙位或牙弓的调整。

七、颌间固定唇弓

在患者术前正畸结束后，手术前约 6 周时将颌间固定唇弓放入牙弓。只有在手术固定唇弓处于不加力状态、牙齿不再移动的情况下，才可以取工作模型进行模型外科操作和固定𬌗板制作。固定唇弓应具有以下特点。

1. 粗的方丝 对于 0.022 英寸槽沟系统，弓丝应为 0.019 英寸 × 0.025 英寸不锈钢方丝。因为只有使用粗的方丝，钢丝与槽沟紧密切合，才能起到良好的稳定作用。

2. 上下颌间结扎的辅助装置 通常在上下颌唇弓上安装牵引

钩，一为上下颌间结扎和弹力牵引，二为将殆板结扎于上下牙唇弓上，便于固位（图14-6）。现在多使用预成的颌间牵引钩，直接夹在不锈钢方丝上，这样做方便快捷，牵引钩的牢固度和强度能满足术后颌间牵引的需要。由于这种牵引钩夹于弓丝上时会使弓丝变形，因此操作时不要用力过猛，夹紧即可。

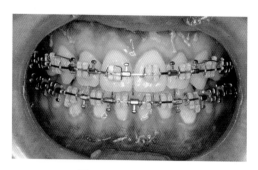

图14-6 颌间牵引钩

以往也有人使用骨折固定夹板作术后颌间固定和牵引用，多出现在没有进行术前正畸的病例中。但这种装置不易保持术后口腔卫生和牙周组织的健康，且在牵引时易于伸长牙齿，颌间固定也不如固定唇弓（方丝）那样稳固。

第四节 术后正畸

一、术后正畸的目的和时机

术后正畸是对牙殆关系的精细调整。术后正畸要解决牙列中存在的问题，使其达到正常的牙殆关系。同时，术后正畸还有利于术后牙颌畸形复发的控制。

当骨骼愈合基本完成，颌骨处于稳定期时，即可开始术后正畸治疗。若术中为坚固内固定，3～4周即可完成临床骨愈合，则术后正畸在术后3～4周开始。若骨愈合较慢，术后正畸也要相应推迟。

二、术后正畸的主要步骤

1. 排齐整平 首先要检查术后的咬合关系，是否有矫治器部件脱落。若由于带环、颊管或托槽的脱落，致牙齿位置异常，应重新粘接带环、颊管或托槽，用镍钛圆丝或镍钛方丝排齐牙列。若术前为了避免咬合干扰，个别牙齿低位，也应重粘托槽或颊管，用镍钛圆丝或镍钛方丝排齐牙列。如果咬合关系正常，牙齿位置也正常，则应拆下术前放置的不锈钢方丝，去除其上的牵引钩，调整好与术后牙弓形态匹配的弓形，重新将其结扎保持。

以往术前正畸中在上下颌第二磨牙多不放置颊管，导致术后因该牙位置不当出现咬合干扰。现在术前正畸均应在上下颌第二磨牙放置颊管或带环，在术前正畸中尽可能调整第二磨牙位置。必要时可使用种植体支抗钉辅助调整其位置。因而目前术后正畸中需要特别调整第二磨牙位置，消除其咬合干扰的情况并不多见。

有些患者在正颌术中施行颌骨分块，手术后牙齿排列可能参差不齐，术后正畸治疗时应用连续高弹性弓丝排齐、整平牙列，并配合相应的颌间牵引。

2. 颌间牵引与术后牙𬌗关系的调整 术后正畸治疗开始时，应拆除𬌗板。手术后，由于肌肉、韧带等软组织的牵拉和颞下颌关节不稳定，下颌常常会移位，即便是采用了坚固内固定技术，拆除𬌗板后，仍然难以阻止下颌的移位。为了尽可能减少下颌骨位置异常对正颌手术效果的不良影响，通常要进行术后正畸的颌间牵引。因为上下颌牙列不锈钢唇弓上有牵引钩，弹力牵引非常容易进行。由于正颌手术拆除𬌗板后，下颌位置通常会有不同程度的移位，而且上下颌牙齿间咬合也不紧密，所以术后正畸的弹力牵引就更显得重要。牵引时尤其要注意牵引力的方向。通常情况下，对于下颌后缩、上颌前突的患者，手术使上颌后退和下颌前移，通常在术后做Ⅱ类牵引，每侧用 2~3 个皮圈，进行Ⅱ类"盒"形牵引。相反，对于上颌后缩、下颌前突的患者，手术使上颌前移和下颌后退，通常在术后做Ⅲ类牵引，每侧用 2~3 个皮圈，进行Ⅲ类"盒"形牵引，以建立良好的覆盖关系及后牙牙尖交错关系。而对于骨性开𬌗患者，术后则主要进行前牙垂直牵引，使上下颌能建立良好的垂直向咬合关系。一般而言，术后弹力牵引的时间为 3~4 个月，但少数患者由于牙列咬合的关系，可能要牵引达 6 个月。如果术后前牙覆盖异常，如覆盖过小（对刃或有反𬌗趋势）或覆盖过大（深覆盖），可辅以Ⅲ类或Ⅱ类颌间牵引（图 14-7）。

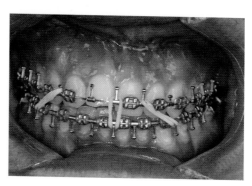

图 14-7　术后正畸颌间牵引

颌间牵引有助于牙颌关系小范围的调整，不适用于大范围的调整。颌间牵引不能改善因术后颞下颌关节不稳定导致的牙颌位置异常，这类患者多需要二次正颌手术治疗。

如果患者在术后正畸中行颌间牵引，一般在拆除矫治器之前停止颌间牵引，观察 4~6 周，若无复发倾向，再拆除矫治器附件。

3. 剩余间隙　颌骨分块手术、根尖下截骨术往往利用牙列中存在的间隙或拔牙间隙来进行，手术后可能残留一些间隙，术后应该关闭这些残余间隙。术后正畸时，先排齐、整平牙列，然后换用不锈钢方丝滑动机制关闭间隙。为了调整磨牙关系和前牙关系，可配合使用Ⅱ类或Ⅲ类颌间牵引。

4. 牙弓宽度　术后正畸治疗需对牙弓宽度予以特别关注。上牙弓狭窄患者，通过 Le Fort Ⅰ型截骨术扩增牙弓宽度使其恢复正常，但上牙弓术后 6 个月之内不稳定，容易复发，使上牙弓塌陷。

因此，现在已很少在术中通过截骨扩宽上牙弓，而是在术前通过骨皮质切开辅助上颌快速扩弓，或使用种植体支抗快速扩弓打开腭中缝，增加上颌骨宽度。这些方式扩弓的稳定性好，已在临床中普遍使用。

术前正畸中为了调整牙弓宽度，往往使用不锈钢方丝唇弓扩展或缩窄牙弓宽度，术后正畸要拆下这些唇弓，依据术后牙弓形态重新调整牙弓宽度，以维持术后的牙弓宽度。

术后正畸中会出现单侧后牙反𬌗、对刃或覆盖过大。这时可使用后牙交互牵引加以解决。

5. 保持　正颌外科患者的保持通常采用与单纯正畸治疗相同的保持器，保持时间也相似。有时对于骨性下颌前突患者可以考虑采用下颌颏兜来保持，以防止下颌骨前突复发。

典型病例分析

患者，男性，18岁。主诉：下颌前突和面部不对称多年，要求矫治。

【临床检查】

临床检查结果见图 14-8。

1. 口外检查　面部不对称，下颌左偏。面中部发育不足，上颌后缩，同时伴有下颌前突。

2. 口内检查　前牙反𬌗，反覆𬌗 2 度，反覆盖 4 mm。磨牙和尖牙关系完全近中。上牙弓过宽。𬌗平面明显倾斜，左侧高、右侧低。双侧上颌第二磨牙过长。

3. X 线检查　X 线头影测量发现上前牙唇倾，下前牙舌侧。

【诊断】

安氏Ⅲ类，骨性Ⅲ类，毛氏Ⅱ^1+Ⅳ^1+Ⅰ^1。

【矫治计划】

选择正畸－正颌联合治疗。术前正畸去代偿，解除咬合干扰，协调上下牙弓宽度。正颌手术治疗下颌前突和偏斜以及上颌后缩畸形。术后正畸进行咬合的精细调整。常规保持。

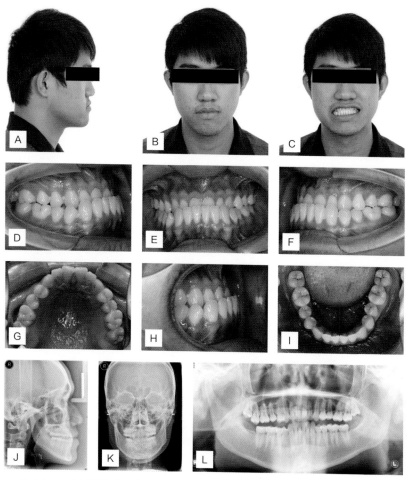

图 14-8 患者矫治前面相（A 至 C）、𬌗相（D 至 I）和 X 线片（J 至 L）

该病例术前正畸后的面相、𬌗相和 X 线片见图 14-9，正颌术后的面相、𬌗相和 X 线片见图 14-10，矫治后的面相、𬌗相和 X 线片见图 14-11。

【矫治要点】

1. 对于颌骨矢状向不调的患者，正畸治疗还要关注颌间的宽度

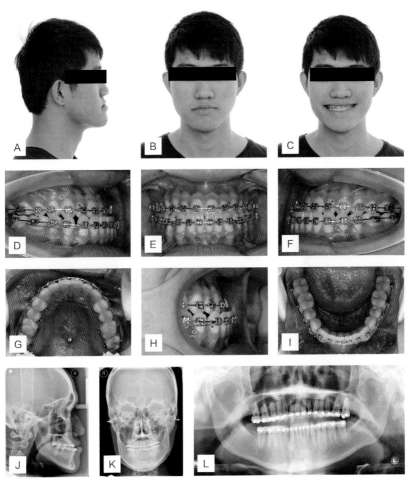

图 14-9 患者术前正畸后的面相（A 至 C）、𬌗相（D 至 I）和 X 线片（J 至 L）

关系在术后是否协调。该患者在治疗前即可见上颌宽度较大，需要在术前正畸中先行缩窄上颌宽度，略扩大下颌后部宽度，避免正颌手术后后牙区锁𬌗。宽度不协调程度较轻时，可以通过弓丝宽度的调整完成处理。

2. 骨性Ⅲ类患者由于磨牙矢状向关系为近中，上颌第二磨牙

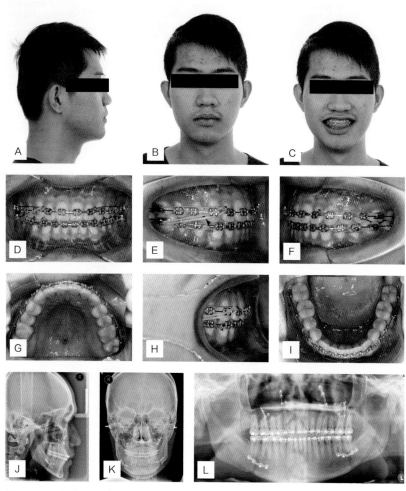

图 14-10　患者正颌术后的面相（A 至 C）、殆相（D 至 I）和 X 线片（J 到 L）

常因无对颌牙而伸长，正颌术前正畸时需要进行压低，以免手术后出现明显的殆干扰。该病例配合使用腭中缝支抗钉压低上颌第二磨牙，同时做适度的舌向倾斜，调整了上牙弓后部宽度。

　　3. 患者上牙列无明显拥挤且前牙唇倾不严重，因此未做上颌的

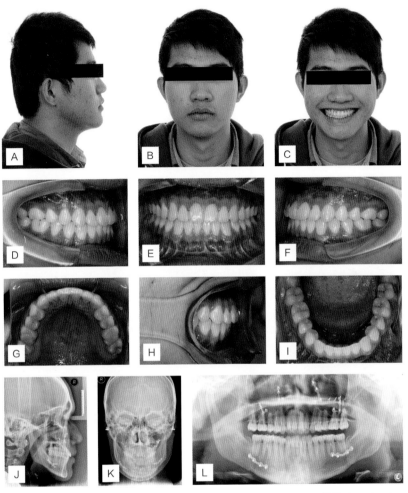

图 14-11 患者矫治后的面相（A 至 C）、𬌗相（D 至 I）和 X 线片（J 至 L）

拔牙设计。上颌骨两侧垂直向发育不一致引起的𬌗平面偏斜通过上颌手术进行调整。强调应充分进行术前正畸治疗。

（胡炜）

第十五章

成人正畸治疗

第一节　概述

随着经济发展和社会进步，以及广大人民群众对生活质量要求的提升，寻求正畸治疗的成年患者日益增多。正畸治疗基础研究和技术的不断深入和完善，也使正畸诊疗范围得以扩大。成人正畸已经成为现代口腔正畸学中的重要组成部分，对正畸专科医师的治疗技能提出了更高的要求。

一、成年正畸患者的特点

与青少年患者相比，成年正畸患者口内情况更为复杂，常伴有不同程度的牙周疾病、牙齿磨耗、牙列缺损或牙体缺损，可能还伴有颞下颌关节疾病。成年患者生长停止，修复能力降低，且对治疗反应较慢，治疗中更易出现牙龈退缩、牙槽骨吸收和根吸收的情况。另外，成年患者已建立稳定的咬合和功能，即使存在一定程度的错𬌗畸形，多已建立代偿性咬合平衡。正畸治疗中牙齿移位带来的咬合改变，可能使治疗中出现暂时性的咬合干扰，打破已有的平衡。能否在正畸治疗后，特别是大范围移动牙齿的正畸综合治疗后，建立新的口颌系统平衡，需要在正畸治疗前进行全面的诊断和评估。否则，应在不改变原有口颌系统平衡的基础上最小化地移动牙齿，解决患者的主诉问题。

二、成年正畸患者的沟通

一般因口腔疾病求医的患者常有功能障碍，如能解除疾病，当症状缓解、病情发展得到控制时，患者可能感到满意。而对于以美观改善为主诉的成年患者，由于美观的标准带有明显的主观性，医生需要在与患者充分交流的基础上梳理矫治目标，将矫治目标分解，分层次进行交代和沟通，设立治疗的最低目标和理想目标。由于美观的主观性特征，医患之间可能不易达成统一。在设立矫治目标时，医生应该对矫治目标分解、分层；与之相对应的是，治疗前正畸医生应尽可能引导患者说出是如何判断疗效的，让患者用相对客观和量化的指标描述自己对治疗的预期。正畸中的医患关系大多数情况下是"指导－合作型"，即医生作为治疗的主导提出目标并付诸实施，同时在一定程度上征求患者意见，并要求患者配合完成治疗。但是一部分患者随着正畸治疗的进行，试图参与到矫治目标的设定中，或者提出更多的要求。此时，医患双方的关系也由最初的"指导－合作型"逐步转变成"共同参与型"。因此，医生首先应当承认、尊重患者这种使医患关系转变的倾向，并充分尊重其知情权。当然对于偏执型患者，在尊重的前提下，要不断让患者对治疗的目标、预期有明确的认识和理解；对于表演型患者，则需给予更多的心理暗示，让患者具有参与感。总之，医生如果拒绝患者这种"共同参与"的倾向，则可能使自己消耗在医疗和沟通上的精力比让患者"参与其中"更多。

三、成人正畸治疗的分类

成人的正畸治疗概括来说分为辅助性正畸治疗、综合性正畸治疗和正畸－正颌联合治疗三类。

1. 辅助性正畸治疗　辅助性正畸治疗是通过正畸治疗，为其他牙病的控制和恢复口腔功能的治疗提供更为有利的条件。成年人的口腔情况较为复杂，常伴有龋坏、牙周病、失牙和颞下颌关节等方面的问题。目前提倡以牙周、修复、正畸等多个专科医师组成的治疗组，对每一个患者的个体化表现作出全面的口腔疾病诊断，选择最佳治疗设计，并在治疗时机、方法和治疗过程中相互配合、协调，以获得最佳的治疗效果。辅助性正畸治疗是一种限制性正畸治疗，主要适用于成年人发育性或获得性的个别牙错𬌗畸形的矫治，着重于𬌗的改善。其治疗的主要目标有以下 3 点：①有利于修复治疗；②消除菌斑附着区，改善牙槽嵴外形，建立良好的冠根比例，并使𬌗力沿牙长轴传导，从而促进牙周健康；③改善口腔功能和美观。

辅助性正畸治疗的常用手段是应用矫治器对错位牙进行小范围移动，系指牙齿移动范围及距离较小、矫治目标单一、方法较简单的对单纯牙性畸形的正畸治疗。在临床中，将牙列咬合关系基本正常，仅有个别牙或少数牙位置不正，且牙移动距离一般在 3 mm 以内的成年正畸治疗患者归入此类治疗范畴，即通常所谓的少量牙移动（MTM）。其治疗内容除包括修复前正畸治疗外，还包括成年人个别牙错位、牙间隙等的矫治，以及作为牙周病、颞下颌关节疾病等辅助治疗的小范围内的牙调整治疗等。成年人 MTM 正畸治疗的范围较小，方法较单一，矫治设计不很复杂，临床上简易可行。因此，作为一种有效且实用的矫治手段，MTM 正畸治疗应是从事一般口腔执业的医师都应学习了解的有关正畸治疗专业的知识和技能。

2. 综合性正畸治疗　综合性正畸治疗即对非骨性或轻度骨性错𬌗畸形的健康成年人牙列进行的全面正畸治疗。这种治疗与恒牙列初期青少年的矫治相似，常需移动所有的牙齿。但由于成年人与青少年患者之间存在着不同的生理、病理、心理特点，故其治疗（包括拔牙、支抗设计、矫治器设计等）也具有不同的特点和要求。由于这类矫治时间较长，牙齿移动的数量和范围较大，故会对𬌗关系的调整有一定影响。如果矫治的对象是中老年患者，应尽量避免大范围改变后牙段上下颌牙齿和下颌骨的位置，以免𬌗关系发生较大改变，致使患者肌肉、关节功能不调，而出现𬌗创伤或关节功能紊乱。

3. 正畸 - 正颌联合治疗　正畸 - 正颌联合治疗就是对成年人严重骨性牙颌面畸形，采用外科与正畸联合治疗的方法进行矫治。

对这类患者单纯采用正畸治疗并不能完全改善面型美观和维持咬合关系的稳定，单纯采用外科手术的方法也不可能建立良好的咬合关系。只有通过外科与正畸联合治疗的方法才能重建牙、颌、面的三维关系，恢复牙颌面的生理功能与颜面美观。其正畸治疗的主要内容是配合颌面外科进行术前正畸治疗、术后正畸治疗及保持。

第二节　成人正畸治疗特点

一、成人正畸治疗的诊断特点

口腔正畸治疗中，诊断是设计和治疗的基础。对于成人矫治，特别是以美观改善为主要目标的成人综合正畸治疗，除了一般的诊断项目外，还应注重从以下 3 个方面进行全面判断。

1. 成人正畸的美学判断特殊之处　对于成人正畸中的女性患者，设计拔牙矫治改善突度时需要谨慎判断，特别是对于颧骨较高、颞部较塌陷、鼻旁区凹陷及颊部软组织欠丰满的患者。也有患者在拔牙矫治后由于牙弓过度缩窄，微笑时颊廊区暴露过多而影响微笑美观。因此成年女性患者，特别是五官较为立体、眼睛大及骨性结构突出的患者，对口唇突度的回收需要慎重。

上切牙的唇齿关系在成人治疗中至关重要。自然放松时上切牙切缘在上唇下 2~4 mm。上切牙暴露过多，表明上牙列过于前突；上切牙暴露过少，则呈现无牙殆的表现。上切牙唇齿关系受切牙磨耗、正畸治疗、正颌外科手术、牙龈退缩和修复体的影响，对正畸和正颌外科的治疗设计有重要意义。

成年患者牙龈的美观性至关重要，其下前牙和上尖牙的牙龈退缩较为常见。可通过牙龈移植等手术来改善牙龈的美观。对于治疗前已有牙龈退缩的患者，治疗过程中尽量使用轻力，并尽量保持良好的牙周健康。牙齿排列不齐时，邻面不能很好地接触，此处的牙槽骨发育不足，龈乳头形态和大小异常。因此，成年患者牙列排齐后多会出现三角间隙。对于成年患者，排齐牙列后要尽可能保持牙根的互相平行。对于牙冠较宽、三角间隙明显的患者，可通过牙齿邻面去釉减小三角间隙。龈缘的高度和牙龈的厚度也是影响牙美观的重要因素。微笑时，上切牙牙冠都要暴露，同时应露出 1~2 mm 的牙龈，牙龈缘弧度应与上唇弧度一致，而且上颌中切牙、侧切牙、尖牙牙龈缘呈现高 - 低 - 高的台阶，才能获得牙龈美观和美的笑容。如果牙龈缘高度不协调，可以通过牙齿伸长或压低或者修复的手段加以纠正。露龈微笑是上唇过短、上颌骨过于前突、上颌前部牙槽骨过长、上前牙牙冠过短或者牙龈增生所致。对于轻微露龈微笑、牙冠高度不足、角化龈较长的患者，可以通过适度的牙龈切除术延长牙冠高度，恢复牙龈的美观；对于轻中度露龈微笑、上颌前部牙槽骨过长的患者，可以使用种植体支抗压低上前牙；对于严重露龈微笑的患者，只能通过正颌外科手术加以矫正。

2. 成人正畸的心理判断　正畸治疗的周期需两年甚至更长时间，在漫长的正畸诊疗中，患者的心理活动复杂多变。有些患者不能适应咬合或面部形态的改变而可能产生心理异常，还有些患者甚至治疗前就存在心理异常。这些异常都可能导致非医源性的医患矛盾及纠纷，特别是成年患者。因此在接诊过程中，正畸医生应该有判断患者心理情况的意识，如观察患者的以下情况：首先，认知方面是否存在幻觉、妄想、思维混乱；其次，是否有情绪低落、情绪高涨等；再次，意志行为是否存在异常，学习或工作表现有无变化；最后，睡眠状况是心理是否健康的重要反映，患者是否存在入睡困难、早醒、嗜睡，是否有多梦或噩梦等，都可能是其心理不适的表现。此外，饮食状况和体重变化也能从一定程度上反映患者的心理变化。正畸治疗中要关注这些变化，必要时寻求相关学科的协助，有助于与患者的临床沟通和医患纠纷风险的防范。

3. 成人正畸的口腔功能判断　功能因素主要包括颞下颌关节功能、口周肌肉功能和牙列的保护功能等。正畸治疗与颞下颌关节功能之间的关系至今仍是争论的焦点，尤其是对于成年患者。由于错𬌗畸形或其他不利因素的综合作用，成年患者中具有颞下颌关节疾病的比例较高，因此治疗时应加倍细心。在最初的检查诊断时，就应注意患者的病史，患者错殆的表现、下颌功能运动范围（下颌侧方及前后运动）、面部肌肉的功能测试等，判断是否存在导致颌位不稳定的因素，找出与颞下颌关节功能紊乱有关的因素。在治疗过程中，对成年患者颌位进行调整需要小心，不要期望通过Ⅱ类或Ⅲ类颌间牵引来改变颌位。同时，一些易于引起殆创伤的因素也应及时通过调殆或打开咬合等措施加以避免。

二、成人正畸治疗的设计要点

1. 矫治目标的设定　口腔情况较好的青年人，其矫治目标应与青少年患者相同，即尽可能达到正常殆的六项标准和颜面美观。对于年龄较大、有不同程度口腔病损的成年人，则应制定个性化的治疗目标，并以最小的牙齿移动为代价，强调功能和美观并重，强调咬合的长久稳定和口腔健康，而非追求磨牙的中性关系。同时，往往需要牙体科、修复科、外科及其他学科联合治疗，因此其治疗目标也各有所侧重。矫治目标一般包括口颌功能完善、前牙区美观和协调、保障牙周健康以及维护颞下颌关节功能。

2. 减数牙位的设计　成年人矫治方案一般以简化、对症治疗为主。矫治拔牙的选择更趋多样化。不一定同时拔除4个前磨牙，亦可有单侧拔牙，仅拔除上颌2个前磨牙，以及拔除上颌2个前磨牙和下颌1个中切牙。不对称拔牙、策略性拔牙，即拔除现有的受损牙及对牙周或邻牙造成不可逆损害的牙，也是成年人正畸治疗中常见的拔牙方式。

3. 矫治器选择　成人正畸治疗在保证疗效的基础上，应尽可能选择美观、舒适的矫治器。无托槽隐形矫治器、唇侧陶瓷托槽矫治器或个性化舌侧矫治器都广泛应用在成人正畸治疗中。一些活动矫治器，比如平面导板、后牙殆垫等，也可以用作成人治疗中打开咬合、缓解颞下颌关节不适的矫治器。成年人的牙槽骨多有吸收，临床牙冠增长，牙周膜的面积减小，故更应选择轻力。最好采用间断力或延长复诊时间，从而给牙周组织提供充足的细胞反应和组织改建时间，防止牙槽骨的进一步吸收。

4. 支抗设计　由于成年人的第二磨牙完全萌出，可用于加强后牙支抗。但对于牙周状况不好、支抗不足的患者，也可利用种植体支抗关闭失牙间隙、远中移动磨牙而避免使用口外力；TPA 和 Nance 弓也可作为加强支抗的手段。对于上牙弓宽度不足的患者，上颌四角圈簧可以进行少量的牙性开展。

5. 结束和保持　由于成年人的适应性改建能力不如青少年，骨组织的代谢慢，牙移动慢，口周肌肉的改建适应时间更长，因此与青少年相比，治疗疗程相对较长。正畸治疗中，应与牙周专科医师密切协作，控制并密切追踪正畸治疗时牙周病的变化。正畸治疗中应及时消除个别牙的早接触及殆创伤。正畸治疗结束前，根据可能的后续问题，如牙周手术、牙列缺损修复等，与相关专科医师进行协商。治疗后，应进行牙周再评价及牙周手术（切龈术、牙槽骨手术、膜龈手术等）等辅助治疗，还可以有计划地进行修复以恢复牙弓的完整性、美观和功能。对于矫治后的保持，成年人比青少年保持期要长。对于有较严重牙周附着丧失的患者，术后保持还需考虑设计专门的保持器，如固定保持器；对于前牙缺失患者，应在保持器上设计临时义齿进行保持，一些患者甚至需要终身戴用保持器。

图 15-1 总结了成人正畸治疗的诊断和设计要点。

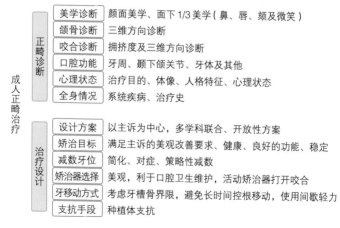

图 15-1　成人正畸治疗诊断和设计要点

三、各类成人错𬌗畸形综合治疗要点

1. 安氏Ⅰ类错𬌗的治疗　成年患者远中移动磨牙的可能性小，且腭中缝早已闭合，扩大牙弓仅能靠唇倾前牙和颊倾后牙，所获得的间隙有限。故对轻度拥挤的患者，若符合邻面去釉的适应证，可采用邻面去釉的办法，既获得间隙，又防止或纠正牙列三角间隙；对中度和重度拥挤的患者，则不应盲目扩大牙弓，而应采用拔牙矫治。存在牙列间隙的患者，可利用这些间隙来排齐牙列。也可能牙列中多余的间隙需要配合修复治疗，此时需进行间隙管理，将间隙集中，为后期修复做准备。这种情况下确定正畸治疗方案时，应有修复医师进行会诊，制定综合治疗方案。牙列间隙治疗后容易复发，特别是上前牙区的间隙，疗程不宜过短，结束时覆𬌗、覆盖关系和牙根平行度需要给予关注。

2. 安氏Ⅱ类错𬌗的治疗　对于安氏Ⅱ类错𬌗成年患者，前牙关系比磨牙关系重要。因此，治疗时并不追求磨牙中性关系，而是以前牙覆𬌗、覆盖关系为标准。治疗中一般不通过Ⅱ类牵引改变下颌颌位。轻、中度安氏Ⅱ类错𬌗，不伴有或伴有轻度骨性Ⅱ类畸形的患者，可通过上、下颌同时减数，利用拔牙间隙来调整磨牙关系，建立正常的覆盖关系。有些病例可拔除上颌双尖牙而下牙列不拔牙，或者采用邻面去釉或拔除1颗下切牙，最终使磨牙关系达到完全Ⅱ类咬合关系，前牙为正常覆盖关系。对于较严重的安氏Ⅱ类错𬌗畸形患者，若伴有骨性Ⅱ类畸形，应将正畸-正颌联合治疗列为首要的治疗选项。如果采用通过牙齿移动来补偿颌骨畸形的掩饰治疗方案，应特别注意检查牙齿的可移动范围。成人的颌骨改建较慢，牙周组织的活力不比青少年，因此很少考虑将完全的Ⅱ类磨牙咬合关系通过单纯牙齿移动改变为Ⅰ类关系。

3. 安氏Ⅲ类错𬌗的治疗　对于安氏Ⅲ类错𬌗的成年患者，治疗时同样要求前牙达到正常的覆𬌗、覆盖关系。非骨性安氏Ⅲ类错𬌗表现为前牙可后退至对刃位，没有明显的颌骨异常。一般可使用上颌或下颌后牙𬌗垫，在打开咬合的同时，通过唇倾上前牙、舌倾下前牙纠正前牙反𬌗，再调整牙列关系，取得理想的矫治效果。骨性安氏Ⅲ类错𬌗不仅表现为前牙反𬌗、磨牙近中关系、下颌不能后退，并且上下颌骨间存在明显的异常。对于轻度的骨性Ⅲ类畸形患者，可通过牙齿的代偿性移动达到掩饰治疗的目的；对于中重度的骨性Ⅲ类畸形患者，首选正畸-正颌联合治疗。反覆𬌗较深的患者，需要注意解除反𬌗后，前牙区是否存在𬌗创伤；特别是下牙列拥挤度不大的患者，下颌是否采取减数治疗以及减数的牙位选择应慎重。种植体支抗可以小范围远中移动下牙列，可在治疗设计中予以考虑。

4. 后牙反𬌗的治疗　后牙反𬌗常常由上牙弓狭窄或上颌后牙舌侧倾斜引起，也有部分患者由下牙弓过宽或者下颌后牙颊侧倾斜引起。由上颌后牙舌倾引起的后牙反𬌗治疗较为容易，可采用上颌扩弓器，如四角圈簧等，颊向移动上颌后牙，解除后牙反𬌗。对于个别后牙反𬌗患者，也可采用上下颌牙齿间的交互牵引来治疗，但在牵引时，下颌应使用较粗的弓丝，以免交互牵引时的反作用力破坏下牙列牙齿正常的颊舌向倾斜度。对于上下颌骨骨性宽度不调而导致的后牙严重反𬌗，应根据情况采用手术辅助的上颌快速扩弓或正畸-正颌联合治疗。

5. 后牙锁𬌗的治疗　后牙锁𬌗常常由上颌后牙颊倾、下颌后牙舌倾或两者同时存在造成。少部分患者由上牙弓过宽或下牙弓过窄引起。一般来说，可以通过交互牵引（图15-2）的方式进行治疗。但应注意，如果后牙锁𬌗主要是上磨牙颊倾造成的，在交互牵引时应该在下颌使用稳定弓丝，以防止交互牵引破坏下颌弓形；反之，如果后牙锁𬌗主要是下磨牙舌倾造成的，则交互牵引时应在上颌使用稳定弓丝。锁𬌗解除中还应注意垂直向的管理，因为交互牵引过程中会有垂直向的分力。对于均角或低角病例，锁𬌗解除时可以在锁𬌗对侧使用后牙𬌗垫，打开咬合；但对于高角患者，使用𬌗垫解除锁𬌗可能会在后牙形成支点，而增加垂直距离。随着种植体支抗的广泛应用，临床中可以通过上颌腭侧种植体支抗、下颌颊侧种植

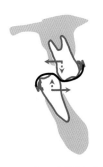 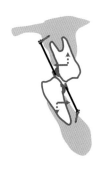

图 15-2　交互牵引治疗锁𬌗　　图 15-3　种植体支抗纠正锁𬌗

体支抗或者两者同时使用而纠正锁𬌗（图 15-3）。由于种植体支抗可以提供压低后牙的垂直向分力，特别适用于高角患者，或者治疗中需要垂直向控制的患者。

6. 前牙开𬌗的治疗　　开𬌗的形成机制为前部牙槽发育不足、后部牙槽发育过度或两者兼有。轻、中度前牙开𬌗的患者，前牙垂直开𬌗度一般在 5 mm 以内。治疗原则上采用压低后牙、伸长前牙的方法，通过减数治疗的"楔形效应"（降低后牙支点）和"钟摆效应"（相对伸长前牙）来完成开𬌗的治疗。近年来随着种植体支抗的广泛应用，可通过压低磨牙、消除后牙支点而有效地解决开𬌗问题。成人开𬌗的正畸治疗可以暂不减数，先压低上后牙及下后牙，观察开𬌗的解决程度，然后再次评估是否需要减数治疗。如果种植体支抗压低效果不明显，可考虑正畸 - 正颌联合治疗矫治开𬌗。前牙开𬌗的非手术治疗中需要注意，种植体支抗压低后牙是否造成后牙段的拥挤，需要根据情况进行减数，如拔除第三磨牙、第二前磨牙甚至第一磨牙等。部分开𬌗患者上前牙牙根短，有些常伴有既往髁突吸收或颞下颌关节病，这些都需要在正畸治疗前进行完善的评估。在种植体支抗普遍推广之前，多曲方丝矫治技术曾一时被认为是解决开𬌗的最佳技术。多曲方丝弓治疗通过直立后牙，消除支点，并且伸长前牙，从而解决开𬌗问题。较严重的前牙开𬌗需要进行正畸 - 正颌联合治疗。

7. 前牙深覆𬌗的治疗　成人前牙深覆𬌗的治疗较为复杂，患者没有生长潜力，只能依靠单纯的牙齿移动，或者配合正颌外科手术，才能获得正常的前牙𬌗关系。一般情况下，磨牙伸长 1 mm，前牙区咬合可打开 2 ~ 3 mm。所以，伸长后牙是治疗前牙深覆𬌗最为便捷的方法。整平 Spee 曲线时，也可配合上颌平面导板。伸长磨牙后，患者面下 1/3 的垂直距离会增加，因此对低角或均角患者可以使用，但对高角患者，增加垂直距离需要慎重。对于内倾型深覆𬌗患者，除伸长后牙外，唇向移动上下前牙、改变牙齿唇倾度可缓解深覆𬌗。对于上、下前牙萌长过度者，可通过多用途弓压低前牙，矫正前牙深覆𬌗，但压低中需要防止前牙过度唇倾。对于牙槽骨发育过度，特别是伴有露龈微笑的患者，可使用种植体支抗压低上前牙，不仅可以解决深覆𬌗问题，而且可以改善露龈微笑。对于骨性前牙深覆𬌗，尤其是短面综合征患者，则需要正畸 - 正颌联合治疗。

典型病例分析

患者，女性，29 岁。主诉：嘴突，牙不齐并露龈微笑。

【临床检查】

临床检查结果见图 15-4。

1. 口内检查　恒牙列。双侧磨牙关系中性，尖牙关系基本中性。覆盖 3 mm，Ⅲ度深覆𬌗，上中线右偏 1 mm。下牙列轻度拥挤，上下牙弓宽度协调，呈方圆形，下颌 Spee 曲线较平。上切牙直立。12、22 过小牙，31 先天缺失，37、47 𬌗面可见充填物，37 牙体组织变色，18、28、38、48 均已正位萌出。口腔卫生较好，牙龈无明显红肿。

2. 口外检查　面部基本对称，面下 1/3 高度基本正常，上下唇前突，无开唇露齿，凸面型，颏部后缩。微笑时颏部右偏明显，轻度露龈微笑。双侧颞下颌关节触诊未及弹响和压痛。

3. X 线检查　恒牙列，31 缺失，37 可见根管内充填影像。

4. 头影测量分析　SNA=82.4°，SNB=76.4°（↓），ANB=6.0°（↑↑），U1/SN=96.1°（↓），L1/MP=96°，MP/FH=24°。上唇突点到 E

线距离 2.3 mm（↑↑），下唇突点到 E 线距离 1.9 mm（↑↑）。

【诊断】

安氏 I 类，毛氏 IV ^{1} + I ^{1}，骨性 II 类均角病例。

【诊断关键点】

该患者为上切牙舌倾（U1/SN 为 96.1°），上下唇明显位于 E 线前方（上唇突出 2.3 mm，下唇突出 1.9 mm）。该患者主要的问题列表可以分为骨骼、牙齿、软组织 3 个方面。①骨骼方面：上颌牙槽骨前突，下颌骨性后缩。②牙齿方面：下牙列轻度拥挤，上切牙舌倾，下切牙唇倾，前牙覆盖 3 mm，III 度深覆𬌗，上中线右偏 1 mm。12、22 发育不良，31 缺失，37 有根管治疗史。③软组织方面：侧貌凸，上下唇前突，颏部后缩。

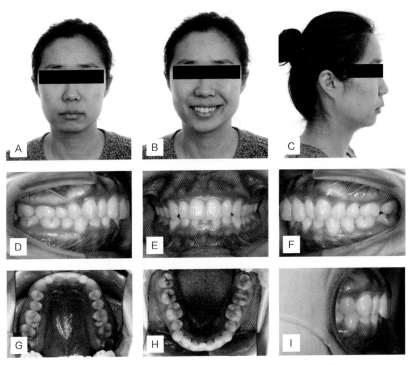

图 15-4 患者治疗前面相（A 至 C）、𬌗相（D 至 I）及 X 线片（J 和 K）

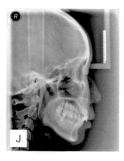
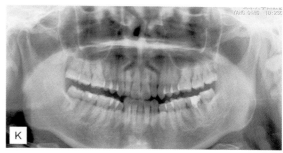

图 15-4　患者治疗前面相（A 至 C）、𬌗相（D 至 I）及 X 线片（J 和 K）（续）

【矫治设计】

1.　减数 14、24、37、44。

2.　上颌前牙区种植体支抗压低上前牙改善露龈微笑，上颌后牙区种植体支抗。

3.　排齐牙列，内收上下前牙，关闭拔牙间隙。

4.　12、22 贴面修复，必要时下颌牙列邻面去釉。

5.　试牵引 38 代替 37。

6.　建立双侧磨牙中性关系，前牙正常覆𬌗、覆盖，改善侧貌。

【矫治关键点】

1.　矫治方案的制定　该患者 ANB 角为 6.0°，属于轻度骨性 Ⅱ 类。上前牙牙轴较为直立且有露龈微笑，均为上颌牙槽骨轻度前突的表现。但结合患者侧貌及患者要求，不考虑手术而采用成人正畸掩饰治疗。

（1）拔牙设计：患者以嘴突为主诉，故考虑拔牙矫治。结合上前牙牙轴较为直立，内收过程中对转矩控制要求较高，并且患者有露龈微笑，考虑上前牙区使用种植体支抗压低上前牙，增加前牙内收过程中的转矩控制。对于双牙弓前突病例，最常采用的拔牙方式就是拔除 4 颗第一前磨牙，但由于该患者 31 缺失及 37 已行根管治疗，所以该病例上颌拔除 14、24，下颌减数 37 和 44，治疗后 38 代替 37。

（2）支抗设计：该病例从突度上讲为中支抗设计，但因为上前牙直立，治疗中需要采用种植体支抗压低上前牙，会显著消耗后牙支抗，故上后牙区也采用种植体支抗以内收前牙。

（3）治疗后咬合关系设计：该病例上颌侧切牙为发育不良的过小牙，前牙存在 Bolton 指数不调。在保证治疗后前牙覆𬌗、覆盖正常的前提下，过小侧切牙需要进行贴面或冠修复，磨牙才能达到中性关系；如果患者拒绝过小牙的修复治疗，磨牙将为偏远中关系，很难建立中性关系。另外，患者下颌1颗切牙缺失，下颌减数时为使中线对称，采取了减数一侧前磨牙的方案。因此，下颌总的牙量相对于上颌偏多，在满足前牙正常覆𬌗、覆盖的前提下，如果下颌不大量进行邻面去釉，磨牙也为偏远中关系，很难建立中性关系。

2. 内收前牙过程中的转矩控制　双牙弓前突时，虽然上下切牙常存在唇倾度大的情况，但依然要注意在内收切牙过程中的转矩控制。控制不好的情况下容易出现切牙牙冠舌倾、前牙覆𬌗加深、露龈微笑加重等情况。尤其是上切牙较舌倾时，回收前牙更需要加强前牙转矩的控制。临床中可以通过在切牙区弓丝加正转矩、弓丝整体加摇椅形、前牙区种植钉支抗控制覆𬌗等方法，加强前牙内收过程中的转矩控制。

该病例矫治过程中口内情况见图 15-5。

【矫治结果】

患者拒绝贴面修复治疗，向患者交代磨牙关系可能偏远中，患

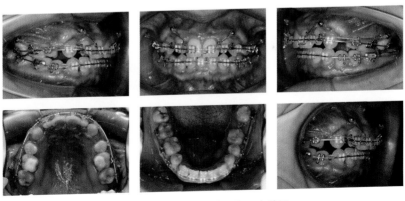

图 15-5　患者矫治过程中口内情况
治疗中使用 0.019 英寸 ×0.025 英寸不锈钢方丝，采用种植体支抗压低并内收上前牙。
牵引 38 近中移动，代替 37。

者接受。治疗完成后，患者侧貌改善，前牙覆殆、覆盖正常，中线正，露龈微笑改善。右侧磨牙关系中性，左侧磨牙关系中性偏远中。

患者治疗后口内、口外情况及X线表现见图15-6。

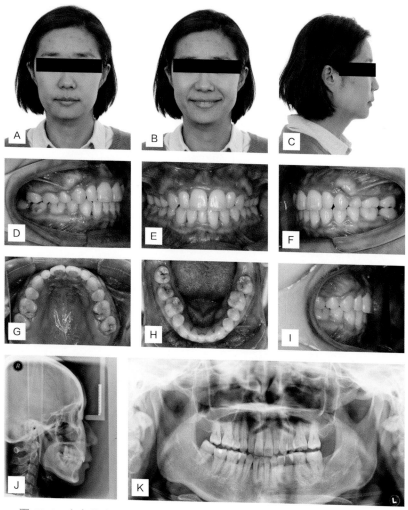

图 15-6　患者治疗后面相（A 至 C）、殆相（D 至 I）及 X 线片（J 和 K）

（柳大为）

第三节 伴牙周病的错𬌗畸形矫治

牙周病同龋病和错𬌗畸形一起被列为口腔三大常见病。中国有 80%～90% 的成人罹患牙周病，40%～50% 的成人均存在不同程度的附着丧失，且普遍表现为对牙周治疗和维护意识淡薄。随着人民生活水平的提高和对美观要求的提升，成年患者在正畸患者群体中所占比例呈现逐年上升趋势。因此，正畸医生越来越多地在临床工作中面对伴有牙周病的错𬌗畸形成年患者。

目前，不少正畸医生对牙周病的认识与理解相对不足，不能充分掌握这类患者正畸治疗的特点和难点。加强正畸医生对牙周炎症控制和牙周病正畸治疗的认识势在必行。

对有良好牙周治疗基础的牙周病患者进行正畸 - 牙周联合治疗，是矫治牙周病伴错𬌗畸形的基本方法。

一、牙周病患者正畸治疗的相关概念

（一）正确理解牙周病的相关概念

牙周健康意味着有健康的牙周组织，没有炎症浸润，没有菌斑。但在临床上，即使正常人群也很难见到完全正常、没有炎症浸润的牙周组织。临床上的牙周健康是指牙龈色粉，形态呈贝壳状，质地较韧，探诊不出血。牙周探诊是否出血是判断牙周健康的一个重要指标，健康的牙周探诊不会出血。临床上还可见牙周组织减少，就是牙周病。牙周病经过治疗后，组织破坏得到控制，比较稳定，未再发生炎症变化，也将其归于健康牙周组织。

在临床工作中，接诊牙周病患者要进行详细的询问和检查。对于牙周病未经过牙周系统治疗、炎症尚未消除的患者，要将其转诊至牙周科进行治疗，并与牙周医生进行沟通，以便更有效地通过正畸 - 牙周联合治疗消除炎症，去除咬合创伤，达到最佳的治疗效果。对于已经接受了牙周治疗的患者，要进行检查和观察：检查是指通过临床视诊、探诊等方法检查牙周治疗后炎症是否已经消除，观察是指牙周治疗后患者口腔卫生维护水平是否达到要求。不能盲目开始正畸治疗，要确认牙周炎症已消除且患者已经掌握口腔卫生维护的方法，才可以考虑开始进行正畸治疗。

（二）咬合创伤是牙周病的局部促进因素

单纯、短期的咬合创伤不会导致牙周袋，也不会引起或加重牙龈的炎症。咬合创伤会增加牙齿的动度，自限性牙松动在没有牙龈炎症的情况下，不造成牙周组织破坏。当长期的咬合创伤伴随严重的牙周炎或明显的局部刺激因素时，会加重牙周袋和牙槽骨吸收。

在牙周炎的治疗中，第一位是消除炎症。牙周炎的始动因子是细菌，疾病的本质是炎症导致的牙周组织破坏，而炎症扩展至牙周支持组织的途径和破坏程度受到咬合力的影响。因此，咬合创伤是重要的局部促进因素，也可以理解为协同破坏因素。

通过正畸治疗的方式移动牙齿，解除咬合创伤，是单纯的牙周治疗不能够实现的。解除咬合创伤是正畸治疗的强项。牙周病患者的咬合创伤既有原发的，也有继发的。原发的咬合创伤是指患者在牙周病发生之前已经存在的咬合创伤，如前牙深覆𬌗、深覆盖，前牙闭锁𬌗，以及个别前牙反𬌗、后牙锁𬌗等，这些咬合创伤作为牙周病的局部破坏因素存在。而继发的咬合创伤是指患者牙周病发生以后，牙槽骨持续吸收，致使牙周支持组织丧失，牙齿在不平衡的𬌗力和舌肌作用下出现病理性移位，进而导致了咬合创伤的出现或加重，这类咬合创伤称为继发性咬合创伤，这类创伤在牙周病已经发生的患者口腔内就是协同破坏因素。无论是原发的咬合创伤还是继发的咬合创伤，在患者牙周炎症控制后，使用正畸治疗的方法予以解除，都会对远期牙周健康的维护有益处。

对于那些全身因素占主导地位，而咬合创伤不明显的牙周病患者，正畸治疗并不是首选方法，即使需要正畸排齐牙列，也应该非常谨慎，需要有经验的牙周医生与正畸医生密切配合来完成。

（三）正确判断牙周病的严重程度

牙齿松动是牙周病患牙的常见临床表现，也是患者最常见的主诉。判断牙周炎严重程度时，牙槽骨破坏吸收的量反映牙周病的破坏程度，牙龈出血程度反映牙周组织的炎症状态。这是判断牙周病严重程度的两条重要标准。

牙齿松动度的大小不直接反映牙周病的严重程度，不是牙齿松动度越大，牙周病就越重。不能单凭松动度这一项指标来决定患者牙周病的严重程度，以及是否对其进行正畸治疗。

在临床治疗牙周病患者时，详细的牙周检查和全口根尖片的拍摄必不可少。根据这些检查的结果分析患牙松动的原因。如果患牙牙槽骨已经吸收至根尖，支持组织量少，患牙的松动度比较大，则对这类患牙进行正畸治疗风险较高。在治疗之前要与患者充分沟通并告知正畸治疗属于试保留治疗，由于患牙的牙周破坏非常严重，存在正畸治疗过程中患牙松动度加大甚至脱落的可能性。如果通过临床检查发现患牙牙槽骨吸收情况与松动度的大小不成正比，患牙松动度大，但是牙槽骨吸收比较少，尤其是水平吸收少，有角形吸收或根周膜增宽的表现，可配合临床进行咬合检查，这种松动多为咬合创伤造成。通过正畸治疗消除咬合创伤，去除协同破坏因素，牙周组织会得到良好的预后。

（四）正确理解正畸医生在牙周病治疗中的责任和牙周 - 正畸医生团队协作的必要性

在对牙周病患者进行正畸治疗的过程中，进行有效的牙周维护至关重要。正畸治疗开始之前需要对患者口腔卫生维护的能力进行考查，因为在正畸矫治器戴入口内后，口腔卫生维护的难度增加，维护水平要求更高。在矫治的初期，要通过口腔卫生宣教，包括对刷牙方法和进食习惯的指导，帮助患者尽快适应口内矫治器的戴用，熟练掌握固定矫治器粘接后的刷牙方法，以及避免不当的过大咬合力对正在受力移动的患牙造成创伤。这些都是正畸医生应做的工作，需要在每次复诊中进行教育和引导，发现问题及时解决。

常规正畸复诊时，除了观察牙齿对正畸力的反应（包括牙齿移动速度、移动方式、咬合关系改变的检查、记录和分析）以外，不能忽视对患牙牙周状况的检查，包括对牙龈色、形、质的观察，以及对牙周袋深度和牙龈出血指数的探诊和检查，以此来判断牙周组织的炎症情况。若出现炎症无法控制的情况，则要及时请牙周科会诊或进行转诊。如果正畸医生只关注本专业的内容而忽略对牙周情况的观察和判断，往往会导致误判牙齿移动速度而盲目加大矫治力的错误。这一错误在目前牙周病患者正畸临床治疗中并不少见。对于炎症控制不佳的患牙，过大的矫治力不仅达不到加速移动的效果，反而会进一步加剧牙周支持组织的破坏。

（五）牙周炎患者正畸治疗的诊断关键点

1. 牙周炎的类型。
2. 牙周病损的严重程度。
3. 牙周炎症控制的状况。
4. 咬合创伤的权重以及是否可以通过正畸治疗去除。

二、牙周病患者正畸治疗的设计

（一）牙周病患者正畸治疗设计要点

1. 充分的时间　牙周病患者常常十分急切地寻求正畸治疗，但是面对患者的急切心情，盲目加速治疗进程不仅没有帮助他们，反而会导致治疗的失败。这个阶段有大量的工作要进行。①探究患者的正畸动机：在前面也讲到了，只有在患者的治疗动机切合实际时，正畸才有可能帮助他们。②判断牙周支持组织状况：是否已经接受了完善的牙周基础治疗，完成治疗后炎症控制的情况如何。③观察患者的口腔卫生维护情况，以及评估患者是否可以维持牙周治疗后的良好状态。正畸医生应给详细检查、正确判断和作出设计留出足够的时间，不要被牙周病患者牙槽骨局部的情况吸引全部的注意力。要认真检查每个临床资料，要知道牙周病患者除了牙周支持组织破坏以外还可能有其他一般患者可能有的所有情况，忽视了这中间任何一点都可能导致正畸治疗的失败。

2. 多科会诊　对于牙周病患者，在设计治疗方案时要请牙周科医生会诊；如果已经有牙列缺损，或治疗后有需要修复治疗、种植治疗的情况，就需要请修复科、种植科、外科等相关科室会诊。需要多科室联合治疗的病例可提起多科会诊或病例讨论，从而为患者提供更个性化、更精准的医疗服务。

3. 反复沟通　反复沟通是指正畸医生与牙周病患者进行各个层面上的面对面沟通交流。治疗设计方案的最终选定应该非常真实地反映患者本人的意图。在牙周病患者不知情、不理解，甚至是有抵触的情况下选择的设计方案都是导致正畸治疗失败的隐患。

（二）牙周病患者正畸治疗的特殊考虑

1. 正畸治疗前进行牙周基础治疗消除炎症　正畸移动牙周支持组织健康的牙齿不会造成进一步牙周破坏，正畸治疗开始移动患牙之前消除炎症是第一要务。但牙周治疗后、正畸治疗前最佳的观察期时长还存在一些讨论。一些学者认为，对于有牙周炎的成人病例，开始矫治器治疗之前，需要在牙周治疗后留出 3 ~ 6 个月时间（取决于牙周炎的严重程度）。这一观察期是给牙周支持组织在刮治后留出一段时间恢复，以保证牙齿可在健康的牙周组织里移动，同时也可作为患者口腔卫生维护效果和治疗动机的考查期。经过了这段时间后，可以从 X 线检查中观察到牙槽骨骨硬板的形成。牙槽骨骨硬板的形成可以进一步证明炎症消除和牙周支持组织的恢复，在此基础上才能进行正畸移动。有学者则认为牙槽骨骨硬板的形成不能一概而论，特别是有咬合创伤存在的情况下，患牙即使炎症得到了控制，也不易形成骨硬板。

作为正畸医生必须要了解，对于存在咬合创伤的牙周炎患牙，牙周治疗后要密切观察炎症控制的状况（临床牙周检查探诊大表以及咬合检查，包括 X 线检查）。但是如果一味地等待牙槽骨骨硬板的出现，往往会延误正畸治疗的时机。

2. 正畸治疗过程中的牙周炎症控制

（1）轻度牙周损害的患者：牙菌斑是牙周破坏的最主要病因，而菌斑性龈炎是病变进展过程的第一步。使用正畸矫治装置不可避免地会使口腔卫生维护的难度增加。对儿童和青少年而言，即使由于矫治装置存在而出现牙龈炎，也几乎不可能进展成为牙周炎。但是这样的情况不能够推论到成年患者，即便他们治疗初始时的牙周条件比较好也不可忽视。

牙齿最难清洁到的部分是托槽之间的牙面和牙龈缘。由于成人牙周炎患牙的临床冠比较长，托槽和牙龈缘的距离比青少年患者大，这些位置相对更容易清洁到。清理牙齿邻接位置的辅助卫生工具包括橡胶牙签和邻间隙刷，带引导的牙线也经常需要用到。

（2）中度牙周损害的患者：中度牙周损害的患者是正畸临床工作需要面对的主要人群。虽然在进行正畸治疗之前已经控制了牙周炎症，但是需要患者在整个正畸治疗过程中能持续很好地维持牙周组织健康，这样正畸治疗才有益处，否则就是潜在的危害因素。在初步的牙周治疗结束以后、正畸治疗开始之前要留有一段观察期，以确保患者能够充分、有效地进行维护，同时也使牙周组织在治疗后得以恢复。

中度牙周损害的患者在牙周基础治疗完成后，往往还会存在一些深牙周袋的炎症控制不佳位点。这些位点的炎症控制和处理方式是后续正畸治疗成功的关键（详见后面的牙周基础治疗）。

在正畸综合治疗过程中，有中等程度牙周问题的患者必须有一套维护时间表，根据牙周破坏的严重程度安排好定期的洁治和刮治。通常的方案是每隔3个月进行一次牙周维护治疗。

（3）重度牙周损害的患者：治疗有严重牙周问题的患者要注意缩短牙周维护治疗的间隔时间，可以使牙周维护的频率与正畸复诊加力调整的频率保持一致（例如每4~6周一次）。此外，还要注意正畸治疗目标的设定和生物力学的控制，需以口内余牙相对位移减至最短、正畸力减至最小为主要目的进行调整，从而达到以改善牙周支持组织健康和改进口颌系统功能为主的矫治目标。

针对这类患者的正畸设计要兼顾美学，但绝不可把美观放到健康和功能之前。牙周病导致牙槽骨显著丧失部位的牙周膜面积明显减小，任何偏大的力量对这样的牙周膜都会造成过大负荷，设计远距离正畸移动的可实现度低。对于重度牙周损害的患者，有些牙周破坏严重、远期预后较差而仅仅是暂时保留的牙齿对正畸治疗也有帮助，可以利用它们来支持正畸矫治装置，以挽救其他牙齿。

重度牙周损害患者的正畸治疗需要有经验的牙周医生和正畸医生合作，不建议初学者和非专科医生盲目尝试。

（三）牙周病患者正畸治疗设计关键点

1. 减少移动的距离（是否减数、减数的牙式）。

2. 简化移动的方式（避免复杂的转矩移动，使用简单的倾斜移动）。

3. 不强化支抗和控制转矩（后牙存在根分歧病变和前牙牙槽骨不足 1/3 时）。

4. 以最简单的方式，使用最短的时间，达到切实可行的治疗目标。

三、牙周病患者正畸治疗的步骤

（一）基本治疗步骤

1. 口腔检查基础治疗，如牙体治疗、拆除不良修复体等。

2. 牙周基础治疗。

3. 正畸方案设计，相关学科会诊。

4. 局部位点的牙周手术，术后牙周评估。

5. 开始正畸加力，其间定期进行牙周维护。

6. 咬合调整基本完成，涉及种植及修复的参与进程。

7. 牙齿移动完成，建立稳定咬合。

8. 正畸保持。

（二）牙周基础治疗

牙周病患者在正畸治疗前必须要经过系统的牙周治疗以消除炎症。牙周基础治疗包括口腔卫生宣教、龈上洁治、龈下刮治和根面平整。牙周科建议拔除的患牙可暂时予以保留，可将其纳入到正畸系统中用于帮助保留其他患牙。在加力早期不进行调𬌗。

是否在正畸前进行牙周手术不能一概而论，有多壁骨袋的患牙可考虑正畸前进行植骨手术，仅改善支持骨外形的手术则可以放到正畸治疗结束以后再选择性进行。关于手术的时机，一定要与牙周医生会诊决定。在牙周基础治疗完成后，对于仍存在深牙周袋的炎症控制不佳位点，选择牙槽骨手术和确定手术时机需要充分考虑正畸牙齿移动方向及咬合改建对炎症控制的权重，逐个位点进行分析。

1. 如该位点咬合创伤明显或正畸治疗牙齿移动后咬合关系将会得到明显改善，则优先考虑进行正畸牙齿移动；反之，如果该位点无明显咬合创伤，咬合较好，咬合改建对该位点牙周状况改善的权重相对低，对局部炎症控制的权重相对高，则优先考虑牙周手术。

2. 还需考虑正畸设计中患牙的移动方向。如果正畸移动对牙槽骨改建有利，如向远中直立有近中角形骨吸收的磨牙，可以先行正畸移动；如果需要将患牙移动至骨缺损的区域，则需要先进行牙周植骨手术。

3. 对于骨形态不良、牙周袋较深，需要进行补偿性的骨形态修整去骨的位点，出于对牙槽骨骨量的保护，在密切的牙周维护下先进行牙齿移动，牙周手术最好推迟到正畸完成新的咬合关系建立之后再评估和进行。

（三）正畸治疗

1. 选用结构相对简单、便于口腔卫生维护的矫治装置

（1）在磨牙上粘接颊面管。牙周炎破坏的起始点是上皮领圈，对于这一区域的薄弱环节，应该尽可能减少刺激和菌斑堆积。

使用直接粘接的颊面管可以减少在上皮领圈处的菌斑堆积。直接粘接颊面管的粘接强度完全能够满足牙周炎患牙正畸矫治的需要：牙周炎患牙正畸移动所需要的正畸力很小，往往不需要口外力和长距离的颌间牵引。

（2）分步戴用矫治装置，立即需要移动的牙齿粘接托槽。由于口腔正畸矫治装置不利于口腔卫生的维护，容易导致菌斑堆积，引发炎症，致使牙周破坏加重。因此，在正畸治疗过程中，牙周维护不仅要体现在定期的牙周检查和治疗上，也要在矫治装置的选用和戴用顺序上进行有效调整。在设计牙周炎患牙移动时，需要考虑到牙周支持组织的健康状况，可以选择仅移动一部分患牙，或者先移动一部分患牙，再移动另一部分。在戴用正畸矫治装置时需要尽量简化，不需要移动的患牙可以选择先不戴用，这样口腔卫生维护的水平不会因为治疗初始戴用大量矫治装置而突然下降。

2. 初始正畸力小，强化口腔卫生维护

（1）使用细的镍钛丝进行初步排齐。牙周炎患牙由于有牙槽骨吸收，牙周膜面积成几何倍数下降，所能承受的正畸力也成几何倍数的减小，所以在调整加力过程中，尤其是矫治初始时，往往要从加力范围内最小的力值试起。例如根据牙槽骨剩余条件，预计正畸加力范围为 30～50 g，那么初始加力要从 30 g 开始试起。

（2）口腔卫生宣教帮助患者熟练掌握有矫治器的口腔卫生维护。牙周维护不是单纯依靠牙周医生和正畸医生就能完成的，患者的良好配合非常重要。虽然在正畸开始之前已经对患者的口腔卫生维护进行了观察和考核，但是在正畸过程中也不能停止对患者的监督和宣教。患者在戴用矫治装置后会出现一系列的不适和维护上的难题，这都需要医生的宣教来解决。

3. 使用多用唇弓或澳丝内收压入散开的前牙，调整咬合关系　牙周病患者正畸治疗一定要注意正畸力的控制。使用多用唇弓和澳丝都是要尽量减轻正畸力。这两种弓丝都是刚度较强，是可以控制牙弓形态的；同时由于澳丝是圆丝，多用唇弓与托槽槽沟的余隙较大，因而消除或减少了转矩力的施予。除了力值减小以外，还应注意力量的方向。

（1）避免将患牙移出牙槽骨。如果过度唇倾前牙，会导致患牙唇侧牙槽骨进一步吸收，附着下降，甚至出现龈裂、牙槽突裂。

（2）避免将患牙向严重骨吸收缺损区域移动。这会导致患牙附着降低，牙周支持组织下降。

（3）慎加转矩力。在常规正畸治疗中非常重视转矩的控制和调整，但移动牙周炎患牙时是否施加转矩力、施加多大的转矩力，都必须根据患牙牙槽骨剩余情况周密考虑，慎重使用。对于牙槽骨高度剩余不足根长 1/3 的前牙和已存在根分歧病变的后牙，不要施加转矩力。

（四）治疗中暂停加力

在正畸治疗过程中时刻注意患者的口腔卫生维护和牙龈炎症状况。如果出现问题，应随时解决：出现软垢堆积时应及时清洁，个别位点形成牙石或持续探诊出血时需要牙周医生配合治疗，必要时停止正畸加力。当炎症控制出现问题，不能保证正畸移动在健康的牙周支持组织内进行时，要停止加力，炎症控制后再恢复加力。对于炎症控制非常差的患者，甚至要考虑终止正畸治疗。

如果是在正畸加力过程中进行常规的牙周维护，那么在与牙周医生协调好的基础上，可以在一次复诊中完成如下治疗：去除矫治弓丝，完成牙周治疗和维护后，再置入弓丝。如果无法协调至一次复诊时间内完成，或牙周炎症控制需要持续一段时间，那么仅仅去除弓丝是不可以的。正畸治疗中暂停加力时需要去除矫治弓丝后进行八字结扎，或者使用随形弓。随形弓是指按照现有牙齿排列形状弯制硬质弓丝，使弓丝在对牙弓形态有保持力度的基础上不给每颗牙齿加力。

（五）正畸力量的控制

牙周病患者在正畸治疗过程中由于佩戴矫治装置，不利于维护口腔卫生，矫治力的施加也会增加炎症产生的可能，所以应尽量缩短正畸治疗时间。这里提到的缩短正畸治疗时间是基于优化矫治设计、减少相对移动距离而言，绝不是为了缩短疗程而盲目加大力度。过大的矫治力是牙周病患者正畸治疗的禁忌！

牙齿移动生理中谈到正畸力是通过牙周纤维传导的，正常的牙周膜是牙齿移动的基础。差动力原理中提到正畸力的大小取决于牙齿牙周膜面积的大小。这里可以用单根前牙推算一下。如果单根的牙周病患牙牙槽骨已经吸收了一半，也就是牙槽骨高度剩余原来的 1/2，那么对它施加的正畸力应该多大呢？可以把单根前牙的牙根近似看成一个圆锥体，圆锥体的高度下降一半，表面积减小 3/4，仅剩原来的 1/4。也就是说，牙槽骨吸收 1/2，正畸加力应该减少至原来的 1/4，而并不是减半。如果常规前牙正畸力为 80 g，那么对于牙槽骨高度吸收一半的牙周病患牙，这个力值应降至 20 g，也就是牙周探诊时使用的力量。

所以对于牙周病患者，正畸加力要引入"微力"这个提法。在治疗牙周病患者的时候，应时刻想到使用的矫治力要非常小，要按照患牙的剩余牙槽骨量来估算，要拿测力计测量。千万不要认为加大矫治力就可以加快移动、缩短疗程，这往往会导致矫治力超过患牙所能承受的范围而造成医源性创伤，甚至导致患牙松动脱落。

（六）牙周病患者正畸治疗步骤关键点

1. 磨牙粘接颊面管，需移动的牙齿粘接托槽。

2. 镍钛丝初步排齐。进行口腔卫生宣教，使患者熟练掌握有矫治器的口腔卫生维护。

3. 使用多用唇弓或澳丝内收压入散开的前牙，调整咬合关系。

四、牙周病患者正畸治疗后的保持

（一）保持器的选择

1. **固定保持器** 正畸保持器的种类很多，在正畸 - 牙周联合治疗中常会使用固定保持器，所以首先介绍前牙舌侧固定保持器的制作和粘接。

（1）制取上下颌工作模型，要求边缘清晰，没有气泡。牙周病患者临床冠长，存在较多三角间隙，制取工作模型时三角间隙内的气泡进入印模材料会影响工作模型表面的准确度。制取印模时先排出三角间隙内的气泡再压托盘，才能得到清晰、精确的工作模型，这个看似不起眼的动作其实很重要，需反复练习。为了避免由于舌侧保持器的放置而产生新的咬合干扰和咬合创伤，无论制作单颌保持器还是双颌保持器，都需要取得上下颌准确反映咬合关系的工作模型。

（2）在工作模型上进行画线标记，尽量沿前牙区段舌侧窝水平，使舌侧保持丝的位置既不影响前牙咬合，也不妨碍患者进行口腔卫生维护，同时兼顾患者的舒适性。沿标线弯制保持丝，尽量紧密贴合前牙舌面。推荐使用直径 0.9 mm 的麻花丝，细尺寸的麻花丝适用于前牙扭转矫治后的固定保持；如果是前牙病理性移位至唇向散开的情况，则细尺寸的麻花丝强度不足。舌侧麻花丝是美观的正畸保持器，也是精巧的牙周夹板，可允许各个牙齿在夹板上有生理动度。也正是容许保持丝上的患牙有生理动度这一特点，使麻花丝比其他硬质的无弹性舌侧保持装置更适用于牙周病患者的正畸保持。

（3）使用化学固化或光固化复合树脂进行粘接。临床粘接操作可分为两种：

1）在固定矫治器拆除后，清洁、酸蚀牙齿舌侧工作面，乙醇溶液擦拭并吹干保持丝。保持丝就位后先粘接1个位点，此位点粘固后，再连续粘接另外5个位点，此时不必等待每个位点粘固。最后抛光修整。

2）固定矫治器拆除前，同样清洁、酸蚀牙齿舌侧工作面，乙醇溶液擦拭并吹干保持丝，通过邻间隙用结扎丝将舌侧丝与唇弓固定，固定后连续粘接6个位点，最后抛光修整。

2. 保持器的选择方法　除了舌侧固定保持丝以外，还有其他种类的保持器，正畸医生可依据需要选择。

为了便于学习理解和临床应用，把正畸 - 牙周联合治疗的患者分为以下3类，分别介绍保持器的选择。

（1）牙周状况好且病损轻度：这类患者是指在正畸治疗过程中牙周炎症控制良好，且牙槽骨吸收在根1/3以内。选择使用压膜保持器进行保持。

压膜保持器是覆盖式保持器，在患者摘戴保持器时会对牙齿产生侧向力。牙周病患者的压膜保持器应在倒凹修整后再制作。应尽可能避免摘戴保持器时对患牙产生侧向力，上颌压膜保持器尤其要注意。

（2）牙周状况好且病损中度：这类患者是指在正畸治疗过程中牙周炎症控制良好，且牙槽骨吸收在根中1/3。选择使用舌侧固定保持器进行保持。采取唇侧固定矫治器拆除后粘接舌侧丝的方法。

对于牙周病患者，托槽拆除要通过托槽底板形变、粘接树脂崩脱的方式完成，这样可减轻拆托槽时对牙周组织的创伤。

（3）牙周状况不佳或病损重度：这类患者是指在正畸治疗过程中牙周炎症控制较差，或者牙周炎症控制良好但牙槽骨吸收在根尖1/3。选择使用舌侧固定保持器进行保持。采取唇侧固定矫治器拆除前粘接舌侧丝的方法。对于牙槽骨吸收严重的患牙，先粘接舌侧丝再拆除托槽会大大减小拆托槽时对其产生的创伤。

在矫治器拆除之前粘接舌侧保持器有时间上的选择。可以是同次就诊中矫治器拆除之前粘接，也可以选择提前 1～3 个月粘接。对于牙周炎症控制良好但牙槽骨吸收严重的病例，可以选择在拆除矫治器的同次就诊中完成。对于在正畸治疗过程中牙周炎症控制较差的病例，先粘接舌侧丝是出于对牙周维护的考量。这类患者口腔卫生维护的能力不足，粘接舌侧丝后要针对舌侧维护进行相应的口腔卫生宣教。在确保患者掌握了舌侧保持器周围的口腔卫生维护后，再拆除固定矫治器。

（二）固定保持的重要性

在生理状态下，前牙所受的唇舌向力不平衡，唇向力大于舌向力，之所以可以达到生理的平衡状态，是依赖于完整健康的牙周支持组织。这也是牙周病患者前牙牙槽骨损失后病理性移位多表现为唇向散开的原因。正畸治疗解除了咬合创伤，纠正了错𬌗，恢复了咬合功能，但做不到使牙槽骨再生至正常状态，尤其是牙槽骨吸收较多的牙周病患牙，剩余的少量牙周支持组织无法抵抗这种不平衡的唇舌肌力。所以，对于重度牙周病患者，牙槽骨吸收超过根长一半的患牙需要永久保持。

如果保持器完整，在保持阶段舌侧丝远中有可能出现小间隙，但在保持器中间不会出现。实验研究表明侧向力会加速附着丧失，造成更多骨吸收。牙齿越稳定，越有结缔组织再附着和骨再生的可能。

典型病例分析

患者，女性，36 岁。主诉：前牙突，开唇露齿。

【临床检查】

临床检查结果见图 15-7。

1. 口内检查　恒牙列，双侧磨牙关系中性。覆盖 6 mm，Ⅲ度深覆𬌗。上中线左偏 1 mm，下中线右偏 1 mm。上前牙病理性移位间隙 4 mm，下前牙轻度拥挤。下颌 Spee 曲线 4 mm。口腔卫生良好，牙龈附着丧失 2～5 mm。

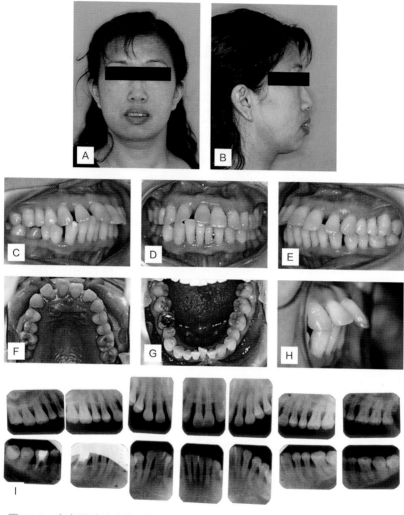

图 15-7　患者正畸治疗前面相（A 和 B）、𬌗相（C 至 H）及全口根尖片（I）

2. 口外检查　面部基本对称，面下 1/3 高度基本正常。上下唇前突，中度开唇露齿，凸面型，颏部稍后缩。双颞下颌关节无弹响及压痛。

3. X 线检查　骨性Ⅱ类，高角，双牙弓前突。牙槽骨吸收至根中及根尖 1/3。

【诊断】

广泛侵袭性牙周炎（Ⅳ期 C 级）。

安氏Ⅰ类，毛氏Ⅱ⁴+Ⅳ¹+Ⅰ²，骨性Ⅱ类，高角，双牙弓前突。

【矫治关键】

1. 牙周病患者治疗前完善的牙周基础治疗，以及贯穿整个正畸治疗及正畸保持全程的定期牙周维护确保了牙周支持组织的健康状态，也是正畸治疗成功的基础。

2. 利用病理性移位的间隙先少量压低内收前牙，然后进行阶段性评估，再减数双尖牙。前牙唇向散开的病例禁忌先行减数双尖牙。

3. 正畸矫治力：排齐压低前牙 20 g，关闭拔牙间隙 50 g。临床上要根据牙槽骨剩余情况分析计算施予正畸力的大小。

4. 由于患者较为敏感，拒绝使用舌侧保持器，仅使用了可摘的活动保持器。临床上牙槽骨吸收超过根中且行减数治疗的相似病例，应该使用舌侧固定保持器配合压膜保持器进行保持。

该病例牙周初诊及牙周基础治疗后大表见图 15-8，正畸治疗后

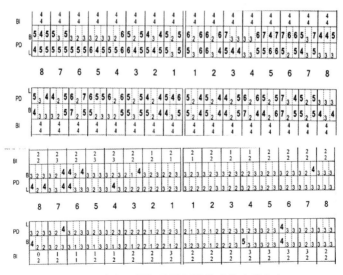

图 15-8　患者牙周初诊及牙周基础治疗后大表

面相、𬌗相及全口根尖片见图 15-9，正畸治疗前后头影测量描记图见图 15-10，正畸治疗 10 年后回访面相、𬌗相及牙周大表见图 15-11。

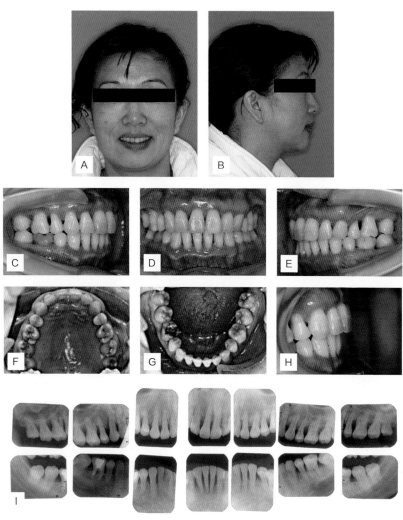

图 15-9　患者正畸治疗后面相（A 和 B）、𬌗相（C 至 H）及全口根尖片（I）

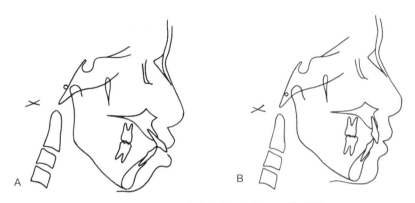

图 15-10 患者正畸治疗前后头影测量描记图
A 为治疗前，B 为治疗后。

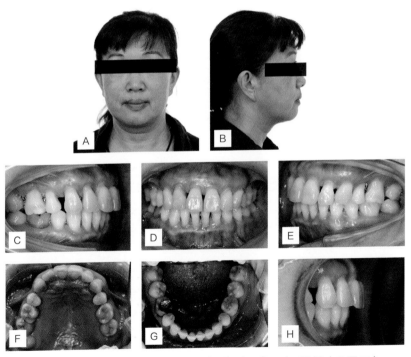

图 15-11 患者正畸治疗 10 年后回访面相（A 和 B）、牙合相（C 至 H）
及牙周大表（I）

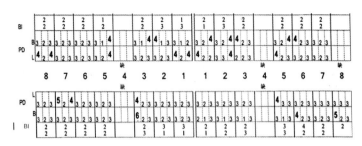

图 15-11　患者正畸治疗 10 年后回访面相（A 和 B）、殆相（C 至 H）
及牙周大表（I）（续）

（施捷）

第四节　修复前正畸

当前，越来越多的修复患者出于对美观、实用和降低邻牙损伤的考虑，希望通过种植牙治疗恢复牙列形态和咬合功能的完整性。由于种植修复对缺牙间隙和牙列的咬合状况有更高的要求，因此开展修复前的正畸治疗变得必要和常见。这要求正畸医生和相关专业的同行密切合作，制订系统、完善和详尽的治疗计划，并保持良好沟通，实现令人满意的多学科联合治疗结果。

成年正畸患者口腔环境较为复杂，正畸-种植联合治疗的患者除了有牙齿缺失的问题，可能同时存在其他口腔疾患，如龋病、牙周疾病、颞下颌关节病、重度殆面磨耗、不良修复体等。这些成年患者需要综合性的牙科治疗，除了正畸和种植医生的参与，还需要由牙体、牙周、修复、关节、外科等多个专科的医生组成治疗团队，提供多学科的联合治疗。成人正畸，尤其是与种植修复联合的正畸治疗，很多情况下矫治目标不为形态学的目标所限，而更多的是将治疗着眼于殆功能的恢复以及牙周、关节的健康。正畸-种植联合治疗的成人正畸应充分了解患者的要求，判断治疗需求，深入理解患者所要解决的修复和牙周等问题所在，确定是开展局部的辅助性正畸治疗还是设计范围更为广泛的综合性正畸治疗。

统计数据显示，修复前正畸治疗要解决的主要错殆问题中前四位的是：过长后牙的压低、前牙覆殆和覆盖关系的调整、缺牙间隙的调整以及倾斜磨牙的直立。

一、压低过长后牙

若后牙长期缺失未得到及时修复，通常对殆牙齿会继发伸长，形成不良的牙列纵殆曲线，影响缺失牙的修复空间。传统上，最常用的方法是大量调磨过长牙齿的牙冠，这种方法通常需要配合牙髓治疗和牙冠修复治疗。患者比较不能接受这种有创的治疗方式。通过正畸治疗压低后牙是恢复缺失牙龈殆距离的非创伤性治疗方法。具体有以下方法可以考虑使用。

（一）全牙列弓丝或局部片段弓丝

通常应用颊侧弹性弓丝，利用邻牙的交互支抗，将过长牙齿压低。适用于过长不严重的前磨牙或第一磨牙。如果牙齿伸长严重，或多数后牙过长，则该方法牙性支抗不足，会导致邻牙伸长松动，压低效果不佳，需考虑设计颊舌侧的骨性种植支抗。如果弓丝仅仅对牙齿颊侧明显压低，舌侧压低不良，则需考虑增加舌侧片段弓丝或舌侧骨性种植支抗。

（二）骨性种植支抗

后牙严重过长或多数后牙过长时，优先考虑骨性种植支抗的方法，其中微钛钉种植体具有使用简单、应用部位灵活、舒适度好、可以即刻加力等优点，得到更多正畸医生的关注。骨性种植支抗压低过长牙齿的方法可以使压低治疗局部化、美观化、高效化。

在使用骨性种植支抗压低后牙时，为了防止受压牙齿产生颊向或舌向倾斜，需要在治疗牙齿的颊侧和腭侧牙槽骨均植入支抗微钛钉。还需要考虑压低力的水平分力是否使受压牙齿产生不利的近远中向倾斜移动。将微钛钉植入牙根间隔的部位，手术操作应尽量避免对牙根的损伤。支抗微钛钉一般在植入2周后开始加力，在过长牙齿的颊侧和舌侧分别粘接正畸矫治器或附件，以链状橡皮圈连接微钛钉和矫治器附件进行施力以压低牙齿。

过长牙齿压低后期，一般会用片段弓丝进行局部牙齿的再排齐。过长牙齿压低后，可以用结扎丝在支抗微钛钉和牙齿上的正畸附件之间做被动结扎保持。缺牙区种植修复体治疗完成后即可去除所有矫正装置。

（三）数字化无托槽隐形矫治器

数字化无托槽隐形矫治器是目前比较受患者欢迎的，用于治疗个别后牙过长问题的矫治器。无托槽隐形矫治器由于没有矫正托槽和弓丝，矫治器完全透明，比较好地解决了美观问题。数字化隐形矫治器将牙列中除被矫治牙以外的所有其他牙齿有效集合成一个整体，提高了组牙支抗的效能。但是需要指出的是，在多数牙齿过长或末端牙齿过长等情况下，应用数字化隐形牙套进行压低治疗同样需要考虑骨性支抗的介入，以增强支抗控制的力度。

二、调整前牙覆𬌗和覆盖关系

对于前牙关系来说，修复前正畸最主要的工作是矫治前牙深覆𬌗和增大前牙覆盖。如果存在前牙深覆𬌗或咬合过紧的症状，则前牙区的种植修复体无法放置，即使勉强放置，前牙在功能运动时也会形成咬合创伤，一般容易导致种植修复失败。

（一）修复前正畸解决前牙深覆𬌗问题

综合性正畸治疗矫治深覆𬌗的基本原则是压低前牙和升高后牙。

1. 压低前牙　适用于各种垂直骨面型的前牙深覆𬌗患者。对于选择压低上前牙还是下前牙，需要考虑患者年龄、唇齿关系、前牙微笑弧形态、纵𬌗曲线深度等因素。

上下前牙的压低，一般通过采用固定矫治器的摇椅形弓、多用途弓或者压低辅弓就可以达到良好的效果。摇椅形弓采用 0.016 英寸 × 0.022 英寸的不锈钢方丝弯制。多用途弓在尖牙和双尖牙区域形成 90° 曲，以躲开尖牙和双尖牙，从而在前牙达到良好的压低效果。制作压低辅弓时，在第一恒磨牙的近中弯制小圈曲，再弯制末端后倾曲，以达到压低后牙的效果。对于成人严重的深覆𬌗，需要考虑配合微钛钉种植体支抗来压低上下前牙。

下前牙的压低经常需要配合使用平面导板。平面导板分固定和活动两种。固定的平面导板由于不依赖患者配合摘戴，效果要更好一些。

2. 升高后牙　适用于后部牙齿、牙槽发育不足的低角患者。上颌平面导板等可以实现后牙的升高。平面导板打开后牙咬合的距离以超过息止殆间隙 2~3 mm 为宜。必要时配合固定矫治器，结合后牙垂直牵引，从而更好地达到升高后牙的效果。

对于前牙缺失的深覆殆患者，其覆殆关系的改善还需要考虑患者后牙的磨耗状况和前牙的牙周状况。后牙普遍重度磨耗的患者需要通过殆重建抬高咬合，改善前牙的深覆殆症状。如果下前牙牙槽骨普遍重度吸收，牙齿冠根比例严重失调，可考虑设计下前牙牙髓治疗后截冠，调整恢复适宜的冠根比，同时改善下颌较深的 Spee 曲线，矫治前牙深覆殆。

（二）修复前正畸解决前牙覆盖的问题

由于前牙种植修复体比天然牙厚，并且要求静态咬合和功能运动时达到零接触或轻接触，因此，在前牙咬合过紧的情况下，需要增加修复部位牙齿的覆盖关系。

1. 唇向开展上前牙　适用于患者牙弓突度正常，前牙牙齿无显著唇倾，上颌前牙区轻度拥挤或缺牙间隙过小的情况。

2. 内收下前牙　在后牙中性关系的情况下，缩小下颌牙弓需要减小下前牙的牙量。结合前牙拥挤程度和内收量，考虑设计前牙邻面去釉或减数单颗切牙的方法。若采用后者，应注意使拔牙部位两侧切牙牙根平行，以及减小拔牙部位产生的"黑三角"间隙。

在后牙呈近中关系的情况下内收下前牙时，应考虑下牙列整体内收的治疗方案，如Ⅲ类颌间牵引、种植支抗技术、多曲方丝弓技术等。

三、调整缺牙间隙

若牙齿缺失时间过长，未及时修复，邻近牙齿会发生移位、倾斜，尤其是多颗牙齿缺失时，牙列中经常会出现散在间隙，导致缺牙部位间隙发生变化，种植修复不能进行或修复美观效果差。此时，需要在种植前正畸调整缺牙间隙，才能进行后续的种植治疗。

（一）缺牙间隙过小

缺失牙的近远中间隙显著缩小是常见的现象，甚至影响到手术器械的操作。正畸治疗最少使缺牙间隙恢复至 6 mm，允许最小直径种植体手术植入的间隙一般来源于扩弓、牙齿的邻面去釉或推磨牙远中移动。能否采用扩弓治疗需要评估患者的覆𬌗和覆盖情况、牙弓的突度、牙槽骨的丰满程度等。一般使用固定矫治器解决间隙不足的问题，在足够稳定的主弓丝上用镍钛螺簧扩大缺牙间隙。

（二）缺牙间隙过大

牙齿长期缺失或牙周支持组织丧失会导致邻牙移位，也会出现缺牙间隙过大的情况。一般使用固定矫治器加以调整，待使用到稳定的主弓丝后，以链状皮圈缩小缺牙间隙至合适大小。缩小间隙的过程中应注意覆𬌗、覆盖的变化。

（三）牙列散在间隙

通过正畸治疗将散在间隙集中于牙列的某个缺牙部位进行修复时，应考虑现有牙齿的位置和排列以及缺失牙部位的骨质情况，并及时和种植、修复医生沟通，确定间隙集中的位置和修复方式，制定针对患者的个体化治疗方案。

需要特别强调的是，正畸治疗调整缺牙间隙，除了在牙冠水平获得合适的近远中间隙，还要保证在牙根之间得到正常的宽度。也就是说，正畸移动牙齿调整缺牙间隙时，牙齿应做到控根移动，只有最终的治疗结果达到缺牙间隙两侧邻牙牙根平行，才能使种植手术得以顺利进行。

四、直立倾斜磨牙

第一磨牙长期缺失后未及时修复，第二磨牙和第三磨牙会向近中倾斜和旋转。修复前正畸的很大一部分工作是直立倾斜的第二磨牙，恢复第一磨牙缺牙间隙，改善局部咬合功能，维护牙周组织健康。

由于修复前正畸治疗大部分情况下属于辅助性正畸治疗，这里重点介绍局部矫治的方法。

（一）局部片段弓矫治

远中直立第二磨牙需要拔除第三磨牙，减少第二磨牙直立的支抗需求。一般片段弓延伸至尖牙部位，以尖牙至第二前磨牙作为支抗单位，通过镍钛螺簧直立第二磨牙并扩大间隙。这种支抗设计通常在直立上颌第二磨牙时是充分的，但在直立下颌第二磨牙时，情况有很多不同，支抗往往不够，通常需要使用舌弓将对侧的牙齿加入到支抗单元，或以骨性支抗增强牙性支抗单位。

片段弓矫治器中的支抗单位牙如果不构成病理殆，那么托槽无须按标准位置粘接，以托槽粘接后能使槽沟在同一水平线为标准。第二磨牙的颊面管也可以稍旋转角度粘接，以方便粗的稳定弓丝尽快入槽结扎，早期开始扩展间隙的工作。

（二）种植支抗直立第二磨牙

在直立第二磨牙时使用种植支抗钉是比较有效的方法。支抗螺钉可以植入磨牙后区或升支前缘，通过链状皮圈直接对倾斜的第二磨牙施力，达到使第二磨牙远中直立的效果。支抗螺钉也可以植入前磨牙区的颊侧牙槽骨，通过连接片段弓丝直接对第二磨牙施加远中直立的力量。这两种方法属于应用种植微螺钉直接支抗，支抗稳定，完全放弃牙源性支抗，解决了支抗牙不够稳定的问题。

（三）数字化无托槽隐形矫治器

数字化无托槽隐形矫治技术更有效地发挥了牙列组牙支抗的功能，可以实现远中移动第二磨牙，但是具有牙性支抗的常见弊端，如果前方牙段的支抗不够充分，需要考虑颌间牵引或骨性支抗的介入。

典型病例分析

患者，女性，32岁。要求压低左上后牙和直立左下后牙，以便进行左下缺牙种植修复治疗。

【临床检查】

患者上下牙列轻度拥挤，36缺失，26过长，37严重近中倾斜（图15-12）。

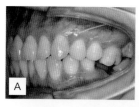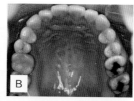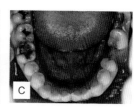

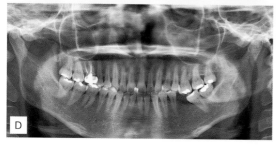

图 15-12　患者治疗前殆相（A 至 C）和曲面体层片（D）

【诊断】

安氏 I 类，毛氏 I ¹ 类。

【矫治方法】

完善牙周治疗后，上颌在 26 的颊侧近远中和腭侧远中，分别植入 1.6 mm×11 mm 微螺钉，用微螺钉支抗压低 26。待 26 明显压低后，在左下前磨牙区植入一枚微螺钉（1.6 mm×9 mm，慈北医疗器械有限公司），愈合 1 周后，微螺钉连接 0.016 英寸 ×0.022 英寸 TMA 片段弓矫治器，对片段弓的后倾曲加力，直立前倾的 37。4 个月后，第二磨牙直立治疗完成，开始左下第一磨牙的种植修复治疗。

【矫治要点】

1. 使用种植支抗压低上颌磨牙时，要注意支抗螺钉的位置设计，其数量和分布应该使压低力的水平分力尽量平衡抵消，以避免磨牙压低时不必要的近远中向和颊舌向倾斜。在使用种植支抗片段弓直立下颌第二磨牙时，以奥米伽曲或靴形曲形成后倾曲，可以使直立磨牙的力量更加持续、柔和，也便于调整复诊加力。

2. 使用种植支抗压低上颌磨牙时，要注意支抗螺钉的位置设计，其数量和分布应该使压低力的水平分力尽量平衡抵消，以避免磨牙压低时不必要的近远中向和颊舌向倾斜。在使用种植支抗片段弓直立下颌第二磨牙时，以奥米伽曲或靴形曲形成后倾曲，可以使直立磨牙的力量更加持续、柔和，也便于调整复诊加力。

该病例治疗中及治疗后情况见图 15-13 至图 15-15。

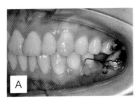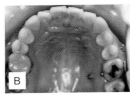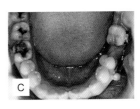

图 15-13　患者应用微螺钉支抗压低 26 和直立 37

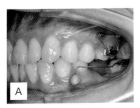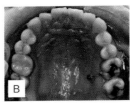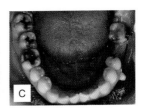

图 15-14　患者左下第二磨牙直立完成并保持

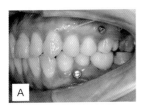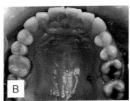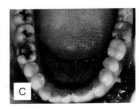

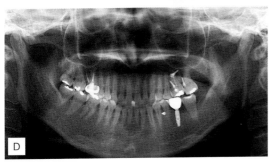

图 15-15　患者左下第一磨牙种植修复完成

（寻春雷）

第十六章

唇腭裂畸形的正畸治疗

第一节 概述

唇腭裂患者由于先天畸形、修复手术对颌骨的创伤、瘢痕挛缩等多种因素的影响，常存在复杂的问题，如颌骨发育不足、牙弓塌陷、严重的牙列拥挤、颌间关系异常、面部畸形、语音问题，以及严重畸形带来的心理问题等。因此，唇腭裂治疗要求多学科配合，才能取得良好的治疗效果。

现代唇腭裂治疗是典型的多学科合作的序列治疗，虽然不同的唇腭裂治疗中心治疗程序不尽相同，但是都有一定的顺序。唇腭裂的序列治疗包括以下内容：

- 唇裂术前的矫形治疗
- 唇裂修复
- 腭裂修复
- 耳鼻喉治疗
- 语音评价及训练
- 乳牙期和替牙期错𬌗畸形矫治
- 牙槽突植骨
- 错𬌗畸形矫治
- 二期唇、鼻的修复
- 正畸 - 正颌联合治疗
- 心理治疗

唇腭裂的序列治疗涉及多个学科，本章主要从正畸治疗的角度介绍唇腭裂序列治疗中相关错殆畸形的处理。

第二节　婴儿期唇裂术前的矫形治疗

一、婴儿期错殆表现

完全性唇腭裂患者由于唇、牙槽、软腭、硬腭完全断裂，患者口腔内外肌肉的平衡被打破，上颌骨受到的舌肌、颊肌力量强于前部唇肌的力量，使患者的上颌骨出现移位。同时，患者鼻中隔及鼻小柱软骨发育不良。

（一）单侧完全性唇腭裂常见畸形

由于缺乏前部唇肌向后的肌力作用，在舌肌的作用下患者上颌骨的大段向前、向外展出，上颌骨的小段在颊肌的作用下向内塌陷。上唇在上颌骨大段的作用下也显著向前突出，腭部裂隙在舌的作用下较大。唇和上颌骨前突以及较大的腭部裂隙使唇、腭裂的手术修复难度增大。由于唇部裂隙延至鼻底，患者的患侧鼻软骨向侧方及下方移位，鼻尖常偏斜且低矮，鼻孔不对称（图16-1）。

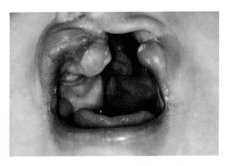

图 16-1 单侧完全性唇腭裂

（二）双侧完全性唇腭裂常见畸形

双侧完全性唇腭裂患者由于上颌及上唇断裂成 3 段且相距较远，唇肌应施于上颌的向后的力量完全丧失，上颌骨的前颌突常有严重的前突甚至扭转，两个上颌骨侧腭段在颊肌的作用下向内塌陷，严重者上颌呈三角形。患者鼻底宽度显著增加，由于鼻小柱发育不良，鼻尖低矮，似与前唇连在一起，鼻翼本应呈突面向外而变为凹面向外（图16-2）。

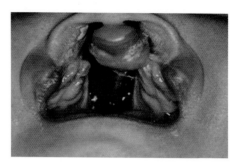

图16-2　双侧完全性唇腭裂

二、婴儿期矫形治疗的历史与发展

几乎所有的完全性唇腭裂患儿出生时，均存在上颌骨骨段移位及腭部较大的裂隙。1954年英国的McNeil医生发表了关于唇腭裂患者婴儿期上颌骨矫形治疗的文章，随后婴儿期的矫形治疗在世界范围内被广泛接受和应用。婴儿早期上颌骨矫形治疗的方法就是在唇腭裂修复术前，应用矫形力，使移位的上颌骨段重新排列并改形，减小腭裂裂隙，使上颌骨骨段形成光滑的弧线。婴儿期的矫形治疗在开始应用伊始，被认为可以刺激上颌骨的生长，减轻日后颌骨畸形的程度，减少对正畸的需求等。随着婴儿期治疗的广泛开展，逐渐发现矫形治疗并不能减轻唇腭裂患者颌骨的畸形程度，唇腭裂患者在替牙期后对正畸治疗的需求并未减少。但是，矫形治疗在唇裂修复前减小了颌骨的移位，降低了唇裂修复术术区的张力，从而减小术区复裂及瘢痕的形成。唇腭裂患儿出生后，需要经过系统的检查，在外科医生和正畸医生的共同协商下，决定是否开始正畸治疗。

（一）适应证

大量的研究表明，婴儿期矫形治疗并不减少错𬌗畸形的发生和随后的正畸治疗需求，所以婴儿期矫形治疗的目的应明确。矫形治疗的目的是减小颌骨断端的移位，以及提高唇裂修复的效果。现有的循证证据表明，并不是每个唇腭裂患者均需要进行唇裂修复前的矫形治疗。其适应证包括：①完全性唇腭裂，伴随严重颌骨移位；②鼻畸形严重；③能够定期复诊。

（二）方法

婴儿期矫形治疗的方法有很多种，其中在世界范围内被应用较多的有：

1. Latham-Millard 法　Latham-Millard 法采用口内埋钉及上颌矫治器的方法矫治移位的上颌骨段，并进行骨膜成形术来完成婴儿期的矫形治疗。

2. Hotz 法　口内戴用腭托矫治器，进行唇裂修复。在口内腭托的支撑引导下，行上颌骨断端的矫形。

3. Grayson 法　腭托与鼻托联合使用，同时进行上颌骨段及鼻软骨的矫形。

婴儿早期矫形治疗应用的矫治手段包括：①采用腭托；②采用附有开展簧的腭板；③行口外弹力牵引；④伴或不伴一期牙槽突植骨。

（三）矫形治疗与牙槽突植骨

婴儿期上颌骨的矫形治疗主要目的是针对患者存在的颌骨、鼻唇畸形进行矫治，以利于唇裂手术操作和减轻患者日后的鼻唇畸形。治疗一般针对完全性唇腭裂患者。婴儿期矫形治疗开始的时间一般在出生后 6 周之内，便于患儿很好地适应矫治器的戴用。在早期的婴儿期矫形治疗后均进行牙槽突植骨，将矫形复位的上颌骨断端连成整体。但是，在 20 世纪 70 年代末期，牙槽突早期植骨对上颌骨发育的不良影响被发现并得到大多数唇腭裂治疗医生的认同，此后不再进行婴儿期植骨以减小对患者上颌骨发育的不良影响。目前，唇腭裂患者牙槽突植骨多在替牙期进行。

三、婴儿期矫形治疗的步骤与主要内容

（一）取印模

需要用特殊的托盘制取印模并灌制石膏模型，但印模的精确性

要求较高。一般要求取初印模制作个别托盘后，再取终印模。由于患者腭部裂隙存在，腭咽闭合不佳，且年龄较小，取印模时应格外小心，避免患儿误吸。印模制取时，应使患儿保持前倾的姿势，也有学者采用将婴儿头朝下的姿势，以保持患儿呼吸道通畅，避免患儿误吸印模材料。许多唇腭裂中心配有麻醉医生，随时准备处理误吸问题。终印模取好后，灌制模型，在石膏模型上制作矫治器。随着口内扫描仪的出现，患儿口内印模可以通过扫描获得，有效地避免了患者出现误吸的风险。

（二）腭托的制作

在模型上包括腭裂裂隙处涂分离剂。对于裂隙太深者，可以用蜡先铺垫、缓冲，然后铺塑胶。矫治器的唇颊侧不宜做得过高或过长。矫治器完成后，要在较大的腭段处调磨，产生一个旋转的支点，使较大一段的前部在生长发育中逐渐改形，并且排列在理想的位置上，而短段位置保持不变。腭托矫治器的前缘到达边缘嵴上。对于双侧完全性唇腭裂患者，腭托的前段只能到达两个侧段的前缘。在腭托的鼻腔面上轻磨一道小沟，利于患者鼻腔通气。随着数字技术的成熟，现在也可以通过数字技术根据患者情况分阶段制作出多个腭托，减少临床复诊的次数。制作好的腭托见图 16-3 和图 16-4。

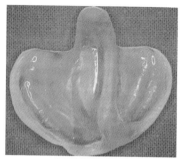
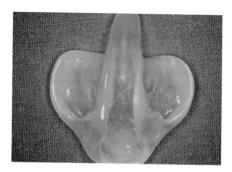

图 16-3　单侧完全性唇腭裂腭托　　　　图 16-4　双侧完全性唇腭裂腭托

（三）戴入腭托矫治器及唇裂修复

戴入腭托矫治器之前应向患儿家长讲明喂养及清洁的注意事项。每天应在进食后摘下清洗。由于患儿通常存在前颌突的明显移位，唇裂术前常需同时配合使用上唇基部的弹力带。腭托戴用后需要定期复诊。随着腭部裂隙的间隙及前颌突后移，需对腭托进行腭裂隙部位的重衬及前颌骨腭侧部基托的缓冲，避免影响颌骨矫形及造成压迫。进行治疗的单侧完全性唇腭裂患儿，上颌骨段的改形作用在戴用腭托后即开始发生，较大一段的上颌在发生改形的同时与短段靠拢，并形成较光滑的弧线（图 16-5）。对于双侧完全性唇腭裂患儿，腭托矫治器使两侧方的上颌骨段保持原位，直至前颌骨复位，与两侧方的上颌骨段接近（图 16-6）。由于矫治器具有特殊结构，可以允许上颌骨段向各个方向继续生长。腭托矫治器的作用以支撑和引导为主，使上颌骨在肌肉、软组织的作用下发生改形，防止上颌颌弓塌陷。

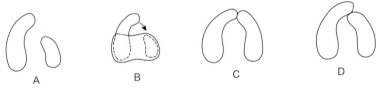

图 16-5　单侧完全性唇腭裂患儿上颌骨段的改形作用

A. 单侧完全性唇腭裂患儿两上颌骨段移位，存在裂隙；B. 戴用腭托后唇裂修复，上颌骨长段向近中旋转、改形；C. 上颌骨改形后，上颌颌弓形成光滑弧线，腭裂隙关闭；D. 未经腭托治疗的完全性唇腭裂患者唇裂修复后上颌两骨段重叠。

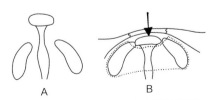

图 16-6　腭托矫治器的作用示意图

A. 双侧完全性唇腭裂患儿前颌骨前突；B. 双侧完全性唇腭裂患儿戴用腭托可使两侧上颌骨位置保持不变，直至前颌骨复位。

对于已经存在较严重牙弓塌陷的患者，可以在腭托矫治器的中线部位放置开展的螺旋弹簧，开展上颌颌弓后再进行唇裂修复。一般不用快速开展，开大螺簧每 5~7 天加力一圈。

腭托矫治器不仅用于保持颌弓的形态，防止塌陷，由于其可封闭腭部的裂隙，将口鼻交通阻断，还有利于患儿的喂养及颌骨的发育。双侧完全性唇腭裂的婴儿术前矫形治疗见图 16-7。

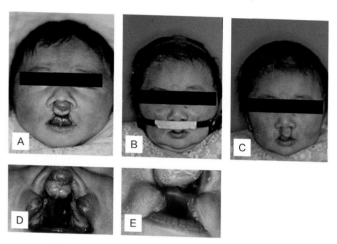

图 16-7　双侧完全性唇腭裂患儿术前矫形治疗
治疗后软硬组织断端靠拢，利于手术。A.治疗前面相；B.矫形治疗中面相；C.治疗后面相；D.治疗前上颌相；E.矫形治疗中腭托戴入。

（四）Grayson 婴儿鼻 - 牙槽矫形治疗

1993 年，美国纽约大学的 Grayson 医生提出了在婴儿期矫形治疗的腭托上加可调整的鼻托，在对移位的上唇、上颌骨段进行矫形的同时进行鼻软骨的矫形。原理来自 Matsuo 在 1984 年的研究。围产期时母体的雌激素水平升高使透明脂酸增加，通过减少细胞间的基质而降低软骨、韧带等结缔组织的弹性，从而使婴儿安全通过产道。如果在婴儿出生后 6 周以内开始治疗，可以永久性改变耳状软骨，而出生后 6 周婴儿体内雌激素水平降低，软骨的塑性也降低。Grayson 婴儿鼻 - 牙槽矫形的目的就是减轻唇腭裂的畸形程度，使唇断端放松时靠拢，上颌骨断端的黏膜接近，鼻下部的软骨对称、直立，同时延长鼻小柱并调整鼻黏膜，以便于手术后对鼻尖的保持。

　　婴儿期鼻软骨矫形治疗的程序一般是在患者出生后即取印模制作上颌腭托矫治器。患者戴用腭托的同时唇部用弹力胶布固定，至腭部裂隙减小至 5 mm 以下且鼻翼稍松弛时，在腭托的前部加装鼻托。鼻托由钢丝加树脂形成，有两个突起，上端整形鼻穹隆，下端整形鼻尖。与腭托矫治器有所不同的是，Grayson 的整形器除了加装鼻托之外，还有与水平面成 40° 角的固位杆，由弹力皮圈及胶布固位在患者面颊部，通过弹力胶布及鼻托的施力使鼻小柱软骨及前唇伸长。矫治器见图 16-8 和图 16-9。

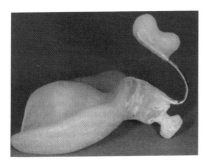 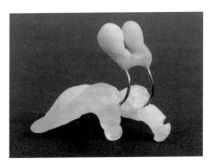

图 16-8　用于治疗单侧完全性唇腭裂的矫治器　　　图 16-9　用于治疗双侧完全性唇腭裂的矫治器

第三节　乳牙期和替牙期的正畸治疗

　　唇腭裂患者在学龄前最常见的正畸问题是上颌发育受限所导致的畸形。唇腭裂术后，患者上颌牙弓缩窄是不可避免的。在单侧腭裂患者，长段的突度似乎正常，但短段常会出现塌陷，牙弓的弧度易出现异常，常造成前后牙反𬌗和（或）单侧后牙的反𬌗。双侧唇腭裂患者则易出现前颌骨前突而侧颌段塌陷的问题，后牙反𬌗常见。唇腭裂患者的反𬌗问题既有骨骼异常的原因，也有牙齿错位的原因。为了促进唇腭裂患者颌骨的生长发育、正常口颌功能的建立，形成良好的牙𬌗关系，建立良好的自尊，患者的错𬌗畸形应早期矫治。患者能够配合治疗后，即可开始矫治。

一、乳牙期和替牙期常见的错𬌗畸形

由于唇腭裂修复手术的影响，患者的上颌骨发育常不足。一般情况下，乳牙期患者错𬌗情况常不严重，随着生长发育，替牙期逐渐表现出明显的错𬌗畸形。乳牙期和替牙期常见的错𬌗畸形包括前牙反𬌗、后牙反𬌗、前牙排列异常等。

二、正畸治疗的适应证

唇腭裂患者乳牙期错𬌗常不严重，一般很少对乳牙期患者进行正畸治疗。但是，如果错𬌗影响颌骨的发育或正常的口颌功能，则需要矫治。对于轻度的乳后牙反𬌗，可以等到替牙期再行治疗；而对于较明显的前牙反𬌗，则一般需要进行治疗。

对于替牙期存在的错𬌗畸形，治疗的原则也是处理影响患者颌骨发育或口颌功能的错𬌗或者能简化恒牙期治疗的错𬌗。替牙期错𬌗矫治适应证如下：

- 恒前牙反𬌗
- 后牙反𬌗
- 恒前牙扭转或斜轴
- 磨牙关系异常
- 植骨前正畸

三、早期治疗的优点

1. 扩弓治疗显效快　唇腭裂患者经常出现上颌牙弓缩窄，需要扩弓治疗。乳牙期和替牙期时，由于患者年龄较小，骨缝的反应好，扩弓的效果能较快显现。

2. 促进颌骨发育　乳牙期和替牙期的扩弓治疗解除了两个颌骨段的锁结，可以促进牙槽及颌骨的发育。

3. 增进语音的发育　唇腭裂患者由于牙弓缩窄及前部牙齿错

位，语音发育受到影响。早期矫治可改善上颌牙弓狭窄，促进患者语音发育。

4. 使患者及早获得正常的舌姿势和鼻呼吸　唇腭裂患者由于多种原因所致的上颌挛缩常造成其舌位置异常（舌位置过低会影响语音发育），同时上颌骨发育异常和扁桃体增生常常导致患者用口呼吸。上颌牙弓的开展为患儿获得正常的舌姿势和鼻呼吸创造了条件。

乳牙期和替牙期解决牙槽骨的锁结需要有健康的牙齿，所以对患儿牙齿的保健和及时治疗需要专科医生的配合。

四、正畸治疗的实施

部分学者认为，对于乳牙期唇腭裂患者一般的错𬌗畸形可以不予矫治，因为早期治疗并没有减少对正畸治疗的需要，在以后的牙龄期内患者仍需正畸治疗，并且早期治疗延长了患儿正畸治疗的时间。但是，总的来讲，大多数有下颌功能性移位的唇腭裂患者必须进行治疗。

由于上颌牙弓缩窄，唇腭裂患者常存在上下牙弓间关系不协调。存在的𬌗干扰易使患者产生下颌的功能移位。较常见的是双侧上颌牙弓缩窄导致早接触，进而使下颌在闭口运动中发生侧向移动，造成单侧后牙反𬌗；此外，上切牙舌倾造成闭口过程中下颌前伸，导致前牙反𬌗加重。这种患者应及早治疗，避免产生永久的生长发育问题，加重日后正畸治疗的困难程度。

关于替牙期的正畸治疗，目前国际上已取得一致的观点，均认为在此牙龄期需要正畸治疗。必须强调，在乳牙期和替牙期进行正畸治疗并不说明此后不再需要治疗。相反，患者在恒牙期均需综合的正畸治疗。尤其是腭裂隙附近的牙齿常出现严重的扭转及钙化不良，以及上颌牙弓狭窄和前牙反𬌗等，都会影响𬌗颌面的进一步生长发育和某些口颌系统功能的正常行使。因此，替牙期错𬌗畸形的矫正是必要的，但是对替牙期患者的错𬌗问题也应选择合适的治疗时机，综合考虑患者问题，做出治疗设计，避免替牙阶段的正畸治疗反复进行。

（一）后牙反𬌗的矫治

唇腭裂患者由于上颌牙弓塌陷、缩窄，常有一侧或两侧后牙反𬌗。一般认为，唇腭裂患者的轻微后牙反𬌗有时并不需要治疗。而对于严重的后牙反𬌗，且伴有可能的功能因素时，则需要及时治疗。在乳牙期，对于由牙弓塌陷造成的后牙反𬌗，常用开展上颌牙弓的方法来治疗。常用的矫治器为上颌分裂基托矫治器（图 16-10）、W 形弓矫治器（图 16-11）、四角舌弓矫治器（图 16-12）和带环 Hyrax 矫治器（图 16-13）。对于双侧完全性唇腭裂患者，有时内陷的两侧牙弓锁结于前颌骨后。这种情况下需要首先前移前颌骨，再用矫治器开展牙弓。

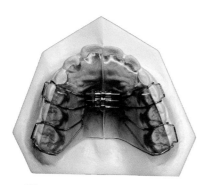

图 16-10　上颌分裂基托矫治器

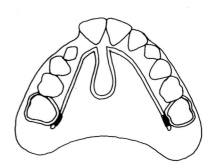

图 16-11　W 形弓矫治器开展上颌牙弓

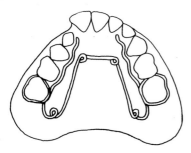

图 16-12　四角舌弓矫治器

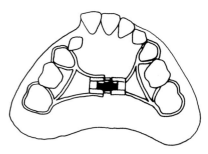

图 16-13　用于腭开展的 Hyrax 矫治器

替牙期后牙反殆的治疗方法与乳牙期相同。但是需要注意，这类患者在各年龄段均需开展后部牙弓，一旦牙弓开展治疗结束，就需要长期保持。这是由于患者腭部缺乏骨组织填充以稳定开展后的上颌牙弓，所以稳定性较差，如不戴用保持器，由于腭部瘢痕的牵拉，可使已得到开展的上颌牙弓发生塌陷。同时必须认识到，恒牙萌出后，唇腭裂患者仍有再次进行牙弓开展治疗的可能性，即使是戴用了保持器的患者。这是因为下颌在青春期继续生长发育，加之上颌在三个方向上的发育不足，致横向关系不协调逐渐加重，造成后牙反殆。

（二）前牙反殆的矫治

唇腭裂患者由于上颌骨发育受限及上切牙舌倾等原因，常出现前牙反殆。

1. 乳前牙反殆的矫治　乳牙期前牙反殆一般较轻，主要采用活动矫治器治疗。

（1）对于乳前牙的功能性反殆，可以用下颌联冠式斜面导板，通过改变下颌位置及上下前牙关系，解除前牙反殆。

（2）由于唇腭裂患者异常唇肌力量的作用，上颌前牙可能过于直立或舌倾。对于这类患者，可以应用殆垫矫治器加前牙舌簧，通过唇向移动上切牙来解除前牙反殆。

2. 替牙期前牙反殆的矫治　唇腭裂尤其是完全性唇腭裂术后患者，在替牙期常会表现出前牙反殆和面中部凹陷。患者的上颌不仅向前发育不足，而且向后错位。如果在此阶段不进行治疗干预，颌骨的畸形会随着生长发育继续加重，至恒牙期时单纯正畸矫治并不能很好地治疗面中部骨骼的畸形。

（1）牙性前牙反殆：唇腭裂患者由于唇部手术修复的瘢痕，致使上颌恒切牙萌出后常较直立甚至舌倾，从而造成前牙反殆。对于由牙齿异常所致的前牙反殆，可以采用上颌殆垫舌簧或局部固定矫治器如 2×4 矫治器等进行矫治。

（2）上颌发育不足所致的前牙反殆：替牙期时，应该对上颌发育不足所致的前牙反殆进行仔细的评价。对于轻中度的上颌发育不足，可以应用面罩做上颌的前方牵引治疗。由于前方牵引前移上颌的效果有限，对于在替牙期时就表现出严重上颌发育不足的前牙反𬌗，在生长发育完成时进行正颌外科治疗可能是明智的选择。前方牵引治疗矫治器的口内部分一般采用固定式装置，尽量将上颌连成整体。牵引钩一般放于尖牙近中，前方牵引的力朝向前下方。对于存在牙弓缩窄合并上下颌前后向关系不调者，可以在扩弓的同时进行前方牵引，解除上颌的锁结。口内矫治器多采用带环式的扩弓装置如 Hyrax 矫治器、Quad-Helix 矫治器、舌弓等。牵引力为矫形力，范围应为每侧 350 ~ 500 g。这样可以使患者上颌尖牙区牙槽突向前、向下，补偿了面部垂直向的发育不足，可以获得稳固的尖牙锁结关系。同时，前方牵引可以解除反𬌗，建立正常的覆𬌗、覆盖，增加了对上颌的功能刺激，有利于上颌的发育及颌间关系的稳定，增加了上颌的矢状向生长及垂直生长。由于替牙期患者骨缝反应较活跃，而青春期后生长缓慢，所以在替牙期及时应用前方牵引解除颌间关系的锁结，使颌骨受到正常的功能刺激，有利于患者颅面的生长发育。

（三）错位恒切牙的矫治

上恒切牙的旋转、斜轴和舌倾是唇腭裂患者替牙期切牙较严重的错位。在单、双侧完全性唇腭裂患者中，严重的切牙错位常造成唇创伤和牙折断的潜在危险，影响牙槽突植骨手术的进行；此外，上切牙舌倾所致的前牙反𬌗造成下颌功能性前移位，从而加重颌间关系的不调。明显错位的牙齿常造成美观问题和心理障碍，并且会产生不良的语音，出现以上情况时应及时治疗。

1. 活动矫治器　对于切牙扭转较轻的病例，可以用𬌗垫矫治器加上舌簧或指簧来完成矫治。

2. 2×4 固定矫治器　可以在磨牙及切牙上粘接托槽或带环，用较细的弓丝和较轻的力，结合小圈曲、开大曲或辅弓等进行矫治。对于反覆𬌗较深的患者，有时磨牙上需要使用𬌗垫，用来消除前牙反𬌗的干扰，唇向开展及扭正上切牙。

（四）牙槽突植骨前正畸

牙槽突植骨是唇腭裂患者获得错𬌗畸形成功矫治的一个重要前

提。替牙殆期间，唇腭裂患者需要进行牙槽突植骨，植骨的最佳年龄为 9～11 岁，在上颌尖牙牙根发育 1/3～3/4 时进行植骨效果较好。一些患者由于裂隙附近的牙齿错位和斜轴，常使牙槽突的裂隙被错位牙齿遮挡，影响植骨手术入路，手术很难成功地翻开粘骨膜瓣并有效地将足够的骨填入裂隙，从而影响植骨的效果。所以，这种情况下，常需要在牙槽突植骨前将错位或斜轴的牙齿移开，使植骨区充分暴露。此外，正畸移动牙齿后的骨组织反应也有利于植骨的成功。植骨前的正畸治疗可以根据患者具体的殆情况选择矫治器。由于固定矫治器对牙齿的控制较为精确，故而应用较多。但是在治疗中，应注意裂隙邻近牙齿牙根的移动不要过快、过猛。这是因为裂隙附近的牙齿如中切牙牙根的远中和尖牙牙根的近中存在骨缺损，有时邻近裂隙的牙根表面仅覆盖非常薄的骨质，过大幅度的牙根近远中移动会造成牙根穿出进入裂隙，导致牙齿丧失。如果牙齿存在明显的斜轴，需要进行牙根近远中向的移动，应非常小心，并需在矫治中拍摄牙片观察。

（五）保持

唇腭裂患者乳牙期开展牙弓治疗后，多需要较长时间的保持，一般需保持到替牙期。保持器可以用活动的，也可以用固定的，依患者的情况而定。可以用固定腭弓或用哈氏保持器。

典型病例分析

患者，男性，10 岁，双侧完全性唇腭裂，唇裂、腭裂术后。

【临床检查】

面部发育尚可。下颌平面均角偏高。替牙期，12 小牙畸形，22 缺失，13、23 未萌。前牙反殆，磨牙关系中性。上颌牙弓狭窄，呈三角形。左侧牙弓塌陷，双尖牙区反殆。上颌尖牙尚未萌出，牙槽突植骨尚未进行（图 16-14）。

【诊断】

安氏 I 类，毛氏 $I^1 + III^2$，骨性 I 类，均角。

【诊断要点】

患者替牙中期，上颌发育略差，下颌发育基本正常。21 舌向错

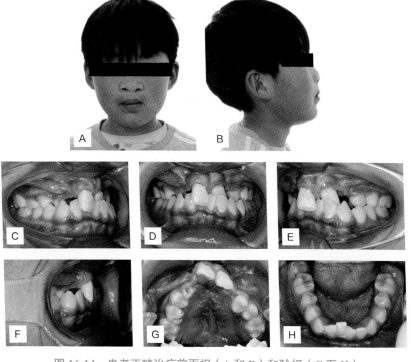

图 16-14　患者正畸治疗前面相（A 和 B）和𬌗相（C 至 H）

位，反𬌗。22 缺失，12 小牙畸形。上下颌轻度拥挤。上颌牙弓狭窄、塌陷。患者的主要问题是宽度不调加个别牙齿错位。不存在明显的颌间矢状向关系不调。

【矫治要点】

1. 早期治疗目标　上颌扩弓，调整上颌牙弓形态，解除双尖牙区的反𬌗。唇向移动 21，解除反𬌗，消除前牙创伤及功能运动中的𬌗干扰，解除下颌对上颌发育的不良限制，同时为牙槽突植骨创造条件。

2. 治疗方法　早期矫治宜应用简单的矫治器解决主要矛盾，避免长时间矫治对生长发育的不利影响及固定矫治器使用给儿童带来的口腔卫生风险。上颌𬌗垫舌簧矫治器加上可以扩弓的分裂簧既可以很好地解决患者前牙及后牙的反𬌗问题，又避免了固定装置不易清洁的弊端。这种情况下必要的𬌗垫应用有助于避免治疗中产生𬌗干扰。

3. 关于稳定　唇腭裂患者由于各种原因，常见上颌牙弓狭窄所致的颌间关系不调，常需进行扩弓治疗。但是扩弓的稳定性需认真评价，过度扩弓易带来后牙颊倾或牙周问题，并且稳定性也较差，应予以避免。扩弓治疗后，应考虑适当保持，减少复发。

该病例矫治中和矫治后情况见图 16-15 至图 16-17。

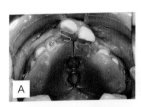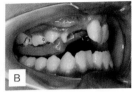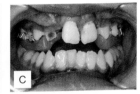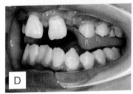

图 16-15　患者戴用上颌分裂基托𬌗垫矫治器，解决前后牙反𬌗问题
A 至 D. 治疗中戴用加上颌扩弓的𬌗垫矫治器。

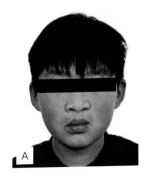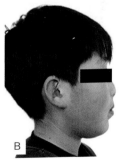

图 16-16　患者早期矫治结束时面相（A 和 B）和𬌗相（C 至 G）
前后牙反𬌗解除，牙槽突植骨完成。

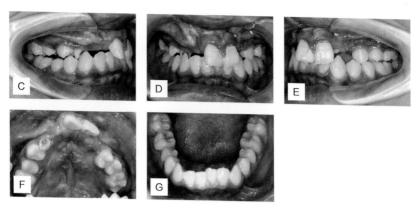

图 16-16　患者早期矫治结束时面相（A 和 B）和𬌗相（C 至 G）（续）

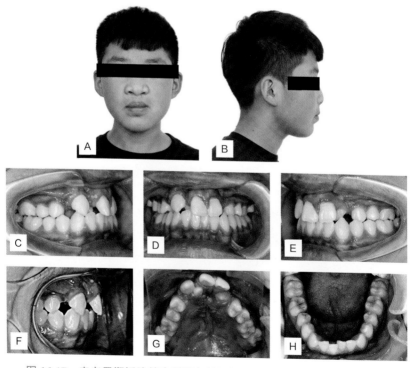

图 16-17　患者早期矫治结束后两年的面相（A 和 B）和𬌗相（C 至 H）
反𬌗治疗结果稳定，待生长发育高峰期后再行综合治疗。

第四节　恒牙期正畸治疗

唇腭裂患者恒牙期的错𬌗畸形发生率极高，香港大学 20 世纪 90 年代的研究报道约为 97%，且错𬌗畸形的严重程度较大，治疗需求高。北京大学口腔医院陶宏惠在 20 世纪 80 年代的研究也发现唇腭裂患者错𬌗畸形高发，如前牙反𬌗的患病率为 45.6%，后牙反𬌗 21%、全牙弓反𬌗 15.1%，Ⅱ度以上拥挤的患病率为 48.3%。唇腭裂患者的正畸治疗原则与非裂儿童没有差别，但是唇腭裂患者的错𬌗畸形存在一定的特殊性，治疗较为复杂。

一、唇腭裂患者恒牙期存在的特殊问题

虽然已经经过一系列治疗，恒牙期时唇腭裂患者还会存在一些不同于非裂者的特殊情况，给正畸治疗带来一定的困难，需要特别注意，或者与其他专业的医生密切配合。

1. 上下颌矢状向关系协调性较差　由于上颌发育不足，患者常表现出面中部凹陷、面下部较高，前后牙反𬌗，牙齿代偿也较明显。

2. 上颌牙弓塌陷　由于手术瘢痕、创伤等因素，患者上颌牙弓塌陷明显，牙弓形态常具有一定的特征，如双侧唇腭裂患者常见 V 形牙弓，完全性唇腭裂患者上颌牙弓前部严重狭窄而后部过宽等。

3. 严重的牙列拥挤　上颌发育不足及瘢痕挛缩导致牙弓狭窄，致使上颌骨量严重不足，常见中度以上的拥挤。

4. 缺乏足够的牙槽骨以完成牙齿移动　存在牙槽嵴裂的患者未进行牙槽突植骨或者牙槽突植骨效果不佳，会使牙槽嵴裂隙区骨的丰满度（高度及厚度）不足，因而限制牙齿向裂隙区移动。

5. 活动的前颌骨　双侧唇腭裂患者如果未进行牙槽突植骨或植骨失败，均会存在前颌骨游离、活动，增加治疗难度。

6. 牙齿发育异常　唇腭裂患者牙齿发育异常较常见。缺失牙、畸形牙及钙化不良常会影响正畸治疗的设计。

二、正畸治疗的限度

唇腭裂患者由于先天畸形所致的组织缺损、多次修复手术对上颌骨发育造成的创伤，以及瘢痕挛缩等影响，其上颌骨发育在长、宽、高三个维度上均较差，颌间关系严重不协调。正畸医生应该认识到患者的牙颌面畸形特点，以及正畸治疗的限度和可能存在的风险，并评估对其他口腔相关学科如修复科及颌面外科治疗的需求。有学者提出，对这类患者应尽可能少移动牙齿，如果移动也是将其移到正常位置即可，为修复治疗创造条件。

另外，由于唇腭裂患者畸形的复杂性，在开始正畸治疗时，正畸医生很难立刻做出远期的详细治疗计划，而常常是在治疗中不断加以调整。例如上颌恒尖牙萌出或埋伏于上腭部较高的位置，这种缺陷究竟是由于上颌骨段被锁于一个内缩的位置，造成垂直向萌出不足或牙槽骨发育不足，还是缘于唇腭裂本身的牙槽发育不足，这是很难确定的。对于这种患者，在确定精确的治疗计划前，一般开始仅做上颌的腭部开展或牙槽区开展，或在轻力下用唇弓排齐整平牙列。此时，横向的问题得以减轻，而是否把低位尖牙拉入牙弓则成为较显著的问题。在这种"治疗性诊断"的基础上，逐渐形成精确的治疗计划。

三、恒牙期正畸治疗的实施

唇腭裂患者恒牙期的正畸治疗一般采用固定矫治器，有时需要配合使用一些辅助装置如扩弓矫治器或𬌗垫。正畸治疗前，除了详尽的错𬌗畸形检查之外，还应详细检查腭部瘢痕的位置及严重程度，这对于估计上颌牙弓开展程度及矫治后的保持非常重要。同时，需要估计牙齿的移动量及改变舌姿势的可能性。应认真检查是否存在腭瘘，因为腭开展后会使治疗前不明显的腭瘘看起来更明显。如果存在腭瘘，应在正畸前向患儿家长说明。

另外，对可能改变下颌姿势、位置的软组织情况进行检查，如扁桃体增大、上呼吸道感染的易患情况，软腭长度和功能，以及牙周组织的状况，并与其他专家一起研究，决定理想的治疗方案。唇腭裂患者大多存在不良的呼吸型，这是因为患者往往有鼻畸形、上颌发育不足以及腺样体和扁桃体肥大等情况，造成鼻呼吸不通畅，导致患者舌体位置偏前下位，采用口呼吸方式，进而致使患者面部高度增加，头前伸。呼吸型直接影响到患者的生长型。所以，对于唇腭裂患者，应注意及早消除病因，建立正常的呼吸型，这一点非常重要。

（一）上颌牙弓狭窄及后牙反𬌗

尽管在替牙阶段已经做过牙弓狭窄的矫治，随着颌骨尤其是下颌骨的继续生长发育，一些唇腭裂患者在恒牙期还会出现上颌牙弓相对狭窄和后牙反𬌗，因而需要再次进行矫治。另外，也有一些患者在替牙期未进行及时治疗，因此需扩弓治疗。恒牙期扩弓可以应用早期治疗时使用的扩弓矫治器，也可以采用扩弓辅弓。

对于上颌牙弓狭窄不严重的患者，可以不必在使用常规固定矫治器前先采用扩弓装置，而直接在使用固定矫治器的同时应用扩弓辅弓即可。由于唇腭裂的特征常导致上颌内陷、牙弓狭窄，上颌前部的内陷比后部严重，所以在扩弓矫治中上颌前部常需要较大的开展，可以通过适当改进扩弓矫治器，针对唇腭裂的特征进行治疗。由于腭部瘢痕组织牵引及腭中缝骨组织缺损，扩弓治疗后也需保持较长的时间。当然，替牙期牙槽突植骨对治疗效果的稳定起着一定的作用。

在扩弓治疗中应注意的是，唇腭裂患者的上颌常需要不对称扩弓，可对扩弓矫治器进行适当改进。在扩弓治疗后，患者容易发现口鼻瘘，产生过高鼻音，这常使患者及家长感到不安。其实这个瘘并不是开展牙弓造成的，而是在治疗前即存在，只是被腭部瘢痕组织皱褶掩盖了。故在扩弓治疗前应仔细检查，同时应向患者及其家属提前说明。

另外，正畸医生需要明确，过度的牙弓开展常使正畸治疗的结果不稳定，应进行综合评价，避免牙弓过度开展。唇腭裂患者上颌多种因素所致的严重狭窄，或者单侧唇腭裂患侧的严重塌陷，常同时伴有矢状向及垂直向的发育不足，需考虑结合正颌外科手术治疗，从而有效地改善患者的畸形，增加治疗效果的稳定性。

（二）前牙反𬌗

由于下颌的生长迟于上颌，进入恒牙期时，一些即使在替牙期经过正畸治疗的患者也可能再次出现前牙反𬌗，甚至表现出下颌前突。正畸医生应该在治疗设计之初就考虑到是否需要对患者的畸形进行正颌外科治疗。进行单纯正畸掩饰治疗的患者，应考虑下颌继续发育的可能和开始治疗的时间。在正畸治疗中，需前移上颌前牙或使舌倾或直立的上颌切牙唇向倾斜，舌倾下切牙或使下颌向后下旋转以减轻下颌的前突。根据患者颌间关系不调及牙列拥挤的情况决定是否拔牙。单纯正畸治疗的患者上颌拔牙相对保守，即使需要拔牙，也应注意尽量保持上颌前牙的位置不内收。一些前牙反𬌗的患者需要拔除下颌的牙齿，根据情况可能是下颌切牙、双尖牙或最后的磨牙。但是，对于前牙反𬌗严重、颌间关系严重不调的患者，很难通过单纯的正畸治疗获得满意的矫治效果，常需要正颌外科手术配合。

（三）牙列拥挤

由于组织缺损、手术创伤及瘢痕的影响，唇腭裂患者的上颌骨生长常受影响而发育不足。在手术修复后的唇腭裂患者中，经常存在明显的上颌牙列拥挤，并且拥挤程度较重。由于上颌牙弓挛缩严重，且上颌骨在三个方向均发育不足，上颌拔牙常使上下颌间的宽度和长度关系更难协调。恒牙期正畸治疗中对于上颌拔牙常较慎重，中度以上的拥挤一般需要先进行扩弓治疗，然后再评价拥挤情况，决定进一步的治疗方案。但是对于拥挤严重的患者，应考虑适当拔牙，必要时结合正颌外科手术治疗，以提高疗效和增加治疗结果的稳定性。唇腭裂患者上颌缺牙较常见，尤其是裂侧的侧切牙，正畸拔牙设计时也应兼顾治疗后牙齿的对称性及美观性，在尖牙不过尖、过突、过大的情况下，也可以考虑拔除另一个侧切牙，有时需要结合修复治疗提高前牙的美观度。

（四）上颌切牙区的控根

唇腭裂患者由于上唇唇肌异常肌力的影响，上颌切牙常较直立，有些甚至舌倾。恒牙期固定矫治器治疗时，患者的上颌切牙经常需进行较大范围的控根移动。尤其是双侧完全性唇腭裂患者的前颌骨在唇裂修复术后，常向下、向后旋转，舌倾的前颌骨和严重舌倾萌出的恒上切牙在正畸治疗中常需很大的转矩调整（20°～30°）。治疗中一般可先应用弹性较好的细弓丝使明显舌倾的上切牙发生一定程度的倾斜移动，待换至方丝后，分次逐渐加上上颌切牙的根舌向转矩力。在治疗中加上根转矩力时，要注意观察根吸收情况及根尖处的牙槽骨情况。对于一些前颌骨较突的双侧唇腭裂患者，上颌切牙舌倾常较严重，有时会出现根尖凸现、露出等情况，常需要调整前颌骨的位置使之后移，并且在牙槽突植骨稳定前颌骨后再进行前牙的控根治疗。

（五）牙槽嵴裂隙处牙齿的处理

唇腭裂的特殊之处是牙槽嵴存在裂隙。一些患者即使在替牙期进行过牙槽突植骨术，由于多种原因，植骨区牙槽骨的高度或厚度不足，也会影响这一区域牙齿的移动，尤其是将尖牙近中移动至植骨区的患者。牙槽嵴的条件不佳会导致相邻牙齿的牙根移入该区域困难，或产生牙槽骨开裂、牙根暴露或牙齿松动的风险。正畸医生治疗前应充分评估植骨区域的牙槽骨条件及相邻牙齿的牙根情况，必要时需再次进行牙槽突植骨或接受植骨区域的邻牙存在一些牙轴的折中。

（六）缺失牙的处理

唇腭裂患者先天及后天原因导致的缺失牙较常见，恒牙期的正畸治疗需要将缺失牙的情况考虑其中，统筹牙列的间隙分配。对于一些侧切牙的缺失，可以将间隙关闭，以尖牙替代。而对于缺牙较多或正畸治疗不需要额外间隙的患者，则需要考虑正畸治疗后的种植或修复治疗。

第五节 正畸与正颌外科联合治疗

由于遗传、生长及手术创伤的影响，虽然经历了一系列治疗，恒牙期时仍然有一部分唇腭裂患者会出现较严重的颜面畸形和颌骨关系异常，单纯通过正畸治疗很难彻底解决患者的根本问题，需要进行正颌外科手术治疗。这是由于较严重的面中部发育不足仅靠正畸治疗单纯移动牙齿很难解决：①上颌垂直向生长不足，腭裂区域尤差。②上颌矢状向及横向严重发育不足。过度的牙齿代偿常导致牙齿功能与健康隐患，如过度唇倾上牙及过度舌倾下牙导致牙槽骨开裂、牙龈退缩及牙根吸收等问题。

对于颌骨畸形显著的唇腭裂患者，如果结合正颌外科治疗，恒牙期时的正畸治疗就截然不同了。因为上下颌骨之间的不平衡由正颌外科手术解决，正畸治疗的目的就是在理想的颌骨关系上排齐牙列、整平曲线及去除牙齿的代偿作用。在正颌外科术前、正畸治疗后，患者前牙的覆𬌗、覆盖关系更差。但是上下颌骨的位置关系一旦恢复，牙弓间的关系也就协调了。

唇腭裂患者的正畸-正颌联合治疗包括传统的正颌外科方法和牵张成骨手术。对于上颌发育极差、尤其是需要上颌前移较多的患者，传统的正颌外科手术易导致术后腭咽闭合不全加重而增加语音问题。牵张成骨手术可以减少上颌后部整体的前移量，减少对语音的不良影响而提高综合疗效。另外，对于上颌发育严重不足的患者，上颌的牵张成骨手术可以在生长发育的中后期进行，从而较早地改善患儿的不良面型，有利于患者心理健康的维护。

一、传统的正畸-正颌联合治疗

传统的正颌外科手术治疗唇腭裂患者一般均需要进行术前和术后的正畸治疗。

（一）术前正畸

唇腭裂患者正颌外科术前正畸的目的主要是矫正牙齿排列、整平𬌗曲线、协调上下牙弓宽度及形态、矫治牙弓中线、去除牙齿代偿作用、准备缺失牙修复的间隙以及使术后新的颌间关系协调。唇腭裂患者不同于非裂反𬌗患者之处是，唇腭裂患者由于上颌牙弓挛缩更加明显，术前正畸时常需进行上颌牙弓的开展，而非裂者后牙的反𬌗与颌间宽度关系的不调常随着颌间近远中关系的改善而得到解决。另外，由于唇腭裂患者上颌牙弓呈特殊形态，牙弓缩窄从前向后逐渐减轻，上颌第二恒磨牙处经常非但不缩窄反而颊向错位，在术前正畸中常需腭向移动。由于错𬌗情况复杂，唇腭裂患者正颌外科术前正畸治疗常需更长的时间。

（二）术后正畸

唇腭裂患者的正颌外科术前正畸要求尽可能完善，以使正颌外科手术结果稳定，治疗时间一般均比较长。经过完善的术前正畸后，术后的正畸治疗一般相对简单，需要的时间也较短，通常可以在 6 个月左右结束。术后正畸主要进行一些颌间牵引，使颌间牙齿尖窝咬合关系进一步完善。

正颌外科手术使颌骨关系明显异常的患者得到较理想的治疗。但是由于唇腭裂患者腭部组织缺损和瘢痕的存在，腭部软组织较缺乏且血液供应较差，正颌外科手术时，上颌很少分块，以避免血供不足造成组织坏死；同时，由于腭部瘢痕的大量存在，影响了手术重调位置的稳定性。唇腭裂患者经过一系列的治疗，加上外科正畸的手术治疗，又多了一次手术创伤的可能。

二、上颌发育不足的牵张成骨术治疗

对于上颌发育严重不足的患者，一般可以采用上颌骨的牵张成骨术进行治疗，经过 Le Fort Ⅰ型截骨后进行牵张成骨。上颌发育不足严重会对患者功能及心理健康造成不利影响，因此，治疗时间可以提前至少年时期进行。解决上颌发育不足的问题时，根据拥挤情况，有时会在牙弓中段截骨进行牵张，从而在前移上颌骨的同时增加牙弓的有效长度，解决患者严重拥挤的问题。在牙弓中段截骨的患者，手术后进行正畸治疗的时间较长，几乎所有的错𬌗问题都在手术后解决，对手术设计与执行的要求较高。正畸医生须与正颌外科医生保持良好的沟通。进行上颌骨牵张成骨术的患者，如果手术在患者少年时进行，则有可能在生长发育结束后还要再行下颌的正颌手术以解决下颌生长过度的问题。这一点需要在开始治疗前向患者交代。

典型病例分析

患者，16 岁，右侧完全性唇腭裂。唇裂于 9 月龄时修复，腭裂于 3 岁修复。牙槽突植骨于 11 岁完成。面中部凹陷，下颌前突。

【临床检查】

临床检查情况见图 16-18。

1. 口内检查　恒牙殆，全牙列反殆。磨牙关系远中尖对尖，12 腭向，22 缺失。上牙列中度拥挤，下牙列轻度拥挤。前牙深覆殆Ⅱ度。

2. 口外检查　左侧唇裂术后瘢痕，面中部发育不足，下颌前突，颏右偏，面下高度增加。

3. X 线检查：前牙反殆，反覆殆深。Ⅲ类骨面型，下颌平面角高角。上前牙牙轴较直立，下前牙牙轴基本正常，面下高增加。

【诊断】

安氏Ⅱ类，毛氏Ⅰ^1+Ⅳ^1+Ⅲ^2，骨性Ⅲ类，高角。

【矫治设计】

腭裂修复的手术创伤和手术后腭部存在的瘢痕常致唇腭裂患者上颌发育受限，加之患者具有不利的颅面生长型等情况，颌间关系不调会比较严重。颌间关系的不调常同时表现在长、宽、高三个方向上。由于上颌牙弓挛缩严重，牙列的拥挤在上颌也常较严重，先天缺牙和早失牙也会增加患者错殆情况的复杂性，使正畸 - 正颌联合治疗设计较为复杂。治疗时需要兼顾牙齿问题、颌间关系、面型、腭咽闭合及语音问题。

【矫治要点】

1. 术前正畸　唇腭裂患者术后在瘢痕的影响下，常见上颌牙弓形态异常。由于上颌发育严重受限，牙量、骨量的不调非常严重，需要在上颌行拔牙治疗。对于唇腭裂患者，强调完善的术前正畸，以保证手术的顺利进行及治疗后的稳定性，治疗时间一般较长。另外，需要注意的是，唇腭裂患者裂隙侧侧切牙缺失率较高，上颌常为非对称拔牙，有时为了增加对称性，也可以考虑拔除健侧的侧切

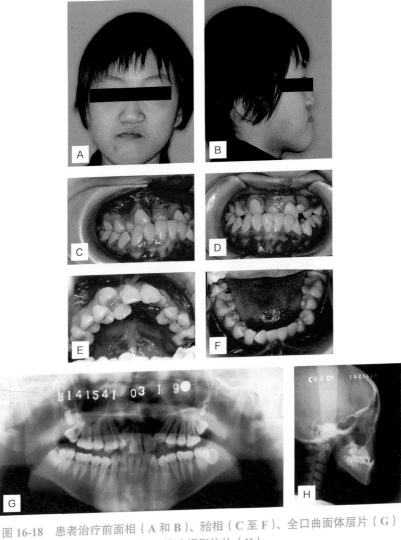

图 16-18 患者治疗前面相（A 和 B）、𬌗相（C 至 F）、全口曲面体层片（G）和 X 线头颅侧位片（H）

牙。拥挤严重的患者需要良好的支抗控制。宽度不调严重时，正颌术前需要一定的扩弓才能协调颌间关系，同时也为解决上颌拥挤问题提供少量间隙。下颌在手术前需要去掉牙齿的舌倾代偿，以便手术后建立良好的前牙关系。

2. 手术设计 唇腭裂的正颌手术多为双颌手术。由于上颌挛缩严重，面中发育严重不足，但是上颌截骨后前移的量需要同时考虑患者的语音问题，前移过多会在手术后加重语音问题。因此，需要与患者交代，可能需要进行咽成形手术改善腭咽闭合情况。前移较多时也可以设计上颌的牵张成骨手术，以减少对语音的影响。

3. 术后正畸 有了完善的术前正畸，术后正畸一般较为简单。主要是进一步调整上下颌间牙齿尖窝交错关系，获得稳定、良好的咬合。

该病例治疗中及治疗后情况见图 16-19 至图 16-22。

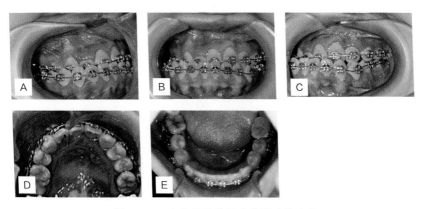

图 16-19　患者正颌外科术前正畸治疗中

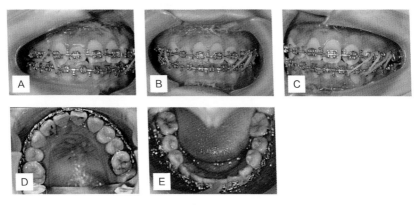

图 16-20　患者正颌外科手术后𬌗相

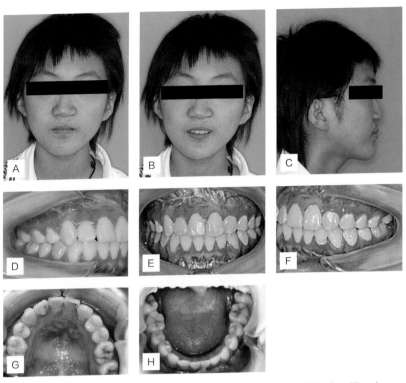

图 16-21 患者正畸 - 正颌联合治疗后面相（A 至 C）和𬌗相（D 至 H）

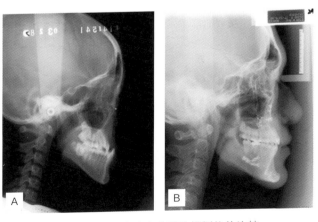

图 16-22 患者治疗前后头颅侧位片比较

第六节 保持

因为唇腭裂患者腭部骨组织缺损，口腔内外肌肉力量不平衡，瘢痕组织挛缩，以及治疗结果常因折中而未获得良好的殆关系，正畸治疗的稳定性较差。一般来讲，唇腭裂患者正畸治疗后需要保持的时间比非裂患者长，尤其是进行了上颌扩弓的患者，有的为了保持矫治效果，甚至需要终生保持。

由于唇腭裂患者缺失牙较常见，患者正畸治疗后的保持常由正畸医生及修复科医生共同完成，一般采用保持器或修复体。对于有缺失牙者，可用修复体保持，既恢复了缺失牙，又增进了美观。另外，唇腭裂患者更常使用活动保持器。保持器可以做成带有塑料托的改善语音的装置。对于裂侧侧切牙的缺失，可以用跨越裂隙的固定桥，把两个颌骨段连接起来，但是一般要求先进行植骨，二期牙槽突植骨使这种保持更稳固。牙槽突植骨的普遍开展和技术的提高，可以使正畸治疗扭正上中切牙并关闭侧切牙间隙，因此，需要修复体修复侧切牙的患者大大减少。

对于唇修复过紧的唇裂患者，常需进行手术松解，才能更好地保证正畸治疗后上颌前牙的位置和前部的颌间关系。唇腭裂患者正畸治疗后的保持也需要正畸医生、修复医生及外科医生密切配合，才能取得稳定的治疗效果。

唇腭裂患者的正畸治疗为正畸医生提供了应用生物学、生长发育及颌面美学知识的机会。若想对患者进行理想的治疗，必须应用这些知识，对患者的治疗做出总体的设计。唇腭裂患者的正畸治疗较为复杂，需要多学科专家密切合作。

唇腭裂的序列治疗是各学科医生紧密配合下有计划、有步骤进行的，患者的问题可以在最佳时机得到矫治。经过综合治疗的唇腭裂患者，无论是在颅面形态还是口颌功能上，都会获得更理想的结果。

虽然唇腭裂治疗的方法和程序不断改进，但是不少患者手术后仍会有畸形存在，其原因复杂。迄今为止，学者与临床医生并未停止对唇腭裂序列治疗的改进和对理想治疗程序的探索。近年的研究更注重遵循循证医学的理念，注重中心间、国际间的合作，许多世界范围内的研究工作正在有序进行，多中心研究以及患者资料收集的标准都已制定，为进一步完善唇腭裂治疗，进而为患者提供更满意的治疗结果创造了条件。

（李巍然）

第十七章

口腔睡眠医学

睡眠医学是一门新兴的交叉学科，融合了几乎全部医学二级学科。一些发达国家，如德国（2003 年）和美国（2007 年），率先将睡眠医学发展为独立的二级学科，有独立的诊疗体系、培养体系、学术交流及资助体系。口腔医学是其中重要的参与学科，对于（但不限于）打鼾和阻塞性睡眠呼吸暂停等睡眠病症的病因机制分析和诊疗发挥了重要作用。近年的睡眠研究表明，睡眠疾病是全身性疾病，不局限于单一的器官和系统，在更多的学科介入后，对于相当多的睡眠疾病都有了新的突破性发现。口腔医学工作者有必要充分了解睡眠医学，以做出更大贡献。

第一节 睡眠医学概貌

根据第 3 版国际睡眠医学分类（*International Classification of Sleep Disorders 3*[rd]，ICSD-3），90 余种睡眠疾病被分为六大类。这些睡眠疾病影响十分广泛，除了疾患本身对脏器系统的损伤以外，所带来的公共卫生问题也十分严峻。

一、失眠症

失眠是一大类常见症状，人在一生中几乎都会发生失眠事件，但是诊断为失眠症（insomnia）需要满足每周 3 天以上以及超过 3 个月等病程限定。据报道，失眠症在人群中的患病率为 10% ~ 15%，随年龄增长而升高。失眠包括入睡困难、过早醒来和夜间醒觉次数过多等表现，由于睡眠时长不足和睡眠质量不佳，会造成躯体不适、精神萎靡、认知下降、情绪恶化，有一定比例的自杀风险。研究睡眠呼吸障碍的医疗人员关注失眠的意义在于，近期研究表明，睡眠呼吸暂停低通气综合征与失眠症有共病表现。一方面睡眠呼吸障碍的患者约 50% 有失眠症状，另一方面苯二氮䓬类抗失眠药物有阻碍呼吸中枢调控作用，这些均需要在治疗中加以考虑。

二、睡眠呼吸障碍

睡眠呼吸障碍是另一大类常见的睡眠疾患，在人群中的患病率被认为有所低估。在 ICSD-3 中，此类疾病包括阻塞性睡眠呼吸暂停低通气综合征（obstructive sleep apnea and hypopnea syndrome，OSAHS）、中枢性睡眠呼吸暂停低通气综合征（central sleep apnea syndrome，CSAS）、睡眠相关的肺泡低通气综合征（sleep related hypoventilation syndrome）、睡眠相关低氧血症（sleep related hypoxemia disorder）、单纯鼾症（primary snoring）、夜间呻吟症（catathrenia / nocturnal groaning）、上气道阻力综合征（upper airway resistance syndrome）等。睡眠呼吸障碍的病因、病损和治疗涉及多脏器系统，往往需要多学科团队合作完成对患者个体的诊疗。到目前为止，与口腔睡眠医学关系最密切的主要有：成人睡眠呼吸障碍、儿童睡眠障碍和夜间呻吟症。

（一）成人睡眠呼吸障碍

成人睡眠呼吸障碍包括 OSAHS、单纯鼾症、上气道阻力综合征等。北京大学口腔医院 1994 年在北京地区的调查显示，12～92 岁的人口中单纯鼾症的患病率为 13.4%，OSAHS 的患病率为 3.4%，男性多于女性，随年龄增长而增多并加重。这些结果与国内外其他类似调查的结果相似。跨种族流行病学调查还显示，OSAHS 有种族差异、家族聚集等遗传表现。

成人睡眠呼吸障碍的病因分为中枢调控障碍、外周神经 - 肌肉反馈异常和解剖形态异常。其中，在解剖因素上实施改变是多种治疗方法的主要机制。例如体位调节，将睡眠姿势控制在侧卧位，以减少软腭、舌体等组织后坠；又如减重，减少上气道被周围组织中的脂肪沉积占位，减轻呼吸肌驱动的负载；以及腭咽成形术、正颌外科手术和口腔矫治器，均是通过改变上气道周围的组织结构达到扩张目的。

成人睡眠呼吸障碍与较广泛的全身系统损伤相关联，如高血压、糖尿病、冠心病、脑血管病、肾病、食管反流、听力下降等。大量夜间微觉醒导致的睡眠结构紊乱会带来白天思睡、记忆力和注意力下降以及情绪不稳等问题，由此伴发的安全事故及交通风险也不容小觑。

目前诊断的金标准仍然是多导睡眠监测（polysomnography，PSG），分为睡眠实验室的多导联监测及有限导联的居家监测。根据美国睡眠医学会（American Association of Sleep Medicine，AASM）的标准，睡眠呼吸事件可分为睡眠呼吸暂停及低通气，均有阻塞性、混合性和中枢性的性质分型。一般认为，有主诉症状且呼吸暂停低通气指数（apnea and hypopnea index，AHI）每小时大于5次存在诊断意义。

成人睡眠呼吸障碍的治疗手段包括行为调控和医疗干预。行为调控包括减肥锻炼、戒除烟酒、侧卧睡姿、调整用药等；医疗干预主要有呼吸科提供的持续气道正压通气（continuous positive airway pressure，CPAP），这是目前国际上主流的疗法，疗效好、方法多，但是压力滴定复杂，患者耐受度低。使用口腔矫治器为另一种保守疗法，属于轻中度以下OSAHS的一线疗法，舒适简便，但是对过重、过胖的患者效果有限。相关手术则有耳鼻喉科手术、正颌外科手术和减重手术，均有特殊针对性，但是手术的不可复性和围术期风险降低了应用比例。耳鼻喉科手术，如鼻甲消融术、鼻中隔矫正术、腭咽成形术、舌体缩小术等，在适宜的年轻患者中可以结合使用。正颌外科手术，包括单颌或双颌前徙术、外科辅助扩弓、牵引成骨术、舌下神经电刺激等，对没有严重器官系统疾患的患者疗效较为稳定。减重手术通过胃肠截短或旁路，为极其严重的肥胖患者提供有效治疗。此外，古老、有创但有效的气管切开术可应用于特定情形及晚期重症患者。

（二）儿童睡眠呼吸障碍

儿童睡眠呼吸障碍包括OSAHS、单纯鼾症、上气道阻力综合征等，虽然与成人睡眠呼吸障碍对应的病名相同，但是其病因、诊断、治疗和预后均不同。儿童最常见的病因是上气道腺体肥大，其他还包括肥胖、先天畸形、一些神经疾病和药物作用、家族遗传等。对患儿的主要危害是影响正常生长发育，低龄幼儿的身高、体重常常低于同龄标准；颅颌面快速发育期发生儿童睡眠呼吸障碍，则可能遗留永久颌面畸形。此外，患儿的认知功能、情绪控制能力均有下降，严重者还会产生器官系统损伤，如高血压、心肺功能不全等。儿童睡眠呼吸障碍的治疗主要是腺样体和扁桃腺切除术，术后儿童可有一定的追赶性生长。对于轻症患儿，口腔矫治和肌功能训练有一定疗效。对于严重骨性小下颌畸形患儿，可选择采用牵引成骨术。

（三）夜间呻吟症

夜间呻吟症是一种罕见病，得名于患者睡眠中特殊的大声哼哼，间断发作，快速眼动期多发，呼气相多发，随后常常伴有深吸气。部分患者报告睡眠质量下降，但大多数因家庭生活或集体生活遭遇尴尬而就诊。其发病率、病因机制和治疗手段仍然在探索中，口腔矫治器因其安全可逆、简便小巧，具有探索性治疗的优势。

三、中枢性睡眠增多

中枢性睡眠增多（central disorders of hypersomnolence）指以发作性睡病为代表的一类难以自主控制的日间过度思睡的疾患。研究睡眠呼吸障碍的医疗人员关注此病的意义是，30% 以上的发作性睡病患者伴有 OSAHS。如果日间过度思睡的程度不能用 OSAHS 病情解释，或伴有典型的猝倒、睡瘫、睡前幻觉等表现，或有效的 OSAHS 治疗能缓解睡眠呼吸障碍事件但是不能缓解思睡，或结合病史有相关创伤、用药、其他疾病，则要考虑共病存在。

四、睡眠 - 觉醒昼夜节律紊乱

睡眠 - 觉醒昼夜节律紊乱（circadian rhythm sleep-wake disorder）指内源性昼夜节律与外部环境不同步引起的睡眠障碍，常表现为入睡困难、睡眠维持困难、日间过度思睡等，对内分泌系统和行为认知有较大影响。夜班工作、国际旅行和患有某些特发疾病者是该类睡眠病的主要患病人群。此类疾病主要有睡眠-觉醒时相延迟紊乱、睡眠-觉醒时相前移紊乱、无规律型睡眠-觉醒节律紊乱、非24小时睡眠-觉醒节律紊乱、倒班型睡眠-觉醒节律紊乱、时差型睡眠-觉醒节律紊乱等。

五、异态睡眠

异态睡眠（parasomnias）指入睡期、睡眠期、睡眠中觉醒时发生的非自主躯体行为或体验的一类疾病。研究睡眠呼吸障碍的医疗人员关注此病的意义在于，OSAHS可能因为慢波睡眠压力增加和觉醒障碍，诱发意识模糊性觉醒、睡行症等；OSAHS事件可能促发儿童睡惊症、睡眠遗尿症和睡眠相关性进食障碍。

六、睡眠运动疾病

睡眠运动疾病（sleep related movement disorders）指干扰正常入睡和睡眠的简单且无目的性的刻板运动。其中，对于睡眠磨牙症，长期以来采用口腔殆垫治疗。不宁腿综合征和OSAHS可能存在共病关系。

七、其他睡眠相关的内科和神经科疾病

其中可能与口腔医学交叉的有：睡眠相关食管反流、睡眠相关喉痉挛、睡眠相关心肌缺血、睡眠相关头痛。

第二节　睡眠疾患的口腔矫治

一、成人睡眠呼吸障碍

成人睡眠呼吸障碍主要指鼾症、上气道阻力综合征和阻塞性睡眠呼吸暂停综合征。患者的口腔矫治主要采用阻鼾器一类的可摘

式口腔矫治器。国际睡眠学界推荐口腔矫治器作为鼾症和轻中度 OSAHS 的首选疗法，以及不能耐受 CPAP 的重度 OSAHS 的替代疗法。

（一）特点

1. 治疗效果稳定　对于严重程度不同的 OSAHS 患者，口腔矫治器能够解除的睡眠呼吸事件逐步增加；但是能够使 AHI 降至 5 次 / 小时或 10 次 / 小时以内的比例与症状严重程度密切相关，症状越轻此比例越高，反之此比例越低。一些长期追踪的结果表明，口腔矫治器的持续有效性在固位良好、患者基本情况稳定的条件下可以保持不变。

2. 覆盖的解剖范围广　对腭咽、舌咽等阻塞高发部位都能够起作用，而腭咽和舌咽在 OSAHS 患者阻塞部位中占比超过 90%。下颌前移类型的口腔矫治器对此均可进行控制，十分有意义，常常用于弥补其他疗法的不足，消除残余阻塞事件。

3. 相对舒适，应用条件简单，方便携带　口腔矫治器与 CPAP 的交叉设计研究显示，患者在认识到 CPAP 疗效更佳的情况下依然选择口腔矫治器，说明口腔矫治器的舒适度远好于 CPAP。口腔矫治器的耐受度追踪也显示，患者更能够坚持使用口腔矫治器，长期使用率更高。此外，有一些患者同时备置 CPAP 和口腔矫治器，进行分时使用，例如居家和出差时根据不同的条件选择使用。口腔矫治器便携和不插电的优点十分明显。

4. 治疗可逆，系一种保守疗法　口腔矫治器需要终生戴用，除非转成其他疗法。长期戴用可能增加很多不可控因素，导致一定的潜在风险。口腔矫治器疗法具有可逆性，这一点保证了口腔矫治器的安全性，如果及时发现不良反应并中止戴用，则可防范严重并发症的产生。

（二）适应证和禁忌证

首先，必须是确诊的 OSAHS 患者。成人睡眠呼吸暂停低通气综合征的诊断须同时满足存在日间症状和夜间多导睡眠监测标准。日间症状可以包括但不限于下列情况：嗜睡、头痛、头晕、血压升高、记忆力下降、注意力下降、情绪不稳。成人夜间多导睡眠监测的 AASM 标准为满足以下全部标准时可诊断呼吸暂停：①口鼻温度传感器（或替代传感器）气流较基线水平下降≥ 90%；②持续时间≥ 10 秒。其中分型标准为：①阻塞性，呼吸暂停期间存在持续或增强的吸气努力；②混合性，事件起始部分吸气努力消失，事件后半部分重新出现吸气努力；③中枢性，呼吸暂停期间无吸气努力。成人低通气诊断满足以下全部标准（推荐）：①鼻压力曲线（或替代传感器信号）较基线波幅下降≥ 30%；②持续时间≥ 10 秒；③动脉血氧饱和度较事件前基线水平下降≥ 3%。

1. 适应证

（1）阻塞性为主，轻中度的 OSAHS 或单纯鼾症：一般认为口腔矫治器对中枢性和混合性睡眠呼吸事件无缓解作用。对于 AHI 超过 50 次 / 小时的患者，口腔矫治器的治疗把握下降。

（2）下颌前伸不受限：口腔矫治器多数通过下颌前导实现疗效，如果下颌前伸度小，则疗效欠佳。

（3）上下颌均匀分布至少 10 颗基牙：口腔矫治器实际上为固位器，通过牙列固位使下颌稳定在一个前下位置上，因此每一颗基牙都要分担肌肉回弹的力量。基牙要保证一定的健康状态，具有一定数目以及一定的均匀分布状况，最好 4 个象限的后牙部位都有基牙。

（4）阻塞位点在腭咽或舌咽：鼻咽、喉咽等部位的狭窄不如腭咽、舌咽狭窄易于控制。

2. 禁忌证

（1）严重的颞下颌关节紊乱：指严重影响下颌前伸度以及戴用舒适度的颞下颌关节病变，至少在急性期严禁使用口腔矫治器。

（2）前牙对刃者需获取知情同意：口腔矫治器经年长期戴用，可能导致下颌轻度前移，造成覆𬌗、覆盖变浅。这对于前牙对刃患者有质的区别，需要患者充分了解和理解，并结合自身状况做出选择。

（3）少于 10 颗健康基牙者需获取知情同意：若基牙过少，则对基牙的损伤较重。患者需结合自身状况，在充分了解后果的情况下做出抉择。

（4）重度 OSAHS 患者慎用：在重度 OSAHS 患者中有效率下降，为避免经济损失和耽误治疗，一般不建议首选口腔矫治器。此时，口腔矫治器仅作为无法接受 CPAP 患者的替代疗法。

（三）用于治疗 OSAHS 的口腔矫治器种类

曾经实行过下颌前移型、舌牵引器和软腭作用器的分类方法，但分类品种严重不均衡，除了少许舌牵引器，国内外应用的绝大多数矫治器都是下颌前移型（软腭作用器已弃用）。因此，2015 年美国牙科学会治疗 OSAHS 的指南将分类更新为以下 4 个级别，按疗效和舒适度从高到低分别是：

1. 个别制作，可调式　需制取个别牙模，成品为上下颌分体，连接装置可调。

2. 个别制作，非可调式　需制取个别牙模，成品往往为上下颌一体式。

3. 非个别制作，可调式　填充某种可随温度变形的材料，上下颌分体之间有可调节的连接装置。

4. 非个别制作，非可调式　填充某种随温度变形的材料，上下颌往往为一体式。

（四）口腔矫治器治疗 OSAHS 的原理

1. 形态学改变原理　上气道一般分为鼻咽（头颅侧位片上从鼻咽穹窿至腭板水平）、腭咽（腭板至软腭尖水平）、舌咽（软腭尖至会厌尖水平）、喉咽（会厌尖至会厌谷水平），其中腭咽和舌咽可统称为口咽。大量的影像研究显示，戴入口腔矫治器后，下颌发生向前下方的移位，借由下颌舌骨肌、舌 - 下颌肌、颏舌肌、舌骨舌肌等口底肌群之间的相互牵拉，舌体前移使舌咽扩张，软腭前移使腭咽扩张，舌骨前移使喉咽扩张。上述咽腔扩张主要以横向径增加为主，矢向径的增加是次要的，总体上上气道截面积、体积都会增加，上气道的预先扩张可抵消软腭、舌体的仰卧位后坠。

2. 黏膜肌张力原理　呼吸道自甲状软骨开始，以下气道均有 C 形软骨支撑，而以上气道则借由黏膜肌张力维持管道通畅。年龄增大、酒精刺激均会造成黏膜肌张力下降。口腔矫治器对肌肉的牵张可增强黏膜表面张力，降低顺应性，避免上气道塌陷。

3. 气流动力学原理　上气道为非均匀的管腔，除粗细因素外，阻塞点的存在可改变上气道闭合压。将锥形上气道变成更趋向于圆柱形有助于减小气流阻力。而口腔矫治器将软腭和舌体前移，则趋于将上气道向优势形态转变。

4. 肌电效应原理　口腔矫治器多源于功能矫治器的变形，然而相关研究认为，这种强调下颌定位的变形已经使口腔矫治器失去大部分功能刺激作用，以至于需要设计卡环固位。少数研究发现肌电效应仍有统计学意义。

（五）口腔矫治器治疗 OSAHS 的疗效

1. 睡眠监测效果　夜间多导睡眠监测表明，口腔矫治器能够有效控制睡眠呼吸事件。大约四成患者可将 AHI 降至 5 次/小时以下，大约五成患者可将 AHI 降至 10 次/小时以下。多数口腔矫治器的有效标准是 AHI 减少 50%，以此衡量，约八成至九成患者有效。重度 OSAHS 患者 AHI 减小的程度大，但是有效率比轻度 OSAHS 患者有所下降。最低血氧饱和度的提升平均约为 3%，不如氧减指数改善明显，但是口腔矫治器和 CPAP 的改善程度相仿。其他诸如睡眠效率、微觉醒指数、睡眠潜伏期等指标，口腔矫治器和 CPAP 相近，均不如对 AHI 的改善明显。在口腔矫治器减小鼾声的振幅和频率，以及减少打鼾发生和持续时间方面，均有证据水平较高的循证医学研究支持。

2. 日间症状改善效果　对于嗜睡的改善，如 Epworth 嗜睡量表（Epworth sleepiness scale，ESS）得分，口腔矫治器和 CPAP 相仿；醒觉维持试验和多次小睡测试的结果均存在争议，但是口腔矫治器和 CPAP 结果相仿。舒张压、收缩压的平均改善幅度较小，但在部分伴有高血压症状的患者中有明显改善。

3. 生活质量及感受方面的效果　从身心医学角度来看，戴用口腔矫治器后患者机体疼痛不适、功能受限、记忆力及注意力减弱、抑郁焦虑情绪等均有所改善。有关生活质量的问卷调查结果显示，口腔矫治器和 CPAP 相近，尚未见明显促进。

4. 长期疗效　口腔矫治器长期效果稳定。在口腔专业医师的维护下，在保证固位和身体条件稳定的前提下，口腔矫治器可以使用数年而无须更换，并且可维持 OSAHS 症状在数年内无加深恶化。因此，口腔矫治器对于控制 OSAHS 随年龄增长而增加的生存风险有一定的作用。

（六）口腔矫治器的临床操作流程

1. 明确诊断，制定个性化的多学科诊疗方案　建议通过夜间多导睡眠监测明确适应证。并且对患者全身情况和社会经济条件进行综合评价，选择适宜方法或组合方案，例如口腔矫治器＋减肥＋调整睡姿＋戒酒。

2. 安排检查，罗列针对性问题清单　口腔检查内容包括颞下颌关节状况、牙周和牙体条件、软腭和舌体情况以及下颌前伸动度，耳鼻喉检查内容包括鼻及鼻咽的通气、占位病变等。评估患者基础支撑条件、需预先处理的疾病、机体适应性等。确定诊疗顺序。

3. 下颌定位，完成口腔矫治器设计　根据 X 线片所示阻塞部位、颌骨类型，以及软腭、舌体和舌骨特点，根据多导睡眠图参数，根据下颌活动范围，制取咬合模型，采集咬合蜡记录，选择口腔矫治器种类，设计固位和条件装置，制取半预成矫治器或送交技工室加工。

4. 临床或技工室制作口腔矫治器　按照不同品种的口腔矫治器的制作要求，完成制作。

5. 临床戴用，建立长期慢性病随访体系　口腔矫治器和 CPAP 一样，需要长期戴用。短期内需关注副作用，如唾液一过性增多，初期的牙齿酸胀、肌肉酸胀等；长期使用需安排定期复查，关注口腔矫治器的使用和坚持程度、病情稳定性、口腔矫治器的保养和固位、颞下颌关节和咬合是否发生变化等。

二、儿童睡眠呼吸障碍及口呼吸症状

儿童夜间多导睡眠监测的标准与成人有很多不同之处，一般不能照搬成人的标准。在基线和定标上，根据 AASM 标准，诊断儿童阻塞性睡眠呼吸暂停为口鼻气流消失或减弱 ≥ 90%，胸腹呼吸运动存在，持续时间 > 2 个呼吸周期；诊断儿童混合性睡眠呼吸暂停为口鼻气流消失或减弱 ≥ 90%，起始时胸腹呼吸运动消失，随后恢复，事件持续时间 ≥ 2 个呼吸周期；诊断儿童低通气为口鼻气流较基线水平下降 ≥ 30% 并伴血氧下降 ≥ 3% 或微觉醒，持续时间 ≥ 2 个呼吸周期。

（一）儿童睡眠呼吸障碍的种类

1. 儿童 OSAHS　根据 AASM 关于 18 岁以下儿童的标准，儿童 OSAHS 要同时满足临床表现和夜间多导睡眠监测指标。临床表现至少存在以下 1 项：①打鼾；②睡眠时存在呼吸费力、矛盾呼吸运动或阻塞性呼吸；③白天嗜睡、多动，有行为问题或学习问题。多导睡眠监测要求存在以下 1 项或 2 项：①阻塞性呼吸暂停低通气指数（OAHI）≥ 1 次 / 小时，即每小时睡眠时间出现至少 1 次阻塞性睡眠呼吸暂停、混合性睡眠呼吸暂停或低通气；② ≥ 25% 的总睡眠时间存在与下列 1 项或多项事件相关的高碳酸血症（$PaCO_2$ > 50 mmHg），包括打鼾、鼻压力波形扁平以及胸腹矛盾运动。

2. 儿童鼾症或上气道阻力综合征　临床表现以打鼾或呼吸费力为主，多导睡眠监测标准不满足儿童 OSAHS 的标准。

3. 儿童病态口呼吸　临床表现较轻微，以开唇露齿或强迫仰颈姿势位为主，没有多导睡眠监测阳性表现。

4. 儿童张口习惯　仅有习惯性开唇露齿，以主动或被动方式封闭口唇并不影响活动。

以上表现和危害均为从重到轻，儿童 OSAHS、儿童鼾症和儿童上气道阻力综合征可能对全身系统和生长发育造成不良影响，建议及时给予系统性医疗干预。儿童病态口呼吸多影响颌面形态发育，对口颌系统健康有一定影响，建议结合正畸治疗。儿童张口习惯视患儿家庭需求进行干预，可以纠正不良习惯。

（二）儿童睡眠呼吸障碍的多学科序贯治疗

儿童睡眠呼吸障碍的治疗涉及多学科团队，依病情轻重分级选择处置，按治疗顺序确立学科先后策略。对患儿先进行评估，然后开始序贯治疗。

1. 耳鼻喉科腺体手术的对因治疗　儿童 OSAHS 的主要病因是腺体肥大，所以经常需要手术刮除腺样体或摘除扁桃体，特别是对内科久治不愈、全身继发症状明显和腺体特别肥大的患儿非常重要。腺体占位解除后，除了呼吸困难得到缓解外，全身和颌骨的发育也会发生追赶性生长。这一现象在灵长类动物实验和 OSAHS 患儿的追踪中均得到证实。

2. 减肥、肌功能训练等一般预防手段　减肥和肌功能训练通常作为辅助手段，可减轻症状、促进康复、避免复发。患儿过度肥胖可能导致日间低通气，唇肌无力、舌位低置、张口呼吸则可能与呼吸障碍形成恶性强化的关系。

3. 口腔正畸纠正牙颌面畸形的对症治疗　口腔矫治一方面可以用于对轻症患儿的直接治疗，另一方面可以在耳鼻喉手术之后解除颜面咬合的畸形。口腔正畸从长、宽两个方向调整颌骨发育，从而改善呼吸和颅面功能及美观。

4. CPAP 的呼吸功能提升　对于重症患儿，或者伴有先天畸形、遗传综合征等暂时无法针对病因、病症进行彻底治疗的患儿，使用儿童特制的 CPAP 可以迅速恢复上气道通气，避免对脏器造成严重损伤，保证生长发育能够进行。睡眠中戴用呼吸面罩可能造成一定程度的颌骨受限，但是与保护全身功能和发育相比，可以权衡后使用。

5. 气管切开的生命挽救方法　对于某些特殊且病情极度严重的患儿，气管切开是挽救生命的唯一办法。

（三）儿童睡眠呼吸障碍的口腔治疗手段

1. 下颌前导　OSAHS 患儿常常伴有下颌后缩，各种下颌前导装置不仅能改善咬合和面形，而且能扩张上气道，改善睡眠呼吸。前提条件是必须有前牙覆盖，儿童前导的界限是不能制造反殆。所有前导型矫治器如 Activator、Twin-Block、Herbst、上颌斜面导板等都可以使用，临床操作与无鼾儿童基本无异。循证医学研究表明，下颌前导型口腔矫治器能够缓解轻中度儿童 OSAHS，年龄较小如 6~9 岁者疗效好于 9~13 岁者，戴用时间超过半年者疗效好于戴用时间少于 3 周者。

2. 上颌扩弓　伴有口呼吸的 OSAHS 患儿常见舌位下降、腭盖高拱、上牙弓狭窄，上颌扩弓可以增宽口鼻腔之间的腭板，起到增大鼻腔容积、减小鼻阻力的作用。至于对鼻咽、腭咽是否有扩张作用，在不同研究中有一定争议。但用于治疗轻度 OSAHS 患儿时，可以减小 AHI，提升最低血氧饱和度，疗效较为肯定。上颌扩弓需要在腭中缝完全闭合前进行，对于青春期前的患儿效果较好。如果腭中缝已经骨化，则需要进行骨皮质切开下的扩弓。所有类型的扩弓装置，无论是固定式还是活动式，无论是慢速还是快速，关键在于扩展量。在后牙咬合许可范围内，扩展量与疗效有关联。所有扩弓装置的临床操作都和常规扩弓没有区别。

3. 上颌前方牵引　对于唇腭裂、某些上颌发育不足的先天畸形患儿，上颌前方牵引可以改善上部气道阻力，特别是前方牵引常常伴随上颌扩弓一起进行，对于 OSAHS 患儿症状的改善更加有效。疗效与牵引量和原始畸形程度相关。

4. 肌功能训练　包括唇肌训练、舌肌训练和鼻气流训练。唇肌训练包括各种吹口哨、抿嘴、喷射等动作，舌肌训练包括弹舌、顶口香糖等促进舌位上抬的动作，鼻气流训练指各种吹气球、吹泡泡等恢复鼻气流的努力。肌功能训练需要长期进行，每日需要保持一定强度和时长，且最好配合其他疗法一同进行。

5. 骨牵引术　因产伤、颞下颌关节外伤等造成关节强直、小下颌畸形甚至鸟嘴畸形的患儿，往往呼吸功能、咬合功能、面形美观和身高体重发育都处于一种极差的状态。骨牵引术虽有一定痛苦，但是可以很好地解决问题。

（四）儿童 OSAHS 的口腔矫治疗效

1. 有效率　在找准适应证的情况下，据报道有超过半数的患儿可以得到缓解，改善生长发育，提高生活质量。

2. AHI 缓解程度　视患儿病情轻重程度、矫治器类型、矫治量、年龄阶段和配合程度，AHI 减少程度不等。组合使用各种疗法、分阶段调整、鼓励和监督有助于提升疗效。

3. 最低血氧饱和度的改善程度　同 AHI 一样，尚缺乏对具体参数的循证研究，但大量研究提示了促进疗效的相关因素。

4. 生长发育和学习、生活改善情况　OSAHS 患儿多被报道注意力渐渐可以集中、记忆力增强、情绪控制好转等表现，特别是低幼患儿的身高、颅面发育得到改善。

（五）儿童 OSAHS 的临床治疗路径

1. 明确诊断，确定多学科序贯治疗的顺序　儿童 OSAHS 的多导睡眠监测在全球的普及率均较低，诊断需要结合症状和体征。特别是对于患儿是否给予医疗干预，给予何种医疗干预、何种辅助措施，何时给予，以及其间的序贯顺序，都需要全面评估和考量。

2. 全面检查，明确问题清单　OSAHS 的影响往往不局限于某一器官、系统，需要关注本学科之外的功能障碍和损伤。建议采用各种形式的会诊方式，按照损伤的程度和治疗序贯确定问题清单及解决方案。

3. 口腔矫治方案制定和实施　根据全身治疗方案选择口腔矫治器，按照临床路径和制作流程开展治疗。患儿常有非典型的覆𬌗、覆盖表现，所以口腔矫治器常需设计为兼顾扩弓和前导的复合装置。

4. 技工制作　按照口腔矫治器的常规技工要求进行制作，有时候需要在旧矫治器上添加零件。

5. 临床戴用及复诊　除常规医嘱外，需要针对 OSAHS 给予减肥、肌功能训练等提示和监督。复诊要关注颌面发育之外的全身变化。必要时调整方案。

（六）儿童睡眠呼吸障碍诊疗注意事项

1. 密切关注生长发育　儿童阶段最核心的医疗指标是生长发育，全身优先于局部，重要脏器优先，生命优先于其他一切功能、形态。

2. 需具备治疗指证，避免过度医疗　要掌握儿童生长发育阶段的特点和顺序，无须干预"丑小鸭时期"的常见表现，准确判断病情危害和自愈的可能性，过早消耗儿童治疗耐心将对后续治疗产生不利影响。

3. 个性化、多学科、动态调整 睡眠医学是全身医学，儿童睡眠问题的干预强调多学科协作，着眼全身，消除身心发育困扰。治疗路径不仅讲求序贯，更强调因人而异、注重调整。

三、夜间呻吟症

（一）夜间呻吟症及诊断要求

夜间呻吟症为一种罕见病，睡眠中反复出现，患者深吸气之后伴随缓慢而延长的呼气，发出独特而单调的哼哼声。此种特殊呻吟声可作为本病的明显提示，经配备音频导联的多导睡眠监测可以确诊。

（二）口腔矫治的临床步骤

相似于采用阻鼾器前进行的检查，包括口腔一般检查、X线检查、病史问诊及记录。制取牙列模型，确定蜡记录。夜间呻吟症患者显示出与 OSAHS 患者截然不同的宽大上气道和前突的颌面发育，故下颌定位不着眼于上气道的扩张，而是倾向于增加咽部肌肉张力。

（三）技工室操作

常规制作口腔矫治器。

（四）长期管理

夜间呻吟症也属于慢性病管理，需安排随访。特别是目前国内外治疗经验均欠缺，需要密切跟踪治疗，观察病情演变。

四、睡眠磨牙症

（一）睡眠磨牙症的诊断要求

睡眠磨牙症分为原发性（或特发性）、继发性和医源性。原发性睡眠磨牙症病因尚不明朗，但可能存在家族遗传、压力和焦虑等易感因素，最为常见；继发性睡眠磨牙症可继发于多动症、脑瘫、老年痴呆、面肌痉挛、睡眠相关呼吸障碍等；医源性睡眠磨牙症可源于兴奋剂或精神药物治疗的不良反应。

具有由患者或床伴证实的特征性声音，以及口内异常磨耗，或有伴发的颞下颌关节紊乱表现，即可对本病做出诊断。夜间多导睡眠监测并非本病必要的诊断手段，但其音频导联和肌电导联可以提高诊断的准确性，可以用于评估睡眠效率及微觉醒指数，也可以用于伴随症状的鉴别诊断。

（二）口腔矫治的检查内容

询问病史，了解是否存在睡眠中频繁阵发的磨牙声音，了解消化系统、神经系统和精神系统的病史及并发症；口内检查，观察牙齿是否有异常磨耗表现，是否存在特殊咬合类型和咬合高点；颞下颌关节检查，确定有无肌筋膜炎症状或病史。

（三）口腔矫治的临床步骤

先判别睡眠磨牙症的性质和程度，确定是否有必要给予医疗干预。如果诱因明确，则争取对因治疗。对症治疗包括采用口腔殆垫。

口腔殆垫可以代替患者真牙磨耗，或者加大颞下颌关节窝与髁突表面的距离，阻断咀嚼冲动。

口腔殆垫有单颌与双颌之分，使用者有细微的感受差异。

（四）技工室操作

用于治疗睡眠磨牙症的口腔殆垫存在一定厚度，制作时需注意使颞下颌关节的位置和咬合间隙符合殆学原理。

第三节　口腔颌面外科手术治疗睡眠呼吸障碍

对于睡眠呼吸障碍中鼾症、阻塞性睡眠呼吸暂停等以上气道狭窄为病因的疾患，可以考虑进行口腔颌面外科手术。手术适用于年轻、非肥胖、全身基础代谢功能良好的患者，存在严重脏器功能损伤为禁忌证。重度睡眠呼吸暂停患者往往伴有异常的组织反应和机体代谢，要格外注重围术期管理。

一、颏前徙术和舌骨肌肉悬吊术

此两种术式均着眼于将舌骨位置牵引至前上方。或通过截断颏舌肌在颏部附着点上方的骨质，调整截骨块，前移舌骨；或通过截短舌骨下肌群、手术丝线悬吊，前移舌骨。

二、下颌前徙术和双颌前徙术

此两种术式均着眼于将前部颌骨向前扩展，使上气道前壁组织前移。用于整形美容的下颌前徙术及双颌前徙术均可改良后作为睡眠呼吸障碍的正颌手术。此两种手术相对较为复杂，常常需要正畸配合，但效果良好且稳定，不易复发。

三、牵张成骨术

对于颞下颌关节强直的低龄患儿，下颌生长严重受限，需要较多的前移及骨增量，牵张成骨术可提供相对理想的解决途径。

四、骨皮质切开下扩弓

对于需要上颌扩弓治疗但腭中缝已经闭合的患者，可以实施 Le Fort Ⅰ型应力线上的骨皮质切开，必要时凿断翼钩。也有报道增加平行于腭中缝的双侧平行切口，以保证扩大器获得腭板扩张效应。

第四节　口腔治疗中需关注的睡眠问题

一、拔牙矫治的上气道变化

由于上气道前壁组织的矢向移动可能影响上气道大小，所以对于边缘病例是否采取拔牙矫治成为受关注的问题。人们担心由于牙弓长度变小，舌位可能后移，从而可能减小上气道，导致睡眠呼吸障碍或增大睡眠呼吸障碍的易感性。

现有证据表明，尚存生长发育潜力的青少年患者，在中度及以下支抗的控制下，未见拔牙矫治影响上气道大小，不会造成睡眠呼吸障碍。绝大多数拔牙矫治病例是没有睡眠呼吸风险的，不存在争议。然而，有研究认为，对于完全没有生长潜力的成年患者，并施以极强支抗，则下切牙切缘的内收量与上气道变小之间存在相关关系；但也有研究认为，其仅仅造成上气道截面形状的改变，即矢向径变小而横向径增宽，因此截面面积不变。

二、正畸 - 正颌联合治疗的上气道变化

相比牙齿移动，正颌手术可带来更大程度、更大范围的上气道前壁组织变化，这一特点也被用于治疗睡眠呼吸障碍类疾患。但是如果采取与颌骨前徙术相反的骨块移动，如骨性Ⅲ类患者采取下颌内收的术式，其是否会导致睡眠呼吸障碍也引起临床关注。

有个案例观察发现颌骨内收手术后，患者出现打鼾。也有小样本研究发现，骨性Ⅲ类患者在术后初期上气道矢向径有所变小，但追踪两年后，上气道矢向径恢复宽度。还有研究发现，如果对骨性Ⅲ类患者采取双颌手术治疗，则对上气道的影响要好于单颌手术治疗组。目前，这方面的研究尚处于初始阶段，有待进一步验证和了解。

（高雪梅）

第十八章

临床基本操作

第一节　分牙和粘带环

一、分牙

带环是固定矫治器的组成部分，一般用于磨牙。黏着带环之前首先应该分牙，将磨牙与比邻的两个牙齿分开，以便放入带环。过去通常采用铜丝或分牙簧，现在这两种方法的使用已明显减少，多用于分牙圈难以放置的情况。目前国际上普遍采用弹力分牙圈分牙，将分牙圈放置于需要分牙的牙齿近远中。

具体方法是使用专用的分牙钳，将弹力分牙圈套在分牙钳的末端，张开钳喙，使弹力分牙圈拉伸，从殆向压入牙齿的邻间隙。当分牙圈的一侧通过牙齿的接触点后，将分牙钳放松，此时分牙圈回缩，在牙齿的邻面接触点处固定于两牙齿之间，利用分牙圈的弹力分开牙齿。如果没有专业的分牙钳，可用两根牙线，分别穿过分牙圈，通过牙线将分牙圈拉伸，置于两牙之间；也可以用两把持针器来分牙。用弹力分牙圈分牙操作简单、效果良好、分牙力量持久，很少引起牙周组织的损伤及疼痛，一般 3~7 天可达到分牙目的。

无论是采用分牙铜丝、分牙簧还是弹力分牙圈，都要保持足够的时间，使其充分发挥作用，得到良好的分牙效果。成人因邻面磨耗使接触点面积变大，牙齿不易分开，有时需要重复两次。即刻分牙或不分牙的情况下，即使勉强将带环带入，也会影响带环的位置，从而影响治疗结果。

二、粘带环

目前带环基本上是预成带环，有第一磨牙带环和第二磨牙带环。带环还分光面带环和预成颊面管带环。磨牙带环分左上、左下、右上、右下四种，每种又根据大小分为多种型号。

1. 试带环　目测需粘带环的牙齿大小，找到相应大小型号的带环，用酒精棉球擦拭后试戴。将带环套在磨牙上，用推子将带环压入牙齿间隙，看是否合适。合适的带环应该与牙齿紧密贴合，颊面管高度与托槽协调，无咬合干扰。

2. 粘带环　黏着带环前应该用酒精棉球将试好的带环及磨牙擦拭干净并吹干，用纱卷将磨牙严格隔湿，在带环内侧放置调好的玻璃离子水门汀或其他粘接剂，将带环放置于磨牙上，用推子将带环压入牙齿间隙，使带环与牙齿紧密贴合，颊面管高度与托槽协调，无咬合干扰。用纱卷擦拭多余的粘接剂。让患者咬住纱卷5分钟，至粘接剂凝固。

第二节　粘托槽及附件

一、粘托槽

粘托槽是固定矫治技术中的关键步骤。目前随着加工工艺的发展和粘接材料的进步，带环多被颊面管替代。粘接颊面管的方法也与粘托槽相同。在粘托槽之前，应该彻底清洁患者牙面。医生需用弯机硒粒子抛光清洁牙冠表面，用目测法确定牙冠上要粘接托槽的部位，用酸蚀剂酸蚀此部位使其釉质脱钙，冲洗、干燥和隔湿，将确认好的相应牙齿的托槽用釉质粘接剂粘接。注意酸蚀时间不宜过长，酸蚀面积不宜过大，以免牙齿表面釉质脱矿。粘接剂有许多种，主要有化学粘接剂和光固化粘接剂。

安放任何一种固定矫治器都要求将托槽与磨牙带环或颊面管粘接在牙齿的正确位置上，托槽与颊面管的位置对治疗效果极为重要。正确的托槽位置可以简化治疗过程，提高治疗效果。托槽的高度是指托槽槽沟底至切缘或牙尖的距离。不同患者牙齿托槽高度的绝对值可以略有不同，但是牙齿之间的托槽高度要互相协调。医生可以根据不同的牙齿及咬合情况进行调整。由于患者之间牙齿大小和形态不同，用托槽高度所确定的托槽位置在不同患者牙冠上的部位是可变的。例如，牙齿较大时托槽较靠近切缘，而牙齿较小时托槽较靠近龈缘，这种变化无疑会影响托槽的转矩、轴倾度和内外侧位置。托槽的位置还应考虑牙面是否有缺损，必要时可先行修复。测量高度时量规应该始终与𬌗平面平行；对于过于唇倾的牙，量规要与托槽槽沟平行。托槽的轴倾度则要使托槽的长轴与牙齿长轴一致。

二、附件的粘接

在隐形矫治系统中，将预制成型的各种样式的构件粘在牙冠上发挥矫治作用，这些不同的构件统称为附件。医生在临床上选择与患者牙齿颜色相近的光固化树脂作为附件成型材料，通过附件粘接模板制作，并粘接在牙齿上，有利于矫治器固位，辅助牙齿高效精准移动，并保证矫治效果。附件粘接位置是否精准直接影响隐形矫治器的戴入及矫治效果。

附件粘接操作步骤如下：

1. 试戴上下颌附件粘接模板，检查模板是否贴合。

2. 选择适量流动性适中的光敏树脂充填于附件粘接模板的附件凹槽中，压紧。

3. 用弯机硒粒子抛光清洁牙面，酸蚀需要粘接附件的部位20～30秒，充分冲洗干净，用棉卷隔湿以防唾液污染已酸蚀的牙面，吹干牙面，被酸蚀牙面呈白垩色。注意酸蚀时间不宜过长，酸蚀面积不宜过大，以免牙齿表面釉质脱矿。

4. 将光固化液均匀涂布于被酸蚀牙面，吹薄，光照牙面10秒，使液体固化。若粘接剂太厚或未固化，容易将其挤入树脂与模板之间，使模板不易与附件分离。

5. 将充填好树脂材料的附件粘接模板戴入口中，按压咬合面，使模板完全就位，牙齿与附件紧密贴合，用树脂充填器按压模板的附件边缘，使附件清晰成型。从切缘或邻面光照附件 30～40 秒，使附件完全固化。

6. 用探针或刮匙轻轻翘起附件龈方处模板边缘，使模板脱离附件及牙面，然后取下模板。用细砂车针磨除附件周围溢出的多余树脂材料，抛光、修整附件边缘。

（王巍）

第三节　邻面去釉

早在 1944 年 Ballard 医生就在 *Angle Orthodontist* 上发表了关于下切牙邻面去釉解除牙列拥挤的文章。一些研究认为现代人类的精细饮食导致牙齿的自然邻面磨耗减少，从而出现更多的牙列拥挤。邻面去釉被认为是对自然磨耗减少的一种补偿，是正畸矫治中提供间隙、解除轻度拥挤的一种方式，在 Bolton 指数异常的情况下也可以采用邻面去釉的方式进行改善。

一、邻面去釉的适应证

1. 非龋齿易感者；
2. 轻度拥挤；
3. 牙体组织宽度充足；
4. 相邻牙之间有明显的黑三角。

二、邻面去釉的禁忌证

1. 牙列拥挤达中度以上且完全通过邻面去釉解除；
2. 口腔卫生差的患者及龋易感者；
3. 畸形过小牙；
4. 冷热刺激敏感牙；
5. 大面积充填或修复的牙齿。

三、邻面去釉的要点

（一）邻面去釉量

邻面去釉量可以通过实物模型排牙或三维数字化软件计算得到，通过软件测量得到的数据更为精确，可计算出解除拥挤或协调上下牙齿比例所需的邻面去釉量。因此，医生可以在治疗前就明确邻面去釉是否足以解除拥挤，并可以决定是否增加或减少邻面去釉量。邻面去釉量要根据牙齿的宽度而定，一般来说在相邻两颗前牙之间去釉量不超过 0.75 mm，在相邻两颗后牙（前磨牙和磨牙）之间去釉量不超过 1 mm。因而，前牙段 5 个邻接点去釉总共可获得 2.5 mm 间隙。但是，由于牙齿的釉质厚度存在个体差异和种族差异，应根据患者的年龄和牙齿外形特点而有所区别。对于年轻患者，最好尽量少设计邻面去釉；而对于年龄较大的患者，若伴有三角形牙齿及相应的牙齿间存在黑三角间隙，可以增加邻面去釉设计量。

（二）邻面去釉部位

一般而言，牙齿宽度较大时往往意味着釉质较厚，相对更适于采用邻面去釉。对于所需邻面去釉量较大的情况，医生可以将邻面去釉集中在某几颗相对较宽的牙齿，而不是对大量的牙齿采用均匀的邻面去釉。在选择邻面去釉牙位时，临床医生应根据牙齿的解剖外形进行选择。三角外形且邻接区小、牙齿之间有黑三角的情形更宜采用邻面去釉。对于一些偏小的牙齿，如上颌侧切牙、下颌中切牙，应尽量避免邻面去釉。

（三）邻面去釉时机

邻面去釉的时机是指在牙齿移动的某一阶段实施邻面去釉。对于固定矫治技术而言，往往是在牙齿排齐后，初期的排齐整平有利于建立正常的邻面接触点；也可以采用推簧或分牙圈的方式进一步打开邻接点，以便获得更好的去釉视野和入路。相邻牙齿建立良好的接触点或面的关系后进行邻面去釉，可以准确去除牙齿邻面外形最突出的部位，并保证去釉后相邻牙齿仍旧基本保持原有解剖外形。对于隐形矫治技术而言，邻面去釉设计一般在初次审阅的三维数字化软件中会自动生成。软件默认设计的邻面去釉时机是在牙齿排齐后、临床医生可以找到邻接点时，并回收关闭去釉间隙。但是如果排齐牙齿后再进行邻面去釉，往往会出现明显的往复移动。此时，临床医生可以拉动滚动条来确定在哪一步可以尽早实施邻面去釉，以减少牙齿的往复移动。必须注意的是，在早期相邻牙齿没有建立邻接点位置关系时，宜对邻面去釉量进行保守操作，采用金刚砂条分多次完成设计去釉量。

（四）邻面去釉操作要点

为确保获得最佳的邻面去釉效果，应注重以下几个方面：

1. 有效的邻面去釉工具　包括高速金刚砂车针、低速片切盘和金刚砂条（图 18-1）。高速金刚砂车针和低速片切盘进行邻面去釉的效率较高，可用于先期完成主要去釉量。金刚砂车针应选择直径 0.5 mm 左右、上下粗细均一者。无论是高速金刚砂车针还是低速片切盘，都宜选用切削面较为精细的针或盘，以保证去釉后的釉质表面没有明显的沟痕，在后期砂条抛光后能尽可能光滑，不易残留菌斑。

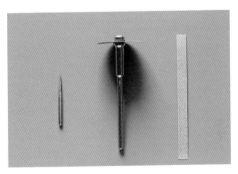

图 18-1　邻面去釉工具

从左至右依次为高速金刚砂车针、低速片切盘和金刚砂条。

2. 准确的邻面去釉量　使用间隙测量尺能够精确地测量 0.1 ~ 0.5 mm 等非常微小的间隙，避免过度去釉导致牙齿外形及邻接点被破坏，或者造成治疗后期残留剩余间隙，并进而影响最终咬合关系的建立和口腔卫生的维持（图 18-2）。如果邻面去釉量不足，则

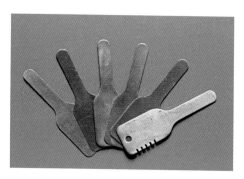

图 18-2　邻面去釉间隙测量尺

治疗后期仍会存在少量拥挤未解除。因此，在矫治的每一阶段，都应密切注意拥挤区牙齿接触点的松紧程度，使用无蜡牙线在每次复诊时进行检查，如存在紧密接触的邻接点，可用金刚砂条进行少量松解，解除牙间拥挤造成的移动束缚。

3. 软组织保护　在邻面去釉过程中，无论是采用低速片切盘还是金刚砂车针，都应注意保护唇部、牙龈乳头及舌体等软组织。必要时采用开口器或四手操作的方式使软组织远离邻面去釉区域。在去釉工具无法顺利进入去釉部位时，应推迟去釉时间或先使用金刚砂条少量去釉，以避免因粗暴操作导致软组织损伤。

4. 牙髓保护　邻面去釉时的摩擦产热会对牙髓组织产生一定的影响。有研究表明，温度上升超过 5.5℃时牙髓组织就会发生不可逆的组织改变。因此，邻面去釉时的冷却十分重要。在使用高速金刚砂车针时必须有可喷出大量水雾的系统辅助冷却，而使用低速片切盘去釉时，也应有助手在椅旁辅助喷水雾进行冷却。

5. 牙面再矿化　尽管一些长期研究表明，邻面去釉后牙齿的邻面新增龋坏的风险较低，但是临床上仍必须重视对新暴露的牙齿邻面釉质进行处理和保护。

（1）邻面去釉后的牙齿邻面尽可能保持原有解剖外形，重塑唇舌侧外展隙。

（2）采用精细抛光砂条对邻面进行反复抛光。

（3）在完成邻面去釉之后，应及时在牙齿表面涂抹氟凝胶，以帮助牙面再矿化。

（刘妍）

第四节　弓丝弯制

一、临床正畸固定矫治时常用的弓丝弯制工具

1. 细丝弯制钳　在固定矫治技术中最为常用。其钳喙短粗，一方一圆，方头呈边长 1 mm 的正方形，圆头直径为 1 mm，用于弯制不同弧度的精细弯曲，如各类弓丝及弹簧曲（图 18-3）。

2. 方丝弓成形器　用于初步形成 0.016、0.017、0.018、0.019 和 0.022 英寸方丝的弓形，实物照片见图 18-4。

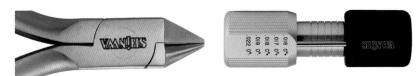

图 18-3　细丝弯制钳　　　　　图 18-4　方丝弓成形器

3. 转矩成形钳　简称转矩钳。钳喙宽度为 1 ~ 1.3 mm，可用于各种正畸方丝的弓形弯制、调整和检查（图 18-5）。当钳喙夹紧时，喙后部可见少许空隙，目的是当夹紧弓丝时，喙缘及后部均可平行，便于弯制及检查转矩角。在方丝上用两把转矩钳进行转矩的弯制。

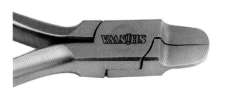

图 18-5　转矩成形钳

4. 末端切断钳　用于在口内切断过长的弓丝末端，而且弓丝在切断后不会弹向口腔黏膜，而是被留在钳喙上。实物照片见图18-6。

5. 牵引钩钳　用于将成品牵引钩固定在弓丝上，实物照片见图18-7。

6. 标准弓形图　用于弯制标准弓形。

7. 记号笔　油性笔，用于标记。

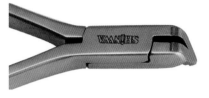

图 18-6　末端切断钳　　　　　图 18-7　牵引钩钳

二、方形弓丝标准弓形的弯制

弯制工具：常选用细丝弯制钳、转矩钳等。

使用弓丝：常用各种尺寸不锈钢方丝。

弯制步骤：选用所需尺寸的不锈钢方丝，超过牙弓长度10 mm，在中间位置做标记，将标记处的方丝放在方丝弓成形器相应尺寸的槽沟内，初步形成弓形（图18-8）。将初步成形的方形弓丝放在标准弓形图上比对，弓丝中点对准弓形图的中点，从前端向两侧后端逐步完成与标准弓形的匹配（图18-9）。注意在调整匹配过程中，总是将弓丝弓形调整成略在标准弓形图的外侧少许，向内调整；在需要调整的弓丝位置，将转矩钳夹持在其前方 2 mm 处，用左手拇指对弓丝向内施力；前牙段初步匹配后，反复与标准弓形图比对，逐步向后调整。弯制过程见视频18-1。

标准弓形弯制完成后，注意检查弓丝三维方向的完成度：前牙段弓丝从弓形图的相应部位平移开，再慢慢重叠，再次确认弓丝与弓形图的匹配（图18-9），弓丝在垂直方向上处于一个平面，并且前后牙段弓丝的转矩为零。

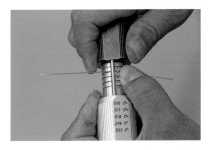

图 18-8　方形弓丝在方丝弓成形器就位

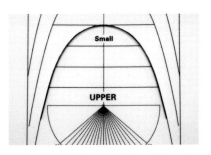

图 18-9　调整至与标准弓形图匹配

视频 18-1　方形弓丝标准弓形的弯制

三、在具有标准弓形的弓丝上弯制内收弯、外展弯

1. 在上颌中切牙与侧切牙之间弯制内收弯　将具有基本弓形的方丝中点放在上颌中切牙之间，在中切牙与侧切牙之间做标记，钳夹持在标记处，近中弓丝向内侧弯折，比对弓形图，弓丝从 B（D）点弯制到 A 点（图 18-10）；而后远中弓丝向弓形外侧弯折，对比弓形图，弓丝从 A 点回弯到 B（D）点（图 18-11），完成侧切牙内收

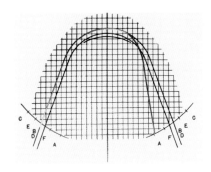

图 18-10　标记点近中弓丝向内侧弯折，比对弓形图，弓丝从 B（D）点弯到 A 点

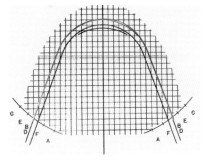

图 18-11　标记点远中弓丝向外侧弯折，对比弓形图，弓丝从 A 点回弯到 B（D）点，完成侧切牙内收弯的弯制

弯的弯制。弯制过程见视频 18-2。

2. 在第二双尖牙与第一磨牙之间弯制外展弯 在第二双尖牙与磨牙之间做标记，钳夹持在标记处，近中弓丝向外侧弯折，对比弓形图，弓丝从 B（D）点弯制到 E 点（图 18-12）；而后远中弓丝向弓形内侧弯折，钳喙沿弓丝向远中移动一个钳喙宽度，分 2 次完成向弓丝内侧的弯制，对比弓形图，弓丝从 E 点回弯到 F 点（图 18-13），或与牙弓中线平行，完成磨牙外展弯的弯制。弯制过程见视频 18-2。

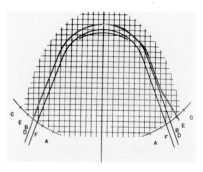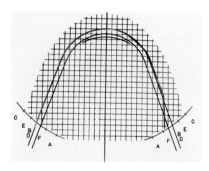

图 18-12 标记点近中弓丝向外侧弯折，对比弓形图，弓丝从 B（D）点弯到 E 点

图 18-13 标记点远中弓丝向弓形内侧弯折，对比弓形图，弓丝从 E 点回弯到 F 点，完成磨牙外展弯的弯制

视频 18-2 内收弯和外展弯的弯制

四、在具有标准弓形的方形弓丝上弯制转矩

转矩的弯制只能在方形弓丝上完成，是方丝弓矫治器的一个重要特征。根据正常的测量值，前牙牙冠保持一定角度的唇倾，而后牙牙冠应该有一定角度的舌（腭）倾。因而，前牙一般加根舌向或冠唇向转矩，称为正转矩；后牙一般加根颊向或冠舌向转矩，称为

负转矩。

弯制转矩的方法有多种，以下用"先弯制全牙弓转矩，再去除后牙转矩"的方法，于上颌前牙 2-2 加 15° 正转矩。

弯制工具：一对转矩钳。

使用弓丝：在 0.022 英寸托槽系统，至少要使用 0.018 英寸以上的弓丝，转矩作用才能表达。

弯制步骤：选用合适的方形弓丝，弯制标准弓形；比对患者口内两侧尖牙近中标记，利用转矩钳和手指配合在两侧尖牙近中弧形段进行操作，形成全牙弓 15° 转矩。注意，手指上抬弓丝时力量越大，形成的转矩将越大，但力量要均匀，不能让弓丝出现硬折；移动转矩钳时，以每次移动一个转矩钳喙的宽度（1 ~ 1.3 mm）为宜；完成时调整弓形，用转矩钳检查两侧弓丝是否对称、一致，检查前牙段转矩，本次为 15° 转矩（图 18-14），此时后牙段也有 15° 转矩（图 18-15）。

用两把转矩钳紧贴着、相向地夹持在侧切牙和尖牙之间，消除后牙段转矩。近中的转矩钳保持不动，远中的转矩钳向殆方旋转 15°，再次检查后牙段转矩为 0°（图 18-16）；比对弓形图，仍保持标准弓形形态。弯制转矩的过程见视频 18-3 和视频 18-4。

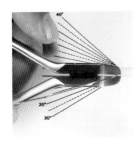

图 18-14　全牙弓加转矩后，检查前牙段，本次为 15° 转矩

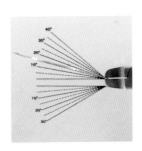

图 18-15　全牙弓加转矩后，检查后牙段，也有 15° 转矩

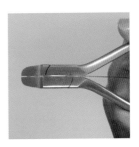

图 18-16　消除后牙段转矩，再次检查后牙段，转矩为 0°

视频 18-3　全牙弓形成转矩　　视频 18-4　消除后牙段转矩

五、弯制第二序列弯曲

第二序列弯曲是矫治弓丝在垂直向的弯曲，可以使牙升高或压低，亦可使牙前倾或后倾。常见后牙末端的后倾曲和前牙的美观曲。

弯制工具：细丝弯制钳、转矩钳。

使用弓丝：圆形不锈钢丝或澳丝、不锈钢方丝。

1. 弯制后牙末端后倾曲　转矩钳夹持在第二磨牙和第一磨牙之间，左手拇指放在弓丝的远中，拇指上抬弓丝的远中到所需角度（图 18-17，以 30° 为例）；比对量角尺，完成后倾曲的弯制（图 18-18）。

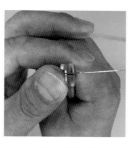
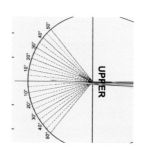

图 18-17　转矩钳夹持在第二磨牙和第一磨牙之间，左手拇指放在弓丝的远中，拇指上抬弓丝的远中到 30°

图 18-18　比对量角尺，完成后倾曲的弯制

2. 弯制前牙美观曲　弯制标准弓形弓丝，标记中切牙间、中切牙和侧切牙间、侧切牙和尖牙间位置。先将钳夹持在中切牙之间，将弓丝一侧向龈方弯折 5°，这样使中线两侧均获得 2.5° 的弯曲。

再将钳夹持在左侧中切牙与侧切牙间，近中部向龈方弯折约 5°，远中部向𬌗方弯折约 5°；然后将钳夹持在侧切牙与尖牙间，远中部分弓丝向龈方弯折 2.5°，弓丝回复至弓形平面。用同样方法弯制右侧弓丝。左右两侧的补偿台阶需维持在同一平面（图 18-19 和图 18-20）。弯制过程见视频 18-5。

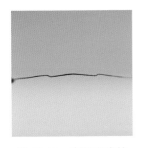

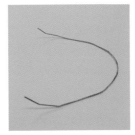

图 18-19　弯制完成的前牙美观曲（正面观）

图 18-20　弯制完成第二序列曲的弓丝侧面观，前牙段带有美观曲

视频 18-5　弯制前牙美观曲

在具有标准弓形的弓丝上弯制第一序列弯曲（内收弯、外展弯）、第二序列弯曲和第三序列弯曲（转矩）是基本功训练中非常重要又较难完整完成的项目。当第一序列完成再弯制第三序列时，一定要注意在弓形图上比对，同时注意上下颌弓形的匹配。反复检查、体会、理解后再弯制第二序列弯曲。一定要按顺序进行弯制，检查合格后再做下一步。要做到点、线清晰，钳子夹痕尽量少。还要注意这三个序列弯曲中任何一个序列弯曲的改变都会影响其他两个序列弯曲的变化，弯制时要注意在三维方向上都反复检查。

六、固定矫治阶段常用曲的弯制

（一）弯制垂直开大曲及垂直曲加力单位

垂直开大曲也称垂直曲，见图 18-21。

弯制工具：细丝弯制钳。

使用弓丝：最常选用 0.016 英寸的不锈钢圆丝，用于初始排齐

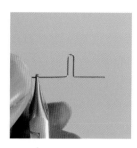

图 18-21　垂直开大曲

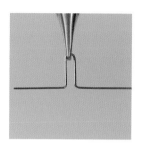

图 18-22　垂直曲两侧的弓丝保持在一条直线上

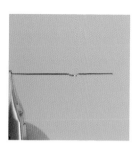

图 18-23　垂直角度俯视，弓丝和曲在同一平面

阶段，较少应用方丝。

　　弯制步骤：弯制带有垂直开大曲及垂直曲加力单位的弓丝时，通常先不形成标准弓形，而是在平直的弓丝上弯制，而后再将有垂直曲的弓丝弯制成标准弓形。首先使弓丝沿喙缘向龈向弯折成直角，形成垂直曲的第一条垂直臂，在高度 6 mm 处做标记；然后沿圆喙向远离起始端的方向弯折形成半圆，此时形成垂直曲的第二条垂直臂，两条垂直臂平行，形成半圆的直径约 2 mm；最后弯制直角，回到初始弓丝平面，两侧的弓丝保持在一条直线上（图 18-22 和图 18-23）。连续弯制两个垂直曲，形成垂直曲加力单位（图 18-24 和图 18-25）。弯制过程见视频 18-6。

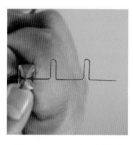

图 18-24　连续弯制两个垂直曲，形成垂直曲加力单位

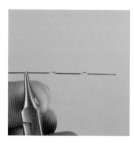

图 18-25　垂直角度俯视，垂直曲加力单位的弓丝和曲在同一平面

视频 18-6　弯制垂直开大曲及垂直曲加力单位

（二）弯制 T 形曲

T 形曲见图 18-26。

弯制工具：细丝弯制钳。

使用弓丝：T 形曲最常采用不锈钢方丝弯制。在 0.022 英寸槽沟系统常应用 0.018 英寸 × 0.025 英寸、0.019 英寸 × 0.025 英寸的不锈钢方丝弯制 T 形曲，应用 TMA 方丝可以获得更好的弹性。

弯制步骤：从弓形的近中向远中弯制。将细丝弯制钳夹持在需要弯制 T 形曲的位置，弓丝向龈方弯折成直角，形成第一个垂直臂；在 3 mm 处做标记，将弓丝沿圆喙向起始端方向弯折，至与起始端弓丝平行，形成第一个水平臂；在 4 mm 处做标记，将弓丝沿圆喙向龈方弯折 30°，调整钳夹持的部位继续弯折，形成半圆形，至与起始端弓丝、第一个水平臂平行；在距离第一个垂直臂 4 mm 处做标记，将弓丝沿圆喙向𬌗方弯折，弯制成半圆形，至与第一个水平臂重叠；将钳夹持在与第一个垂直臂交点距离 1 mm 处，将弓丝向𬌗方弯折成直角，形成第二个垂直臂，与第一个垂直臂紧贴且在一个平面上；将钳夹持在与起始端弓丝交点的龈方，向远离起始端方向弯折成直角，与起始端弓丝成一条直线。完成的 T 形曲宽度约 10 mm，各水平和垂直臂在同一平面（图 18-27）。弯制过程见视频 18-7。

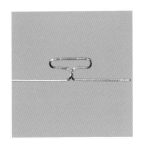

图 18-26　T 形曲

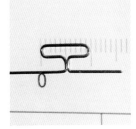

图 18-27　完成的 T 形曲，宽度约 10 mm

视频 18-7　弯制 T 形曲

（三）弯制多用途弓

多用途弓见图 18-28。

弯制工具：霍氏钳、细丝弯制钳。

使用弓丝：最常选用不锈钢方丝，可以根据需要选择不同的尺寸。

弯制步骤（以下颌多用途弓的弯制为例）：先形成下颌标准弓形；在左下侧切牙和尖牙间做标记，将弓丝近中部分向龈方弯折75°，将弓丝远中部分距标记点3 mm处向远中弯折，形成台阶，台阶近中段和远中段弓丝平行；同样步骤弯制右侧的台阶，形成前部的两个台阶（图18-29和图18-30）。将钳夹持在左侧磨牙颊面管前，将弓丝近中部分向𬌗方弯折90°，将弓丝远中部分距标记点3 mm处向远中弯折，形成台阶，台阶近中段和远中段弓丝平行；同样步骤弯制右侧磨牙颊面管前的台阶。完成多用途弓弯制后，仍需保持标准弓形。将钳夹持在磨牙颊面管段弓丝的近中，将弓丝向龈方弯折一定角度，形成后倾弯。多用途弓在牙弓托槽就位如图18-31和图18-32所示。弯制过程见视频18-8。

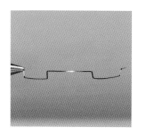

图18-28　下颌多用途弓（正面观）

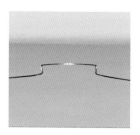

图18-29　弯制下颌多用途弓形成的前部两个台阶（正面观）

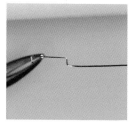

图18-30　弯制下颌多用途弓形成的前部两个台阶（侧面观）

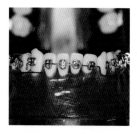

图18-31　完成的多用途弓在下颌𬌗架托槽就位（正面观）

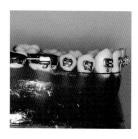

图18-32　完成的多用途弓在下颌𬌗架托槽就位（侧面观）

视频18-8　弯制下颌多用途弓

（四）弯制奥米伽曲

奥米伽曲见图 18-33。

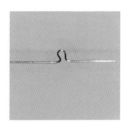

图 18-33　奥米伽曲

弯制工具：常选用细丝弯制钳。

使用弓丝：用于 2×4 技术解除前牙反𬌗时，常选用 0.016 或 0.018 英寸的不锈钢圆丝。用于 2×4 技术打开咬合时，可选用不锈钢圆丝或方丝（TMA 方丝或不锈钢方丝），方丝有利于控制转矩。

弯制步骤：弯制标准弓形，比对磨牙颊面管近中处，在需要弯制奥米伽曲的部位标记。将钳夹持在标记点前 1 mm 处，夹持时与弓丝垂直，向龈方弯折成直角，钳夹持位置稍离开弯折的直角，然后继续弯折成锐角，约 45°（图 18-34）；将钳夹持在锐角上 1 mm 处，将弓丝沿圆喙向远离起始端方向弯折，使其呈半圆形（图 18-35）；将钳夹持在与起始端弓丝高度一致处，将远中部分弓丝向龈方弯折成直角；奥米伽曲弯制完成，曲两侧弓丝在一条直线上（图 18-36）。弯制过程见视频 18-9。

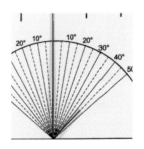

图 18-34　弯制近中臂，角度约 45°

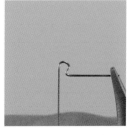

图 18-35　半圆形弯制完成

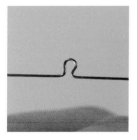

图 18-36　奥米伽曲弯制完成，曲两侧弓丝在一条直线上

视频 18-9 弯制奥米伽曲

（五）弯制小圈曲

小圈曲见图 18-37。

弯制工具：细丝弯制钳。

使用弓丝：一般选用 0.016 或 0.018 英寸的不锈钢圆丝。

弯制步骤：将钳夹持在弓丝上预备弯制小圈曲的位置，沿圆喙向龈方弯折 90°，然后继续弯折形成半圆形，再继续弯折 90°；调整钳夹持部位，继续弯折形成圆形，远中部分弓丝应与起始端弓丝成一条直线，并应紧贴，小圈曲弯制完成（图 18-38）。弯制过程见视频 18-10。

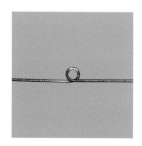

图 18-37 小圈曲

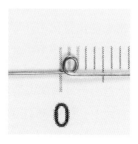

图 18-38 弯制完成的小圈曲

视频 18-10 弯制小圈曲

（六）弯制摇椅弓（曲）

摇椅弓（曲）见图 18-39。

弯制工具：对圆丝进行弯制时可以采用细丝弯制钳，对方丝进行弯制时可以采用转矩钳或者通过手指成形。

使用弓丝：只有弓丝具有一定强度，才可以通过摇椅弓施加有

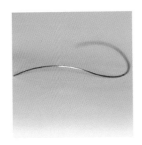
图 18-39　摇椅弓

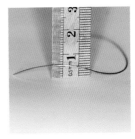
图 18-40　摇椅弓高度
测量

效的垂直向控制的力量，实现对牙列的垂直向控制。摇椅弓形可应用于圆丝或者方丝，应用于圆丝时选用不锈钢圆丝，澳丝最佳，因为澳丝有较高的刚度。可以应用 0.016 或 0.018 英寸的圆丝，但以 0.018 英寸的圆丝为佳。

弯制步骤：将转矩钳或手指从弓丝的颊面夹持在尖牙远中的位置；以左手拇指以及示指握持尖牙远中的弓丝，拇指施加向下的压力，示指交错施加向上的压力；左手向远中拉伸弓丝，将弓丝塑成摇椅弓形，用测量尺测量摇椅弓的高度（图 18-40）。在向远中拉伸弓丝塑形的同时对远中端弓丝施以少量外推的力，以预防摇椅弓成形后弓丝后段过于缩窄。根据需要调整摇椅弓的幅度，并调整至左右对称，维持原有的基本弓形。

（李小彤）

参考文献

［1］林久祥. Tip-Edge 差动直丝弓矫正技术. 口腔正畸学，2002，9（2）：37-40.

［2］林久祥，许天民，徐宝华. Tip-Edge 差动直丝弓矫正技术导引. 中华口腔医学杂志，1992，27（6）：364-365.

［3］林久祥，许天民. 现代口腔正畸学——科学与艺术的统一. 4 版. 北京：北京大学医学出版社，2011：540-556.

［4］Parkhouse R. Tip-Edge orthodontics. Edinburgh: Mosby, 2003.

［5］Gomez JP, Pena FM, Martinez V, et al. Initial force systems during bodily tooth movement with plastic aligners and composite attachments: a three-dimensional finite element analysis. Angle Orthod, 2015, 85: 454-460.

［6］Paquette DE. Clear aligner treatment[M]//Graber LW, Vanarsdall RL Jr, Vig KW. Orthodontics: current principles and techniques. 5th ed. Philadelphia: Elsevier Mosby, 2011: 639-688.

［7］Boyd RL, Miller RJ, Vlaskalic V. The Invisalign system in adult orthodontics: mild crowding and space closure case. J Clin Orthod, 2000, 34(4): 203-212.

［8］Kravitz ND, Kusnoto B, BeGole E, et al. How well does Invisalign work? A prospective clinical study evaluating the efficacy of tooth movement with Invisalign. Am J Orthod Dentofacial Orthop, 2009, 135: 27-35.

［9］Papadimitriou A, Mousoulea S, Gkantidis N, et al. Clinical effectiveness of Invisalign® orthodontic treatment: a systematic review. Progress in Orthodontics, 2018, 19: 37.

［10］Simon M, Keilig L, Schwarze J, et al. Treatment outcome and efficacy of an aligner technique: regarding incisor torque, premolar derotation and molar distalization. BMC Oral Health, 2014, 14: 68.

［11］Ravera S, Castroflorio T, Garino F, et al. Maxillary molar distalization with aligners in adult patients: a multicenter retrospective study. Progress in Orthodontics, 2016, 17: 12.

［12］Giancotti A, Mampier G, Greco M. Correction of deep bite in adults using the Invisalign system. J Clin Orthod, 2008, 12: 719-726.

［13］傅民魁，林久祥. 口腔正畸学. 北京：北京大学医学出版社，2005：225-228.

［14］近藤悦子. 基于呼吸及口周肌功能的正畸临床治疗. 白玉兴，杨力，

赵弘，译. 北京：人民军医出版社，2009：4-20.

［15］Chang JY, McNamara JA, Herberger TA. A longitudinal study of skeletal side effects induced by rapid maxillary expansion. Am J Orthod Dentofac Orthop, 1997, 112: 330-337.

［16］Proffit WR, Fields HW. 当代口腔正畸学. 傅民魁，贾绮林，胡炜，译. 北京：人民军医出版社，2007：252-256.

［17］Sheridan JJ. Guidelines for contemporary air-rotor stripping. J Clin Orthod, 2007, 41: 315-320.

［18］Zachrisson BU, Nyøygaard L, Mobarak K. Dental health assessed more than 10 years after interproximal enamel reduction of mandibular anterior teeth. Am J Orthod Dentofacial Orthop, 2007, 131: 162-169.

［19］Broadbent JM. Recontouring teeth for excellence in orthodontic case finishing. Part I: Section Two & Three. Air-rotor Slenderizing (ARS) Funct Orthod, 1992, 9: 4-6, 8-16, 18-24.

［20］Peck H, Peck S. An index for assessing tooth shape deviations as applied to the mandibular incisors. Am J Orthod, 1972, 61: 384-401.

［21］Rossouw PE, Tortorella A. Enamel reduction procedures in orthodontic treatment. J Can Dent Assoc, 2003, 69: 378-383.

［22］Ballard ML. Asymmetry in tooth size: a factor in the etiology, diagnosis, and treatment of malocclusion. Angle Orthod, 1944, 14: 67-71.

［23］Joseph VP, Rossouw PE, Basson NJ. Orthodontic microabrasive reproximation. Am J Orthod Dentofacial Orthop, 1992, 102: 351-359.

［24］Zachrisson BU, Minster L, Ogaard B, et al. Dental health assessed after interproximal enamel reduction: caries risk in posterior teeth. Am J Orthod Dentofacial Orthop, 2011, 139: 90-98.

索 引